Gesundheit und Gesellschaft

Herausgegeben von
U. Bauer, Bielefeld, Deutschland
M. Richter, Halle, Deutschland
U. H. Bittlingmayer, Freiburg, Deutschland

Der Forschungsgegenstand Gesundheit ist trotz reichhaltiger Anknüpfungspunkte zu einer Vielzahl sozialwissenschaftlicher Forschungsfelder – z. B. Sozialstrukturanalyse, Lebensverlaufsforschung, Alterssoziologie, Sozialisationsforschung, politische Soziologie, Kindheits- und Jugendforschung – in den Referenzprofessionen bisher kaum präsent. Komplementär dazu schöpfen die Gesundheitswissenschaften und Public Health, die eher anwendungsbezogen arbeiten, die verfügbare sozialwissenschaftliche Expertise kaum ernsthaft ab.

Die Reihe „Gesundheit und Gesellschaft" setzt an diesem Vermittlungsdefizit an und systematisiert eine sozialwissenschaftliche Perspektive auf Gesundheit. Die Beiträge der Buchreihe umfassen theoretische und empirische Zugänge, die sich in der Schnittmenge sozial- und gesundheitswissenschaftlicher Forschung befinden. Inhaltliche Schwerpunkte sind die detaillierte Analyse u. a. von Gesundheitskonzepten, gesundheitlicher Ungleichheit und Gesundheitspolitik.

Herausgegeben von
Ullrich Bauer
Universität Bielefeld
Deutschland

Uwe H. Bittlingmayer
PH Freiburg,
Deutschland

Matthias Richter
Martin-Luther-Universität
Halle-Wittenberg,
Deutschland

Miriam Räker

Entwicklung und Wandel der hausarztzentrierten Versorgung

Eine policy-analytische Untersuchung der Ansprüche und Wahrnehmungen

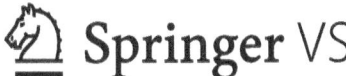

Miriam Räker
Bielefeld, Deutschland

Dissertation Universität Bielefeld, 2016

OnlinePlus Material zu diesem Buch finden Sie auf
http://www.springer.com/978-3-658-17870-3

Gesundheit und Gesellschaft
ISBN 978-3-658-17869-7   ISBN 978-3-658-17870-3   (eBook)
DOI 10.1007/978-3-658-17870-3

Die Deutsche Nationalbibliothek verzeichnet diese Publikation in der Deutschen Nationalbibliografie; detaillierte bibliografische Daten sind im Internet über http://dnb.d-nb.de abrufbar.

Springer VS
© Springer Fachmedien Wiesbaden GmbH 2017
Das Werk einschließlich aller seiner Teile ist urheberrechtlich geschützt. Jede Verwertung, die nicht ausdrücklich vom Urheberrechtsgesetz zugelassen ist, bedarf der vorherigen Zustimmung des Verlags. Das gilt insbesondere für Vervielfältigungen, Bearbeitungen, Übersetzungen, Mikroverfilmungen und die Einspeicherung und Verarbeitung in elektronischen Systemen.
Die Wiedergabe von Gebrauchsnamen, Handelsnamen, Warenbezeichnungen usw. in diesem Werk berechtigt auch ohne besondere Kennzeichnung nicht zu der Annahme, dass solche Namen im Sinne der Warenzeichen- und Markenschutz-Gesetzgebung als frei zu betrachten wären und daher von jedermann benutzt werden dürften.
Der Verlag, die Autoren und die Herausgeber gehen davon aus, dass die Angaben und Informationen in diesem Werk zum Zeitpunkt der Veröffentlichung vollständig und korrekt sind. Weder der Verlag noch die Autoren oder die Herausgeber übernehmen, ausdrücklich oder implizit, Gewähr für den Inhalt des Werkes, etwaige Fehler oder Äußerungen. Der Verlag bleibt im Hinblick auf geografische Zuordnungen und Gebietsbezeichnungen in veröffentlichten Karten und Institutionsadressen neutral.

Gedruckt auf säurefreiem und chlorfrei gebleichtem Papier

Springer VS ist Teil von Springer Nature
Die eingetragene Gesellschaft ist Springer Fachmedien Wiesbaden GmbH
Die Anschrift der Gesellschaft ist: Abraham-Lincoln-Str. 46, 65189 Wiesbaden, Germany

Danksagung

Diese Dissertation wurde auf unterschiedliche Art und Weise von verschiedenen Menschen unterstützt, die im Folgenden nicht alle Erwähnung finden können.
Mein Dank gilt Herrn Prof. Dr. Dr. Thomas Gerlinger, der mein Dissertationsvorhaben als Gutachter mit seinen kritischen Anregungen unterstützend begleitet hat.
Herrn Prof. Dr. Badura danke ich für seine freundliche Bereitschaft zur Übernahme der weiteren Begutachtung.
Der Hans-Böckler-Stiftung danke ich für die Förderung durch ein Promotionsstipendium.
Mein besonderer Dank gilt meinen Eltern, die sowohl meinen bisherigen Lebensweg als auch diese Arbeit erst ermöglichten.
Bedanken möchte ich mich außerdem bei Christoph. Welchen Beitrag sein Vertrauen und seine weitere fachliche sowie emotionale Unterstützung für das Gelingen der Dissertation geleistet haben, lässt sich mit Worten nur schwer beschreiben.

Miriam Räker

Inhalt

Tabellenverzeichnis XIII

Abbildungsverzeichnis XV

Abkürzungsverzeichnis XVII

Teil I Hintergrund 1

1   Einleitung 3
    1.1 Ziel und Fragestellung der Arbeit 9
    1.2 Public-Health-Relevanz 11
    1.3 Analytische Verortung in der Policy-Forschung 15
    1.4 Struktur der Arbeit 16

Teil II Forschungsgegenstand 19

2   **Bestimmung des Politikfeldes Gesundheitspolitik** 21
    2.1 Strukturmerkmale der Gesetzlichen Krankenversicherung –
         Rahmenbedingungen gesundheitspolitischen Handelns 22
         2.1.1 Etablierung eines Qualitätswettbewerbs 28
         2.1.2 Verbandliche Interessenvermittlung vor dem Hintergrund
               struktureller Rahmenbedingungen 31
         2.1.3 Parteipolitischer Einfluss im Gesetzgebungsprozess 38
    2.2 Akteure im deutschen Gesundheitswesen und der ambulanten
         kassenärztlichen Versorgung 41
         2.2.1 Parteipolitische Akteure 44
         2.2.2 Die Ärzteschaft und ihre Verbände 48
         2.2.3 Die Krankenkassen und ihre Verbände 59

3	Die hausarztzentrierte Versorgung	69
3.1	Hausarztzentrierte Versorgung: Begriffsbestimmung und Abgrenzung	69
3.2	Bedeutung und wissenschaftliche Bewertung der hausärztlichen Versorgung	71
3.3	Chronologie zur gesetzlichen Entwicklung der hausarztzentrierten Versorgung	74
3.4	Umsetzung und wissenschaftliche Bewertung der hausarztzentrierten Versorgung	85

Teil III Theorie und Methodik 91

4 Der Multiple-Streams-Ansatz – Entstehung politischer Entscheidungen 93
  4.1 Die Strukturelemente des Multiple-Streams-Ansatzes 95
  4.2 Kritische Betrachtung des Multiple-Streams-Ansatzes 100

5 Methodische Positionierung 103
  5.1 Operationalisierung des Multiple-Streams-Ansatzes 106
   5.1.1 Festlegung der Analyseeinheiten (Zeitfenster) 109
   5.1.2 Festlegung der zu betrachtenden Akteure 110
   5.1.3 Erfassung des Problemstroms während der einzelnen Zeitfenster 111
   5.1.4 Erfassung des Policy-Stroms während der einzelnen Zeitfenster 112
   5.1.5 Erfassung des Politics-Stroms während der einzelnen Zeitfenster 113
  5.2 Dokumentenanalyse 117
   5.2.1 Festlegung der zu erfassenden Dokumente (Quellenkorpus).. 117
   5.2.2 Feldzugang – Materialgewinnung 121
   5.2.3 Inhaltsanalytische Auswertung der Dokumente 121
  5.3 Darstellung der Ergebnisse 123

Teil IV Empirie 127

6 Analyse Zeitfenster 1 (1998-2002) 129
  6.1 Ist-Zustand der Problemströme im Analysefenster 1 129
   6.1.1 Problemströme parteipolitische Ebene Analysefenster 1 129
   6.1.2 Problemströme verbandliche Ebene Analysefenster 1 134
  6.2 Ist-Zustand der Policy-Ströme Analysefenster 1 139

  6.2.1 Policy-Ströme parteipolitische Ebene Analysefenster 1 139
  6.2.2 Policy-Ströme verbandliche Ebene Analysefenster 1 145
 6.3 Ist-Zustand der Politics-Ströme Analysefenster 1 150
  6.3.1 Politics-Ströme parteipolitische Ebene Analysefenster 1 150
  6.3.2 Politics-Ströme verbandliche Ebene Analysefenster 1 156

7 Analyse Zeitfenster 2 (2002-2005) 165
 7.1 Ist-Zustand der Problemströme im Analysefenster 2 165
  7.1.1 Problemströme parteipolitische Ebene Analysefenster 2 165
  7.1.2 Problemströme verbandliche Ebene Analysefenster 2 171
 7.2 Ist-Zustand der Policy-Ströme Analysefenster 2 177
  7.2.1 Policy-Ströme parteipolitische Ebene Analysefenster 2 177
  7.2.2 Policy-Ströme verbandliche Ebene Analysefenster 2 184
 7.3 Ist-Zustand der Politics-Ströme Analysefenster 2 191
  7.3.1 Politics-Ströme parteipolitische Ebene Analysefenster 2 191
  7.3.2 Politics-Ströme verbandliche Ebene Analysefenster 2 197

8 Analyse Zeitfenster 3 (2005-2007) 205
 8.1 Ist-Zustand des Problemstroms Analysefenster 3 205
  8.1.1 Problemströme parteipolitische Ebene Analysefenster 3 205
  8.1.2 Problemströme verbandliche Ebene Analysefenster 3 209
 8.2 Ist-Zustand der Policy-Ströme Analysefenster 3 214
  8.2.1 Policy-Ströme parteipolitische Ebene Analysefenster 3 214
  8.2.2 Policy-Ströme verbandliche Ebene Analysefenster 3 221
 8.3 Ist-Zustand der Politics-Ströme Analysefenster 3 226
  8.3.1 Politics-Ströme parteipolitische Ebene Analysefenster 3 226
  8.3.2 Politics-Ströme verbandliche Ebene Analysefenster 3 232

Teil V – Ergebnisse 241

9 Ergebnisanalyse – Bildung von Zeitdiagnosen und Synopsen 243
 9.1 Zeitdiagnose Analysefenster 1 244
  9.1.1 Übergeordnete Problemperspektiven und Handlungsbedarfe
     im Analysefenster 1 244
  9.1.2 Perspektiven von SPD und Bündnis90/Die Grünen im
     Analysefenster 1 246
  9.1.3 Perspektiven der Kassenverbände im Analysefenster 1 250
  9.1.4 Perspektive des DHÄV im Analysefenster 1 254
  9.1.5 Die Perspektiven von Union, FDP und KBV im
     Analysefenster 1 255

    9.1.6 Abschließende Betrachtung, Rückbezug zum
Multiple-Streams-Ansatz Analysefenster 1 259
9.2 Zeitdiagnose Analysefenster 2 265
    9.2.1 Übergeordnete Problemperspektiven und
Handlungsbedarfe im Analysefenster 2 267
    9.2.2 Perspektiven von SPD und Bündnis 90/Die Grünen im
Analysefenster 2 268
    9.2.3 Perspektiven der Kassenverbände im Analysefenster 2 272
    9.2.4 Perspektive des DHÄV im Analysefenster 2 275
    9.2.5 Perspektiven von Union und FDP im Analysefenster 2 277
    9.2.6 Perspektive der KBV im Analysefenster 2 280
    9.2.7 Abschließende Betrachtung, Rückbezug zum
Multiple-Streams-Ansatz Analysefenster 2 285
9.3 Zeitdiagnose Analysefenster 3 290
    9.3.1 Übergeordnete Problemperspektiven und
Handlungsbedarfe im Analysefenster 3 292
    9.3.2 Perspektive der SPD im Analysefenster 3 293
    9.3.3 Perspektive der Union im Analysefenster 3 295
    9.3.4 Perspektive der FDP im Analysefenster 3 298
    9.3.5 Perspektive von Bündnis 90/Die Grünen im
Analysefenster 3 300
    9.3.6 Perspektive der Kassenverbände im Analysefenster 3 302
    9.3.7 Perspektive des DHÄV im Analysefenster 3 305
    9.3.8 Perspektive der KBV im Analysefenster 3 307
    9.3.9 Abschließende Betrachtung, Rückbezug zum
Multiple-Streams-Ansatz Analysefenster 3 311
9.4 Synopse der zeitdiagnostischen Betrachtung nach Akteuren 314
    9.4.1 Synopse auf der Makroebene 314
    9.4.2 Synopse auf der Mesoebene 317

10 Diskussion der Ergebnisse im Spiegel ordnungspolitischer Entwicklungen 321
10.1 Diskussion der Ergebnisse für die Makroebene 321
10.2 Diskussion der Ergebnisse für die Mesoebene 325
10.3 Fazit zur Entwicklung der HzV im Spiegel ordnungspolitischer
Entwicklungen 331
10.4 Benennung von Auffälligkeiten aus der Perspektive des
Multiple-Streams-Ansatzes 332

11 Diskussion der Ergebnisse unter Rückbezug auf politikwissenschaftliche Theoreme 335
11.1 Das Vetospieler-Theorem 335
11.2 Das Konzept der Pfadabhängigkeit 336
11.3 Das Konzept der Ausreifung von Politikfeldern 339

12 Diskussion der Ergebnisse aus Public-Health-Perspektive 343

13 Diskussion der Ergebnisse im Kontext des Forschungsansatzes 349

14 Schlussbetrachtung 355

Literaturverzeichnis 359

Quellenverzeichnis 385

Tabellenverzeichnis

Tabelle 1:	Chronologie der hausarztzentrierten Versorgung	83
Tabelle 2:	Konzeptionalisierung des Politics-Stroms	116
Tabelle 3:	Positionen zur hausärztlichen Versorgung sowie die dahinter stehenden Motive, Interessen und gesundheitspolitischen Ziele Analysefenster 1 auf der Makroebene	261
Tabelle 4:	Positionen zur hausärztlichen Versorgung sowie die dahinter stehenden Motive, Interessen und gesundheitspolitischen Ziele Analysefenster 1 auf der Mesoebene	262
Tabelle 5:	Positionen zur hausärztlichen Versorgung sowie die dahinter stehenden Motive, Interessen und gesundheitspolitischen Ziele Analysefenster 2 auf der Makroebene	283
Tabelle 6:	Positionen zur hausärztlichen Versorgung sowie die dahinter stehenden Motive, Interessen und gesundheitspolitischen Ziele Analysefenster 2 auf der Mesoebene	284
Tabelle 7:	Positionen zur hausärztlichen Versorgung sowie die dahinter stehenden Motive, Interessen und gesundheitspolitischen Ziele Analysefenster 3 auf der Makroebene	309
Tabelle 8:	Positionen zur hausärztlichen Versorgung sowie die dahinter stehenden Motive, Interessen und gesundheitspolitischen Ziele Analysefenster 3 auf der Mesoebene	310

Den Anhang mit den Tabellen 9–21 finden Sie auf OnlinePlus unter http://www.springer.com

Tabelle 9:	Material-Systematik
Tabelle 10:	Optionen, Ziele und Interessen mit direktem Bezug zur HzV / zur hausärztlichen Versorgung Analysefenster 1
Tabelle 11:	Allgemeine Optionen, Ziele und Interessen Analysefenster 1
Tabelle 12:	Artikulierte Problemwahrnehmung mit direktem Bezug zur HzV / zur hausärztlichen Versorgung Analysefenster 1
Tabelle 13:	Artikulierte Problemwahrnehmung allgemein Analysefenster 1
Tabelle 14:	Optionen, Ziele und Interessen mit direktem Bezug zur HzV / zur hausärztlichen Versorgung Analysefenster 2
Tabelle 15:	Allgemeine Optionen, Ziele und Interessen Analysefenster 2
Tabelle 16:	Artikulierte Problemwahrnehmung mit direktem Bezug zur HzV / zur hausärztlichen Versorgung WP15
Tabelle 17:	Artikulierte Problemwahrnehmung allgemein Analysefenster 2
Tabelle 18:	Optionen, Ziele und Interessen mit direktem Bezug zur HzV / zur hausärztlichen Versorgung Analysefenster 3
Tabelle 19:	Allgemeine Optionen, Ziele und Interessen Analysefenster 3
Tabelle 20:	Artikulierte Problemwahrnehmung mit direktem Bezug zur HzV / zur hausärztlichen Versorgung Analysefenster 3
Tabelle 21:	Artikulierte Problemwahrnehmung allgemein Analysefenster 3

Abbildungsverzeichnis

Abbildung 1: Der Multiple-Streams-Ansatz – eine Übersicht.......... 100
Abbildung 2: Das mehrstufige Forschungsdesign.......................... 106
Abbildung 3: Bildung der Zeitdiagnosen 108
Abbildung 4: Übergeordnete Analysesystematik........................... 109
Abbildung 5: Übergeordneter Quellenkorpus 120

Abkürzungsverzeichnis

ABDA	*Bundesvereinigung Deutscher Apothekerverbände*
AEV	*Arbeiter-Ersatzkassen-Verband*
AfG	*Anschluss für Gesundheit*
AOK-BaWü	*AOK Baden-Württemberg*
AOK-BV	*Bundesverband der Allgemeinen Ortskrankenkassen*
AWMF	*Allgemeinmedizin oder die Arbeitsgemeinschaft der Wissenschaftlichen Medizinischen Fachgesellschaften e. V.*
AQUA-Institut	*Institut für angewandte Qualitätsförderung und Forschung im Gesundheitswesen GmbH*
BÄK	*Bundesärztekammer*
BDA	*Berufsverband der Allgemeinärzte*
BDI	*Berufsvereinigung Deutscher Internisten*
BKK	*Betriebskrankenkasse*
BKK-BV	*BKK-Bundesverband*
BMG	*Bundesministerium für Gesundheit*
BVA	*Bundesversicherungsamt*
CDU	*Christlich Demokratische Union*
CSU	*Christlich-Soziale Union*
DHÄV	*Deutscher Hausärzteverband*
DIP	*Dokumentations- und Informationssystem*
DMP	*Disease-Management-Programm (strukturierte Behandlungsprogramme)*
EBM	*Einheitlicher Bewertungsmaßstab*
EbM	*Evidence based Medicine*
FDP	*Freie Demokratische Partei*
G-BA	*Gemeinsamer Bundesausschuss*
G+G	*Gesundheit und Gesellschaft*
GKV	*Gesetzliche Krankenversicherung*
GKV-FinG	*GKV-Finanzierungsgesetz*

GKV-NOG	*GKV-Neuordnungsgesetz*
GKV-OrgWG	*GKV-Organisationsweiterentwicklungsgesetz*
GKV-SolG	*GKV-Solidaritätsstärkungsgesetz*
GMG	*Gesundheitsmodernisierungsgesetz*
GMK	*Gesundheitsministerkonferenz*
Grüne	*Bündnis 90/Die Grünen*
GSG	*Gesundheitsstrukturgesetz*
HÄVG	*Hausärztliche Vertragsgemeinschaft*
HStG	*Hausarztstärkungsgesetz*
HVM	*Honorarverteilungsmaßstab*
HzV	*hausarztzentrierte Versorgung*
IKK	*Innungskrankenkassen*
IQWiG	*Institut für Qualität und Wirtschaftlichkeit im Gesundheitswesen*
IV	*integrierte Versorgungsverträge*
KBS	*Knappschaft-Bahn-See*
KBV	*Kassenärztliche Bundesvereinigung*
KVen	*Kassenärztliche Vereinigungen*
Morbi-RSA	*morbiditätsorientierter Risikostrukturausgleich*
MVZ	*Medizinische Versorgungszentren*
MS-Ansatz	*Multiple-Streams-Ansatz*
NAV-Virchow-Bund	*Verband der niedergelassenen Ärzte Deutschlands*
PKV	*Private Krankenversicherung*
RSA	*Risikostrukturausgleich*
SGB	*Sozialgesetzbuch*
SPD	*Sozialdemokratische Partei Deutschlands*
SpiBu	*Spitzenverband Bund der Krankenkassen*
SVR	*Sachverständigenrat*
VÄG	*Vertragsarztrechts-Änderungsgesetz*
VdAK	*Verband der Angestellten-Krankenkassen*
vdek	*Verband der Ersatzkassen*
WHO	*(World Health Organization) Weltgesundheitsorganisation*
WIdO	*Wissenschaftliches Institut der AOKen*
WINEG	*Wissenschaftliches Institut für Nutzen und Effizienz im Gesundheitswesen*

WONCA	*World Organization of National Colleges, Academies and Academic Associations of General Practitioners*
WSG	*Wettbewerbsstärkungsgesetz*
TK	*Techniker Krankenkasse*
ZI	*Zentralinstitut für die Kassenärztliche Versorgung*

Teil I Hintergrund

1 Einleitung

Die hausarztzentrierte Versorgung (HzV) ist durch ihre Einführung als § 73b in das Sozialgesetzbuch (SGB) V seit nunmehr zehn Jahren ein mehr oder weniger fester Bestandteil der gesetzlichen Krankenversicherung (GKV). Versicherte[1] und Leistungserbringer nehmen freiwillig an dieser Versorgungsform teil, die mit bestimmten Pflichten und Rechten einhergeht. Die gesetzlichen Krankenkassen indes sind verpflichtet, ihren Versicherten ein solches Versorgungsangebot zu unterbreiten (§ 73b, 1-9 SGB V).

Die Bedeutung und Funktion der HzV werden seit ihrer Einführung und trotz Weiterentwicklungen auch aktuell unterschiedlich eingeschätzt. Je nach Perspektive wird ihr u. a. die Funktion zugeschrieben, zusammen mit anderen neuen Versorgungsformen das Gesundheitssystem durch Effizienz- und Qualitätssteigerungen zukunftssicher zu gestalten. Schließlich ist dieses, darin sind sich die Akteure mittlerweile einig, von weitreichenden Strukturproblemen und bedeutenden (gesellschaftlichen) Herausforderungen geprägt (u. a. Marstedt 2008: 1; SVR 2014: 377). „Hausärztinnen und Hausärzte sollten als Lotsen für eine bessere Vernetzung der Versorgung sorgen" (BT 18/5164: 3). Dies formulierte der Gesetzgeber im Jahr 2015 und im Jahr 2004 bei der Einführung des § 73b SGB V. Durch das Gesundheitsmodernisierungsgesetz (GMG) wurden diese Ziele anvisiert (Bundestagsdrucksache BT 15/1170: 57). Die HzV und weitere neue Versorgungsformen sollen zugleich als Elemente eines Wettbewerbs um die Entwicklung besonderer, ja innovativer Versorgungsangebote verstanden werden, der dann die erwünschten Effizienz- und Qualitätssteigerungen ermöglicht (BT 18/5164: 7).

Kontrastierend wurde und wird die Ausgestaltung der HzV und bereits ihrer Vorgänger (der Arztnetze und Hausarztmodelle) bezweifelt. Ihr Beitrag zur erfolgreichen Gestaltung der ambulanten Versorgung wird offen diskutiert bzw. kritisiert. Entgegen der erhofften Effizienzsteigerungen werden hohe Kosten für die Umsetzung moniert. Neben weiteren Kritikpunkten trage sie überdies zu einer Abkehr von traditionellen Wesensmerkmalen der ambulanten Versorgung

---

[1] Erklärung zu Formulierungen und Bezeichnungen: Innerhalb dieser Arbeit wird zur besseren Lesbarkeit das generische Maskulinum verwendet, welches gleichermaßen männliche und weibliche Personen umfasst.

bei. Dies bezieht sich u. a. auf die Einschränkung der „freien Arztwahl", denn der Versicherte ist nun fest bei einem Hausarzt eingeschrieben und verpflichtet, einen Facharzt nur nach hausärztlicher Überweisung aufzusuchen. Dieses „Gatekeeping" verändere den bisher bestehenden freien Zugang zum Versorgungssystem.[2]

Werden HzV-Verträge als Einzel- bzw. Selektivverträge[3] ausgestaltet, wie es heute der Fall ist, geht damit eine Lockerung des Kollektivvertragssystems und des daran gebundenen Sicherstellungsauftrags innerhalb der ambulanten Versorgung einher. Dies führen Kritiker als weiteres Problem bzw. als Gefahr an (u. a. Paquet 2011: 8). Andere wiederum bewerten diese Aspekte weniger negativ, monieren aber stattdessen die gesetzlichen Regelungen. Das Versorgungsmodell trage ins seiner Ausgestaltung nur unzureichend zum erhofften Wettbewerb zwischen den Kostenträgern und auch zwischen den Leistungserbringern bei. Neben diesen kursorisch dargestellten Standpunkten ist akteursspezifisch von weiteren Positionen und Wahrnehmungen auszugehen. Diese dürften sich aufgrund der unterschiedlichen gesetzgeberischen Reformmaßnahmen im Bereich der HzV und im gesamten GKV-System innerhalb der vergangenen Jahre zumindest teilweise gewandelt haben.

Tatsächlich stehen bislang keine verlässigen Befunde weder über die Effekte der HzV noch der hausärztlichen Versorgung an sich zur Verfügung. Vermeintliche Qualitäts- und Effizienzsteigerungen können ebenso wenig bestätigt werden wie deren Gegenteil (u. a. Zentner et al. 2010: 38; Haller et al. 2009: 20ff.).

Diese Kontroverse gilt es vor dem Hintergrund unterschiedlicher Entwicklungen innerhalb des deutschen Gesundheitssystems zu betrachten. Denn seit Anfang der 1990er Jahre unterliegt das deutsche Gesundheitssystem einem tiefgreifenden Wandel, der sich besonders als Umbau des Regulierungssystems in Form der Etablierung einer Wettbewerbsordnung darstellt (hier und im Folgen-

---

2   Wird dem Versicherten die freie Wahl des Leistungserbringers entzogen, ergeben sich ordnungspolitische Fragen des Zugangs zum Versorgungssystem. Denn faktisch haben dadurch die Versicherten nicht mehr den gleichen Zugang zu gesundheitlichen Leistungen (Kumpmann 2012: 8ff.).

3   Bei Einzel- bzw. Selektivverträgen handelt es sich um Versorgungsverträge außerhalb der Kollektivverträge (die zwischen Kassenärztlicher Bundesvereinigung (KBV) und Kassenverbänden geschlossen werden). Vertragsteilnehmer sind dann z. B. die einzelne Kasse und der einzelne Leistungserbringer. Die Bezeichnung „Selektivvertrag" betont, dass die KBV oder die regionalen Kassenärztlichen Vereinigungen (KVen) nicht als Vertragsteilnehmer auftreten und die einzelne Kasse u. a. nach eigens formulierten „Ausschreibungsbedingungen" in einem gewissen Maße bestimmen kann, mit wem sie solche Verträge schließt (Cassel et al. 2006: 50). Im SGB V ist lediglich von Einzelverträgen, in Abgrenzung zu den Gesamtverträgen, die Rede. Selektiv- bzw. Direktverträge sollen verdeutlichen, dass die KVen anders als bei Einzelverträgen nicht an dem Vertragsgeschehen unmittelbar beteiligt sind.

1 Einleitung

den: u. a. Gerlinger 2014: 39ff.; Gerlinger 2002a: 7ff.). Mit diesem Umbau wollte der Gesetzgeber einer Reihe (teilweise neu aufgetretener) gesellschaftlicher und gesundheitssystembezogener Probleme entgegenwirken und die Lohnnebenkosten durch stabile Beitragssätze innerhalb der GKV begrenzen.[4] Die traditionelle, bislang dominierende Kostendämpfungspolitik hatte dies nicht ermöglichen können. Da nun verstärkt auch Qualitäts- und Effizienzdefizite für das deutsche Gesundheitssystem wahrgenommen wurden, sollte durch die Implementierung wettbewerbszentrierter Strukturreformen fortan eine Modernisierung der Versorgungsstrukturen eingeleitet werden. Dies begann 1992 mit dem Gesundheitsstrukturgesetz (GSG). Die neue Wettbewerbsordnung wurde mit einem umfassenden Anreizsystem verbunden, in welches verstärkt auch die Mikroebene bzw. Individualakteure wie Kassen, niedergelassene Ärzte und Versicherte bzw. Patienten einbezogen wurden. Sie verfolgte das Ziel der Ausgabenbzw. Mengenbegrenzung mit Blick auf Versorgungsleistungen (ebd., Reiners 2009a: 9f.; Urban 2001: 25ff.). Ein besonderes Merkmal dieser neuen Ordnung stellt der durch das GSG eingeleitete Wettbewerb zwischen den Krankenkassen dar, indem u. a. seit dem 1.1.1996 die freie Kassenwahl möglich ist. Später kam es außerdem zur inkrementell voranschreitenden Liberalisierung der Vertragspolitik: Die kollektivvertraglichen Verhandlungsbeziehungen zwischen Krankenkassen und Ärzteschaft wurden u. a. durch die Einführung von Einzelvertragsoptionen[5] gelockert. Zusammen mit anderen Reformmaßnahmen haben diese zu weitreichenden Veränderungen in den ordnungspolitischen Bedingungen des GKV-Systems beigetragen (Noweski 2004: 94f.; Gerlinger 2002a: 25f.). Damit einhergehend sahen und sehen sich die Akteure des politischen Systems sowie die verbandlichen bzw. korporatistischen Akteure mit veränderten Handlungsspielräumen konfrontiert. Kostenträger und Leistungserbringer verloren sichergeglaubte Machtressourcen und Bestandsgarantien des traditionellen Systems der Gemeinsamen Selbstverwaltung. Stattdessen konnten neue Akteure erfolgreich gesundheitspolitisch in Erscheinung treten. Es kam zu einer Pluralisierung der

---

4   Seit Anfang der 1990er Jahre wird eine Neuordnung des Gesundheitswesens anvisiert, zum einen hat sich die Einsicht durchgesetzt, dass die traditionelle Kostendämpfungspolitik an ihre Grenzen gestoßen ist und zum anderen soll im Zuge der Globalisierung der Wirtschaftsstandort Deutschland durch eine Begrenzung der Lohnkosten gestärkt werden. Ein Trend zur Neuordnung zeigte sich in sämtlichen sozialen Sicherungssystemen und der Gesellschaft insgesamt (Gerlinger 2002a: 11). Ferner ist dies Ausdruck des übergreifenden zeitgenössischen Trends in der Sozial- und Wirtschaftspolitik, nicht nur die Probleme der Gesundheitsversorgung, sondern auch aus anderen Bereichen der öffentlichen Daseinsvorsorge durch eine Verschärfung des Wettbewerbs zu lösen (Rosa 2006: 82).

5   Das Kollektivvertragssystem stellt sich als Kernbereich der korporatistischen Ordnung des ambulanten Sektors dar, da in diesem die Verhandlungen zwischen den Organen der gemeinsamen Selbstverwaltung für die Ausgestaltung der Versorgung, also ohne Individualakteure, erfolgen (u. a. Gerlinger 2002a: 24).

Akteurslandschaft (Gerlinger 2009a: 42f.; Bandelow 2007: 272f.). Schließlich wurden gerade die etablierten institutionellen Arrangements und ihre Akteure wie die Gemeinsame Selbstverwaltung für die strukturellen Probleme des Gesundheitssystems sowie dessen Beharrungskraft (mit-)verantwortlich gemacht[6] (u. a. Rosewitz und Webber 1990: 294f.). In der Folge veränderten sich die vormals recht stabilen Akteurs- und Interessenskonstellationen, Kräfteverhältnisse sowie die gesundheitspolitischen Entscheidungsprozesse und somit auch die Interessenvermittlungsstrukturen des GKV-Systems nachhaltig (u. a. Bandelow 2005: 3). Wenn auch in veränderter Form, so sind das deutsche Gesundheitssystem sowie gesundheitspolitische Entscheidungsprozesse durch die gewachsenen Strukturen des Politikfeldes aber auch heute noch traditionell von einem starken Einfluss der Interessenverbände geprägt (Bandelow und Hartmann 2007: 347).[7] Grundsätzlich wird den bestehenden institutionellen Arrangements sowie den spezifischen Akteurskonstellationen bei der Gestaltung von gesellschaftlichen Teilbereichen eine besondere Bedeutung zugesprochen (Mayntz 1988: 16).[8] (Gesundheits-)politische Entscheidungen stellen sich dabei als Ergebnis von Aushandlungsprozessen zwischen den verschiedenen beteiligten Akteuren dar, die miteinander kooperieren oder opponieren (Schubert und Bandelow 2009: 2).

Vor der Prämisse des Wettbewerbs als neues Paradigma der Gesundheitspolitik zur Herstellung von Effizienz (Paquet 2011: 13) werden die gesundheitspolitischen Akteure zu konkurrierenden, rational handelnden Wirtschaftssubjekten, und verlassen den vormals existierenden Rahmen einer Solidargemeinschaft der GKV (Gerlinger 2014: 54). Dabei verfolgen die Akteure unterschiedliche Interessen, um die eigenen Bestandsressourcen zu wahren und ihre Autonomie zu schützen. Auf diese Weise ergeben sich akteursspezifisch unterschiedliche Handlungsorientierungen (Mayntz und Scharpf 1995: 55).

---

6   Für die Formulierung und die Implementation von Gesundheitsreformen wurde durch ihre Rolle bei der Steuerung des Gesundheitswesens besonders den Kassenärzten und ihren Verbänden sowie der gemeinsamen Selbstverwaltung (bestehend aus den Verbänden der Krankenkassen und Kassenärzte) eine starke Blockademacht zugesprochen (Rosewitz und Webber 1990: 291ff.). Auch Reformen auf Ebene der Selbstverwaltung zur Lösung struktureller Probleme der GKV durch „Selbstverwaltungslösungen" blieben hinter den gesetzgeberischen Erwartungen zurück (ebd.: 310).

7   Politische Entscheidungen werden politikfeldspezifisch maßgeblich sowohl durch die Struktur, Interessen sowie etablierten und vorherrschenden Wertorientierungen und Normen der Interessengruppenlandschaft als auch durch die Strategien der Verbände und der nicht-verbandlichen Akteure beeinflusst (von Winter und Willems 2009: 9).

8   Die Grundlage dieser Annahme bietet der akteurszentrierte Institutionalismus. Für einen Überblick siehe u. a. Mayntz und Scharpf 1995: 39-72.

Neben diesen Wandlungen wird spätestens seit Anfang der 1990er Jahre parallel ein Bedeutungsverlust der hausärztlichen Versorgung gesundheitspolitisch und wissenschaftlich diskutiert. Dieser spiegelt sich u. a. in einem Rückgang der Anzahl an Allgemeinmedizinern (Nachwuchsmangel) wider, besonders aber in der unzureichenden Stellung des Hausarztes im Versorgungsgeschehen u. a. gegenüber der dominierenden Akut- und technikbezogenen Spezialmedizin. Der Hausarzt kann seiner hausärztlichen Versorgungs- und Koordinierungsfunktion zunehmend weniger gerecht werden (Rosenbrock und Gerlinger 2014: 56; Sachverständigenrat (SVR[9]) 2014: 377ff.). Die bereits genannten Qualitäts- und Effizienzdefizite werden neben der sektoralen Trennung und der starken Fragmentierung des Versorgungsgeschehens innerhalb des deutschen Gesundheitswesens ebenfalls auf die unzureichende Stellung des Hausarztes im Versorgungsprozess zurückgeführt (u. a. Gerlinger 2014: 41; SVR 2009: 313; SVR 2014: 380). Die unterschiedlichen gesellschaftlichen und medizinischen Herausforderungen wie der demographische Wandel wachsen und damit verändert sich das Krankheitsspektrum hin zu gehäufter Chronizität und Multimorbidität. Vor diesem Hintergrund und angesichts des medizinisch-technischen Fortschritts und der Komplexität des deutschen Versorgungssystems gilt es laut SVR (2009), in erster Linie die Koordination der gesundheitlichen Versorgung und damit die Steuerung des Patienten und des Versorgungsgeschehens zu erhöhen. Hierbei wird dem Hausarzt eine zentrale Rolle zugesprochen (u. a. SVR 2009: 313).

In der Folge wurde (auch im Zuge der Modernisierung der Versorgungsstrukturen) die hausärztliche Versorgung seit Anfang der 1990er Jahre zum Gegenstand verschiedener Reformbemühungen.[10] Nach Umsetzung einzelner reformpolitischer Instrumentarien wurde 2004 mit dem GMG das Versorgungskonzept HzV (als gesetzlich anerkannte eigenständige Versorgungsform) einge-

---

9 Der „Sachverständigenrat für die Konzertierte Aktion im Gesundheitswesen" wurde im Jahr 2004 zum „Sachverständigenrat zur Begutachtung der Entwicklung im Gesundheitswesen" umbenannt. Im Folgenden wird die Abkürzung SVR gleichermaßen für beide Bezeichnungen verwendet. Der SVR wird nach § 142 SGB V vom BMG berufen, um die Entwicklung im Gesundheitswesen zu begutachten (erstmals erfolgte dies am 19.12.1985). Im Rahmen der Begutachtung erstellt er (mittlerweile zweijährig) Gutachten über die Entwicklung der gesundheitlichen Versorgung sowie deren medizinische und wirtschaftliche Auswirkungen. Unter Berücksichtigung der finanziellen Rahmenbedingungen und vorhandener Wirtschaftlichkeitsreserven werden Prioritäten für den Abbau von Versorgungsdefiziten und Möglichkeiten zur Weiterentwicklung des Gesundheitswesens aufgezeigt. Brede (2006: 216) konstatiert dem SVR „[...] als politikberatende[m] Gremium in der gesundheitspolitischen Debatte seit vielen Jahren eine herausragende Rolle [...]".

10 Einhergehend mit den Reformbemühungen stellt sich die hausärztliche Versorgung seit den 1990er Jahren wiederkehrend als Konfliktfeld der Gesundheitspolitik dar.

führt (Rosenbrock und Gerlinger 2014: 174; SVR 2014: 390).[11] Die Stärkung der hausärztlichen Versorgung an sich sowie die Ausgestaltung in Form der HzV als Einzelvertragsoption bergen jedoch einen hohen Grad an Konfliktpotential, gerade mit Blick auf die skizzierten Wandlungen im ordnungspolitischen Gefüge der GKV (Paquet 2011: 33). Zwar gilt die Gesundheitspolitik ohnehin als eines der konfliktreichsten deutschen Politikfelder und dementsprechend ist so gut wie jede gesundheitspolitische Reformmaßnahme mit enormen Widerständen konfrontiert (Bandelow et al. 2010: 6). Doch davon abgesehen kann die Stärkung eines einzelnen Versorgungsbereichs oder einer einzelnen Arztgruppe mit Einschnitten in anderen Bereichen einhergehen. Diese Konsequenzen werden von den beteiligten Akteuren vor der Prämisse des Ordnungsrahmens spezifisch bewertet und letztlich als Bedrohung wahrgenommen (Weber 2001: 255).[12] Die HzV berührt im Bereich der vertragsärztlichen Versorgung eine Vielzahl unterschiedlicher Fragenkomplexe: die vertragsärztliche Honorarverteilung und Bedarfsplanung und somit die Ausgestaltung des Sicherstellungsauftrags, die Finanzierung und Gestaltung von Aus- und Weiterbildung etc. Angesichts dessen bietet sie ein breites Konfliktpotential. Denn die einzelnen Themenbereiche stehen durch die gewachsenen Strukturen mit den akteursspezifischen Interessen (im unterschiedlichen Ausmaß) in Verbindung und teils im Widerspruch mit diesen (u. a. Paquet 2011: 19).[13]

Die Etablierung von Einzelvertragsoptionen und der gesamte Komplex des Wettbewerbs in der GKV können aufgrund der damit verbundenen Eingriffe in das Kollektivvertragssystem sowie unter Berücksichtigung bestehender Partikularinteressen als äußerst konflikthaft bewertet werden. Schließlich haben sie zwangsläufig Einfluss auf die Funktion und Rolle bzw. Machtposition der betroffenen Akteure (ebd.: 8).[14]

Diese zwei Entwicklungen, der ordnungspolitische Wandel der GKV (u. a. in Form wettbewerbszentrierter Strukturreformen und deren Folgen) und die skizzierten Geschehnisse im Bereich der hausärztlichen Versorgung, haben in den vergangenen zwei Dekaden, wenn auch in unterschiedlicher Intensität, das

---

11 Die Implementierung neuer Versorgungsmodelle wie die der HzV, aber auch anderer Versorgungsformen erhält, im Kontext der neuen Steuerungs- und Koordinierungsziele grundsätzlich besondere Aufmerksamkeit.
12 Es lässt sich darüber streiten, ob tatsächlich immer Einschnitte in anderen Bereichen als zwangsläufige Folgen auftreten. Grundsätzlich ist aber von Bedeutung, dass in der Regel seitens der unterschiedlichen Akteure solche antizipiert und somit als Bedrohung wahrgenommen werden.
13 Schließlich sind die Akteure ferner mit unterschiedlichen Machtressourcen für die Durchsetzung der eigenen Interessen ausgestattet (u. a. Noweski 2012: 109ff.).
14 „Es geht um Interessen und um viel Geld" (Paquet 2011: 8). Denn durch die Ausweitung von Einzelverträgen werden die vormaligen dominierenden Akteure geschwächt (ebd.).

Politikfeld geprägt. Welche akteursspezifischen Interessen und Machtkonstellationen mit dem Versorgungsmodell HzV verbunden sind und welche Wechselbeziehung zwischen der HzV und den gesundheitspolitischen Wandlungen bestehen, war bislang nur in Ansätzen Gegenstand gesundheits- oder politikwissenschaftlicher Untersuchungen. Grundlegend fehlt es an systematischen Analysen über die akteursspezifischen Interessen, (Problem-) Wahrnehmungen sowie Bewertungen über die HzV seit ihrer Entstehung und Weiterentwicklung. Angesichts der bis heute andauernden Kontroverse, die die Thematik der HzV begleitet, sowie der vermeintlichen Herausforderungen, vor denen das deutsche Gesundheitssystem steht, stellt sich dies als gesundheitswissenschaftlich relevantes Problem und somit als Forschungsdesiderat dar. Entscheidungen über versorgungsrelevante Maßnahmen benötigen Klarheit über Interessenlagen und gesundheitspolitische Forderungen der verschiedenen Statusgruppen. Diese sollten für die Akteure des politischen Systems (u. a. politische Parteien und der Gesetzgeber) ebenso wie für weitere gesundheitspolitisch relevante Akteure wie die Leistungserbringer und Kostenträger benannt werden. Schließlich wird den herrschenden gesundheitspolitischen Interessenskonstellationen und Kräfteverhältnissen bei der Entwicklung und Umsetzung medizinischer Versorgungsmodelle wie der HzV eine herausragende Bedeutung zugesprochen (Herrmann et al. 2000: 52).

1.1 Ziel und Fragestellung der Arbeit

Im Mittelpunkt der vorliegenden Untersuchung stehen die Positionierungen gesundheitspolitischer Akteure der Makro- und Mesoebene zur HzV als Policy[15]. Ziel ist es, akteursspezifische Perspektiven (u. a. in Form von Interessen, Problemwahrnehmungen, Handlungslogiken, gesundheitspolitischen Strategien und Forderungen) im Kontext der HzV im Zeitverlauf zu rekonstruieren und sofern möglich in Beziehung zu gesundheitspolitischen Entwicklungen zu stellen und Wechselbeziehungen zu benennen.

Um den komplexen Strukturen des GKV-Systems und ihren Wandlungen sowie der Bedeutung institutioneller Arrangements gerecht zu werden, wird die Untersuchung als policyanalytischer Forschungsansatz unter dem theoretischen

---

15 Policy bezieht sich auf die inhaltliche Dimension von Politik. Dies umfasst „die politische[n] Inhalte, die in Gesetzen, Verordnungen, Programmen und Einzelentscheidungen, die sich auf die Gestaltung gesellschaftlicher Verhältnisse auswirken, zum Ausdruck kommen" (Schneider und Janning 2006: 15). Im weiteren Verlauf der Untersuchung wird unter Hinzuziehung des theoretischen Rahmens Policy mit einem abgewandelten Verständnis im Sinne des MS-Ansatzes verwendet. Policy steht knapp formuliert für politische Gestaltungsoptionen (siehe u. a. Kapitel 4).

Bezugsrahmen des Multiple-Streams-Ansatzes (MS-Ansatzes) angelegt. Dieser Ansatz theoretisiert auf der systemischen Ebene und bezieht diese vollständig in die Analyse politischer Prozesse ein. Mit seiner Hilfe soll ein nahezu unübersichtlicher Gegenstandsbereich, in dem zahlreiche Phänomene und komplexe Wirkungszusammenhänge zu berücksichtigen sind, theoriegeleitet strukturiert und analysiert werden, um akteursspezifische Positionen, unter Berücksichtigung der spezifischen Charakteristika des Politikfeldes Gesundheit, zu erfassen. Weiterführend sollen dadurch mögliche Zusammenhänge und Hintergründe bei der Etablierung der HzV für die Jahre 1998 bis 2007 rekonstruiert werden. Einen derartig breiten Untersuchungszeitraum zu wählen, ist grundsätzlich notwendig, um der Langwierigkeit sozialpolitischer Entwicklungen Rechnung zu tragen und langfristige Entwicklungsdynamiken sowie Einzelerscheinungen erkennen bzw. voneinander abgrenzen zu können (Pierson 2006: 203). Grundlage bildet eine systematische, inhaltsanalytische Auswertung öffentlich zugänglicher Dokumente (u. a. Entschließungen, Verlautbarungen, Stellungnahmen und Berichte definierter Akteure).

Es soll bei der Darstellung der Entwicklung der HzV nicht darum gehen, den vermeintlichen Erfolgs- oder Misserfolgs-Charakter der Versorgungsform einzuschätzen. Auch soll nicht danach gefragt werden, inwiefern die hausärztliche Versorgung oder HzV-Modelle tatsächlich versorgungsrelevante Probleme des deutschen Gesundheitssystems lösen können. Die HzV soll somit nicht bewertet und/oder in ihrer Umsetzung beurteilt werden.

Um dem dargestellten Erkenntnisinteresse der Arbeit gerecht werden zu können, wird im Rahmen der Untersuchung folgende übergeordnete Fragestellung verfolgt:

> Was waren die Interessen, Ziele und Problemwahrnehmungen beteiligter (politischer) Akteure im Rahmen der Entwicklung und Implementierung des Versorgungsmodells HzV und wie haben sich diese im Zeitverlauf gewandelt?

Von der übergeordneten Fragestellung abgeleitet, liegt der Schwerpunkt der Untersuchung auf der Frage nach möglichen Einflussfaktoren auf die Entwicklung der HzV respektive auf die Positionen und Präferenzen unterschiedlicher Akteure zur HzV. Bei diesen Faktoren kann es sich z. B. um gesellschaftliche und politikfeldspezifische Rahmenbedingungen, Akteurskonstellationen, vorherrschende Handlungsorientierungen, Strategien, Problemwahrnehmungen, Deutungsmuster sowie antizipierte Bedrohungen handeln. Damit diese herausgearbeitet werden können, um davon abgeleitet Hintergrundbedingungen im Kontext der Entwicklung benennen zu können, werden weitere Unterfragestellungen bearbeitet, die es für unterschiedliche Akteure zu beantworten gilt. Diese dienen vordergründig als Orientierung für die spätere analytische Operationalisierung und werden im Rahmen der Logik der qualitativen Inhaltsanalyse sowie des MS-Ansatzes angepasst und konkretisiert.

- Was waren die handlungsleitenden politischen Motive, HzV-Modelle zu fordern und zu fördern oder zu blockieren?
- Welche politischen Erwartungen wurden an die HzV gestellt?
- Wurde mit der Positionierung zur HzV eine klare (ggf. übergeordnete) gesundheitspolitische Strategie verfolgt?
- In welche Logik wurde die HzV positioniert: als Element zur Aufwertung der hausärztlichen Versorgung, als Element innerhalb der neuen Wettbewerbsordnung oder in beide Bereiche?
- Welche Konzeption der HzV wird von den Akteuren angestrebt?
- Welcher Stellenwert wird der hausärztlichen Versorgung für die Ausgestaltung der GKV zugeschrieben (u. a. Chance eines Primärarztsystems für die GKV)?
- Inwieweit standen die versorgungs- und HzV-bezogenen Entwicklungen im Wechselspiel mit gesundheitspolitischen Entwicklungen?

1.2 Public-Health-Relevanz

Die Gesundheitswissenschaften bzw. Public Health[16] befassen sich in ihrer interdisziplinären Ausrichtung schwerpunktmäßig mit der Gesundheitsforschung und der Gesundheitssystemforschung, die jeweils durch spezifische Arbeitsfelder gekennzeichnet sind (Hurrelmann et al. 2006: 37). Die Gesundheitssystemforschung fokussiert den systemischen Kontext der Krankheitsverhütung, -bekämpfung oder -bewältigung und betrachtet dabei Ziele, Bedarfe, Inanspruchnahme, Ressourcen, vorgetretene Strukturen, Prozesse und Ergebnisse (Schwartz 2009: 29). Ziel ist es, davon abgeleitet die Organisation und Struktur des gesamten Versorgungssystems nach inhaltlichen und ressourcenorientierten Gesichtspunkten zu optimieren (Hurrelmann et al. 2006: 41ff.). Die Analyse von Handlungsmotiven, Interessen, Problemwahrnehmungen, Deutungen sowie Positionierungen gesundheitspolitischer Akteure bei der Ausgestaltung von Versorgungsmodellen (hier der HzV) leistet einen wichtigen Beitrag zu der Frage, wie die Organisation und die Struktur des Versorgungssystems hergestellt und verändert werden. Von Relevanz ist dies auch aufgrund der zentralen Bedeutung der ordnungspolitischen Rahmenbedingungen für die Ressourcenallokation sowie

---

16 Die zwei Begriffe werden im deutschsprachigen Raum oftmals synonym verwendet und auch im Folgenden definitorisch nicht voneinander getrennt.

den Zugang zu gesundheitlichen Leistungen und infolgedessen für eine sozialgerechte Gesundheitsversorgung der gesamten Bevölkerung (von Ferber 2006: 10). Das Gesundheitswesen unterliegt einer hohen natürlichen und intentionalen bzw. normativen Dynamik, die einen enormen Wandlungsdruck auf das Gesundheitssystem ausübt. Dies beeinflusst sowohl die Ausgaben als auch die strukturelle Ausgestaltung des Gesundheitswesens (Klitzsch 2003: 73). Zu den wesentlichen natürlichen Veränderungseinwirkungen zählen der demographische Wandel, die Veränderung des Krankheitsspektrums und der medizinisch-technische Fortschritt, die mit einem enormen Wachstumspotential des medizinischen Handlungsspielraumes verbunden sind. Aus diesem erwachsen verschiedene Problem- und Anforderungsbereiche. Die normativen Veränderungen entfalten ihren Wandlungsdruck durch staatliche Interventionen (gesetzgeberische Einzelnormen) (u. a. ebd: 74). Die staatlich initiierte Intensivierung des Wettbewerbs und daran anknüpfend das „Postulat" der Wirtschaftlichkeit sowie die verstärkte Orientierung an „evidenzbasierten" Versorgungsprozessen (u. a. in Form von Leitlinien) seien als Beispiele genannt (z. B. Böckmann 2007: 10ff.; Noweski 2004: 67ff.).

Der demographischen Wandel sowie eine zunehmende Multimorbidität der Versicherten haben weitreichende Folgewirkungen für die Ausgestaltung der gesundheitlichen Versorgung (u. a. SVR 2012: 14). Das Altern der Bevölkerung zeichnet sich insbesondere im Altenquotient, dem wachsenden Anteil der über 65-Jährigen und der Hochbetagten (80 Jahre und älter) ab.[17] Entfielen im Jahr 2013 auf 100 Personen im Erwerbsalter (von 20 bis 64 Jahren) 34 Personen, die mindestens 65 Jahre alt waren, werden es nach der 13. koordinierten Bevölkerungsvorausberechnung des Statistischen Bundesamtes im Jahr 2060 61 Personen im Alter von mindestens 65 Jahren sein (Statistisches Bundesamt 2015a: 27). Die Alterung der Gesellschaft geht neben ökonomischen Folgen[18] unmittelbar mit einer erhöhten Multimorbidität und Chronizität sowie einem höheren medizinischen Versorgungsbedarf der Versichertenschaft einher (Menning und Hoffmann 2009: 71). Zusammen mit der durch die voranschreitende Spezialisierung in der modernen Medizin zunehmenden Desintegration von Versorgungs-

---

17 Es ist damit zu rechnen, dass in 50 Jahren etwa 13 Prozent der Bevölkerung 80 Jahre und älter sein werden (Statistisches Bundesamt 2015a: 6).
18 Wenngleich durch den erhöhten Versorgungsbedarf, der mit einem hohen Alter und einer erhöhten Morbidität einhergeht, auch die Ausgaben der GKV steigen dürften, gelten die aufgrund der einkommensabhängig gestaffelten Beiträge sinkenden Einnahmen als vermeintlich größeres durch den demographischen Wandel initiiertes Problem. So lag der Anteil von Gesundheitsausgaben am Bruttoinlandsprodukt im Jahr 2013 bei 11,2 Prozent und 1995 nur unwesentlich niedriger bei 9,8 Prozent (Statistisches Bundesamt 2015b: 34). Entsprechend stellt sich das oft diskutierte Phänomen der „Kostenexplosion" für die GKV als relativ haltlos dar (u. a. Reiners 2011: 17).

1.2 Public-Health-Relevanz

prozessen und der grundlegenden Fragmentierung der Versorgungsstrukturen (sektorale Trennung) des deutschen Gesundheitswesens gewinnt besonders die (intra- und intersektorale sowie interprofessionelle) Koordinierung der gesundheitlichen Versorgung an Bedeutung (Rosenbrock und Gerlinger 2014: 56; 174). Deutlich wird dies ebenso vor dem Hintergrund der attestierten Über-, Unter- und Fehlversorgung mit einhergehenden Qualitäts- und Effizienzdefiziten innerhalb der historisch gewachsenen Strukturen des deutschen Gesundheitswesens (SVR 2007: 12ff)[19]. Um unter diesen Bedingungen sowie den oben genannten Problembereichen eine bedarfsgerechte gesundheitliche Versorgung gewährleisten zu können, wird Steuerung zur zentralen Aufgabe innerhalb des Gesundheitswesens benannt (Klitzsch 2003: 75). Auch um das Potenzial noch nicht ausgeschöpfter Wirtschaftlichkeitsreserven zu erschließen, sollen neben übergreifenden Anpassungen der Gesundheitssystemstrukturen neue Versorgungsformen etabliert werden, zu denen auch die hausärztliche Versorgung respektive die HzV zählt (SVR 2003: 84). Der Allgemeinmedizin wird aufgrund der spezifischen Qualifizierung und der (theoretischen) Stellung bzw. Funktion im Versorgungsprozess eine Schlüsselrolle zur Erfüllung der skizzierten Koordinierungsaufgaben zugesprochen (u. a. Rosenbrock und Gerlinger 2014: 174; Herrmann et al. 2000: 39ff., SVR 2014: 390). Daher stellt sich die gesundheitspolitische Diskussion um die Implementierung von Hausarztmodellen aus der Perspektive der Gesundheitswissenschaften als besonders wichtig dar.

Die gesundheitspolitischen Reformmaßnahmen des Gesetzgebers – wie die einzelnen Gesetzesinitiativen zur HzV – sind mit zwei möglichen Wirkungsrichtungen verbunden: Zum einen beeinflussen sie das Verhalten der verschiedenen, an der Umsetzung und Durchsetzung einer Reform beteiligten Akteure, die Implementationsebene. Diese umfasst entsprechend den korporatistischen Strukturen des deutschen Gesundheitswesens alle drei gesellschaftlichen Ordnungsebenen, die Makro-, Meso- und Mikroebene. Zum anderen wirkt sich die Qualität der Reform, die Reformintensität, auf die Art und den Umfang der Neuregelungen aus (hier und im Folgenden: Klinke 2008: 68).[20] Das Scheitern einer Reform

---

19   Die Strukturdefizite können ferner zu sozialen Ungleichheiten führen. Entsprechend ist die Koordinierung und Vernetzung auch zu Verhinderung dieser notwendig (SVR 2007: 84). Denn auch in Deutschland besteht ein Zusammenhang zwischen der sozialen und gesundheitlichen Lage der Bevölkerung. Ein niedriges Einkommen und Bildungsniveau sowie ein geringer Berufsstatus erhöhen das Krankheitsrisiko und beeinflussen ferner negativ die Lebenserwartung (Lampert und Mielck 2008: 7).

20   Entsprechend dem allgemeinen Verständnis bezeichnet die Makroebene die Bundesebene bzw. den Gesetzgeber, die Mesoebene die Verbands-/Selbstverwaltungsebene, während die Mikroebene die Ebene der Einzelakteure wie Leistungserbringer und Einzelkassen und Versicherte bzw. Patienten beschreibt (z. B. Klinke 2008: 68ff.). Weitreichende Wandlungen sind (in Anlehnung an Hall 1990 und 1993) dann vorzufinden, wenn übergeordnete gesundheitspolitische Ziele und Prinzipien verändert werden, dann ist auch von einem Wandel dritter Ord-

bzw. einer Reformmaßnahme kann durch alle drei gesellschaftlichen Ebenen verursacht werden. So kann bspw. eine gescheiterte Implementation durch die Mikroebene bereits auf der Makro- bzw. Mesoebene angelegt sein. Innovative Versorgungskonzepte wie die Modelle zur HzV sollten im Rahmen der Gesundheitssystemforschung demgemäß auch auf den gesellschaftlichen Betrachtungsebenen der Makro- und Mesoebene untersucht werden. Die Frage nach den Bedingungen ist also bereits bei der Entwicklung der Reformmaßnahmen und nicht erst bei der späteren Implementierung zu stellen.[21] Mögliche Ursachen für Implementationshindernisse bzw. -blockaden lassen sich dadurch im Idealfall benennen. Die Ableitung von Blockadefaktoren und Konfliktlinien bei der Entwicklung und Umsetzung neuer Versorgungsmodelle und der HzV ist entscheidend, um die versorgungspolitische Problemlösungsfähigkeit des Gesundheitswesens zu erhöhen (Noweski und Engelmann 2006: 12). Da der Staat das gesundheitspolitische Versprechen, den medizinischen Bedarf der Bevölkerung zu decken, nicht unmittelbar selbst erfüllen kann (Noweski 2004: 11), ist es notwendig, die Entstehung von Versorgungsstrukturen bereits auf gesetzgeberischer Ebene zu betrachten.

Grundsätzlich sollten gesundheitspolitische Entscheidungen als „evidenzbasierte Politik" erfolgen, auch um eine (sozial-)gerechte und gesellschaftspolitisch angemessene Gestaltung des Gesundheitswesens zu ermöglichen (von Ferber 2006: 3). Die evidenzbasierte Politik stellt (in Anlehnung an den „evidencebased policy approach") eine Politik dar, die wertfrei und allein nach Maßgabe empirisch objektivierbaren Wissens handelt und gestaltet (Jun und Grabow 2008: 5). Aufgrund der zahlreichen Einflussfaktoren (wie des Einflusses von Interessengruppen), die neben dem evidenzbasierten Wissen auf das Regierungshandeln einwirken, werden die Chancen einer „evidenzbasierten Politik" aber als eingeschränkt bewertet (z. B. Davies 2004: 3).[22] Für die Gesundheitssystemgestaltung stellt sich die Analyse von Interessenslagen und handlungsleitenden Motiven gesundheitspolitischer Akteure sowie ihrer Kräfteverhältnisse daher als umso wichtiger dar.

---

nung die Rede. Ein Wandel erster Ordnung meint eine Veränderung der Instrumente bzw. das Hinzutreten neuer oder die Abschaffung bestehender Regelungsmechanismen, ohne dass sich die übergeordneten Ziele ändern.

21   Neben der Makroebene (denn die Regierung und die politischen Parteien nehmen eine überragende Rolle bei der Gestaltung des Gesundheitssystems ein) stellt die Mesoebene einen wichtigen Untersuchungsgegenstand dar (Rosenbrock und Gerlinger 2014: 16). Die inhaltliche Ausgestaltung der Verträge obliegt den Vertragspartnern (Kostenträger und Leistungserbringer) (u. a. Klingenberg et al. 2010: 89), diese üben gleichzeitig großen Einfluss auf gesundheitspolitische Entscheidungen aus (u. a. Bandelow und Hartmann 2007: 347).

22   Auch spricht Mayntz (2009: 11) davon, dass es bei Policy-Entscheidungen oft nicht an „[...] Expertenwissen, sondern an der Bereitschaft [fehlt], dieses auch zu nutzen".

Die hohe gesundheitswissenschaftliche Relevanz des vorliegenden Forschungsansatzes zur Thematik HzV ergibt sich somit aus unterschiedlichen Blickwinkeln und nicht nur durch die grundlegenden Fragen nach der Ausgestaltung der medizinischen Versorgung der Bevölkerung.

1.3 Analytische Verortung in der Policy-Forschung

Um dem formulierten Erkenntnisinteresse, der Benennung von akteursspezifischen Interessen, Motiven und Zielen sowie Problemwahrnehmungen im Kontext der HzV gerecht werden zu können, wird die Untersuchung als policyanalytischer Forschungsansatz konzipiert. Die Politikfeldanalyse bzw. die Policy-Forschung[23] möchte erklären, wie eine konkrete Policy (die inhaltliche Dimension von Politik) zustande kommt oder befasst sich mit dem Policy-Wandel bzw. Politikveränderungen im Zeitverlauf (z. B. Blum und Schubert 2011: 4). Dafür stellt sie sowohl empirie- als auch theoriegeleitet politisches Handeln in den Mittelpunkt der Aufmerksamkeit und fragt im Kontext dessen, „[...] was politische Akteure tun, warum sie es tun und was sie letztlich bewirken" (Schubert und Bandelow 2009: 4 in Anlehnung an Dye 1972).[24] Ziel ist es, die Bedingungszusammenhänge zwischen Politikstrukturen, -prozessen und -inhalten zu erklären (Jann 1981: 42). Im Kontext dessen werden Kräfte, Einflüsse und Bedingungen untersucht, die das Handeln der politischen Akteure bestimmen und sich in Absichten, Programmen, Umsetzungen und somit als Policies manifestieren (Schneider und Janning 2006: 17). Der Politikinhalt (die Policy) stellt sich als abhängige Variable dar, die u. a. von Prozessen der Willensbildung, Entscheidung und Implementierung sowie Institutionen und Strukturen als Rahmen für politische Prozesse bedingt wird. Politics und Polity[25] wir-

---

23 Da der Policy-Forschung und der Politikfeldanalyse unterschiedliche Ausrichtungen zugeschrieben werden, erfolgt in der Literatur zuweilen auch eine Trennung der Begrifflichkeiten (z. B. Janning und Toens 2008: 7). Im Folgenden werden die beiden Begrifflichkeiten synonym verwendet. Für eine weitere Abgrenzung siehe auch Schneider und Janning 2006: 15f. Die Policy-Forschung, als Subdisziplin der Politikwissenschaft, hat im deutschsprachigen Raum erst Mitte der 1980er Jahre verstärkte Aufmerksamkeit erhalten (z. B. ebd.: 11; Schubert und Bandelow 2009: 3). Seitdem können sowohl hinsichtlich der Theoriebildung als auch im Bereich der Anwendung empirischer Methoden in der deutschen Policy-Forschung deutliche (Weiter-)Entwicklungen ausfindig gemacht werden (Schneider und Janning 2006: 15f.).

24 Besondere Aufmerksamkeit erhält ferner der Prozess der Problemverarbeitung durch das politische System (u. a. Jann 1981: 42).

25 Politics umfasst politische Prozesse, die sich aus dem Zusammenwirken unterschiedlicher Meinungen, Interessen und Ziele, gemeinsamer Absprachen, gegenseitiger Abstimmungen, Kooperationen und Koalitionsbildungen ergeben. Polity bezieht sich auf die institutionellen und ideellen Bedingungen politischer Ordnungen. Dies umfasst die gegebenen politischen

ken entsprechend als unabhängige Variablen, die sich wechselseitig beeinflussen können (z. B. Böcher und Töller 2012: 3f.; Blum und Schubert 2011: 4f.).

Die Ausgangslage dieses Verständnisses der Policy-Forschung bildet die Annahme, dass Politik als fortlaufender Prozess zu verstehen ist. (Politische) Akteure verfügen über spezifische, individuelle Ziele, die sie unter gegebenen Rahmenbedingungen und dem parallelen Bestehen unterschiedlicher Interessen, Werte und Verpflichtungen durchzusetzen versuchen. Politische Entscheidungen sind daher das Resultat von Aushandlungsprozessen zwischen verschiedenen Akteuren, „die nicht in einmaligen und ‚finalen' Beschlüssen sondern [...] aus aufeinander folgenden, sich immer wieder gegenseitig beeinflussenden Entscheidungen" (Schubert und Bandelow 2009: 2) bestehen. Den Eigenschaften der betroffenen Politikfelder wird in diesem Prozess eine herausragende Bedeutung zugesprochen (Janning und Toens 2008: 12). Daher können Wahrnehmungen und Interessen beteiligter Akteure nur vor der Prämisse des institutionellen Kontextes[26] ausreichend erfasst und verstanden werden (Czada 2003: 37). Um einen Gegenstandsbereich adäquat analysieren zu können, sind folglich Kenntnisse über dessen Hintergrundbedingungen unabdingbar (z. B. Blum und Schubert 2009: 34).

Die Policy-Forschung (die nicht als Theorie, sondern als Disziplin zu verstehen ist) liefert unterschiedliche Ansätzen und Methoden, um öffentliches Handeln zu erklären (Bandelow 1999: 21). Der MS-Ansatz stellt eine sinnvolle Alternative zu bislang vermehrt verbreiteten Rationalitätsansätzen innerhalb der Policy-Forschung dar, da er Irrationalitäten und deren Einfluss auf Politikprozesse, -entscheidungen und -inhalte eine hohe Bedeutung zuschreibt (u. a. Rüb 2009: 353).

1.4 Struktur der Arbeit

Die vorliegende Untersuchung erörtert in einem ersten Schritt den Forschungsgegenstand (Teil II). Dazu wird zum einen der institutionelle Kontext der HzV, das Politikfeld Gesundheit (Kapitel 2), analytisch skizziert und zum anderen wird das Versorgungsmodell HzV (Kapitel 3) aus unterschiedlichen Blickwinkeln betrachtet. Hierzu werden zunächst die spezifischen Strukturmerkmale der

---

Ordnungen und Verfassungen sowie die sich daraus ergebenden Strukturen und Institutionen (wie das vorherrschende Parteien- oder Regierungssystem, die politische Kultur und die darin vorherrschenden Normen und Werte) (z. B. Blum und Schubert 2009: 14). Der methodische Ansatz der vorliegenden Untersuchung greift die Begrifflichkeiten „Politics", „Polity" und „Policy" auf, gibt ihnen jedoch eine eigene, dem Ansatz angepasste Definition.

26 Wie die gegebenen politisch-ökonomischen Steuerungsinstitutionen, in die das Zusammenspiel von Staat, Markt und Verbänden eingebettet ist (Czada 2003: 36).

GKV behandelt, die im besonderen Maße das gesundheitspolitische Handeln der Akteure determinieren. An dieser Stelle werden auch die Wandlungen des ordnungspolitischen Rahmens innerhalb der vergangenen Dekaden erfasst und in ihrer Bedeutung für die Akteure eingeordnet. Ergänzend wird auf den Trend des (Qualitäts-) Wettbewerbs innerhalb der GKV verwiesen. Bevor die gesundheitspolitisch relevanten Akteure der ambulanten Versorgung betrachtet werden, werden die Möglichkeiten der Interessensvermittlung dieser Akteure innerhalb des Politikfeldes beleuchtet. Um das Versorgungsmodell HzV zu erfassen, bedarf es neben einer definitorischen Abgrenzung u. a. zur primärärztlichen und hausärztlichen Versorgung einer wissenschaftlichen Einschätzung zu Funktion und Nutzen der hausärztlichen Versorgung an sich sowie einer Beurteilung des aktuellen Entwicklungsstandes und Implementierungsgrades der HzV in der Praxis des deutschen Gesundheitswesens. Ergänzend wird detailliert die gesetzgeberische Entwicklung seit dem GSG 1992 rekonstruiert.

Der der Untersuchung zugrundeliegende theoretische Ansatz sowie die methodische Herangehensweise stehen im Zentrum von Kapitel 4 und 5. Da der MS-Ansatz bislang nur eine geringe Verbreitung erfahren hat, erfolgen eine nähere Skizzierung dieses Konzeptes und eine Beschreibung der konzeptionellen Übertragung auf den Untersuchungsgegenstand und das Erkenntnisinteresse im Sinne der Operationalisierung. Außerdem wird das Forschungsdesign, die Dokumentenanalyse (Festlegung und Begründung des Untersuchungszeitraums und drei untergeordnete Zeitfenster, Material, Feldzugang, Analyseschema etc.), detailliert dargelegt. Vor dem Hintergrund des Forschungsgegenstandes wurden acht gesundheitspolitische Akteure auf der Makro- und Mesoebene definiert, die im Mittelpunkt der Untersuchung stehen: die Sozialdemokratische Partei Deutschlands (SPD), Bündnis 90/Die Grünen (Grüne), die Freie Demokratische Partei (FDP) und die Unionsparteien in Deutschland, bestehend aus der Christlich Demokratischen Union (CDU) und der Christlich-Sozialen Union (CSU) wurden für die parteipolitische Ebene definiert. Auf der Mesoebene werden die KBV, der Deutsche Hausärzteverband (DHÄV), der Verband der Ersatzkassen (vdek) sowie der Bundesverband der Allgemeinen Ortskrankenkassen (AOK-BV) untersucht.[27] Die Operationalisierung des MS-Ansatzes fußt maßgeblich auf der systematischen Herausarbeitung von drei Strömen: des Policy-Stroms, des Problemstroms und des Politics-Stroms.

Den Hauptteil der Arbeit bilden der vierte und der fünfte Abschnitt (Teil IV-V). Zunächst werden für jeden Akteur und jedes definierte Zeitfenster (1998 bis 2002; 2002 bis 2004 und 2005 bis 2007) je drei Stromausprägungen detailliert analysiert und dargestellt. Zusammengefasst rekonstruieren diese 72 Strom-

---

27 Eine Vorstellung dieser Akteure erfolgt in Kapitel 2.2, eine Begründung zur Auswahl in Kapitel 5.1.2.

ausprägungen die subjektiven gesundheitspolitischen Gestaltungsoptionen (mittels des Policy-Stroms) und Problemwahrnehmungen (mittels des Problemstroms), das ordnungspolitische Gefüge der GKV aus Sicht der einzelnen Akteure sowie deren Stellung im gesundheitspolitischen Entscheidungsprozess (mittels des Politics-Stroms) mit Blick auf die HzV (Kapitel 6–8). Diese Stromausprägungen dienen im darauffolgenden Kapitel 9 als wesentliche Grundlage zur Ergebnisdiskussion vor dem Hintergrund des zugrundeliegenden Erkenntnisinteresses. Ziel dieses Kapitels ist es, im Rahmen von „Zeitdiagnosen", als wesentliches Kernelement der Untersuchung, die gegebenen Stromausprägungen analytisch in Beziehung zueinander zu setzen. Neben der analytischen Einschätzung der Wechselbeziehungen der einzelnen Stromausprägungen wird für jeden Akteur und jedes Zeitfenster orientiert an den Forschungsfragen eine Bewertung vorgenommen.[28] Durch diese Synopse der drei Zeitdiagnosen wird eine systematische Trennung der Akteursebenen und weiterführend der einzelnen Akteure innerhalb des Kapitels 9.4 ermöglicht. Dies stellt sich als Gesamtschau inklusive der Ableitung von Auffälligkeiten unter Rückbezug auf den MS-Ansatz dar und ermöglicht ebenso einen Blick auf den Zeitverlauf. Daran anknüpfend werden die erlangten Erkenntnisse über die Interessen und Problemwahrnehmungen der Akteure vor dem Hintergrund der zu Beginn skizzierten ordnungspolitischen Entwicklungen diskutiert. Ergänzend werden die Ergebnisse aus dem Blickwinkel unterschiedlicher wissenschaftlicher Theoreme betrachtet.

Nach einer kurzen Methoden- und einer davon abgeleiteten Ergebnisreflexion schließt die Arbeit mit einer zusammenfassenden Schlussbetrachtung.

---

28 Jeder Akteur und jedes Zeitfenster wird zunächst einer separaten Analyse unterzogen. Es werden vorab unter Rückbezug auf die vorhandene Literatur recht detailliert Strukturmerkmale und Entwicklungslinien sowohl mit Blick auf die HzV als auch auf das gesamte Politikfeld vorgestellt. Aufgrund kommt es im Verlauf der Arbeit scheinbar zu Wiederholungen. Diese sind jedoch nicht als Wiederholungen zu bewerten, sondern schlicht als spezifische Analyseergebnisse für die unterschiedlichen Akteure und Zeitfenster.

Teil II Forschungsgegenstand

2 Bestimmung des Politikfeldes Gesundheitspolitik

Die Orientierung der vorliegenden Untersuchung an einem policyanalytischen Forschungsansatz benötigt die Eingrenzung und Bestimmung des Gegenstandsbereichs, hier des konkreten Politikfeldes. Nach Böcher und Töller (2012) stellt sich „[...] ein Politikfeld als eine spezifische auf Dauer angelegte Konstellation sich aufeinander beziehender Probleme, Akteure, Institutionen und Maßnahmen [...]" (S. 4) dar. In einem Politikfeld werden, so konkretisiert Noweski (2010), kollektiv verbindliche Entscheidungen vorbereitet und ausgehandelt, die wiederum individuelle und kollektive Handlungen unabhängig vom Regierungssystem beeinflussen. In Anlehnung an das Verständnis, dass „Gesundheitspolitik [...] die Herstellung Gesundheitszustände beeinflussender sowie kollektiv verbindlicher Entscheidungen gemäß demokratischer Praxis und Normen [ist]" (S. 15), stellen sich die Einführung, Weiterentwicklung und grundsätzliche Gestaltung der hausärztlichen Versorgung bzw. der HzV innerhalb des GKV-Systems als Elemente des Politikfeldes Gesundheitspolitik dar. Auch die nicht-staatlichen Akteure, die die politischen Entscheidungen zur Entwicklung der HzV beeinflussen, sind Teil der Gesundheitspolitik.

Entsprechend beleuchtet das folgende Kapitel den institutionellen Kontext, in dem Gesundheitspolitik stattfindet und die HzV zu verorten ist, das System der GKV[29] und dessen Strukturmerkmale, welche den Rahmen des gesundheits-

---

29 In Abgrenzung zur privaten Krankenversicherung (PKV), die in dieser Untersuchung nicht als primärer Untersuchungsgegenstand herangezogen wird. Der institutionelle, historisch entstandene Dualismus von gesetzlicher und privater Krankenversicherung prägt durch seine Systemgrenzen das deutsche Versicherungssystem. Personen, die nicht der Versicherungspflicht in der GKV unterliegen (u. a. Selbstständige, Beamte und abhängige Beschäftigte mit einem Einkommen über einer bestimmten Jahresarbeitsentgeltgrenze) können sich bei einer privaten Krankenversicherung innerhalb der PKV versichern. Dieser Versichertenkreis wird auch als „freiwillig Krankenversicherte" (§ 9 SGB V) bezeichnet. Diese zwei Systeme unterscheiden sich u. a. in der Art der Finanzierung bzw. der Beitragskalkulation. In der PKV werden nach Risikoäquivalenz Prämien gezahlt, während die Beiträge in der GKV nach Einkommen (bis zu einer jährlich festgelegten Beitragsbemessungsgrenze) erhoben werden (Böckmann 2011: 57ff., Rosenbrock und Gerlinger 2014: 155, Bandelow 2006: 160). Besonders unterscheiden sich die beiden Systeme in ihrer Rechtsform. Gesetzliche Kassen sind als Körperschaften öffentlichen Rechts einem gesetzlich definierten, öffentlichen Auftrag verpflichtet. Wenngleich auch die Privatversicherer Teil des sozialen Sicherungssystems sind, agieren sie doch als gewinnorientierte Versicherungsunternehmen (also in der Rechtsform von Unternehmen) (Bö-

politischen Handelns bestimmen. Zu diesem gehören ferner der Trend des Qualitätswettbewerbs sowie die Interessenvermittlungsstrukturen gesundheitspolitischer Akteure. Abgeleitet davon gilt es sodann die relevanten Akteure des Politikfeldes zu identifizieren und zu charakterisieren. Dies ist notwendig, um im Sinne einer policy-analytischen Untersuchung die situativen und strukturellen Voraussetzungen für die Entwicklung der HzV erfassen und verstehen bzw. in Beziehung zu einander setzen zu können.[30]

2.1 Strukturmerkmale der Gesetzlichen Krankenversicherung – Rahmenbedingungen gesundheitspolitischen Handelns

Die institutionellen und strukturellen Charakteristika der GKV sind historisch gewachsen und entwickelten sich im Laufe eines langwierigen Prozesses zu einem hochkomplexen und fragmentierten System mit besonderen Spezifika (z. B. Noweski 2004: 12; Simon 2013: 17). Zunächst gilt mit Blick auf das SGB V zu unterstreichen, dass die GKV verschiedenen Grundprinzipien zu folgen hat. Als Solidargemeinschaft ist sie dem Solidarprinzip verpflichtet. Ihre Ausgestaltung wird von den Grundprinzipien der Eigenverantwortung (der Versicherten) (§ 1 SGB V)[31], der Wirtschaftlichkeit (§ 12 SGB V) und seit 1992 der Beitragssatzstabilität (§ 71 SGB V) bestimmt. Diese Grundprinzipien stehen teilweise in einem Spannungsverhältnis zu einander, das zusammen mit den weiteren strukturellen Charakteristika der GKV das Handeln beteiligter Akteure maßgeblich determiniert (u. a. Greß und Wasem 2001: 21).

Das deutsche Gesundheitswesens und damit auch die GKV sind durch eine ausgeprägte Spezialisierung und Professionalisierung medizinischer Tätigkeiten charakterisiert, die zusammen mit den historischen Entwicklungen dazu führen, dass das bundesdeutsche Gesundheitssystem von einer besonderen funktionalen, arbeitsteiligen Differenzierung geprägt ist. Diese führt zur Fragmentierung der Versorgungsstrukturen sowie des Finanzierungs- und Steuerungssystems und folglich zu einer hohen Komplexität, die gesundheitspolitisches Handeln bestimmt. Aus dieser Fragmentierung haben sich drei große Versorgungsbereiche

---

    cken 2011: 63ff.). Da der Kreis der freiwillig Versicherten auch die Möglichkeit hat, sich in der PKV zu versichern, kommt es hier zu einem Wettbewerb zwischen den gesetzlichen Kassen und Versicherern der PKV um diese Personen.

30   Gesundheitspolitische Forderungen und Strategien sowie akteursspezifische Interessenslagen und deren Einflussmöglichkeiten müssen je vor veränderten strukturellen Gegebenheiten betrachtet werden (Bandelow 2005: 13).

31   Das Prinzip der Eigenverantwortung kommt u. a. im § 1 SGB V zum Ausdruck, in dem es heißt, dass die Versicherten für ihre Gesundheit mitverantwortlich sind sowie weiteren Rechten und Pflichten unterliegen (siehe auch Greß und Wasem 2001: 20f.).

2.1 Strukturmerkmale der Gesetzlichen Krankenversicherung

bzw. Sektoren herausgebildet: die ambulante, die stationäre sowie die Arzneimittelversorgung (u. a. Noweski 2004: 12). Keiner der Sektoren weist Merkmale eines Primärarztsystems auf. Die Ausgangsbedingungen des deutschen Gesundheitssystems sind davon geprägt, dass auf Ebene der ambulanten Versorgung eine Art Arbeitsteilung zwischen Hausärzten bzw. Allgemeinmedizinern und Fachärzten herrscht und Versicherte über einen weitestgehend freien Zugang zu beiden Arztgruppen verfügen.[32] In jedem der drei genannten Versorgungsbereiche ist ein eigener heterogener und komplexer Mix aus Regulierungsformen[33] mit unterschiedlicher staatlicher, korporatistischer und markt- sowie wettbewerbsorientierter Ausprägung vorherrschend (z. B. Noweski 2004: 17ff.; Rosenbrock und Gerlinger 2014: 200f.; Gerlinger 2009b: 19f.). Im Folgenden liegt der Schwerpunkt der Darstellung aufgrund der Verortung der HzV auf dem ambulanten Sektor.

Die Gestaltung der ambulanten Versorgung erfolgt vor dem Grundsatz, dass sich der Staat in seinen Aktivitäten auf die Definition des politischen Ordnungsrahmens (das Setzen von „Generalnormen") und die Rechtsaufsicht sowie die Übertragung von Verantwortlichkeiten und Kompetenzen zur direkten Ausführung und Durchführung von Gesetzen auf die Verbände der Gemeinsamen Selbstverwaltung (Kassenverbände und die Kassenärztlichen Vereinigungen (KVen) bzw. die KBV) beschränkt. Hier werden die gesetzlichen Rahmenvorgaben von Akteuren auf der Mesoebene im Sinne einer intermediären Funktion – hin zur Mikroebene – konkretisiert (ebd.). Diese Konkretisierung erfolgt maßgeblich in den Kollektivverhandlungen zwischen KVen und seit 2008 dem Spitzenverband Bund (SpiBu) der Krankenkassen bzw. den Kassenverbänden auf Landesebene[34] und den daraus resultierenden Kollektiv- bzw. Gesamtverträgen

---

32 Seit 1993 besteht eine gesetzliche Trennung der vertragsärztlichen Versorgungsfunktionen in die Bereiche der hausärztlichen und der fachärztlichen Versorgungstätigkeit. Es gilt zu betonen, dass die Ausübung der hausärztlichen Tätigkeit mit einer fachärztlichen Weiterbildung zum Internisten, Kinderarzt oder Allgemeinmediziner verknüpft ist, die wie auch die anderen fachärztlichen Weiterbildungen mit spezifischen Anforderungen verbunden ist (siehe Kapitel 3). Hat sich ein Versicherter in einen spezifischen Versorgungsvertrag eingeschrieben, kann der Zugang zum Versorgungssystem dadurch eingeschränkt sein. Dies ist z. B. der Fall, wenn der Versicherte sich verpflichtet hat, immer zuerst seinen gewählten Hausarzt und den Facharzt nur nach hausärztlicher Überweisung aufsucht. Der präferierte Hausarzt kann überdies nicht Teil des Versorgungsvertrags sein, dann muss sich der Versicherte einen anderen Arzt aussuchen.

33 Der Begriff der Regulierung wird „als die Beschränkung der Entscheidungsfreiheit eines Akteurs durch einen anderen Akteur" verstanden (Noweski 2012: 17). Der Steuerungs-Begriff wird im politikwissenschaftlichen Kontext „[...] im Sinne der Fähigkeit zur konzeptionell orientierten Gestaltung der gesellschaftlichen Umwelt durch politische Instanzen verstanden" (Mayntz 1997: 189).

34 Der Gesetzgeber hat hier die Verbände zu einem gemeinsamen und einheitlichen Handeln verpflichtet.

(§ 82, 1 und 2 SGB V).[35] Stellvertretend für Vertragsärzte, Einzelkassen und Versicherte verhandeln die Verbände dabei die wesentlichen Fragen zur Finanzierung, Menge und Qualität der zu erbringenden Leistungen[36], um die Ergebnisse in Gesamtverträgen als kollektiv verbindliche Vereinbarungen festzuhalten. Gegenstand dieser Verträge sind u. a. Vereinbarungen über die vertragsärztliche (budgetierte) Gesamtvergütung (§ 85 SGB V) sowie die von den KVen für ihren Zuständigkeitsbereich zu übernehmende Gewährleistungspflicht, als Sicherstellung der ambulanten vertragsärztlichen Versorgung gegenüber den Kassen (§§ 72 und 75 SGB V) (der Sicherstellungsauftrag[37]). Auch finden sich in den Gesamtverträgen Vereinbarungen über Inhalt und Umfang der hausärztlichen Versorgung als Teil der Gesamtverträge in der Regelversorgung (§ 73, 1c SGB V) zum Inhalt und zur Durchführung von Hausarztverträgen als Einzelvertragsoption (§ 73a, 2 SGB V) sowie über weitere Aufgaben der Qualitätssicherung und Ressourcenverteilung.[38]

Die staatliche Schaffung dieses Vertragsmonopols[39] sowie die Pflichtmitgliedschaft[40] stellen die Durchsetzung der ausgehandelten Vereinbarungen sicher (Rosenbrock und Gerlinger 2014: 200). Dieses Organisationsprinzip der Selbstverwaltung durch die Übertragung von Entscheidungskompetenzen unter staatlicher Aufsicht kann als unterste Ebene des Korporatismus im deutschen Gesundheitswesen verstanden werden (Bandelow 2004: 49). Auch wird das deutsche Gesundheitswesen aufgrund einer traditionell starken Einbindung der Mesoebene in staatliche, gesetzgeberische Entscheidungsprozesse als Korporatismus bzw.

---

35 Dieses Kollektivvertragssystem stellt (noch heute) die „tragende [...] Säule des Steuerungsregimes der gesetzlichen Krankenversicherung in Deutschland" dar (Rosenbrock und Gerlinger 2014: 497), wenngleich es in den vergangenen zwei Dekaden an Bedeutung verloren hat. Im stationären Sektor sind solche Vertragsverhandlungen für die Gestaltung der Versorgungsstrukturen nicht vorhanden.
36 Diese Leistungen sind in Regelleistungen und Satzungsleistungen zu unterteilen: Zur Finanzierung der kollektiv verhandelten Regelleistungen sind die gesetzlichen Krankenkassen per Gesetz verpflichtet, während sie die Satzungsleistungen in ihrer Satzung beschließen können. Im Rahmen der Satzungsleistungen können bspw. Regelungen zu Hausarztverträgen sowie andere einzelvertragliche Optionen bzw. besondere Versorgungsformen festgeschrieben werden (BMG 2015a).
37 Der Sicherstellungsauftrag der vertragsärztlichen Versorgung ist der gesetzliche Auftrag, den eine oder mehrere Institutionen innehaben, um eine bedarfsgerechte Versorgung der Bevölkerung zu gewährleisten (BMG 2015a).
38 An deren Umsetzung wiederum teilweise auch weitere Interessengruppen beteiligt werden.
39 An den Vertragsverhandlungen sind nur die KVen und die Kassenverbände beteiligt. Patienten und/oder einzelne Ärzte sowie die Einzelkassen nehmen nicht teil. Dies geschieht (weitestgehend) in den mittlerweile etablierten Selektivverträgen.
40 Hier der Vertragsärzte in den KVen und der Versicherten in der GKV bzw. der Einzelkassen in den Verbänden.

2.1 Strukturmerkmale der Gesetzlichen Krankenversicherung

Mesokorporatismus, im Sinne verhandlungsdemokratischer Arrangements, bezeichnet (ebd.; Czada 2000: 9).[41]

Ergänzend zu den Gesamtverträgen können inzwischen auch einzelne Krankenkassen und einzelne oder Gruppen von Leistungserbringern Einzel- bzw. Selektivverträge zu „besonderen Versorgungsformen" vereinbaren. Hier können beispielsweise Verträge zur HzV nach § 73b SGB V abgeschlossen werden. Erste Möglichkeiten zum Abschluss von Einzelverträgen wurden 1997 mit dem GKV-Neuordnungsgesetz (GKV-NOG) in Form von Modellvorhaben und Strukturverträgen (siehe Kapitel 2.1) geschaffen. Diese stellen sich als Element der Liberalisierung des Vertragsrechts sowie eines grundlegenden strukturellen Wandels des Steuerungs- und Regulierungssystems der GKV dar. Dieser Wandel findet u. a. seinen Ausdruck in einer zunehmenden Etablierung von Wettbewerbselementen, die durch die Einführung der freien Kassenwahl 1996 verstärkt wird (u. a. Gerlinger 2014: 39ff.). Waren die Versorgungsstrukturen zuvor maßgeblich vom korporatistischen Prinzip der Gesamtverträge, also durch eine von der „Solidargemeinschaft" ausgehandelte Vereinbarung geprägt, sollen nun die Einzelkassen und mittlerweile auch einzelne Ärzte an der Gestaltung der Versorgung aktiv beteiligt werden. Dadurch wird auch auf die vereinheitlichende Wirkung verzichtet, die vom vorherigen Prinzip auf die Versorgungsstrukturen ausging (u. a. ebd.; Gerlinger 2002a: 25). Die schrittweise Erweiterung der Vertrags- und Gestaltungskompetenzen der Kassen führte zur Stärkung ihrer Vertragsautonomie sowie zu Kompetenzverlusten der KVen bzw. der KBV.[42] Diese Liberalisierung der Vertragspolitik bzw. der Umbau des Steuerungs- und Regulierungssystems (oder auch der Einstieg in einen Vertragswettbewerb) ist ferner Ausdruck einer gewachsenen Kritik an der Selbstverwaltung und den Organisationsstrukturen der gesetzlichen Krankenkassen. Dies bezieht sich u. a. auf das bis dato vorherrschende berufsständige Gliederungs- bzw. Zuweisungsprinzip der gesetzlichen Krankenkassen (siehe Kapitel 2.2.3) (u. a. Paquet 2009a: 120; Bandelow 2004: 61; Noweski 2012: 56; Gerlinger 2014: 57). Dieses Prinzip

---

41 Korporatismus wird in diesem Zusammenhang als Beteiligung von Interessenverbänden, nicht nur bei der Implementierung, sondern bereits bei der Formulierung von politischen Programmen verstanden (Czada 2000: 9) (siehe Kapitel 2.1.2). Mesokorporatismus meint explizit die Beteiligung der Interessenverbände in formalisierten Gremien wie z. B. ein runder Tisch oder eine konzertierte Aktion (u. a. Bandelow 2004: 61). In der wissenschaftlichen Auseinandersetzung werden die Begrifflichkeiten zuweilen schärfer getrennt: Korporatismus als staatliches Handeln unter Beteiligung von Verbänden einerseits und Selbstverwaltung als prozedurale Steuerung der relativ autonomen Selbstregulierung eines Verbändesystems durch den Staat andererseits (Mayntz 1997: 216). Im Folgenden wird diese zwar berücksichtigt, eine detaillierte Auseinandersetzung und Unterscheidung ist für die weitere Analyse jedoch nicht von Relevanz.

42 Da eine Einigung mit diesen für einzelne Versorgungsfelder und -verträge nicht mehr nötig ist (u. a. Albrecht 2010: 21).

wurde Ende der 1980er Jahre von unabhängigen Fachleuten einheitlich stark kritisiert, da durch die Beschränkung des Versichertenkreises zwar alle Krankenkassen die gleichen gesetzlichen Leistungsverpflichtungen, aber unterschiedliche Risikostrukturen und Finanzierungspotentiale aufwiesen. Durch das GSG wurden 1992 die freie Kassenwahl für alle Versicherungsberechtigten und die Einführung eines bundesweiten, kassenartenübergreifenden Risikostrukturausgleichs (RSA) in einer großen Sachkoalition verabschiedet und im Laufe der 1990er Jahre umgesetzt.[43] Mit dem GSG sollte ein stärkerer Fokus auf strukturverändernde Reformmaßnahmen gelegt werden, was eine Abkehr von der vormals dominierenden, traditionellen Kostendämpfungspolitik bedeutet, die eine Erreichung des (neuen) Globalziels Beitragssatzstabilität nicht realisieren konnte (u. a. Reiners 2009a: 9f.; Pichutta 2007: 28; Gerlinger 2009c: 12).

Im Zuge der Etablierung von Wettbewerbselementen wird das Gesundheitssystem aus verschiedenen Perspektiven zunehmend als Gesundheitsmarkt[44] verstanden. Aufgrund verschiedener Spezifika der ambulanten medizinischen Versorgung wie dem Sachleistungsprinzip und einer ausgeprägten Informationsasymmetrie (u. a. in der Arzt-Patienten-Beziehung) werden drei Märkte bzw. Wettbewerbsfelder für das deutsche Gesundheitssystem unterschieden: a) der Behandlungsmarkt, b) der Versicherungsmarkt sowie c) der Vertragsmarkt (Albrecht et al. 2010: 19f.). „Auf dem Behandlungsmarkt konkurrieren die Anbieter von Gesundheitsleistungen um Patienten, die zwischen Ärzten und Krankenhäusern faktisch frei wählen können. Auf dem Versicherungsmarkt konkurrieren Krankenkassen um Versicherungsnehmer. Auf dem Vertragsmarkt konkurrieren

---

43 Die Union schloss sich als Regierungspartei mit der SPD zusammen. Der kleine Koalitionspartner FDP blieb dabei weitestgehend außen vor. Vor diesem Hintergrund und der vermeintlichen Reichweite werden das GSG und die dahinterstehenden Kompromissverhandlungen auch als „legendärer Kompromiss von Lahnstein" bezeichnet (z. B. Reiners 2009b: 54). Durch den Kassenwettbewerb sollte eine Vermischung der sozio-demographisch ungleichen Risikopools zwischen den Kassen entstehen. Vor Inkrafttreten der freien Kassenwahl wurde zunächst der RSA eingeführt, der gleiche Wettbewerbsbedingungen für die Kassen, unabhängig von der Risikostruktur ermöglichen sollte. Der RSA umfasste 92 Prozent der Beitragseinnahmen, der Rest verblieb für Verwaltungskosten und Satzungsleistungen bei den Kassen. Der RSA wurde in den vergangenen Jahren weiter reformiert. Schließlich haftete ihm auch aus der Wissenschaft die Einschätzung an, unzureichend ausgestaltet zu sein. Vorrangig die Berücksichtigung der Morbidität war wiederkehrend Anlass für harsche Kritik. Dabei wurde, gestützt durch zahlreiche Gutachten, konstatiert, dass einzelne Kassen zur Risikoselektion animiert würden. Die weitreichendste Anpassung erfolgte 2001 mit dem RSA-Reformgesetz. Mit diesem wurden ein Morbi-RSA und ein Risikopool eingeführt. 2007 wurde durch eine Große Koalition der Gesundheitsfonds verabschiedet, der im Grunde als Fortführung des RSA zu verstehen ist (u. a. Reiners 2009a: 7; Pichutta 2007: 30f.).

44 Noweski (2012: 15) bezeichnet Gesundheitsmärkte als „Orte des Aufeinandertreffens von Angebot und Nachfrage jener Waren und Dienstleistungen, die mit dem Zweck, Gesundheitszustände positiv zu beeinflussen, konsumiert werden."

Krankenkassen und Leistungsanbieter untereinander und gegenseitig um Versorgungsverträge" (ebd.: 19).[45]
Politische Bestrebungen zur Etablierung von Wettbewerbselementen konzentrierten sich zunächst auf den Versicherungsmarkt. Mit Einführung der freien Kassenwahl im Jahr 1996 wurde der Versicherungs- bzw. Kassenwettbewerb eröffnet (z. B. ebd.; Paquet 2011: 39; Noweski 2012: 10). Gleichwohl wurden die Möglichkeiten zum Abschluss von Versorgungsverträgen bzw. zur Entwicklung neuer Versorgungsformen nur zögerlich durch die Kostenträger umgesetzt (u. a. Gerlinger 2002b: 121; 2014: 42; Paquet 2011: 26). Als Folge entwickelte sich vor allem ein „Beitrags- und Service-Wettbewerb" zwischen den Kassen (Paquet 2011: 12). Unzureichende gesetzliche Rahmenbedingungen, u. a. ein vermeintlich unvollständiger RSA sowie eine unzureichende Berücksichtigung des Vertragsmarktes und somit die Dominanz des Kollektivvertragssystems, wurden hierfür als ursächlich angeführt. Durch die sukzessive Ausweitung des Wettbewerbs auch auf den Versicherungs- und Vertragsmarkt, u. a. in Form einer RSA-Reform und der mit ihr auf den Weg gebrachten Einführung von strukturierten Behandlungsprogrammen (DMP) (2001) sowie des 2007 verabschiedeten Wettbewerbsstärkungsgesetz (WSG), nahmen Einzelverträge zu. Diese Entwicklungen gingen mit der seit Ende der 1990er Jahre erneut stark gewachsenen Kritik an der Selbstverwaltung einher (Albrecht et al. 2010: 19; Gerlinger 2002c: 132; Bandelow 2004: 61). In den Einzelverträgen können Vertragsärzte nunmehr aus der klassischen Regelversorgung bzw. den Kollektivverträgen ausscheren (Exit-Option) (u. a. Noweski 2012: 73ff.). Daneben ist es den einzelnen Kassen zunehmend möglich, unabhängig von ihren Verbänden zu agieren und eigene Verträge abzuschließen. Mittlerweile erfahren Einzelverträge aus allen Lagern eine recht breite Unterstützung, wenn diese auch eine je unterschiedliche Reichweite hat.[46] Ungeachtet der Einführung dieser wettbewerblichen Elemente, die insbesondere das Kollektivvertragssystem politisch bedrohen, bestimmen noch immer die Gesamtverträge die Versorgungsstrukturen, die weiterhin umfassenden politischen Regulierungen unterworfen sind. Gleichwohl

---

45 Neben der freien Kassenwahl hat jeder Versicherte, unabhängig von seiner Kassenzugehörigkeit, durch § 76 SGB V auch die freie Arztwahl, sofern die gewählten Leistungserbringer durch die KVen zur Versorgung zugelassen sind.
46 Diese Reichweite bezieht sich auf die Frage, welchen Stellenwert Selektivverträge in der ambulanten Versorgung einnehmen sollen. Bislang galten die Leistungen, die durch Selektivverträge ausgehandelt wurden, als „ein „Mehr", ein Add-one gegenüber der Regelversorgung, die durch solche Verträge im Grunde unberührt blieb" (Paquet 2011: 7). Fraglich ist daher, wie weit sich das Modell der Selektivverträge in der Zukunft entwickeln wird. Dabei besteht die Möglichkeit, dass Selektivverträge das aktuelle System der Kollektivverträge vollständig ablösen, oder aber, dass weiterhin beide Vertragsformen in einer Koexistenz bestehen bleiben (z. B. ebd.).

kann davon gesprochen werden, dass neben dem System der Kollektivverträge aktuell auch ein System von selektiven Verträgen besteht (z. B. Paquet 2011: 7; Rosenbrock und Gerlinger 2014: 203).

2.1.1 Etablierung eines Qualitätswettbewerbs

Spätestens seit Ende der 1990er Jahre hat, je nach Akteur und Versorgungsbereich mit unterschiedlicher Intensität, die Qualitätsdiskussion in die gesundheitspolitische Betrachtung der Strukturen der GKV Einzug erhalten. Im Jahr 1999 verabschiedete beispielsweise die Gesundheitsministerkonferenz (GMK) die „Ziele für eine einheitliche Qualitätssicherung im Gesundheitswesen" (GMK 1999). 2006 folgte ein weiterer Beschluss, nach dem Qualität als maßgebliches Leit- und Steuerungskriterium im Gesundheitswesen verstanden werden soll (GMK 2006). Im Fokus steht der Anspruch eines akteurs- und sektorenübergreifenden Qualitätsgedankens. Auch eine Vielzahl der in den vergangenen 15 Jahren veröffentlichten Gutachten des SVR beschäftigt sich insbesondere mit dieser Thematik (u. a. 2002; 2005). Wenngleich die vertragsärztliche Versorgung dem „Wirtschaftlichkeitsgebot"[47] (§ 12 SGB V) zu folgen hat, wurde die Debatte um Qualität der Versorgungsstrukturen zunehmend mit vermeintlichen Ineffizienzen des Gesundheitswesens in Verbindung gebracht (SVR 2002, Band II / III). Eine Steigerung der Versorgungsqualität sollte den zukünftigen Herausforderungen des Gesundheitswesens (die nun zunehmend problematisiert wurden) bei begrenztem Mitteleinsatz in dem durch sektorale Trennung geprägten Versorgungssystem begegnen (z. B. Noweski 2004: 55). Damit einhergehend gewann auch der Anspruch einer wissenschaftlichen Rationalisierung und Objektivierbarkeit der medizinischen Versorgung für die Praxis der Leistungserbringung an Relevanz (z. B. Vogd 2002: 294f.; Rosenbrock und Gerlinger 2014: 389).[48] In der Folge erhielt die Evidenzbasierung der medizinischen Versorgung bzw. Evidence based Medicine (EbM) als „klassische medizinische Qualitätssicherung" einen spürbaren Bedeutungszuwachs (Brinkmann et al. 2007: 35; Noweski 2004: 7ff.). EbM zielt darauf, „[...] die klinische Praxis auf die jeweils beste ‚externe Evidenz' aus kontrollierten wissenschaftlichen Studien zu gründen [...]" (Vogd 2002: 294). In der Praxis spiegelt sich dies primär in der Entwicklung

---

[47] Die Sicherstellung der vertragsärztlichen Versorgung muss eine „eine ausreichende, zweckmäßige und wirtschaftliche Versorgung der Versicherten unter Berücksichtigung des allgemein anerkannten Standes der medizinischen Erkenntnisse [durch die Kostenträger und Leistungserbringer] gewährleistet" (§§ 72, 2 SGB V) werden.

[48] U. a. in Form der Entwicklung evidenzbasierter Leitlinien sowie durch die Orientierung der Finanzierung von Gesundheitsleistungen an einer wissenschaftlich fundierten Medizin (z. B. Vogd 2002: 294; Rosenbrock und Gerlinger 2014: 390).

2.1 Strukturmerkmale der Gesetzlichen Krankenversicherung

evidenzbasierter Leitlinien sowie in der Orientierung der Finanzierung von Gesundheitsleistungen an entsprechenden Nachweisen wider.[49] Neben der Tatsache, dass verschiedene Probleme und Widersprüche am Verständnis von Qualitätssicherung haften, wird auch der EbM-Ansatz je nach Perspektive und Interesse von den beteiligten Akteuren unterschiedlich bewertet (Rosenbrock und Gerlinger 2014: 390).[50] Der (mögliche) Verlust der ärztlichen Autonomie durch die „Verwissenschaftlichung" verweist auf die Kritik an der EbM und den Leitlinien aus Sicht der Ärzteschaft (Vogd 2002: 299).[51] Schließlich gilt die therapeutische Freiheit aus professionssoziologischer Sicht als Kernelement der ärztlichen Profession. Für die Öffentlichkeit und die Patienten können EbM und Leitlinien hingegen ärztliche Entscheidungen transparent und nachvollziehbar machen (Klemperer 2006: 3). Den Kassen bieten sie überdies ein „Instrument [...], um an Hand nachprüfbarer Kriterien die am besten geeigneten Untersuchungs- und Behandlungsverfahren zu identifizieren und die Qualität des medizinischen Leistungsgeschehens nachhaltig zu erhöhen" (Rosenbrock und Gerlinger 2014: 390).

Neben den Entwicklungen im Kontext der Evidenzbasierung wurde Qualitätssicherung, als vormals ordinäre Aufgabe der Selbstverwaltung[52], auf weitere Felder des Gesundheitswesens verlagert. Durch die Einführung des Versicherten- bzw. Vertragswettbewerbs und die damit verbundenen neuen Versorgungsformen bzw. -verträge sollen und sollten die Krankenkassen in die Lage versetzt werden, im Sinne von Qualität und Wirtschaftlichkeit innovative „Verfahrens-, Organisations-, Finanzierungs- und Vergütungsformen der Leistungserbringung" zu entwickeln (§ 63, 1 SGB V) (u. a. Noweski 2004: 78). Fortan wurde Qualität sukzessive in einen direkten Bezug zu Wettbewerb gesetzt. Nachdem zunächst alleine die Kostenträger für die „Modernisierung" der Versorgungsstrukturen in die Verantwortung gezogen wurden, erfolgte zunehmend auch die Einbeziehung der Leistungserbringer, u. a. durch die Selektivvertragsoptionen, in den zu etablierenden Qualitätswettbewerb (z. B. Kumpmann 2012: 267f.; Hahne 2005: 111; Paquet 2011: 6).[53] Grundsätzlich haben die Kassen nur wenig Einfluss auf die

---

49 Anwendung fanden die EbM und medizinische Leitlinien erstmals im Kontext der DMP, dessen Ausgestaltung u. a. mit Blick auf Therapie und Behandlung medizinischen Leitlinien zu folgen hat. Trotz weitreichender Akzeptanzwird an solchen Leitlinien und weiterführend an den DMP oftmals die Einschränkung der ärztlichen Therapiefreiheit kritisiert.

50 Ergänzt bzw. gestärkt wurde diese sozialrechtliche Forderung vor allem seit Anfang der 1990er Jahre durch eine von Medizinern getragene Initiative der „Medizinrationalisierung" (Vogd 2002: 294).

51 Inwiefern die Thematik der Autonomieeinschränkung als Thematik der Politik oder als Thematik der Praxis zu deuten ist, erscheint mit Blick auf die Literatur unklar.

52 Mit dem Sicherstellungsauftrag übernehmen die KVen auch den Gewährleistungsauftrag zur Sicherung der Qualität der vertragsärztlichen Leistungen (u. a. Beske und Hallauer 1999: 77).

53 Schließlich wurde wiederkehrend moniert, dass sich der Wettbewerb ohne ihre Beteiligung auf einen Beitrags- und Service-Wettbewerb beschränke. Die Selektivverträge sollten eine Konkur-

(ärztliche) Versorgungsqualität.[54] Dieser wurde aber durch die Möglichkeit von Einzelverträgen teilweise erweitert. Dadurch haben sie nun indirekten Einfluss, indem sie bspw. die Leistungserbringer nach qualitätsorientierten Kriterien selektieren und den Vertragsabschluss an verbindliche Vorgaben und Verpflichtungen knüpfen. Zu diesen gehört die Einhaltung bestimmter Qualitätsstandards, die Orientierung an medizinischen Leitlinien, der Besuch zusätzlicher Fortbildungen sowie der Erwerb von Qualitätssicherungszertifikaten usw. (Cassel et al. 2006: 51; Kumpmann 2012: 267f.).[55]

Effizienz und Qualität werden heute kaum noch vom Vertragswettbewerb getrennt. Wenngleich die Operationalisierung und die Objektivierbarkeit bzw. die Messung sowie die Steuerung von Qualität mit unterschiedlichen Problemen behaftet sind, ist die Thematik auf den verschiedenen Wettbewerbsfeldern des Gesundheitswesens sehr bedeutsam. Überdies können Aspekte rund um die Thematik Qualität Gesundheitsreformen bzw. gesundheitspolitische Forderungen legitimieren. Entsprechend verwundert es nicht, dass Qualität in der Diskussion um die langfristige Sicherung des Gesundheitswesens sukzessive zum „Megathema" wurde und dies vermeintlich auch weiter bleiben wird (Bandelow 2009: 188). Qualitätssicherung, die als Instrument „[...] im Konzert mit Komplementärpolitiken [...] zu einer simultanen Effektivitäts-, Effizienz- und Qualitätssteigerung führen" soll (Lamping 2002: 43), erhält schließlich stets einen hohen normativen Charakter und kann auf eine breite Unterstützung aus der Bevölkerung zurückgreifen (Bandelow und Schade 2008: 111).[56]

---

renzsituation zwischen den Leistungserbringern hervorrufen, damit diese ebenfalls an einer verbesserten und effizienteren Versorgung interessiert sind (z. B. Gerlinger 2009b: 32f.; Hahne 2005: 111; Paquet 2011: 6).

54 Daneben bereitet die Beurteilung der Qualität eines Arztes oder eines Krankenhauses auch den Krankenversicherungen große Schwierigkeiten, da die Krankenversicherungen dazu auf deren Informationen angewiesen sind (Gerlinger 2009b: 32f.).

55 Selektivverträge sollen nicht nur die Grundlage für einen Preiswettbewerb, sondern vor allem auch für einen Qualitätswettbewerb zwischen Krankenversicherungen bilden (Cassel et al. 2006: 18).

56 Da Versicherte hingegen die medizinisch-fachliche Qualität der Versorgung nur schwerlich einschätzen können, haben neben objektiven zunehmend auch subjektive Qualitätsindikatoren Einzug in die Bewertung medizinischer Versorgungsqualität erhalten (Brinkmann et al. 2007: 35).

2.1.2 Verbandliche Interessenvermittlung vor dem Hintergrund struktureller Rahmenbedingungen

Im Zuge der historisch gewachsenen Rolle von Interessenverbänden bei der Ausgestaltung der Gesundheitssystemstrukturen, u. a. in Form der Gemeinsamen Selbstverwaltung, hat sich parallel auf Ebene staatlicher Entscheidungsprozesse eine einflussreiche Mesoebene entwickelt (siehe vorheriges Kapitel). Neben dem Mehrheitsprinzip der parlamentarischen Demokratie und dem damit verbundenen Parteienwettbewerb ist das politische System der Bundesrepublik Deutschland allgemein sowie insbesondere im Politikfeld Gesundheit im besonderen Maße durch die Einbindung institutioneller Arrangements der Selbstverwaltung geprägt (Bandelow et al. 2009: 276).[57] Die (dauerhafte) Einbeziehung von Interessengruppen in die Formulierung und Implementation politischer Programme, u. a. durch die zentralisierten gesellschaftlichen Verbände (wie die Gemeinsame Selbstverwaltung), wird in der Wissenschaft als „Korporatismus" bzw. Mesokorporatismus oder als Ausprägung eines verhandlungsdemokratischen bzw. korporatistischen Arrangements verstanden (Czada 2003: 45). Ziel solcher Arrangements ist die konsensuale Aushandlung von Problemlösungen und daraus folgend eine hohe Umsetzungsfähigkeit einer durch Übereinkunft erzielten Entscheidung (ebd.). Weiterhin ist das bundesdeutsche Gesundheitswesen, heute mehr denn je, charakterisiert durch eine Vielzahl verschiedener Regulierungsformen und eine ausgeprägte Pluralität von Interessengruppen (z. B. Bandelow et al. 2010: 58; Noweski 2004: 97; Gerlinger 2014: 57).

Gerade die historisch gewachsenen (starren) Verhandlungssysteme in Form der Gemeinsamen Selbstverwaltung mit dem weitreichenden Einfluss der Mesoebene wurden (und werden teils noch immer) für versorgungsbezogene Defizite verantwortlich gemacht. Für die wachsenden Beitragssätze innerhalb der GKV, aber auch für Schwierigkeiten bei der Verabschiedung und Implementierung von Gesundheitsreformen galt die Gemeinsame Selbstverwaltung als ursächlich. Einem hohen postulierten Grad an Reformnotwendigkeit und einer starken Konfliktfähigkeit u. a. durch die enorme Interessenpluralität steht daher seit Dekaden eine gewisse Skepsis mit Blick auf die Reformfähigkeit des Gesundheitswesens gegenüber (u. a. Noweski und Engelmann 2006: 12; Bandelow und Eckert 2010: 12).[58] Der Gesetzgeber versuchte dem zwischen 1977

---

57 Durch gesetzliche Festlegung sind an der Verabschiedung von Gesetzesänderungen zum einen die Koalitionsregierung und der Bundesrat als deren potentieller Vetospieler sowie zum anderen die Verbände im Rahmen von Selbstverwaltung, Korporatismus und der Beteiligung in Anhörungsverfahren direkt und offiziell beteiligt (Döhler 2002: 25f.).
58 Lange Zeit ist polarisierend auch von „unüberwindbaren Reformblockaden" die Rede (Bandelow und Eckart: 6f.; Rosewitz und Webber 1990: 25ff.; Nullmeier 2004: 20).

und 1992 durch eine allgemeine Stärkung von Selbstverwaltung und Korporatismus entgegenzuwirken, indem Aufgaben an die Verbände delegiert wurden. Da diese Strategie das indes dominierende gesundheitspolitische Ziel der Beitragssatzstabilität bzw. der Kostendämpfung verfehlte, erfolgte in den 1990er Jahren ein Umbau des korporatistischen Systems, der 1992 mit dem GSG begann und mit der Verschiebung von Machtverhältnissen verbunden war (siehe vorheriges Kapitel).[59] Davon betroffen waren und sind besonders die Verbände bzw. Verhandlungspartner der Gesamtverträge (Bandelow 2004b: 63; 2005: 12; Döhler 2002: 30; Gerlinger 2009a: 48f.; 2014: 57). Relevant für die Interessenvermittlung ist ferner, dass überdies korporatistische Akteure zunehmend weniger in gesundheitspolitische Entscheidungsprozesse einbezogen wurden. Bereits im Rahmen des GSG blieben die Interessen der Verbände im Vergleich zu vorherigen Reformen weitestgehend außen vor (Reiners 2009b: 54). Die anschließenden gesetzgeberischen Bemühungen der 1990er Jahre folgten keinem einheitlichen Trend. Neben der Etablierung marktwirtschaftlicher (Steuerungs-)Instrumente (bzw. Wettbewerbselemente, die sowohl auf der Meso- als auch auf der Mikroebene etabliert wurden[60]) sowie der Verlagerung von Kompetenzen zwischen den Akteuren erfolgte auch eine Ausweitung staatlicher Interventionen.[61] Zunehmende marktwirtschaftliche (Steuerungs-)Instrumente sollten durch eine Stärkung des Staates und die Erhöhung staatlicher Strategiefähigkeit ergänzt

---

59 In der Wissenschaft liegt keine einheitliche Definition von Macht sowie dessen Operationalisierung vor (z. B. Hradil 1980). Pannowitsch (2012: 122ff.) hat sich zur Operationalisierung von Macht an den fünf Variablen der Macht nach Dahl (1957) orientiert: Machtgrundlage, Machtmittel, Machtbereich, Machtfülle und die Ausdehnung der Macht orientiert. Diese werden auch für vorliegende Untersuchung herangezogen. Nach Noweski (2012: 106ff.) ist Macht im Kontext von Interessenvermittlung schlicht die Fähigkeit, die eigenen Interessen zu vertreten. Ebenfalls in Anlehnung an Dahl gründet Macht auf kompetenziellen, informationellen und finanziellen Ressourcen, der demokratischen und moralischen Legitimität sowie Einsatzbereitschaft (die je als Machtressourcen verstanden werden können) (Noweski 2004: 94).

60 Dabei wird die Verabschiedung des GSG in der Wissenschaft auch als „Paradigmenwechsel" der politischen Regulierung der GKV aufgefasst, mit dem sowohl eine Periode wettbewerbsorientierter Strukturreformen als auch kontrastierend eine Ausweitung staatlicher Interventionen eingeleitet wurde (z. B. Gerlinger 2009a: 35; Noweski 2004: 6). Das tatsächliche Ausmaß dieses Wandels wird zwar uneinheitlich interpretiert, doch gelten die damit verbundenen Veränderungen durchgängig als einschneidend (Böckmann 2007: 3).

61 Erhöht wurde die Strategiefähigkeit des Staates bspw. durch die Aufwertung des Gemeinsamen Bundesausschusses (G-BA, als das heute oberste gesundheitspolitische Selbstverwaltungsgremium) hin zu einem „Funktionsmonopol" in der Ausgestaltung der ambulanten Versorgung (z. B. Urban 2001: 2) sowie durch den „Ausbau eigener und unabhängiger gesundheitspolitischer Expertise" (Noweski 2012: 60). Nach Gerlinger (2009a: 36) zeigt sich dies ferner anhand einer verstärkten prozeduralen Steuerung sowie einer Veränderung von Verfahrensregeln und der Schaffung neuer Institutionen und gesetzlicher Vorgaben sowie der Budgetierung der Ausgaben der Kassen.

werden, wenngleich dieser Ansatz von den Parteien unterschiedlich bewertet wurde (Noweski 2004: 59; Gerlinger 2009a: 34). In der Folge existiert im Politikfeld Gesundheit nun ein komplexer Steuerungsmix aus staatlichen, korporatistischen und marktbezogenen Elementen. Gleichwohl dominieren weiterhin korporatistische Regulierungsstrukturen (wie größtenteils die Gesamtverträge) (z. B. Gerlinger 2014: 36; 2009a, 34; Noweski 2004: 97). Ungeachtet der aus wissenschaftlicher Perspektive kontrovers diskutieren Folgen dieser Entwicklungen[62] und trotz des starken normativen Charakters des Solidarprinzips innerhalb der Gesundheitsversorgung wird der Rolle von Wettbewerbselementen von der Wissenschaft einheitlich eine hohe Relevanz zugesprochen (u. a. Böckmann 2009: 9). Im Verlauf der Veränderungen haben sich in der Wissenschaft verschiedene Konzepte bzw. Begrifflichkeiten wie „Wettbewerbskorporatismus" (u. a. Urban 2001: 1f.), „regulierter Wettbewerb bzw. Gesundheitsmarkt" (u. a. Böckmann 2009: 10; 2007: 3f.; Gerlinger 2014: 35f.) oder „solidarische Wettbewerbsordnung" (Cassel et al. 2014: 18f.) herausgebildet, um die vorherrschende Steuerungs- und Regulierungslogik zu umschreiben. Einigkeit besteht darüber, dass das Politikfeld durch eine enorme Unübersichtlichkeit geprägt ist (u. a. Noweski 2004: 12.; Urban 2001, 37f.; Böckmann 2009: 10; Gerlinger 2009a: 35). Im Zuge dessen unterlagen fast alle Bereiche des Gesundheitswesens einem Wandel der ordnungspolitischen Rahmenbedingungen, dem „anerkannten Satz von Zielen und Leitbildern" (Klinke 2008: 63). Dieser geht wiederum mit „[...] weitreichende[n] Veränderungen in den Interessenlagen der Akteure, in ihrem Selbstverständnis und in ihren Beziehungen zueinander [...]" einher (Gerlinger 2009a: 40). Da der Staat Handlungsfähigkeit gegenüber den Verbänden zurückerobert hat, verlieren ebenfalls klientelistische Bindungen zwischen Parteien und einzelnen Interessengruppen an Bedeutung.[63] Neben dem Verlust des formalen Bestandsschutzes (u. a. über Mitgliederzuweisungen) und den vormals sichergeglaubten (korporatistischen) Machtressourcen können sich die Verbände ihres politischen Einflusses nicht mehr sicher sein (u. a. Noweski 2004: 26f.; Bandelow und Schade 2009a: 93). Durch die veränderte Stellung der traditionellen, korporatistischen Akteure und den veränderten Ordnungsrahmen können sich andere, teilweise neue Akteure zunehmend erfolgreich in Arenen der Gesundheitspolitik etablieren (ebd.: 21f.;

---

62 Sowohl eine verstärkte Korporatisierung als auch eine Erosion des Korporatismus bzw. ein Wandel der Verhandlungssysteme bis zu deren Verdrängung durch den Wettbewerb werden diskutiert (z. B. Döhler 2002: 36; Kania und Blanke 2000: 588).

63 Diese Entwicklung ist nicht nur für das Politikfeld Gesundheit zu konstatieren. Auf unterschiedlichen Politikfeldern wandeln sich die autonomen und stabilen Konstellationen von Akteuren, Interessen und Machtverhältnissen, die bislang eine intermediäre Stellung zwischen Staat und Gesellschaft einnahmen (Trampusch 2009: 197).

Bandelow 2007: 277; Gerlinger 2009a: 42).[64] Davon abgeleitet entwickeln die Akteure je nach Position ein neues Selbstverständnis und akteursspezifisch werden unterschiedliche (neue) Problembereiche und Bedrohungen[65] wahrgenommen. Schließlich findet in den Verhandlungen zwischen Krankenkassen, Verbänden und Ärztekörperschaften nicht nur ein ökonomisch-instrumenteller Tausch (von Geld und Ressourcen gegen u. a. Dienstleistungen) statt, sondern auch ein politischer Tausch. In diesem werden die Bedingungen und Regeln, unter denen der ökonomisch-instrumentelle Tausch erfolgt, ausgehandelt (Weber 2001: 256).[66] Die veränderten Tauschbeziehungen führen zu (neuen) sowohl intraorganisationalen als auch interorganisationalen Interessenskonflikten auf der Mesoebene, die sich durch unterschiedliche (Problem-) Wahrnehmungen zuspitzen (Bandelow und Hartmann 2007: 348f.).[67] Von Seiten aller Akteure (korporatistisch und nicht korporatistisch), die mit unterschiedlichen Machtressourcen und einer unterschiedlich starken Integration in das gesundheitspolitische Verhandlungssystem ausgestattet sind, gilt es nun umso mehr die eigenen Interessen im kollektiv-korporativen Handlungsfeld der GKV und somit in den Verteilungskämpfen und Aushandlungsprozessen zu verteidigen bzw. zu stärken (Bandelow 2009: 183; Weber 2001: 256). Dem liegt die Annahme zugrunde, dass die Akteure auf Wettbewerbsvorteile, die Vermeidung von (Ressourcen-) Einbußen sowie die Einflussnahme auf den politischen Entscheidungsprozess zielen (Pannowitsch 2012: 212). Neben den veränderten Strategien der Interessensvermittlung sind auch die veränderten Deutungsmuster und Problemwahrnehmungen bei der Frage nach (neuen) Gestaltungsoptionen für die Akteure handlungsleitend. Demgemäß ist davon auszugehen, dass neue Versorgungsmodelle wie die HzV oder die grundsätzliche Frage nach einer primärärztlichen

---

64   Das Verhältnis zwischen Staat und Verbänden wandelt sich ebenso wie die Beziehungen zwischen den Verbänden und ihren Mitgliedern. Es kommt zur Binnendifferenzierung von Interessen und zu einer Pluralisierung von Akteuren sowie zu einem Wandel des Selbstverständnisses der Akteure (Gerlinger 2009a:40ff.). Auf Ebene der Ärzteschaft gewinnen bspw. ärztliche Fachverbände wie der Hausärzteverband an Bedeutung.

65   Überdies scheinen im Zuge dessen die über Dekaden postulierte Reformblockade und ein ausgeprägter Steuerungspessimismus (Reformresistenz) in der deutschen Gesundheitspolitik auch in der (politik-)wissenschaftlichen Diskussion als überwunden (z. B. Noweski und Engelmann 2006: 20; Noweski 2004: 54; Lamping 2002: 60).

66   Es ist folglich davon auszugehen, dass jeder Akteur versucht, diese entsprechend seiner Interessen und Ziele zu „manipulieren", um so die eigene Austauschbarkeit innerhalb dieses Verhandlungssystems zu verhindern oder zumindest zu erschweren (Weber 2001: 256). So stehen beispielsweise Bestandsinteressen bestehender Machtverteilungen (Ärzteschaft und Kassenärztliche Vereinigungen) einer Stärkung der Verhandlungsmacht durch strukturelle Wandlungen (Kassenverbände) gegenüber (u. a. Bandelow 2009: 184).

67   Intraorganisational entstehen u. a. Verteilungskonflikte mit Blick auf die Honorare zwischen einzelnen Arztgruppen. Konkurrenz zwischen den Einzelkassen bzw. den Kassenverbänden stellt sich bspw. als ein interorganisationaler Interessenkonflikt dar.

Ausgestaltung der Versorgung stets vor dem Hintergrund ihrer Bedeutung für die eigene Position im Tauschsystem betrachtet werden.

Zusammenfassend haben diese Entwicklungen letztlich auch zu veränderten Bedingungen und Strukturen der Interessenvermittlung geführt, die ihren Ausdruck in einer Diversifizierung von Interessenvermittlungsstrategien seitens der einzelnen Akteure finden (Gerlinger 2009a: 33). Traditionelle Instrumente der Interessenvermittlung, im Sinne von Lobbyismus, gewinnen sodann an Bedeutung. Obwohl durch die vermeintlich gestärkte Handlungsfähigkeit des Staates die Erfolgsaussichten für lobbyistische Aktivitäten geringer werden, werden die korporatistischen Verbände dazu veranlasst, als „typische" Lobbyverbände zu agieren (ebd.). Lobbyismus umfasst im Folgenden formal das (legitime) Einwirken von Interessengruppen oder -verbänden auf die Akteure politischer Entscheidungsprozesse, mit dem Ziel, eigene, spezifische Interessen umzusetzen (u. a. Wehrmann 2007: 39; von Winter und Willems 2007: 35f.; Lösche 2007: 9f.).[68]

Unabhängig von der wissenschaftlichen Einschätzung und der tatsächlichen Bedeutung der Interessenvermittlung für das Funktionieren moderner Gesellschaften und demokratischer Regierungssysteme[69] können Interessengruppen bzw. -verbände im Rahmen der Politikformulierung, der Gesetzgebung und der Verwaltung Einfluss ausüben (z. B. Kleinfeld et al. 2007: 7f.; von Alemann und Eckert 2006: 4). (Gesetzes-)Lobbyismus oder auch exekutivorientierte Einflussnahme mit dem Ziel der Beeinflussung von Gesetzesvorhaben stellt sich als eine Art der Interessenvermittlung dar, die in der Bundesrepublik weitverbreitet ist (Sebalt 2007: 105). Ferner bedingen die Gliederung in Bund und Länder sowie eine den deutschen Staat kennzeichnende hohe Mitregenten- und Vetospielerdichte[70] die Prozesse der Politikformulierung, Gesetzgebung und Verwaltung

---

68 Lobbyismus als reiner Prozess der Interessenvermittlung ist daher grundsätzlich unabhängig von einer zumeist im öffentlichen Diskurs dominierenden negativen Konnotation zu verstehen.
69 Nach Fraenkel u. a. (1991: 300f.) führen die freie Organisation und Artikulation und der damit verbundene Wettbewerb der Interessendurchsetzung (Konkurrenz um Einfluss) sowie die „Konflikte" zwischen Gruppen innerhalb einer Gesellschaft (a posteriori, also nicht von vornherein und nicht durch die Festsetzung einer höheren Instanz) zu der Entstehung von Gemeinwohl. Gleichwohl wird diese Einschätzung in der wissenschaftlichen Diskussion nicht vollständig getragen und die Bedeutung von Interessenverbänden, ihr Wirken und ihr gesellschaftlicher Nutzen werden dem gegenüber ebenso kritisiert (z. B. Zimmer und Speth 2009: 267f.).
70 Dabei unterscheidet Tsebelis (1995: 301; 2002: 19f.) individuelle und kollektive sowie institutionelle und parteipolitische Vetospieler. Grundsätzlich zählen inkorporierte Verbände und Interessengruppen nicht zu den Vetospielern. Da hingegen die Erfassung der Präferenzen dieser Akteure u. a. in Fallstudien von Relevanz sein kann, werden als Vetospieler Akteure betrachtet, die zwar keine direkten Entscheidungskompetenzen aufweisen, jedoch Einfluss auf die formalen Entscheidungsträger ausüben können. Auch nach Abromeit und Stoiber (2006: 72f.) gelten nicht-staatliche Akteure als (zumindest) informelle bzw. situative Vetospieler, sofern sie bspw. über exklusives Expertenwissen verfügen und dadurch in das staatliche Entscheidungssystem einbezogen werden.

(u. a. Schmidt 2007: 190f.). Als Vetospieler gelten nach Tsebelis (1995: 301; 2002: 19) alle Akteure, deren Zustimmung für eine politische Entscheidung zwingend notwendig ist. Die Chancen, als ein solcher Vetospieler aufzutreten bzw. Politikergebnisse grundsätzlich zu beeinflussen, gelten zwischen den Interessengruppen als asymmetrisch verteilt, da sie über ungleiche machtpolitische sowie organisationsspezifische Ressourcen verfügen (z. B. von Winter 2007: 217). Die Einflussmöglichkeiten, Ansatzpunkte sowie auch die Techniken, Methoden und Adressaten der politischen Einflussnahme sind vielschichtig und werden von verschiedenen Determinanten beeinflusst (Kleinfeld et al. 2007: 17; von Winter und Willems 2007: 15f.). Daher ist die Art und Weise, wie Einfluss ausgeübt wird, vielfältig (Lösche 2007: 61ff.). Der reine Prozess der Interessenvertretung baut nach Koch-Baumgarten (2010: 241f.), orientiert an den Grundfunktionen von Verbänden, auf einen organisationsinternen Willensbildungsprozess auf. In dessen Rahmen müssen Verbände Positionen und Strategien auswählen und bündeln (Interessenaggregation und -selektion[71]). Interessenkonvergenz bzw. -kongruenz sowie die Kohäsion der Mitglieder beeinflussen die Handlungs- und Strategiefähigkeit des Akteurs (u. a. Pannowitsch 2012: 69ff.; Noweski 2012: 103). Nachfolgend müssen diese gegenüber anderen staatlichen und nichtstaatlichen Akteuren formuliert und vertreten werden (Interessenartikulation und -repräsentation) (u. a. Straßner 2006: 20: 59; Koch-Baumgarten 2010: 241; Wehrmann 2007: 54). Die tatsächlichen Chancenstrukturen bzw. Durchsetzungsfähigkeit, als Fähigkeit, eigene Interessen im politischen Entscheidungsprozess bzw. in Gesetzgebungsprozessen durchzusetzen, ist von den verfügbaren Machtressourcen respektive der gegebenen Machtverteilung im Ordnungsgefüge abhängig. Diese werden wiederum u. a. von der Ressourcenverteilung sowie parlamentarischen und ministeriellen Beziehungen bzw. institutionellen Verflechtungen oder besonderen Zugangsmöglichkeiten (klientelistischen Bindungen) sowie den rechtlichen Regulierungen beeinflusst (u. a. von Winter 2007: 220f.). Die traditionellen Ressourcen zur Beschreibung von Machtpotentialen setzen sich aus materiellen und sozialen Ressourcen zusammen. Erste umfassen u. a. Geld, Rechte und Konfliktfähigkeit. Nach Offe (1969: 146) stellt sich Konfliktfähigkeit als (glaubhaftes) Drohpotential in Bezug auf den Entzug oder das Vorenthalten wirtschaftlich oder gesellschaftlich wichtiger Leistungen dar und ergibt sich aus öffentlichem Ansehen, exklusiven Wissensbeständen, Anzahl der Mitglieder

---

71 Die Bündelung und Formulierung von Interessen (Interessenaggregation) sowie die Filterung dieser z. T. heterogenen Interessen zu Interessen, die als repräsentativ und realistisch in der Umsetzung für einen Verband erscheinen (Interessenselektion), sind nach Straßner (2006: 10) notwendige Bedingungen für eine erfolgreiche Interessenvertretung.

und dem Organisationsgrad[72]. Soziale Ressourcen sind u. a. die ideologische Nähe zu Parteien bzw. die Verflochtenheit mit diesen, die Bündnisfähigkeit mit anderen Akteuren (sowohl verbandlich als auch parteipolitisch) sowie die Einbindung in interorganisatorische Netzwerke (u. a. Czada 2004: 52f.; von Winter 2007: 220). Zwar bedingen diese auch noch heute das Einflusspotential nachhaltig, dennoch haben sie im Laufe der vergangenen Dekaden an Bedeutung verloren. Informationelle Ressourcen wie der Zugang zu implementationsbezogenen Informationen gewinnen ebenso wie Strategiefähigkeit[73], Überzeugungskraft und Verhandlungsstärke an Bedeutung, sodass auch die politisch-institutionellen Gegebenheiten für die Durchsetzungsfähigkeit eines Akteurs relevant sind. Schließlich bedingen diese Aspekte die Fähigkeit eines nicht-staatlichen Akteurs, z. B. als informeller Vetospieler zu agieren (von Winter 2007: 220; Sebaldt 2009: 79). Trotz des gewandelten Ordnungsrahmens gilt hingegen noch immer der Zugang zu staatlichen und (partei-)politischen Akteuren als unverzichtbar für eine (erfolgversprechende) Einflussnahme (ebd.; Rudzio 2015: 83f.).[74]

---

72 Der Organisationsgrad gibt Auskunft über den Grad der Inklusion (bzw. Exklusion) der Mitglieder einer Berufsgruppe durch formale (Nicht-)Mitgliedschaft in Verbänden (Ebbinghaus et al. 2009: 345). Sowohl die Konfliktfähigkeit als auch der Organisationsgrad sind wiederum u. a. von Gruppengröße, Abgrenzbarkeit, Art der Interessen, Mitgliederzahlen, finanziellen Mitteln, der Möglichkeit zur Mobilisierung der eigenen Mitglieder, dem verfügbaren Expertenwissen und dem Störpotential sowie dem repräsentierten Produktionsbereich wie bspw. dem eigenen Einfluss auf die Aufrechterhaltung der gesundheitlichen Versorgung abhängig (u. a. Pannowitsch 2012: 171). Wichtig für die Durchsetzungsfähigkeit ist stets eine gefestigte Mitgliederbasis (Frerichs und Pohl 2004: 25). Ferner geht eine hohe Anzahl an Mitgliedern zumeist mit einer hohen Finanzkraft einher (Lösche 2007: 79).

73 Strategisches Handeln nach Raschke und Tils (2013: 127) „erfolgsorientierte Konstrukte, die auf situationsübergreifenden Ziel-Mittel-Umwelt-Kalkulationen beruhen". Für die Erfassung der Strategiefähigkeit von Verbänden ist u. a. von Relevanz, welchen Mitteln, Formen und Methoden der Interaktion sich Interessenverbände intern und in Beziehung zu ihrem Umfeld (dazu zählt auch die Bereitschaft zur Bündnisbildung) sowie zur Konflikt- und/oder Konsensorientierung bedienen (von Alemann et al. 1987: 187; Pannowitsch 2012: 122f.). „Zugang zu haben beinhaltet die Chance, Informationen zu transportieren, die die Präferenzen der Entscheidungsträger ändern können" (von Winter 2007: 227).

74 Da die meisten Gesetzesentwürfe nicht im Bundestag entstehen sondern durch die Ministerien vorbereitet und von der Regierung eingebracht werden (Rudzio 2015: 244), ist der Kontakt zu politischen Entscheidungsträgern unabdingbar (von Winter 2007: 227). Sobald ein Gesetzentwurf die ministeriale Ebene verlassen und u. a. in entsprechenden Ausschüssen oder öffentlichen parlamentarischen Anhörungen vorliegt, erfolgt nur noch selten eine Revision (u. a. Lösche 2007: 61).

2.1.3 Parteipolitischer Einfluss im Gesetzgebungsprozess

Der stärkste Einfluss auf den Verlauf des Gesetzgebungsprozesses liegt zumeist bei den Regierungsparteien.[75] „[...] [I]hre Fraktionen im Parlament und die von ihren Abgeordneten gewählten Regierungen sind die zentralen Akteure im politischen Willensbildungs- und Entscheidungsprozess" (Schmidt 2007: 153). Gleichwohl ist je nach vorherrschender struktureller und institutioneller sowie gesellschaftlicher Situation die Chance einer einzelnen Partei, unabhängig von der Zugehörigkeit zur Regierungskoalition eigene Interessen durchzusetzen, unterschiedlich stark ausgeprägt.[76]

Da die Regierungsparteien weitestgehend über die Kontrolle des Regierungsapparats, die Besetzung der Ministerien bzw. des Bundesministeriums für Gesundheit (BMG[77]) und über die Mehrheit in den Abstimmungsarenen des Bundestages sowie über exklusive Zugangsmöglichkeiten zu Informationen[78] verfügen, ist ihre Beteiligung an der Gesetzgebung weitestgehend gesichert. Auch verfügt die Bundesregierung nach dem Kanzler- und Ressortprinzip u. a. durch Gesetzesinitiativen[79] über die Kontrolle der Themenagenda und gilt so als Agenda-Setter, der den öffentlichen Diskurs inhaltlich beeinflussen kann (u. a. Speth 2006: 12f.; Pannowitsch 2012: 156, Rudzio 2015: 253f.: 467f.). Dies bedeutet aber nicht, dass eine Partei durch ihre Beteiligung an der Regierung per se starken Einfluss ausüben kann. Aufgrund des Mehrheitswahlrechts und -prinzips im Regierungssystem erfolgt die Regierungsbildung in der Regel durch den Zusammenschluss von Koalitionsparteien. Die Chance einer (Regierungs-)Partei, Einfluss geltend machen zu können, ist von der Stellung gegenüber dem Koaliti-

---

75 Im Folgenden wird keine Unterscheidung zwischen Fraktion und Partei vorgenommen. Die politischen Parteien sind zwar formal nicht unmittelbar am Gesetzgebungsprozess beteiligt, durch ihre Einflussnahme auf die eigenen Abgeordneten und teilweise die Mitarbeiter im BMG wirken sie dennoch weitreichend auf die Entscheidungen und Prozesse parlamentarischer Entscheidungen ein (Gros 1998: 6).

76 Außerdem darf das Zwei-Kammern-System der Bundesrepublik nicht unbeachtet bleiben, da der Bundesrat als starker (Veto-)Akteur auftreten kann (u. a. Pannowitsch 2012: 127).

77 In den letzten Dekaden kam es wiederkehrend zu Umstrukturierungen, Umbenennungen und Zusammenlegungen von Ministerien sowie deren Zuständigkeiten. In der 15. Legislaturperiode wurde beispielsweise das BMG zum Bundesministerium für Gesundheit und Soziale Sicherung erweitert (Schmidt 2007: 307). In der darauffolgenden Legislaturperiode erfolgte hingegen erneut eine Trennung der Arbeitsbereiche. Im Folgenden wird einheitlich vom BMG gesprochen.

78 Die Regierungsmehrheit verfügt u. a. über den vorteilhaften Zugang zum Informationsfluss aus den Ministerien und kann dadurch der Regierung im Plenum sowie in den Ausschüssen Rückhalt geben (Rudzio 2015: 216f.).

79 Die Bundesregierung hat in, als „das gesetzesinitiierende Organ" (Rudzio 2105: 244) hat in der der Regel maßgeblich Einfluss auf die Entwicklung von Referentenentwürfen und Gesetzesinitiativen. Die Partei, die das BMG besetzt, ist dabei noch stärker. Unabhängig davon, dass auch Oppositions- und Mehrheitsinitiativen möglich sind (ebd.; Sontheimer et al. 2007: 267f.).

onspartner und der Koalition gegenüber der Opposition sowie weiteren Faktoren abhängig. Neben der Frage, welche Partei das Kanzleramt und das BMG besetzt, ist auch die Beteiligung an Gremien und Ausschüssen und deren Besetzung relevant(ebd.).[80] Wenngleich auch das Kanzleramt beachtlich mit sachlichen und personellen Ressourcen ausgestattet ist, gilt die Besetzung des BMG als wichtigste gesundheitspolitische Ressource (Schroeder 2009a: 84f.). Dies liegt u. a. daran, dass die meisten Gesetzesentwürfe nicht im Bundestag entstehen, sondern von der Regierung eingebracht und vor allem durch die Ministerien vorbereitet werden (Sebaldt 2007: 104; Rudzio 2015: 94, Sontheimer et al. 2007: 267f.).[81] Neben der Besetzung von Ämtern und Gremien determinieren wie auch auf verbandlicher Ebene die machtpolitischen bzw. strategischen Ressourcen, mit denen die einzelnen Parteien ausgestattet sind, die Durchsetzungsfähigkeit im Gesetzgebungsprozess. Das (taktische) Handeln von Individualakteuren und ihr Einfluss auf Abstimmungs- und Aushandlungsprozesse sind wie die Verfügbarkeit über eigene Fachkompetenz bzw. -expertise für die Regierungspartei und die -koalition wichtig. Denn so können sie u. a. unabhängig von Interessenverbänden und anderen Akteuren agieren und leichter gesundheitspolitische Positionen einnehmen respektive auf gesundheitspolitische Konzepte und Ideen zurückgreifen (Noweski 2012: 111; Pannowitsch 2012: 139). Gemeinsam mit einer parteiinternen Interessenkonvergenz stärken beide Aspekte die Verhandlungsposition und können ferner auf die partei- und/oder koalitionsinterne Kohäsion einwirken. Besteht ein parteiübergreifender Konsens, haben sowohl die Oppositionsparteien als auch Lobbyakteure kaum Einfluss auf den Gesetzgebungsprozess. Gleiches gilt, wenn die Opposition aus kleinen Parteien besteht. Im Umkehrschluss stärkt es die Opposition, wenn koalitions- oder parteiinterne Konflikte in den Regierungsparteien vorliegen. Denn dann kann die Opposition als „informeller Koali-

---

80   Im Ausschuss für Gesundheit (AfG) des Bundestages werden die (gesundheitspolitischen) Gesetze – oft unter Hinzuziehung von Experten – nach erster Lesung detailliert besprochen, sodass zumindest auf die Richtung eines Gesetzes Einfluss genommen werden kann. Hier haben die nichtstaatlichen Akteure die Möglichkeit, umfassende, schriftliche Stellungnahmen abzugeben. Diese Diskussionsphase endet mit der Beschlussempfehlung, die im Plenum des Bundestags im Rahmen der zweiten Lesung verlesen wird und eventuelle Änderungsvorschläge beinhaltet und erläutert (Sontheimer et al. 2007: 282f.).

81   Insgesamt gehen die Initiativen zu ca. einem Drittel von Mitgliedern des Bundestages, selten vom Bundesrat und zur großen Mehrheit von der Bundesregierung aus (Sontheimer et al. 2007: 316f.). Gesetzesberatungen in entsprechenden Ausschüssen des Parlaments oder öffentlich parlamentarischen Anhörungen führen nur noch selten zur Revision eines Gesetzentwurfes. Schließlich findet bereits während der Konzeption des Entwurfes ein interner Abstimmungsprozess statt (u. a. ebd. Lösche 2007: 74f.; 266f.). Ein Regierungswechsel führt i. d. R. sowohl zu einer Änderung in der Führung des Ministeriums sowie zu Veränderungen im Personal nach Parteipatronage (Rudzio 2015: 253; Murswick 2009: 28).

tionspartner" auftreten oder ein starkes Bündnis mit anderen möglichen Vetospielern eingehen (u. a. Pannowitsch 2012: 144).[82]

Neben der Abstimmungsstärke im Bundestag ist aufgrund des Zweikammersystems das Stimmenverhältnis im Bundesrat von enormer Bedeutung. Der Einfluss von Oppositionsparteien kann durch die Stimmenverteilung im Bundesrat maßgeblich gestärkt werden.[83] Oppositionsparteien können dann u. a. bei zustimmungspflichtigen Gesetzen[84] als institutioneller Veto- bzw. Gegenspieler agieren (ebd.; Rudzio 2015: 255f.). Ferner kann eine Oppositionspartei als „informeller Vetospieler" auftreten und einen der eigentlichen, offiziellen Koalitionspartner, die in der Regierung sind negieren (Pannowitsch 2012: 162; Jun 2001: 347). Überdies befinden sich die Parteien im Parteienwettbewerb und so im Ringen um die Gunst der Wählerstimmen, die Durchsetzung politischer Inhalte und letztlich um die Regierungsbeteiligung. Daher sind die Parteien je als Gegenspieler einzuordnen[85] und sachpolitische Handlungsorientierungen nicht immer von primärer Bedeutung (Bräuninger und Ganghof 2005: 149; Pannowitsch 2012: 17).

Als weitere Determinanten der Durchsetzungsfähigkeit von Parteien für Gesetzesvorhaben gilt bspw. der bestehende Handlungsdruck. Hervorgebracht werden kann dieser sowohl durch endogene Faktoren wie die finanzielle Situation der GKV als auch durch exogene Faktoren, etwa einen Regierungswechsel, sozio-ökonomische sowie weitere politische Entwicklungen und Geschehnisse. Von Bedeutung ist ebenfalls, ob die Öffentlichkeit spezifische Reformen fordert.[86] Dies beeinflusst mögliche Interessens- respektive Akteurskonstellationen und gestaltet somit spezielle Handlungssituationen für die politischen Akteure mit (Bandelow 2006: 174; Pannowitsch 2012: 219; Janning und Töns 2008: 12).

---

82 Auch bei der Opposition (wie bei den Regierungsparteien und den verbandlichen Akteuren) ist die Bündnisfähigkeit von der Interessenskonvergenz maßgeblich abhängig (u. a. Noweski 2012: 128).
83 Ergänzend auch von den grundlegenden Mehrheitsverhältnissen im Bundestag, eine knappe Mehrheit der Regierungskoalitionen kann diese schließlich schwächen.
84 Zustimmungsbedürftig sind Gesetze, sofern die „Rechte oder Interessen der Länder in besonderer Weise berührt werden" (Jun 2001: 347). In diesen Fällen ist die Zustimmung des Bundesrates zur Gesetzesvorlage unabdinglich. Lehnt der Bundesrat ein solches Gesetz ab, kann der Vermittlungsausschuss, das gemeinsame Gremium von Bundesrat und Bundestag, einberufen werden, um einen Konsens zu finden. In diesem Gremium zählt ebenfalls das strategische Agieren einzelner Akteure. Kommt es zur wiederholten Ablehnung durch den Bundesrat, gilt der Gesetzesentwurf als gescheitert (vgl. Schmidt 2007: 153; Ismayr 2003: 447).
85 Vor allen den zwei großen Volksparteien (SPD und Union) stehen sich hier gegenüber.
86 Anstöße für grundlegende Veränderungen in Politikfeldern werden häufig auf exogene Faktoren (Regierungswechsel, soziale und ökonomische Krisen) zurückgeführt. „Policy-Wandel muss allerdings als ein Prozess verstanden werden, auf den die Eigenschaften der betroffenen Politikfelder einwirken und in den die relevanten Akteure und Koalitionen eingreifen können" (Janning und Toens 2008: 12).

Die parteispezifische unterschiedliche Gewichtung gesundheitspolitischer Ziele[87] und der Stellenwert ideologischer Vorstellungen (Konvergenz von Interessen und Problemwahrnehmungen) sowie die Stakeholder-Abhängigkeit (die sich auch in klientelischen Bindungen zwischen Parteien und Verbänden widerspiegelt) determinieren ebenfalls die Rahmenbedingungen des gesundheitspolitischen Entscheidungsprozesses (u. a. Bandelow 2006: 159; Pannowitsch 2012: 151).

Ferner können Parteien, ob aus der Opposition oder der Regierungskoalition, Einfluss auf informelle Entscheidungsprozesse ausüben. Diesen Einfluss abzuschätzen, ist hingegen für externe Beobachter kaum realisierbar (von Winter 2007: 219).

2.2 Akteure im deutschen Gesundheitswesen und der ambulanten kassenärztlichen Versorgung

Öffentliche Politik und somit auch Gesundheitspolitik werden nicht nur durch einen singulären Akteur wie den Staat, den Gesetzgeber oder die Regierung bestimmt. Vielmehr stellt Politik das Ergebnis der Interaktion bzw. der Aushandlungs- und Konfliktprozesse vieler Akteure dar. Die Handlungslogiken dieser Akteure sind in der Regel durch unterschiedliche Interessen, Problemwahrnehmungen, Wertvorstellungen und Machtpotentiale geprägt (Schneider und Janning 2006: 35; Rosenbrock und Gerlinger 2014: 21). Die Begrifflichkeit „Akteur" meint vor diesem Hintergrund nicht eine einzelne Person, sondern „komplexe Akteure", die sich in der Regel aus einer Ansammlung vieler Individuen (als Mitglieder) zusammensetzen und ihre Interessen und Ressourcen bündeln, um gemeinsame Ziele zu verfolgen (Scharpf 2000: 85; Blum und Schubert 2009: 52).[88]

Um gesellschaftliche Problembereiche und somit auch gesundheitspolitische Prozesse darzustellen und zu analysieren, erweist sich die Aufteilung in Makro-, Meso- und Mikroebene (zu denen jeweils spezifische Akteure gehören)

---

87 Nach Bandelow (2006: 195) beziehen sich die wichtigsten (teilweise sich widersprechenden) Ziele der Gesundheitspolitik auf die Finanzierbarkeit, Qualität, Solidarität und das Wachstum.
88 Weiterhin lassen sich komplexe Akteure in kollektive und kooperative Akteure gliedern, die sich in ihrem Grad der Autonomie unterscheiden. Kollektive Akteure (Beispiele sind Regierungen, Ministerien, politische Parteien, Gewerkschaften, Industrieverbände, Unternehmen, aber auch Forschungseinrichtungen) sind zumeist stärker als kooperative Akteure (z. B. strategische Allianzen oder Vereine) an die Ziele ihrer Mitglieder gebunden (Scharpf 2000: 101). Im Folgenden wird nicht zwischen kollektiven, kooperativen und komplexen Akteure unterschieden, zumal eine klare Abgrenzung zwischen ihnen nicht klar vorzunehmen ist (Blum und Schubert 2009: 52).

als möglich und sinnvoll. Die Makroebene als nationalstaatliche Ebene umfasst die institutionelle Konstitution des Gesetzgebungsprozesses (u. a. das Zweikammersystem und dessen Gesetzgebungskompetenz sowie das Parteiensystem bzw. die Rolle der Regierungskoalitionen und der Oppositionsparteien in Entscheidungsprozessen, siehe vorheriges Kapitel). Diese Ebene zielt durch staatliche Steuerung und mittels unterschiedlicher Governanceformen[89] auf die Lenkung des gesamten Gesundheitssystems (z. B. Noweski 2004: 30, Rosenbrock und Gerlinger 2014: 16). Die Mesoebene stellt sich als „vermittelnde Instanz" zwischen den auf der Makroebene staatlich vorgegebenen Rahmensetzungen in der Konkretisierung hin zur Mikroebene dar (u. a. Donges 2011: 217). Die Mesoebene kann sich u. a. aus regionalen Untergliederungen des staatlichen Akteurs und aus Organisationen beteiligter Akteure zusammensetzen. Entsprechend den Strukturen des deutschen Gesundheitssystems u. a. mit der Gemeinsamen Selbstverwaltung sind im Kontext der ambulanten Versorgung die KVen und (mittlerweile) auch andere Ärzteverbände sowie die Kostenträger (vorrangig die Kassenverbände) von Bedeutung (ebd.). Auf der Mikroebene lassen sich Individualakteure verorten, die (zuweilen) einzelwirtschaftliche Interessen verfolgen und als Anbieter und Nachfrager von Gesundheitsleistungen miteinander interagieren (Noweski 2004: 85).[90]

Trotz des seit mehreren Dekaden eingeleiteten Wandels der Staat-Verbände-Beziehungen sowie der korporatistischen Regulierung und Interessenvermittlung sind Interessenverbände[91] auf der Mesoebene verortet und weiterhin an der Formulierung von Gesundheitsreformen und vor allem an der Umsetzung gesundheitspolitischer Entscheidungen beteiligt (z. B. Döhler 2002: 28f.; Czada 2004: 54f.; siehe hierzu auch Kapitel 2.1.2). Die Mikroebene stellt sich hingegen

---

89 Als analytischer Begriff verstehen Benz und Kollegen (2007: 13) „[...] Governance als Oberbegriff für sämtliche vorkommenden Muster der Interdependenzbewältigung zwischen Staaten sowie zwischen staatlichen und gesellschaftlichen Akteuren [...]". Kollektive Problemlösung bzw. die Erzeugung kollektiver Güter erfolgt unter diesem Verständnis nicht mehr in reiner hierarchischer Steuerung durch staatliche Instanzen. Vielmehr wird davon ausgegangen, dass staatliche Instanzen auch mit privaten korporativen Akteuren in neokorporatistischen Verhandlungssystemen und/oder Politiknetzwerken kooperieren. Die Governanceforschung fragt weiterführend danach, welche Kombination von Regelungsformen einen bestimmten Bereich kennzeichnet und eine erfolgreiche kollektive Problemlösung ermöglicht (Mayntz 2009: 105). Im Folgenden sind mit Governance gleichermaßen (staatliche) Steuerungs- und Regulierungssysteme bzw. -instrumente gemeint.

90 Somit fallen „[g]esundheitspolitische Entscheidungen [...] auf verschiedenen Ebenen und unter Beteiligung ganz unterschiedlicher Akteure" (Rosenbrock und Gerlinger 2014: 16).

91 Aus soziologischer Perspektive werden Verbände in der Interessenvertretung als „intermediäre Organisationen" betrachtet, die als Mittler zwischen Staat und Gesellschaft bzw. Individuum und dessen Interessen und Bedürfnissen fungieren und den gesellschaftlichen Zusammenhalt unterstützen (Zimmer und Speth 2009: 270). Darüber hinaus wird Verbänden eine zentrale Rolle bei der Sicherung moderner Demokratien zugeschrieben (z. B. von Alemann 2006: 3f.).

in der Regel als sehr heterogen und fluide dar. Ihr unmittelbarer (gesundheits-) politischer Einfluss ist durch die Regulierungsstrukturen im Gesundheitswesen eher eingeschränkt. Ferner sind einzelne Akteure der Mikroebene, insbesondere die Kostenträger und Leistungserbringer, durch die starke Mesoebene in übergeordneten Verbänden organisiert.[92] Auf der Mesoebene lassen sich nach Bandelow (2004b: 50f.) für die GKV drei wesentliche Interessen- bzw. Akteursgruppen unterscheiden: die Leistungsanbieter bzw. Leistungserbringer (u. a. Ärzte und ihre Verbände), die Finanzierungsträger (hier stellvertretend als der wichtigste Finanzierungsträger die gesetzlichen Krankenkassen und ihre Verbände) sowie die Patienten und Versicherten. Da die letztgenannten Akteure nur über wenig einflussreiche eigene Verbände verfügen[93] (ebd.: 63) und ihre Zusammensetzung sehr heterogen und variabel ist, bleiben sie in der folgenden Darstellung außen vor (Noweski 2012: 184).

Vor dem Hintergrund des Erkenntnisinteresses der Untersuchung liegt der Fokus der Darstellung der Makroebene auf den parteipolitischen Akteuren respektive den vier bisher an der Bundesregierung beteiligten Parteien.

Politische Ziele und Präferenzen (Policy-Positionen oder auch Policy-Präferenzen[94]) von Parteien und anderen Organisationen lassen sich idealtypisch auf drei Begründungen zurückführen: materielle, institutionelle und ideelle Ziele (Bandelow und Schade 2009b: 58f.). Materielle Ziele werden im Folgenden vereinfacht als monetäre Sicherstellung und/oder Zuwächse sowie als Sicherstellung der eigenen organisatorischen Existenz verstanden.[95] Institutionelle Ziele werden als Durchsetzungskraft eigener Interessen sowie als grundsätzliche Stärkung der eigenen Position definiert. Ideelle Ziele richten sich auf die Gewährleistung der Gemeinwohlherstellung bzw. der gesundheitlichen Versorgung. Nach Bandelow (2006: 197) lassen sich vier ideelle Ziele differenzieren, die wesentlichen Einfluss auf die politischen Ziele von Parteien und anderen Organisationen haben:

---

92 Dies heißt nicht, dass die gesundheitspolitischen Präferenzen der Individualakteure deckungsgleich mit denen der ihnen zugehörigen Verbände sind. Diese können teilweise sogar gegenteilig sein, wie die weiteren Ausführungen des Kapitels darstellen. Gleichwohl sind es die Verbände, die in der Regel (gesundheitspolitischen) Einfluss geltend machen.

93 Die geringe Einflussstärke liegt u. a. an der grundsätzlichen Einschränkung von repräsentativen Demokratiesystemen sowie an den Charakteristika der Akteursgruppe an sich (Noweski 2012: 184).

94 Policy-Präferenzen umfassen im Folgenden die Interessen und Ziele der komplexen Akteure, die u. a. durch weitere grundlegenden Überzeugungen, ideelle handlungsleitende Orientierungen und in Folge dessen auch durch (spezifische) Problemwahrnehmungsmuster geprägt werden.

95 Als materielle Ziele von Parteien gelten vorrangig die Maximierung von Wählerstimmen und Ämtern. Wollen Parteien eine unterschiedliche Wählerklientel ansprechen, unterscheiden sich ihre parteispezifischen Präferenzen am stärksten (Bandelow und Schade 2009b: 59).

1. „Stabilisierung der Gesundheitsausgaben (‚Finanzierbarkeit'),
2. hochwertige Gesundheitsversorgung (‚Qualität'),
3. gleichwertige Versorgung der Bevölkerung unabhängig vom Einkommen (‚Solidarität') und
4. Sicherung und Schaffung von Arbeitsplätzen und Gewinnmöglichkeiten für die Leistungsanbieter im Gesundheitsmarkt (‚Wachstum') (Bandelow 2006: 197).

Diese Ziele gleichzeitig zu realisieren, ist grundsätzlich schwer und führt wiederkehrend zu Wertekonflikten innerhalb der Parteien bzw. Akteure und vor allem auch zwischen den Akteuren[96] und weiter zu gesundheitspolitischen Konflikten zwischen den Interessengruppen (ebd.). Inwiefern Konflikte zwischen den Zielen gesehen werden, ist wesentlich vom Akteur und seiner ideellen Überzeugung sowie seiner spezifischen Gewichtung der Ziele abhängig. „Akteure, die dem Qualitätsziel eine hohe Präferenz einräumen, verneinen tendenziell mögliche Konflikte zu anderen Zielen. [...] Dagegen sehen sowohl Akteure mit einer primären Präferenz für das Solidaritätsziel als auch Akteure mit einer primären Präferenz für das Wachstumsziel hier Zielkonflikte" (Bandelow und Schade 2009b: 59). Durch den kontinuierlichen Anstieg der Beitragssätze der GKV herrscht zunehmend ein von vielen Akteuren und auch von der Wissenschaft kaum geleugneter Konflikt zwischen der Finanzierbarkeit und den anderen Zielen. Eine zeitgleiche Orientierung an den Wachstums- und Solidaritätszielen konnte seit den 1970er Jahren nicht mehr gewährleistet werden (Bandelow 2006: 162). Politische Akteure, besonders die politischen Parteien, müssen sich für eine Gewichtung der Ziele entscheiden, was wiederum zu zentralen Konflikten zwischen den Parteien führt (Bandelow und Schade 2009b: 60).

2.2.1 Parteipolitische Akteure

Seit den 1980er wandelt sich das deutsche Parteiensystem und ist mit dem Einzug von Bündnis 90/Die Grünen in den Bundestag (1983) pluralistischer gewor-

---

96 „So kann Finanzierbarkeit in Widerspruch vor allem zu Wachstum und Qualität geraten, da letztgenannte Ziele eine Ausweitung der Ressourcen erfordern. Wachstumsinteressen können mit dem Solidaritätsziel kollidieren, sofern die öffentlichen Finanzierungsmöglichkeiten begrenzt sind und Wachstum nur durch zusätzliche private Finanzierung möglich wird. Selbst Qualität und Wachstum sind nicht deckungsgleich, obwohl hier die Widersprüche am wenigsten offenkundig sind. Qualitätsinteressen können aber zu einer Mittelverwendung im Gesundheitswesen führen, die von den Interessen der nationalen Leistungsanbieter abweicht" (Bandelow 2006: 159). Finanzierbarkeit findet ihren Ausdruck bspw. in dem operationalisierten Ziel der Beitragssatzstabilität (ebd.).

den. Bestand es bis dahin mit Union, SPD und FDP aus „zweieinhalb" Parteien, kam mit der Bundestagswahl 2005 ergänzend DIE LINKE als fünfte Partei hinzu und weitere Wandlungen bis hin zu einem fluiden Fünfparteiensystem sind zu konstatieren (u. a. Niedermayer 2015: 6-7; von Alemann et al. 2010: 84f.). In der Folge sind auch die potentiellen Regierungskonstellationen sowie Bündnismöglichkeiten zwischen den Parteien vielfältiger geworden. Das Parteiensystem und darin die einzelnen Parteien sehen sich mit veränderten gesellschaftlichen, institutionellen, organisatorischen und strategischen Rahmenbedingungen konfrontiert (u. a. von Alemann et al. 2010: 222). Zurückgeführt wird dieser Wandel auf eine Vielzahl unterschiedlicher Phänomene und Aspekte wie den Wandel der Erwerbsstrukturen, Milieuerosionsprozesse[97], gesellschaftlichen Wertewandel, Individualisierungstendenzen verbunden mit der Abkehr der Bevölkerung von gesellschaftlichen Großorganisationen und dem Verfall von Parteienbindungen etc. (u. a. ebd.: 232f.; Decker 2013: 28f.; Lösche 2009: 8). Wenngleich Art, Ausmaß und Richtung dieser Veränderungen von der Wissenschaft sehr kontrovers bewertet werden, lässt sich unumstritten festhalten, dass die Benennung von parteispezifischen Präferenzen und Positionen allgemein sowie im Zeitverlauf erschwert wird. Schließlich ist davon auszugehen, dass Parteien „[...] aus unterschiedlichsten Gruppierungen, Organisationseinheiten und Gliederungen bestehen, die jeweils völlig unterschiedliche Interessen vertreten können" (Haas et al. 2008: 14). Erschwerend wirkt, dass sich wiederkehrend für fast jede Partei innerparteiliche Konfliktlinien, u. a. durch unterschiedliche Werteorientierungen, ausfindig machen lassen, die ebenfalls die gesamtpolitische Ausrichtung beeinflussen. Entsprechend verwundert es nicht, dass sowohl für spezifische politische Fragestellungen als auch für die wesentlichen Politikfelder eindeutige parteiprogrammatische Benennungen von Zielen und Forderungen in der Literatur nur selten vorzufinden sind. Grundsätzlich stellt sich die valide empirische Einschätzung parteipolitischer Programmatiken aufgrund der Komplexität des politischen Systems und der Akteure an sich als eine komplizierte Angelegenheit dar (u. a. Egle 2009: 62). Gleichwohl kann davon ausgegangen werden, dass sich politische Parteien und Koalitionsregierungen durch divergente ideologische Standpunkte kennzeichnen, die sich in programmatischen Unterscheidungen in den einzelnen Politikfeldern wie der Gesundheitspolitik widerspiegeln (u. a. ebd.; von Beyme 2000: 64f.). Je nach ideologischen Präferenzen und wahltaktischen Erwägungen legen die Parteien unterschiedliche Schwerpunkte auf Policies. Diese Schwerpunkte können wiederum je Legislaturperiode variieren. Überdies

---

97 Durch eine Erosion der traditionellen Sozialmilieus (wie des kirchlichen und sozialdemokratischen Milieus) können diese ihre vormals bestehenden politischen Sozialisationsleistungen nicht mehr erbringen. Auch haben alle Parteien, besonders aber Union und SPD, mit geringen und sinkenden Mitgliedschaften zu kämpfen (Niedermayer 2005: 82).

wird durch die veränderten Rahmenbedingungen auch der Parteienwettbewerb verschärft, da sich sowohl die zwei vormals dominierenden „Volksparteien" Union und SPD[98] als auch die kleineren Parteien ihrer Wählerschaft nicht mehr sicher sein können. Obwohl weiterhin zwischen den einzelnen Parteien unterschiedliche Akzente in den Zielepräferenzen gelegt werden, kommt es doch in verschiedenen Bereichen zur Angleichungen zwischen den Parteien, sodass diese nun zunehmend um das gleiche Wählerpotential konkurrieren (wenn auch mit unterschiedlichen Akzenten und mit unterschiedlichen Konstellationen) (u. a. Decker 2013: 22f.). Das Ziel der Maximierung von Wählerstimmen führt zusammen mit dem Wandel des Parteiensystems zu einem Bedeutungsgewinn strategischen Agierens seitens der Parteien. Im Kontext von Gesundheitsreformen bzw. ihrer erfolgreichen Verabschiedung und Umsetzung wird die Notwendigkeit strategischen Handelns von Parteien sowie von Akteuren des Regierungsapparates durch die hohe Pluralität von Interessen und Akteuren unterstrichen (Gerlinger 2002a: 15). Dabei können traditionelle klientelische Zuordnungen[99] zwischen Wählerschaft bzw. gesellschaftlichen Gruppierungen und politischem Lager sowie Unterschiede in den ideologischen Präferenzen und Kernkompetenzen einzelner Parteien zwar weiterhin benannt werden, ihr Einfluss auf tatsächliche Policy-Positionen lässt sich hingegen schwer(er) abschätzen.[100]

Bündnis 90/Die Grünen, die sich aus einer Bürger- und Friedensbewegung entwickelten, konnten erst mit dem 2002 verabschiedeten Grundsatzprogramm neben ihren klassischen umweltpolitischen Themen auch im Bereich von arbeits-, sozial- und gesundheitspolitischen Fragestellungen Positionen beziehen. Eine tatsächliche Programmdebatte auch mit Blick auf gesundheitspolitische Fragestellungen erfolgte hingegen erst auf dem „Zukunftskongress" der Grünen im Herbst 2006. Dabei bleibt zu betonen, dass Gesundheitspolitik nicht zu den Kernthemen der Partei zählt (u. a. Poguntke 2003: 101). Eine Benennung von klientelischen Bindungen ist in der Literatur kaum vorzufinden, gleichwohl werden sie zuweilen als „Partei der bürgerlichen aufgeklärten Mittigkeit mit ökologischem Profil" (Lösche 2009: 10) dargestellt. Nach Bandelow (2006: 156) ist davon auszugehen, dass die Grünen das Ziel der Qualitätssteigerung in der Gesundheitspolitik am stärksten gewichten und ihr Handeln an Sozialnormen ausrichten. Ergänzend betont Hartmann (2003: 16), dass die Partei sich im Zeit-

---

98 Obwohl bereits weitverbreitet vom Untergang der Volksparteien, die auch als „Massenintegrationsparteien" verstanden wurden, die Rede ist (u. a. Lösche 2009: 4), wird im Folgenden weiterhin diese Begrifflichkeit verwendet.
99 Diese erlitten zwar einen Bedeutungsverlust, liegen aber immer noch vor.
100 Auf Ebene der einzelnen Parteien (beginnend mit den zwei großen Parteien) haben sich parteiinterne gesundheitspolitische Gremien entwickelt, die neben einer Steigerung von Expertenwissen den Bedeutungsverlust ursprünglicher Klientelbeziehungen ermöglichten (Döhler und Manow 1995: 3).

2.2 Akteure im deutschen Gesundheitswesen und der ambulanten kassenärztlichen Versorgung 47

verlauf, spätestens im Verlauf der 15. Legislaturperiode, zur „Wettbewerbspartei" wandelte. Überdies wird sie heute nicht mehr nur als „natürlicher" Koalitionspartner der SPD verstanden, sondern als mögliche „Scharnierpartei" zum linken Lager (Niedermayer 2015: 151). Neben innerparteilichen Konflikten u. a. um Grundsatzfragen war die politische Arbeit der Grünen vor allem in den ersten Jahren nach erstmaliger Übernahme der Regierungsverantwortung (1998) von organisatorischen und strategischen Schwächen geprägt (u. a. Poguntke 2003: 98).

Die FDP büßte nach vielen Dekaden einer ununterbrochenen Regierungsbeteiligung (1949-1998) durch das Auftreten der Grünen als Regierungspartei die liberale Vorherrschaft als Scharnier- bzw. Funktionspartei im Sinne eines „festen" Koalitionspartners für eine der zwei großen Volksparteien ein.[101] Mit dem Rollenverlust der Mehrheitsbeschafferin geht auch der Verlust der vormals sicheren, traditionellen „Leihstimmen" (vorrangig der Unionsanhänger) einher (u. a. Niedermayer 2015: 130; von Alemann et al. 2010: 68). Wie keiner anderen Partei haftet ihr das Image einer Klientelpartei im Allgemeinen sowie für das Gesundheitswesen im Speziellen an. Dabei gilt sie als wichtigster Adressat der Lobbyarbeit von Vertretern des selbständigen kleinen und mittleren Mittelstandes sowie der Freiberufler, für das Gesundheitswesen sind dies insbesondere Ärzte und Apotheker (Lehmbruch 2000a: 114; Bandelow 2006: 167). Einhergehend mit der zugeschriebenen Verortung ihrer Kernkompetenz in Wirtschaftsfragen positioniert sie sich stets für Marktfreiheit und Steuersenkungen (u. a. Lösche 2009: 10; Zohlnhöfer 2007: 131; Niedermayer 2015: 108). Diese Ziele werden auch auf das Gesundheitswesen übertragen, sodass die Liberalen als extreme Verfechter des „Wachstumsziels" bezeichnet werden (Bandelow 2006: 169).

Für die Union, als bundesweiter Zusammenschluss aus CDU und CSU, geht mit dem Regierungswechsel 1998 eine lange Ära von 16 Jahren christlichdemokratischer Regierungsverantwortung vorüber. Als Volkspartei ist sie im besonderen Maße von den gesellschaftlichen Entwicklungen und deren Einfluss auf das Parteiensystem betroffen. Das traditionelle kirchengebundene katholische (Wähler-)Milieu der Union ist zunehmend erodiert und sichergeglaubte Wählerstimmen sind verloren gegangen. Wenngleich die Christlich-Bürgerlichen ebenso wie die Gruppe der Arbeitgeber die Stammklientel bleiben (u. a. Niedermayer 2015: 16), wird dennoch das Wählerpotential heterogener. In der Folge werden neue (strategische) Positionierungen und Konzepte allgemein sowie für einzelne Politikfelder gesucht (Niedermayer 2003: 30). Die Union unterlag in den vergangenen zwei Dekaden weitreichenden innerparteilichen Wandlungsprozessen

---

101 Als liberales Korrektiv von CDU/CSU und SPD (Niedermayer 2015: 103).

(u. a. Zolleis und Schmid 2015: 28). Zusammen mit ihrem Marktkern, der Wirtschaftskompetenz (u. a. Niedermayer 2015: 16), richtet sich ihre gesundheitspolitische Zielgewichtung auf die Finanzierbarkeit. Daneben bewertet sie das Wachstumsziel höher als das Solidaritätsziel, wenngleich auch diese Gewichtungen sich im Zeitverlauf verschieben. Ergänzend bleiben, trotz Bedeutungsverlustes im Politikfeld Gesundheitspolitik, klassische Bindungen zu den Arbeitgebern und den Leistungserbringern bestehen (u. a. Neumann 2009: 92; Bandelow 2006: 169).

Für die Sozialdemokraten hat der Verlust der Stabilität und Kontinuität des Parteiensystems wie für die Union weitreichende Bedeutung für ihre politische Existenz. Das alte sozialdemokratische Milieu, der sekundäre Sektor, schrumpft kontinuierlich und mit ihm die Bindungen zwischen „facharbeiterlich-gewerkschaftlicher" Wählerschaft und sozialdemokratischer Partei (u. a. Lösche 2009: 8). In der Folge unterlag auch die SPD weitreichenden innerparteilichen Wandlungsprozessen in ihren Positionierungen. Eine besondere Wendung erfuhr sie in der 15. Legislaturperiode. Diese fand ihren besonderen Ausdruck in der „Agenda 2010"[102], die mit erheblichen Folgen und Veränderungen im Bereich der Wählerschaft und der innerparteilichen Strukturen in Verbindung gebracht werden kann (u. a. Niedermayer 2015: 13). Gleichwohl liegt auch noch heute der Markenkern der SPD in der Sozialkompetenz. So kann sie traditionell auf starke personelle und sachliche Ressourcen in sozialpolitischen Fragen zurückgreifen (ebd.). Wenngleich die Stärke der Bindungen fluide und das allgemeine Wählerpotential heterogener geworden ist, gilt die SPD noch immer als Repräsentantin der Arbeitnehmer. Überdies werden Bindungen zu Gewerkschaften und Ortskrankenkassen benannt (Bandelow 2006: 163). In der sozialdemokratischen Gesundheitspolitik dominierte bis in die Mitte der 1970er Jahre das Solidaritätsziel, das durch den Bedeutungsgewinn der Kostendämpfungspolitik um das Finanzierungsziel und die Beitragssatzstabilität ergänzt wurde (ebd.: 169).

2.2.2 Die Ärzteschaft und ihre Verbände

Die ambulante Versorgung der GKV wird maßgeblich von Fach- und Hausärzten bzw. den Vertragsärzten (traditionell als niedergelassene Ärzte bezeichnet) des GKV-Systems realisiert. Berufssoziologisch stellt der Arztberuf eine Profession dar, die durch Autonomie, eine spezialisierte Wissensbasis (deren Definition,

---

102 Die Agenda 2010 stellt ein Reformkonzept für das deutsche Sozialsystem und den Arbeitsmarkt dar. Seitens der Bevölkerung wird dieses zuweilen auch als Synonym für soziale Ungerechtigkeit wahrgenommen. Es veranlasste weitreichende innerparteiliche Konflikte und Flügelkämpfe (u. a. Niedermayer 2015: 13; Spier und von Alemann 2015: 50).

Entwicklung und Anwendung) sowie die Vertrauenswürdigkeit ihrer Mitglieder gegenüber der Gesellschaft charakterisiert ist (Klemperer 2006: 61). In der Praxis der ärztlichen Tätigkeit findet dies u. a. seinen Ausdruck in der ärztlichen Freiberuflichkeit, der Therapie- und Diagnosefreiheit (ärztliche Autonomie) sowie im Behandlungsmonopol und der freien Arztwahl (Noweski 2012: 267; Lepperhoff 2004: 191). Diese Aspekte sowie die strukturellen Gegebenheiten des GKV-Systems und die zentrale Stellung in der ambulanten Versorgung verhalfen den deutschen Ärzten im europäischen Vergleich zu einer gewissen „Sonderrolle". Sie verfügen über wirtschaftlich gute Niederlassungsmöglichkeiten (z. B. Noweski 2004: 66) und zählen zu den erfolgreichsten Interessenverbänden innerhalb der Gesundheitspolitik, wenngleich sich ihr gesundheitspolitischer Einfluss im Zuge der gewandelten Rahmenbedingungen seit den 1990er Jahren verringert hat (z. B. Bandelow 2007: 288).

Das Handeln der Ärzteschaft und die ärztlichen Interessen werden nicht nur von der ärztlichen Ethik und Gemeinwohlaspekten wie einer optimalen gesundheitlichen Versorgung der Patienten geprägt, sondern maßgeblich von berufsständischen Zielen. Hierzu zählen sowohl monetäre Aspekte wie möglichst hohe Einkünfte als auch die Steigerung bzw. der Erhalt des gesellschaftlichen Status und der Privilegien der Freiberuflichkeit (Bandelow 2004b: 51; Musil 2003: 167; Stillfried und Jelastopulu 1997: 30f.).[103] Entsprechend stellt sich der Schutz der „professionellen Autonomie", die die wesentlichen standespolitischen Ziele vereint, als handlungsleitende Orientierung (ärztliches Belief-System) dar. Um die Ziele zu realisieren, gilt es in der ärztlichen Interessenvermittlung aufgrund der historisch gewachsenen Strukturen das Kollektivvertragssystem bzw. den Sicherstellungsauftrag, die Unabhängigkeit von den Krankenkassen und das Behandlungsmonopol zu schützen (Lepperhoff 2004: 191; Noweski 2004: 6f.). Strukturelle Änderungen wie die Etablierung eines Vertragswettbewerbs und Kompetenzerweiterungen eines Verhandlungspartners können schließlich als Störungen des vormals bestehenden Verhandlungsgleichgewichts und weiterführend als Bedrohung (vorrangig für die traditionell etablierten Akteure) im Handlungsfeld der GKV gedeutet werden (Weber 2001: 256; Noweski 2012: 221f.).

Die recht homogen wirkende Gruppe der Ärzteschaft hat sich mit den Wandlungen der strukturellen Rahmenbedingungen zunehmend ausdifferenziert. Mittlerweile besteht ein Pluralismus von Ärzteverbänden, die je nach Stellung im ordnungspolitischen Gefüge unterschiedliche Interessenlagen und -strategien aufweisen (Birkelbach 2003: 175; Bandelow 2007: 278). Diese Entwicklungen sowie die Beziehungen der Ärzteverbände untereinander beeinflussen sowohl die

---

103 In den vergangenen Jahrzehnten haben besonders honorarpolitische Forderungen an Bedeutung gewonnen.

Chancen der Interessensvermittlung als auch die eigenen ordnungspolitischen Vorstellungen (Gerlinger 2009a: 33). Im Jahr 2014 nahmen 143.635 Ärzte an der vertragsärztlichen Versorgung teil, darunter waren 109.638 Vertragsärzte (76 Prozent). Von diesen gut hunderttausend vertragsärztlich tätigen Ärzten waren 48 Prozent (52.648) Hausärzte (gemäß Bedarfsplanungsrichtlinie inklusive Allgemein-/Praktischen Ärzten, Hausinternisten, Kinderärzten) (KBV 2014, eigene Berechnungen). Im Jahr 1986 machte der Anteil der hausärztlichen Vertragsärzte an allen Vertragsärzten noch 65,4 Prozent, im Jahr 1996 nur noch 54,8 Prozent und im Jahr 2006 bereits unter 50 Prozent (49,3 Prozent) aus (Kopetsch 2010: 50). Diese Zahlen verdeutlichen zum einen, dass der Anteil der Hausärzte innerhalb der KBV geringer ist als der der Fachärzte, und zum anderen verweisen sie auf den vermeintlichen Trend eines Bedeutungsverlustes der hausärztlichen Versorgung (u. a. Rosenbrock und Gerlinger 2015: 172) (siehe Kapitel 3). Weiterhin stellt sich der Anteil der in der ambulanten Versorgung angestellten Ärzte als Einflussfaktor auf die ärztliche Interessenvermittlung dar. Im Jahr 1998 waren im ambulanten Bereich lediglich rund 7.800 angestellte Ärzte tätig (Bundesärztekammer (BÄK) 1998). Bis zum Jahr 2006 ist dieser Anteil bereits auf ca. 9.100 gewachsen (BÄK 2014) und hat sich bis zum Jahr 2014 mit 26.307 fast verdreifacht (ebd.). Es arbeitet zwar weiterhin der deutlich überwiegende Anteil der Vertragsärzte als Freiberufler, gleichwohl wird deutlich, dass sich die Struktur der Ärzteschaft wandelt. Dies wird weiterhin durch einen wachsenden Anteil an ambulant tätigen Ärztinnen deutlich. Lag der Anteil der Frauen bei allen an der ambulanten ärztlichen Versorgung teilnehmenden Ärzten (inklusive Privatärzten) im Jahr 1998 bei rund 34,5 Prozent (BÄK 1998), wuchs dieser bis zum Jahr 2006 auf 37,5 Prozent (BÄK 2006) und verzeichnete bis zum Jahr 2014 einen weiteren deutlichen Anstieg auf 42,4 Prozent (BÄK 2014). Ein gestiegener Anteil an angestellten Ärzten bedeutet nicht, dass die Interessenvermittlung per se geschwächt wird. Vielmehr müssen die Ärzteverbände stärker als zuvor die spezifischen Interessensverlagerungen, die auch durch die wachsende Anzahl an Frauen im Arztberuf bedingt sind, berücksichtigen.[104]

Abgeleitet von den strukturellen Rahmenbedingungen stellt sich die KBV zusammen mit den 17 regionalen KVen als zentraler Akteur bzw. Verband zur Realisierung der ambulanten Versorgung dar. Ihr Status einer Körperschaft des öffentlichen Rechts (§ 77, 5 SGB V) sowie die Übertragung des Sicherstellungsauftrags (§ 75 SGB V) verhalfen ihr zu einer starken Machtposition. Da für jeden Mediziner, der an der kassenärztlichen Versorgung teilnehmen möchte, eine

---

104 Es ist bspw. anzunehmen, dass der Status der Freiberuflichkeit eine geringere Bedeutung erhält. Gleichwohl ist auch dies nicht mit einer Einschränkung der ärztlichen Autonomie gleichzusetzen.

Zwangsmitgliedschaft in einer der KVen besteht, haben diese quasi Bestandsschutz erhalten. Ferner haben die KVen und die KBV den gesetzlichen Auftrag, zu prüfen, ob die Vertragsärzte ihre Pflichten erfüllen und die staatlichen Rahmenvorgaben eingehalten werden. Darüber hinaus müssen sie die Rechte der Vertragsärzte gegenüber den Krankenkassen im Rahmen des Sicherstellungauftrags wahrnehmen (§ 75, 1-2 SGB V).[105] Gemeinsam verschaffte dies den KVen ein Vertragsmonopol in der kollektivvertraglich gestalteten ambulanten Versorgung sowie eine bedeutende Rolle innerhalb der Interessenvertretung der niedergelassenen Ärzte (u. a. Bandelow 2007: 273). Ursprünglich sollte das Vertragsmonopol eine innerärztliche Konkurrenz bei den Vertragsverhandlungen mit den Kassen verhindern (z. B. ebd.; Bandelow 2004b: 66; Noweski 2004: 41).[106] In der Folge nehmen die KVen eine gesetzlich festgeschriebene, aber „[...] politisch umstrittene Doppelstellung- bzw. Funktion als Körperschaft mit öffentlichen Aufgaben einerseits und als politische Vertretung ärztlicher Partikularinteressen andererseits ein" (Bandelow 2007: 274). Dies hat zusammen mit den veränderten Rahmenbedingungen und Regulierungsstrukturen (wie der Liberalisierung des Vertragswettbewerbs[107]) zunehmend zu einer Problematik in der Interessenaggregation und -artikulation der KVen geführt (z. B. ebd.). Verschärfend wirkt der zunehmend restriktive Finanzrahmen der GKV, der verbunden mit der Anfang der 1990er geschaffenen gedeckelten Gesamtvergütung bei einer zu hohen Ärztezahl zu enttäuschten Einkommenserwartungen der Vertragsärzte sowie honorarpolitischen Verteilungskonflikten zwischen den einzelnen Arztgruppen führte (Gerlinger 2009a: 41).[108]

---

105 Wie die Erfüllung der Präsenz- und Leistungserbringungspflichten, die in den Bundesmantelverträgen geregelt sind. Durch diese ist es den KVen nicht gestattet, Streiks, organisierte Praxisschließungen sowie andere Formen der Leistungsverweigerung durchzuführen (u. a. Rosenbrock und Gerlinger 2014: 183). Bei der Wahrnehmung dieses Sicherstellungsauftrags wirken KBV und KVen mit den Kassen zusammen (§ 72,1 SGB V). In den Vertragsverhandlungen zu den Kollektivverträgen verhandeln die KVen mit den Kassen u. a. über die Höhe der Gesamtvergütung. Auch sind die KVen für die Verteilung der Honorare an die einzelnen Ärzte verantwortlich.
106 Überdies werden dem Kollektivvertragssystem geringere Ex-ante-Kosten gegenüber individualisierten Vertragsformen je nach Perspektive zugesprochen, da an das Management der Vertragsverhandlungen erhebliche Anforderungen gestellt werden (Weber 2001: 257).
107 Das selektive Kontrahieren von Leistungserbringern durch die Kassen kann dazu führen, dass die ärztliche Tätigkeit (von außen) steuerbar wird, und so der ärztlichen Autonomie entgegenstehen. Inwiefern dies tatsächlich in der Praxis der Fall ist, gilt als strittig (Kumpmann 2012: 267).
108 Die Kostendämpfungspolitik, deren Notwendigkeit sich u. a. durch die zu hohe Arztdichte ergab, führte zu einer verschlechterten ökonomischen Situation und so zu Einnahmeeinbußen auf Seiten aller Ärzte (u. a. Perschke-Hartmann 1994: 65; SVR 1990: 140).

Dies spiegelt sich wiederum in einer wachsenden Unzufriedenheit der Mitglieder gegenüber der Interessenvermittlung der Verbände[109] wider, vorrangig in Bezug auf die wirtschaftlich-ökonomische Interessenvertretung (u. a. Bandelow 2007: 274; Brechtel 2001: 14). Aufgrund der Orientierung an den staatlichen Vorgaben werden die Körperschaften von einzelnen Teilen der Ärzteschaft auch als Vertreter staatlicher und nicht der eigenen Interessen kritisiert (Bandelow 2004b: 53). Überdies wird den KVen eine langjährige „einseitige Klientelpolitik" zugunsten der Fachärzte zugeschrieben (Rühmkorf 2010: 172).[110]

Wiederkehrend führen diese Wahrnehmung sowie die innerärztlichen Konflikte zu Spaltungs- bzw. Austrittsbestrebungen[111], vorrangig seitens der Hausärzte respektive der Allgemeinmediziner (u. a. Gerlinger 2009a: 42). Zumindest ein eigenes Verhandlungsmandat stellt sich als permanente Forderung der Hausärzte innerhalb der KBV dar (u. a. Bandelow 2007: 286). Die zunehmend erodierende innerärztliche Kohäsion beeinträchtigt wiederum die Handlungsfähigkeit der KVen nachhaltig und führt weiterhin zu einer erhöhten Kompromissbereitschaft der KBV gegenüber dem Gesetzgeber und den Kassen. Dies geschieht auch, um die eigene verbandliche Existenz zu sichern und Verbandskompetenzen auszubauen oder zumindest zu erhalten (ebd.: 288f.).[112] Schließlich stellt sich die Lockerung der wichtigsten Machtressourcen, des Sicherstellungsauftrags und des Kollektivvertragssystems, gerade für die KVen und die KBV (mit Blick auf Legitimation und Existenz) als entscheidende Bedrohung dar (Noweski 2012: 292; Bandelow und Schade 2009a: 101). Das liegt auch daran, dass durch die Selektivverträge für den einzelnen Vertragsarzt nun genau solche Exit-Optionen aus den Kollektivverträgen und somit auch aus dem „Zwangsverband" der KBV entstanden sind.

In der Folge wurde die Durchsetzungsfähigkeit der KVen und der KBV nachhaltig geschwächt. Zusammen mit einer durch Verabschiedung des GMG 2004 veranlassten Organisationsreform (mit dem Ziel der Professionalisierung

---

109 „Deren Vorstände sind immer weniger in der Lage, zwischen den vom Gesetzgeber und von den Krankenkassen formulierten Handlungsanforderungen einerseits sowie den Interessen ihrer Mitglieder andererseits zu vermitteln. Die KV-Vorstände bewegen sich, so könnte man sagen, im Widerspruch zwischen Einflusslogik und Mitgliedschaftslogik" (Gerlinger 2009a: 42).
110 Die nach Meinung unterschiedlicher Akteure und Wissenschaftler ihren Ausdruck in tendenziell unterbewerteten Honoraren der Allgemeinmediziner zugunsten der Fachärzte findet (Rühmkorf 2010: 172).
111 Ein Systemausstieg, u. a. in Form einer kollektiven Zulassungsrückgabe ist hingegen mit rechtlichen Restriktionen und nur unter bestimmten Voraussetzungen realisierbar (§ 95b SGB V).
112 Dies neben der stetigen Forderung der finanziellen Besserstellung der eigenen Mitglieder. Ein radikaler Systemwechsel der GKV-Strukturen wird in der Folge von der KBV nicht angestrebt. Vielmehr geht es um den Erhalt der (vormals dominierenden) eigenen Stellung im Ordnungsgefüge (Bandelow 2007: 284).

2.2 Akteure im deutschen Gesundheitswesen und der ambulanten kassenärztlichen Versorgung

der Verbandsstrukturen seitens des Gesetzgebers)[113] unterlagen sie in den vergangenen zwei Dekaden weitreichenden innerverbandlichen Veränderungen. Über eine Zwangs- bzw. Pflichtmitgliedschaft rekrutieren ebenfalls die 17 Landesärztekammern ihre Mitglieder.[114] Auch sie haben den Status einer Körperschaft des öffentlichen Rechts. Jeder Mediziner ist mit der Approbation Mitglied in einer dieser Landesärztekammern. Diese sind nicht als berufspolitische Interessenverbände zu verstehen, sondern dienen primär der Überwachung der ärztlichen Berufsethik und übernehmen teilweise „quasi-staatliche Funktionen", indem sie durch den Erlass der Aus- und Weiterbildungsordnungen für Ärzte u. a. wesentlich an der Qualitätssicherung beteiligt sind (Rosenbrock und Gerlinger 2014: 388). Durch eine Stärkung der Gemeinsamen Selbstverwaltung (Kassen und KVen) in den 1970er Jahren verloren die Kammern deutlich an Einfluss (z. B. Bandelow 2004b: 53; 2007: 274). Auch wenn sie durch politische Stellungnahmen einzelner Mitglieder öffentlich Wirkung (als wichtige politische Machtressourcen) erzeugen können, ist ihr politischer Einfluss von geringer Bedeutung. Schließlich stellt sich u. a. auch ihre Mitgliederstruktur als zu heterogen dar.

Beiden Zwangsverbänden ist gemein, dass ihren Mitgliedern die Möglichkeit des Austritts (Exit) fehlt, sodass die Mitgliedschaft in krisenhaften Situationen verstärkt zur Artikulation der Unzufriedenheit (Voice) genutzt wird (vgl. Hirschmann 1970). Dies beinhaltet auch Äußerungen über andere Verbände. Dabei ist ferner davon auszugehen, dass die Interessenkonvergenz in Zwangsverbänden herabgesetzt ist, die aber eine entscheidende Bedeutung bei der zielgerichteten Nutzung von Machtressourcen hat (Noweski 2012: 103). In Freiwilligenverbänden ist demgegenüber der Mitgliederaustritt wahrscheinlicher (Brechtel 2001: 278f.). Durch Selektivvertragsoptionen haben sich nun aber auch für die Vertragsärzte Exit-Optionen aus den KBV entwickelt.[115] Grundsätzlich

---

113 Neben der Pflicht zur Einführung eines hauptamtlichen Vorstands (mit bis zu drei Mitgliedern und einem hausärztlichen Vertreter) und der veränderten Funktion der Vertreterversammlung, die zum alleinigen Selbstverwaltungsorgan (als Legislativ- und Kontrollorgan) umgewandelt werden sollte, in der die Hausärzte nun in eigenen Angelegenheiten alleine stimmberechtigt sein. Ferner wurde durch gesetzlich vorgegebene Zusammenschlüsse die Anzahl der regionalen KVen von vormals 23 auf 17 KVen bundesweit reduziert (§§ 77ff. SGB V). Besonders die Einführung der hauptamtlichen Strukturen traf seitens der KV-Vertreter auf harsche Kritik. Bereits durch die Gesundheitsreform 2000 wurde mit § 79c SGB V ein beratender Fachausschuss für die hausärztliche Versorgung eingeführt. Erst mit dem VSG 2015 dürfen innerhalb der KBV Vertreter der Hausärzte über die Belange, die ausschließlich die hausärztliche Versorgung betreffen, selbst entscheiden (§ 79, 3a SGB V). Gleiches gilt für die Fachärzte.

114 Die BÄK koordiniert als Arbeitsgemeinschaft der Landesärztekammern bzw. als Dachorganisation, die einzelnen Kammern. Sie zielt hier u. a. auf einen Erfahrungsaustausch ab und fungiert als wichtiges Sprachrohr aller Ärzte (Bandelow 2007: 273).

115 Dabei gilt jedoch zu beachten, dass dies für den einzelnen Arzt mit ökonomischer Unsicherheit verbunden ist, da er bislang im sicheren Netz der KBV-Strukturen tätig war bzw. ist.

besteht demnach in der Interessenvertretung der Ärzteschaft eine Art „Dualismus" von zwei verschiedenen Verbandstypen: ärztlichen Körperschaften und freien Interessenverbänden. Durch die steigende Unzufriedenheit der Ärzte mit der Arbeit der körperschaftlich organisierten Verbände haben sodann die freien Interessenverbände innerhalb der Ärzteschaft und der ärztlichen Interessenvermittlung an Bedeutung gewonnen und im Zuge dessen auch ihre Handlungskompetenzen erweitert (z. B. Bandelow 2007: 273). Unter diesen Ärzteverbänden sind zwei Grundtypen zu unterscheiden: „freie Berufsverbände" und „ärztliche Fachverbände" (Rosenbrock und Gerlinger 2014: 184). Dabei wird die Interessenvertretung durch Zwangsverbände von den Ärzten schlechter bewertet als die Interessenvertretung durch Freiwilligenverbände (Brechtel 2001: 286).[116]

Die Mitgliedschaft in freien Berufsverbänden steht jedem Arzt, unabhängig von seiner Fachzugehörigkeit sowie der Stellung im Beruf offen (Rosenbrock und Gerlinger 2014: 184). Die freien Verbände streben auf Grundlage eigener politischer Positionen gesundheitspolitische Lobbyarbeit sowohl innerhalb als auch außerhalb der Ärzteschaft an. Der Hartmannbund gilt als bedeutender freier Ärzteverband. Er tritt regelmäßig mit gesundheitspolitischen Stellungnahmen in Erscheinung.[117] Zwar steht er formell allen Arztgruppen offen, ist primär aber ein Verband der niedergelassenen Mediziner (Birkelbach 2003: 158f.; Bandelow 2007: 275).[118] Auch die freien Ärzteverbände sind von der gewachsenen Bedeutung von Partikularinteressen, besonders bei finanziellen Fragen einzelner Arztgruppen, betroffen. Eine fachübergreifende Organisation von Ärzten ist durch die innerärztlichen Interessenskonflikte mit Blick auf Interessenartikulation und -durchsetzung kaum noch möglich (Gerlinger 2009a: 42).

In der Folge konnten ärztliche Fachverbände, bei denen eine Fachgruppenzugehörigkeit zur Mitgliedschaft vorausgesetzt wird, einen enormen Bedeu-

---

116 Besonders die wirtschaftlich-ökonomische Verbandsarbeit wird von der Ärzteschaft zunehmend (und mit besonderer Stärke seit dem GSG) kritisch in Frage gestellt (Brechtel 2001: 282).
117 Historisch sind die KVen aus dem Hartmannbund hervorgegangen, der auch als „Gewerkschaft" der Ärzte verstanden wurde. Entsprechend bestehen noch heute teilweise enge personelle Verflechtungen sowohl im Vorstand wie in der Mitgliedschaft (Noweski 2004: 54). Der Marburger Bund, ebenfalls eine Art „Ärztegewerkschaft", zählt zu den größten freien Ärzteverbänden Deutschlands. Dieser vertritt vorrangig angestellte und beamtete Mediziner und ist damit die zentrale Interessenvertretung der Krankenhausärzte (Bandelow 2007: 274). Ebenso ist im Kontext der freien ärztlichen Berufsverbände der Verband der niedergelassenen Ärzte Deutschlands (NAV-Virchow-Bund) zu nennen. Dieser verfügt aber gegenüber dem Hartmannbund über einen wesentlich geringeren Organisationsgrad sowie geringere materielle und selektive Anreize.
118 Nach eigenen Angaben vertritt der Hartmannbund über 70.000 Mitglieder (Hartmannbund 2014). Um Mitglieder zu rekrutieren, bedient sich der Verband vor allem materieller und exklusiver Anreize (Bandelow 2007: 275).

tungsgewinn (als gesundheitspolitische Akteure sowie mit Blick auf Mitgliederzuwächse) verzeichnen (u. a. ebd.). Aufgrund ihrer homogenen Mitgliederstruktur gelingt es ihnen, gezielt die Sonderinteressen ihrer Mitglieder in der Gesundheitspolitik zu aggregieren und zu artikulieren (ebd.; Brechtel 2001: 278). Ihr ursprünglicher Arbeitsschwerpunkt, die fachgruppenspezifische Fortbildung und Beratung der Mitglieder, wandelte sich in den vergangenen Dekaden zu einer stärkeren Ausrichtung auf die Vertretung der eigenen Gruppeninteressen in den innerärztlichen Verteilungskämpfen (ebd.). Der Deutsche Hausärzteverband (DHÄV) (bis 2002 Berufsverband der Allgemeinärzte Deutschlands, BDA)[119] wurde 1960 gegründet. Seine regionalen Untergliederungen hatten im Jahr 2014 mehr als 32.000 Mitglieder. Somit ist er nach eigenen Angaben der inzwischen größte Berufsverband niedergelassener Ärzte in Deutschland (DHÄV 2014). Der DHÄV und seine regionalen Untergliederungen haben in den letzten Jahren deutlich an politischem Einfluss gewonnen (Bandelow 2007: 277; Rosenbrock und Gerlinger 2014: 184f.). Er ist neben den KVen zu einem bedeutenden Vertragspartner (im einzelvertraglichen Bereich) der Kassen geworden (Paquet 2011: 34; Rosenbrock und Gerlinger 2014: 184f.). Die Managementaufgaben zum Abschluss und zur Durchführung dieser Verträge übergibt er zumeist an das genossenschaftlich organisierte Unternehmen, die Hausärztliche Vertragsgemeinschaft (HÄVG).[120] Der Verband tritt somit konkret in Konkurrenz zu den KVen, sowohl in Verträgen zur HzV als auch in weiteren Versorgungsbereichen (Gerlinger 2009a: 43). Besonders er kann als Nutznießer der innerärztlichen Konflikte und der Erosion der Machtposition der KVen bezeichnet werden (ebd.; Bandelow 2007: 290). Im Kontext der Interessenvermittlung kann der DHVÄ anders als die KVen exklusiv die Interessen der spezifischen Gruppe der Hausärzte innerhalb der Ärzteschaft und auch gegenüber der Politik vertreten (ebd.; Birkelbach 2003: 160).

Durch diese Art der Interessenvermittlung, mit einem deutlichen Fokus auf den materiellen Interessen ihrer Mitglieder (und somit auf Fragen der Honorar-

---

119 Wird im Folgenden vom DHÄV gesprochen, meint dies sowohl den Verband als BDA bis 2002 als auch danach.
120 Im Sinne einer qualifizierten Gemeinschaft, wie es vom Gesetzgeber vorgeschrieben ist (§ 73b SGB V), auch wenn Verhandlungen zwischen den Krankenkassen und der HÄVG in vielen Fällen nicht zu einem erfolgreichen Abschluss gelangten und heute bundesweit Schiedsverfahren laufen. Überdies schließen sich Ärzte, die aus dem Kollektivvertragssystem austreten wollen, in zielorientierten Ärzteverbänden zusammen und versuchen hier, in den KVen Mehrheiten für den Ausstieg aus dem Kollektivvertragssystem zu organisieren (Gerlinger 2009: 44; Bandelow und Schade 2009a: 98). Der bekannteste und bisher erfolgreichste Verband ist der MEDI-Verbund, der von ehemaligen Funktionären der KVen als Parallelorganisation zu diesen gegründet wurde (Bandelow und Schade 2009a: 98).

verteilung), stehen die Fachverbände untereinander in starker Konkurrenz.[121] Der DHÄV steht einer Vielzahl weiterer Facharztverbände und explizit der Berufsvereinigung Deutscher Internisten (BDI) gegenüber (ebd.: 156; Bandelow 2007: 275).[122]

Weiterhin lassen sich von den ärztlichen Fachverbänden ärztliche Fachgesellschaften abgrenzen.[123] Als eine Art Netzwerk stellen diese im Wesentlichen die wissenschaftliche Interessenvertretung der Ärzteschaft dar. Sie befassen sich weniger mit wirtschaftlichen und berufspolitischen Aspekten, sondern mit medizinischen und fachwissenschaftlichen Fragestellungen wie der Entwicklung von Behandlungsleitlinien. Entsprechend sind sie mehr als Experten denn als Interessenvertretungsorgan für ihre Mitglieder zu verstehen (Rosenbrock und Gerlinger 2014: 185).

Grundsätzlich verfügt die ärztliche Interessenvermittlung, trotz Einbußen in den vergangenen Dekaden, über weitreichende Machtressourcen bzw. eine hohe Konfliktfähigkeit. Schließlich erfolgte durch die strukturellen Wandlungen auch eine Verschiebung von Handlungs- und Einflusspotential innerhalb der Verbände der Ärzteschaft. Aufgrund der hohen (gesellschaftlichen) Bedeutung der zu erbringenden medizinischen Leistungen stellt eine mögliche Verweigerung dieser Leistungen ein ernstzunehmendes Drohpotential der Ärzteschaft dar, das jedoch in den einzelnen Arztgruppen unterschiedlich ausgeprägt ist (u. a. Piepenburg 2003: 99). Neben der Möglichkeit, ihre gesundheitspolitischen Strategien mit Gemeinwohlrhetorik zu verknüpfen, genießen Ärzte ein hohes Ansehen in der Bevölkerung, das größer ist als bei jeder anderen Berufsgruppe (Institut für Demoskopie Allensbach 2011). Wenngleich sich in den vergangenen Dekaden wiederkehrend auch die Kritik an der Ärzteschaft, u. a. mit Blick auf vermeintlich überzogene Interessen an Honorarsteigerungen, verstärkt hat, können sie entsprechend auf eine starke Multiplikatoren-Wirkung zurückgreifen (Brechtel 2001: 276).[124]

Das ärztliche Drohpotential ist überdies bedeutend von der (externen) Einschätzung über die Versorgungssituation durch Kassenärzte abhängig. Ende der 1980er, Anfang der 1990er Jahre dominierte recht einheitlich die Wahrnehmung

---

121 Schließlich sind sie im Vergleich zu den Körperschaften in ihren Forderungen weniger an eine Gemeinwohlrhetorik gebunden (Bandelow 2007: 284).
122 Der 1959 gegründete BDI vertritt wiederum die Partikularinteressen der Internisten und grenzt sich von den Hausärzten teilweise deutlich ab.
123 Wie bspw. die Deutsche Gesellschaft für Allgemeinmedizin oder die Arbeitsgemeinschaft der Wissenschaftlichen Medizinischen Fachgesellschaften e. V. (AWMF).
124 Die Ärzteschaft stellt schließlich selbst eine enorme Anzahl an potentiellen Wählern dar und kann gleichzeitig ihre Patienten als Wähler mobilisieren. Bereits Adenauer betonte: „Das ist doch klar, gegen 70.000 Ärzte, von denen jeder 30 Patienten am Tag hat, dagegen ein Gesetz zu machen, ist außerordentlich schwierig" (zitiert nach Döhler und Manow 1995: 17).

2.2 Akteure im deutschen Gesundheitswesen und der ambulanten kassenärztlichen Versorgung 57

von „Ärzteschwämmen" im Sinne einer zu hohen und weiter ansteigenden Arztdichte[125] und damit einhergehend bedrohlich steigender Leistungsausgaben (u. a. Perschke-Hartmann 1994: 65; SVR 1990: 140). Seit Ende der 1990er Jahre hat sich diese Einschätzung hingegen gewandelt. Je nach Perspektive und anscheinend der Interessenlage wird die Versorgungssituation öffentlich unterschiedlich diskutiert. Auf der einen Seite bewertet bspw. eine Studie der KBV aus dem Jahr 2010 die Situation der ärztlichen Versorgung der Bevölkerung als äußerst bedrohlich, u. a. aufgrund großer Nachwuchsproblematiken in der Ärzteschaft allgemein sowie insbesondere im hausärztlichen Versorgungsbereich (Kopetsch 2010: 17f.).[126] Dem gegenüber verneint ein Gutachten des Wissenschaftlichen Instituts der AOKen (WIdO) einen drohenden Ärztemangel und konstatiert vielmehr eine schlechte Verteilung der teilnehmenden Ärzte (Uhlemann und Lehmann 2011: 13).[127] Gleichwohl wird das Verhältnis zwischen haus- und fachärztlichen Versorgungsstrukturen kritisch wahrgenommen. Die deutsche Versorgungssituation wird von einem großen Anteil an Spezialisten bestimmt, der in den vergangenen Jahren gegenüber den hausarztspezifischen Arztgruppen kontinuierlich zugenommen hat (ebd.). Allgemein ist ein deutlicher Trend zur Spezialisierung der medizinischen Versorgung zu verzeichnen, der sich auch in einer Verlagerung des Leistungsgeschehens zugunsten der fachärztlichen Behandlungsfallzahlen zeigt (Rosenbrock und Gerlinger 2014: 172). Dieser Trend zur Spezialisierung und der Bedeutungsverlust der hausärztlichen Versorgung können in ihrem Potential für gesundheitspolitische Forderungen kontrovers betrachtet werden.[128] Gleiches gilt für die bestehende Versorgungssituation und ihr Potential als Druckmittel. Demgegenüber wirken große Finanzmittel der Akteursgruppe und die traditionell gegebene umfassende korporatistische Einbindung in die Strukturen der Gesundheitspolitik (dies primär bei den korpo-

---

125 Diese fand u. a. ihren Ausdruck in dem 1986 verabschiedeten Gesetz zur Bedarfsplanung sowie weiteren Kostendämpfungsmaßnahmen (u. a. Perschke-Hartmann 1994: 65). Wenngleich noch weitere Umstände notwendig waren, wären solche Maßnahmen in anderen politischen Phasen sicherlich weniger erfolgreich gewesen.
126 U. a. sei die Niederlassungsbereitschaft zu gering. Dies spiegelt sich vor allem in der Feminisierung des Arztberufes wider (z. B. Gensch 2007: 346). Die Altersstruktur der aktuell praktizierenden Ärzte sei besonders kritisch.
127 Nach dem Gutachten des SVR ist heute von einer Fehlversorgung die Rede, nach der neben Unter- auch Überversorgung zu konstatieren ist. Als kritisch wird zumeist nur die Versorgung durch Hausärzte wahrgenommen (SVR 2009: 330).
128 Wird ein Ungleichgewicht versorgungspolitisch gefährlich und als ineffizient bewertet, stellt es sich als Druckmittel dar. Jedoch kann dies je nach Akteursperspektive unterschiedlich wahrgenommen werden. Ergänzend wird durch eine weitere Subspezialisierung bzw. Ausdifferenzierung der ärztlichen Tätigkeit eine Konkurrenzsituation der kassenärztlichen Fachärzte gegenüber der medizinischen Versorgung in Krankenhäusern bedingt (Rosenbrock und Gerlinger 2014: 172).

ratistischen Verbänden und wie beschrieben mit verringerter Wirkung) unterstützend (Bandelow 1998: 77).[129]

Es ist davon auszugehen, dass innerärztliche Interessenskonflikte und die damit einhergehende Verringerung der Interessenkonvergenz nicht nur Einfluss auf die einzelnen Verbände haben, sondern auf die Interessenvermittlung der gesamten Ärzteschaft. Schließlich stellt sich eine geringe Interessenkonvergenz als nachteilig in der Durchsetzungsstärke von kollektiven Akteuren dar.

Die konstatierten Verteilungskämpfe zeigen sich besonders in tiefen Zerwürfnissen zwischen Hausärzten und Fachärzten (Gerlinger 2009a: 42; Birkelbach 2003: 159). Dabei wird den Allgemeinmedizinern und Hausärzten teilweise eine spezifische strukturelle Benachteiligung hinsichtlich ihrer Organisations- und Durchsetzungsfähigkeit ihrer Interessen im Vergleich zu (verschiedenen, kleineren) Facharztgruppen zugesprochen (z. B. Piepenburg 2003: 97f.).[130] Die Gruppe der Allgemeinmediziner ist durch eine starke Heterogenität und eine relativ große Gruppengröße geprägt. Dies erschwert zunächst die gemeinsame Identitätsausbildung der Mitglieder[131] und kann sich weiterhin negativ, im Sinne des kollektiven Handelns, auf ihre Organisations- und Konfliktfähigkeit auswirken (ebd.). Eine „[…] profilierte, nach-vollziehbar attraktive Außendarstellung (u. a. gegenüber dem potenziellen Nachwuchs, anderen Fachgruppen, Kostenträgern etc.) […]" (SVR 2009: 324) wird beeinträchtigt. Die einzelnen Facharztgruppen sind demgegenüber allgemein sowie spezifisch in der KBV verglichen mit den Allgemeinmedizinern stärker repräsentiert. Letztere machten im Jahr 2014 schließlich nur 48 Prozent der Vertragsärzte aus (KBV 2014). Obwohl verschiedene Maßnahmen die Substituierbarkeit der hausärztlichen Tätigkeit[132] inzwischen reduziert haben, kann davon ausgegangen werden, dass die Verweigerung hausärztlicher Leistungen ein geringeres Druckmittel als die Verweigerung fachärztlicher Leistungen[133] darstellt (z. B. Piepenburg 2003: 99). Der konstatierte Spezialisierungstrend kann dabei, je nach Perspektive, als Argument für

---

129 Die Kompetenzverlagerung zugunsten der Kassen gegenüber den KVen wird stets beispielhaft für den verringerten ärztlichen Einfluss in der Gesundheitspolitik angeführt.

130 Piepenburg (2003: 99) schlussfolgert, „dass die kleinen Arztgruppen im Vergleich zur großen Gruppe der Hausärzte durch effektivere Interessenvertretung gegenüber den KVen jeweils einen überproportionalen Anteil der Gesamthonorarsumme für sich vereinnahmen können".

131 „Die Allgemeinmedizin ist als Fach insgesamt heterogener als andere, oft auf ein Organsystem (z. B. Kardiologie, Augenheilkunde) oder eine Technik (z. B. Radiologie, Labormedizin) bezogene Disziplinen" (SVR 2009: 324).

132 Wie die Einführung und Verlängerung der Weiterbildungspflicht in der Allgemeinmedizin sowie die Gliederung der vertragsärztlichen Versorgung in einen hausärztlichen und einen fachärztlichen Bereich.

133 Fachärzte bieten hingegen monopolitische Leistungen an, die weder von den Hausärzten noch von anderen Facharztgruppen substituiert werden können. Entsprechend erscheint deren mögliche Verweigerung als ein ernstzunehmendes Drohpotential (Piepenburg 2003: 99).

eine Stärkung des hausärztlichen Versorgungsbereichs angeführt werden. Abhängig ist dieses Argument ferner von der Einschätzung der Qualität und der Bedeutung der hausärztlichen Versorgung für die ambulante Versorgungssituation. In der Vergangenheit galt die Fachexpertise der Ärzteschaft, auf die Staat und Politik lange Zeit angewiesen waren, als weitere bedeutende Machtressource. Mittlerweile haben die Akteure des staatlichen Apparats und die parteipolitischen Akteure hingegen eigene und unabhängige gesundheitspolitische Expertise aufgebaut und die Abhängigkeit deutlich verringert (Noweski 2004: 60).[134] Ferner ist für die Gesundheitspolitik seit Anfang der 1990er Jahre eine geringere Bindung von Verbänden zu Politik und Parteien zu beobachten (u. a. Trampusch 2004: 6). Mit dem Umbau des gesundheitspolitischen Steuerungssystems seit 1992 zielt der Staat auf die Steigerung der eigenen Strategie-, Handlungs- und Durchsetzungsfähigkeit. In der Konsequenz erleiden auch klientelpolitische Beziehungen zwischen Parteien und Verbänden einen deutlichen Bedeutungsverlust und der gesamten Ärzteschaft gelingt es weniger, in gesundheitspolitischen Reformprozessen Deutungsmacht geltend zu machen.[135] Diese Emanzipation wird bspw. durch die Entwicklung eigener Fachexpertise sowie einer generellen Professionalisierung von Politik und Parteien gestützt (ebd.: 17; Noweski 2004: 62). Gleichwohl kann die KBV mit ihrem Zentralinstitut (ZI), der wissenschaftlichen Einrichtung des Verbands mit recht hoher Publizität, fachliche und somit kompetenzielle Ressourcen aufweisen (Noweski 2012: 224).

2.2.3 Die Krankenkassen und ihre Verbände

Die 70,40 Millionen GKV-Versicherten[136] im Jahr 2014 verteilten sich auf 124 Kassen (Statistisches Bundesamt 2015: 116: 122), die als Körperschaften öffentlichen Rechts die zentralen Träger der GKV und somit der kassenärztlichen Versorgung sind. In ihrer Rolle als Selbstverwaltungsorgane sind sie an wesentlichen Verhandlungen und Gestaltungsfragen im Gesundheitswesen beteiligt

---

134 Auf staatlicher Ebene u. a. in Form des Gemeinsamen Bundesausschusses (G-BA) und seiner Aufgaben und der Zusammensetzung und Einführung verschiedener Institute wie des Instituts für Qualität und Wirtschaftlichkeit im Gesundheitswesen (IQWiG) und auf parteipolitischer Ebene u. a. durch den Ausbau expliziten gesundheitspolitischen Expertenwissens in den eigenen Parteien. So werden bspw. Entscheidungen über Nutzen und Wirtschaftlichkeit medizinischer Leistungen zunehmend ohne verbandliche Beteiligung getroffen (Noweski 2012: 60; Gerlinger 2009a: 38).
135 Der Mythos von der „Lobby in Weiß" wurde spätestens mit Verabschiedung des GSG durch die Abschottung der Politik von den Verbänden gebrochen (Brechtel 2001: 276).
136 Inklusive Rentner und mitversicherte Familienangehörige.

(hier und im Folgenden: u. a. Simon 2013: 165f.; 452; Rosenbrock und Gerlinger 2014: 125f.).[137] Historisch bedingt lassen sich die Kassen (aktuell) sechs Kassenarten zuordnen. Diese Gliederung geht auf das ursprüngliche und bis zur Einführung der Kassenwahlfreiheit (siehe Kapitel 2.1) geltende Organisationsprinzip der berufsständischen Pflichtzuweisung von Versicherten zurück. Die Ersatzkassen der Angestellten und der Arbeiter[138] entstanden ursprünglich als freiwillig organisierte Hilfskassen ersatzweise für eine berufsständische Pflichtzuweisung. Organisiert sind sie heute im „Verband der Ersatzkassen"[139] (vdek). Die Allgemeinen Ortskrankenkassen (AOK) waren ursprünglich regional organisiert und gehören zu den Primär- oder Pflichtkassen[140], die im „AOK Bundesverband" (AOK-BV) organisiert sind. Der „BKK Bundesverband" (BKK-BV) stellt die Dachorganisation der Betriebskrankenkassen (BKK) dar. Die Innungskrankenkassen (IKK) waren ursprünglich den in einer Handwerksinnung eingetragenen Handwerkern als Krankenversicherung vorbehalten.[141] Organisiert sind sie auf Bundesebene im „IKK e. V.". Die Knappschaft-Bahn-See (KBS) ist aus dem Zusammenschluss der ehemals selbstständigen berufsständischen Krankenkassen der Bundesknappschaft, der Deutschen Bahn sowie der See-Krankenkasse entstanden. Erst im Jahr 2007 wurde die KBS für alle gesetzlich Krankenversicherten geöffnet. Sie unterhält keinen separaten Bundesverband. Die Landwirtschaftlichen Krankenkassen sind regional gegliedert und im „Spitzenverband der landwirtschaftlichen Sozialversicherung" organisiert. Sie umfassen alle Unternehmer der Land- und Forstwirtschaft und deren mitarbeitenden Familienangehörigen als

---

137 U. a. über ihre Landesverbände im Rahmen der Kollektivverhandlungen für die Gesamtverträge, über den SpiBu bei den Verhandlungen zu den Bundesmantelverträgen und unmittelbar bei den Direktverträgen mit einzelnen Leistungserbringern.
138 Zu den Ersatzkassen gehören heute die Barmer GEK, die DAK-Gesundheit, die Techniker Krankenkasse (TK), die KKH Allianz, die Hanseatische Krankenkasse sowie die Handelskrankenkasse.
139 Der vdek ist aus dem „Verband der Angestellten-Krankenkassen" (VdAK) sowie teilweise dem „Arbeiter-Ersatzkassen-Verband" (AEV) als Zusammenschluss der Arbeiter-Ersatzkassen zum 1. Januar 2009 entstanden. Die beiden Verbände agierten in gesundheitspolitischen und versorgungsrelevanten Fragen weitestgehend gemeinsam als vdek. Schließlich hatte seit 1957 der VdAK-Vorstand die Geschäftsführung des AEV inne, der sich nach den Veränderungen durch das WSG zum 31. Dezember 2008 auflöste. Die Gmünder Ersatzkasse wurde Mitglied im VdAK, der sich wiederum zum 1. Januar 2009 in „vdek" umbenannte. Wird im Folgenden vom vdek oder „den Ersatzkassen" gesprochen, sind gleichermaßen der VdAK sowie der AEV (zusammengefasst vdek) und alle Einzelkassen dieses Systems gemeint.
140 Bei ihnen wurden alle Arbeiternehmer/innen pflichtversichert, die der Krankenversicherungspflicht unterlagen und nicht das Recht hatten sich in einer anderen Primär- bzw. Pflichtkasse zu versichern. Dies endete mit der freien Kassenwahl (Statistisches Bundesamt 2012).
141 Unternehmen mit regelmäßig mindestens 1.000 versicherungspflichtig Beschäftigten und einer auf Dauer gesicherten Leistungsfähigkeit können eine BKK gründen. Mittlerweile dürfen sie sich auch für Betriebsfremde öffnen. Gleiches gilt für Innungen, die eine IKK gründen wollen.

2.2 Akteure im deutschen Gesundheitswesen und der ambulanten kassenärztlichen Versorgung 61

Pflichtmitglieder (u. a. Statistisches Bundesamt 2012: 21).[142] Die AOKen und die Ersatzkassen sind sowohl zu Beginn der Kassenwahlfreiheit (1996) als auch im Jahr 2014 die zwei größten Kassenarten und versichern zusammen weit mehr als die Hälfte aller GKV-Versicherten. Im Jahr 1996 waren 43 Prozent und im Jahr 2014 34,6 Prozent der GKV-Versicherten bei einer AOK versichert. Die Ersatzkassen versicherten im Jahr 1996 32,4 Prozent und im Jahr 2014 38 Prozent. Danach folgen mit weitem Abstand die Betriebskrankenkassen (1996 10,8 Prozent und 2014 16,1 Prozent) und die Innungskrankenkassen (1996 4,9 Prozent und 2014 7,6 Prozent) (BMG 2015b: 117).[143] Diese Zahlen verdeutlichen, dass sich seit Einführung der Kassenwahlfreiheit Wanderungsbewegungen der Versicherten zwischen den einzelnen Kassenarten vollzogen. Wenngleich deren Ursachen je Kassenart unterschiedlicher Natur sind und die Hauptursache unterschiedliche Beitragssätze sind, zeigt sich, dass die Kassen durch die Aufhebung des Zuweisungsprinzips ihren Bestandsschutz verloren haben (u. a. Gerlinger 2014: 38). Dieses berufsständische Prinzip spiegelt sich hingegen noch heute teilweise in der Risikostruktur der einzelnen Kassenarten wider. Im Mai 2015 waren 84,5 Prozent der GKV-Versicherten Pflichtmitglieder und 15,5 Prozent waren freiwillige Mitglieder (BMG 2015b: 117).[144] Dabei ist auffällig, dass 10,1 Prozent dieser freiwilligen Mitglieder bei einer AOK und sogar 20,3 Prozent bei einer Ersatzkasse versichert waren. Dies verdeutlicht u. a. die historische Zusammensetzung der AOKen. Vor der freien Kassenwahl versicherten diese sowohl traditionell die Arbeiterklientel (und somit die unteren und mittleren Einkommensschichten) als auch Personen, die aufgrund ihres Berufsstandes keinen Zugang zu einer der anderen Kassenarten hatten (hierzu zählten auch Arbeitslose und Rentner) (u. a. Rosenbrock und Gerlinger 2014: 147). Dabei gilt zu betonen, dass die Mitglieder der unteren Einkommensgruppen statistisch gesehen ein höheres Morbiditätsrisiko aufweisen (u. a. Lampert und Mielck 2008: 7). Zum anderen wird die besondere Konkurrenzsituation mit der PKV, in der sich vorrangig die Ersatzkassen befinden, deutlich (u. a. Rosenbrock und Gerlinger 2014: 147).

Bis 2008 waren die Kassen je nach Kassenart in einem eigenen Bundes- bzw. Spitzenverband organisiert. Diese acht Spitzenverbände (die sich ferner in der Arbeitsgemeinschaft der Spitzenverbände zusammenschlossen) verloren mit dem WSG 2007 und der Gründung des GKV-SpiBu 2008 ihren Körperschafts-

---

142 Sie ist die einzige berufsständische Krankenkasse, die sich noch nicht für alle Versicherungspflichtigen geöffnet hat. Auch einige BKKen (rund 30) sind nicht geöffnet. Ferner sind manche Kassen (dies ist besonders bei den AOKen der Fall) nur regional geöffnet (BMG 2015b: 117).
143 Bei den landwirtschaftlichen Kassen waren 1996 1,4 Prozent und 2014 1,0 Prozent versichert. Die Kassen des heutigen Zusammenschlusses KBS versicherten 1996 und 2014 je 2,7 Prozent aller GKV-Versicherten (BMG 2015b: 117).
144 Angabe ohne Rentner und mitversicherte Familienangehörige.

status, ihre gesetzlichen, für die Kassen ihrer Kassenart verbindlichen Aufgaben (u. a. in der Vertragspolitik) sowie die Zwangsmitgliedschaft der einzelnen Kassen. Wenngleich vier dieser heute, teilweise in unterschiedlichen Rechtsformen und mit unterschiedlichen Strukturen[145] weiterbestehen, unterlagen die traditionellen Kassenarten dadurch (ergänzt durch die Möglichkeit kassenartenübergreifender Fusionen seit 2007) einem weitreichenden Bedeutungsverlust auf verschiedenen Ebenen (Paquet 2009b: 130).

Die Selbstverwaltungsorgane der Kassen bestehen aus einer ehrenamtlichen Vertreterversammlung, einem hauptamtlichen Vorstand und einem ehrenamtlichen Verwaltungsrat. Der Verwaltungsrat ist mit Vertretern der Versicherten und der Arbeitgeber besetzt (dies unterscheidet sich nach Kassenart und Entstehungsgeschichte)[146] und erlässt u. a. die Satzung der Kassen als autonomes Recht. Bis zur Einführung der Kassenwahlfreiheit im Jahr 1996 existierten 642 Kassen. Diese Anzahl hat sich im Verlauf der vergangenen Jahre sukzessive verringert: Waren es im Jahr 1993 1.221, schrumpfte sie im Jahr 2005 auf 267 und im Jahr 2015 auf 124 Kassen, zwischen denen die Versicherten weitestgehend frei wählen können (GKV-Spitzenverband 2015). Dieser (weitervoranschreitende) Verdrängungsprozess ist Ausdruck des neuentstandenen Wettbewerbs bzw. der Konkurrenzsituation zwischen den einzelnen Kassen[147], die nun im Wettbewerb um Versicherte stehen und gleichzeitig Kosten einsparen müssen (u. a. Noweski 2004: 77; Gerlinger 2009c: 13). Die Kassen und ihre Verbände waren und sind im besonderen Maße von den veränderten Regulierungs- und Steuerungsstrukturen betroffen. Im Verlauf der Transformation wurden vor allem die Handlungsspielräume der einzelnen Kassen erweitert. Auch führte der Wegfall der gesetzlichen Zuweisung von Mitgliedern zur Auflösung des vormaligen Quasi-Bestandsschutzes der einzelnen Kassen (u. a. Daubenbüchel 2001: 77; Paquet 2009b: 130). Die Kassen sollen aus Sicht des Gesetzgebers aktiv an der Gestaltung und der Modernisierung der Versorgungsstrukturen hin zu mehr Wirtschaftlichkeit und Qualität beteiligt werden (Gerlinger 2009a: 35).

---

145 Dies u. a. mit Blick auf die Interessenvertretung und die Zusammensetzung des Verwaltungsrats. Ferner haben sie sich zu Dienstleistungsunternehmen (zumeist privaten Rechts) gewandelt, die quasi den Kassen gehören (u. a. Paquet 2009b: 126).
146 Wie der Verwaltungsrat besetzt ist, hängt von der Entstehungsgeschichte ab. Bei den Ersatzkassen sind es lediglich Versichertenvertreter. Bei den BKKen ist neben den Versichertenvertretern auch der Arbeitgeber oder ein Arbeitgebervertreter beteiligt. Bei der KBS wird eine Vertreterversammlung anstelle des Verwaltungsrates gebildet. Die Zusammensetzung der Selbstverwaltungsorgane wird über die Sozialwahlen bestimmt, an denen Versicherte und Arbeitgeber teilnehmen.
147 Weiterhin erleichtert die geringe Zahl an Einzelkassen auch das strategische Handeln der Kostenträger im politischen Prozess (u. a. Bandelow und Schade 2009a: 94). Es ist auffällig, dass die einzelnen Kassen und ihre Verbände selbst zunehmend darauf abzielen, eigene Versorgungsmonopole zu entwickeln (u. a. Noweski 2012: 163).

2.2 Akteure im deutschen Gesundheitswesen und der ambulanten kassenärztlichen Versorgung 63

Aus sozialwissenschaftlicher Perspektive hat der Organisationstyp Krankenkasse bislang nur wenig Aufmerksamkeit erhalten. Einzelne Studien verdeutlichen den besonderen Charakter des Akteurs und sein Verhältnis zur Gesellschaft, das durch Multireferenzialität geprägt ist. Dabei müssen die Kassen stets in verschiedenen Rollen agieren (Bode 2003: 436). Mit den durch den Gesetzgeber initiierten Wandlungsprozessen im Regulierungssystem wurde diese Anforderung weiter verschärft. In den Handlungslogiken der Kassen kam es seitdem zu einer starken Aufwertung betriebswirtschaftlichen Denkens. Damit einhergehend bildeten die Kostenträger im Zeitverlauf ein neues Selbstverständnis aus (Bode 2005: 191). Zunächst standen die Kassen vor der Herausforderung, sowohl ihre Gemeinsamkeiten (gegenüber den KVen) als auch ihr internes Konkurrenzverhältnis neu auszurichten (Gerlinger 1997: 176). Nach einem gewissen Entwicklungs- bzw. Findungsprozess prägten die Kassen je Kassenart mit unterschiedlichen Schwerpunkten eigene, zum Teil unterschiedliche Handlungsstrategien aus (u. a. mit Blick auf die Rolle von Versorgungsangeboten) (ebd.; Niedermeier und Müller 2001: 86). Gemein ist ihnen, dass sie sich zunehmend selbst primär als „kundenorientierte Dienstleistungsunternehmen" verstehen, die aktiv an der Gestaltung der Versorgungsstrukturen beteiligt sein wollen, und weniger als reine administrative Verwalter des Leistungsgeschehens (u. a. ebd.: 65). Das kann sich bspw. in neuen Versorgungsformen wie Hausarztverträgen ausdrücken. Diese Position gilt es sodann auch in gesundheitspolitischen Entscheidungsprozessen zu vertreten. Damit die Kassen diesem Trend hin zum „Versorgungsmanagement" gerecht werden konnten, war nach Ansicht zahlreicher Wissenschaftler (hier besteht mittlerweile Einigkeit) die Schaffung von Selektivvertragsoptionen, also die Ausweitung der Vertragskompetenz seitens der Kostenträger gegenüber den Leistungserbringern eine entscheidende Grundvoraussetzung (Bode 2005: 191f.; Kumpmann 2012: 267). Im Zuge dessen stellt sich neben der Kassenwahlfreiheit der Versicherten die Etablierung der (ersten) Einzelvertragsmöglichkeiten[148] sowie deren weiterer Ausbau durch Folgereformen als zentrale Elemente dar. Dadurch sollte es den Kassen ermöglicht werden, in den Qualitätswettbewerb um mehr Effizienz einzutreten (u. a. Kumpmann 2012: 262f.).[149] Durch die neuen Anforderungen stehen die Kassen hingegen,

---

148 Beginnend mit den Strukturverträgen nach § 73 a SGB V und Modellvorhaben nach §§ 63-65 SGB V durch das 2. GKV-NOG (1997) (siehe u. a. Kapitel 3.3 Chronologie).
149 Dabei gilt zu betonen, dass Kassen nur einen eingeschränkten Einfluss auf die Versorgungsqualität haben und die Qualität der Leistungserbringung durch den Arzt nur schwer durch sie beurteilt werden kann (Gerlinger 2009b: 32f.). Selektivverträge gelten (auch aufgrund der freien Arztwahl) daher zumeist als Grundlage eines Qualitätswettbewerbs, da sie hierüber eigene Qualitätsanforderungen definieren können (Kumpmann 2012: 268). „Zu möglichen Aktivitäten im Qualitätswettbewerb gehört die Gestaltung der Versorgungsformen, [...] wie Hausarztmo-

mehr als zuvor, in einem Spannungsverhältnis zwischen ihrer Stellung auf dem Gesundheitsmarkt und ihrer Aufgaben als Körperschaft und somit Teil des sozialen Sicherungssystems (u. a. Bode 2005: 191; Greß und Wasem 2001: 21).[150] Der Gesundheitsmarkt unterliegt ferner aufgrund seiner Orientierung am kollektiven Versicherungs- und Solidarprinzip weitreichenden Einschränkungen (Höppner et al. 2005: 6ff.). Anvisierte Modelle des Kassenwettbewerbs stehen tendenziell im Konflikt mit dem sozialpolitisch gesetzten Ziel einer vom Einkommen unabhängigen Gesundheitsversorgung für alle. Daher unterliegt dieser Wettbewerb noch heute weitreichenden Einschränkungen (Kumpmann 2012: 21). Trotz verschiedener Reformmaßnahmen und vereinzelt erweiterten Möglichkeiten von Satzungsleistungen und Selektivvertragsoptionen wird der tatsächliche Handlungsspielraum der einzelnen Krankenkassen für die Gestaltung der Versorgungsstrukturen als sehr eingeschränkt bewertet (u. a. ebd.). Limitierend wirkt und wirkte besonders der gesetzlich vorgegebene Leistungskatalog samt der Vorgabe von Qualitätskriterien (durch den G-BA). Überdies werden die Kassen zu einem „gemeinsamen und einheitlichen" Handeln verpflichtet. Entsprechend sind autonome Entscheidungsspielräume für die einzelne Kasse nur im geringen Umfang gegeben (Bandelow und Schade 2009a: 97; Kumpmann 2012: 263).[151] „Letztendlich konzentriert sich der Wettbewerb vor allem auf Einschränkungen bei den wählbaren Leistungsanbietern und bei der Kostenübernahme von additiven, nicht im Leistungskatalog festgeschriebenen Therapiemaßnahmen" (Bandelow und Schade 2009a: 97). Überdies dominierten lange Zeit ein vermeintlich zu geringer Spielraum der Kostenträger bei der Vertragsgestaltung mit den Leistungserbringern und ein asymmetrisches Verhältnis zwi-

---

delle oder die integrierte Versorgung [sowie] [...] die Ausgestaltung der Vergütungsformen für Leistungserbringer [...]" (ebd.: 266).

150 Bereits vor Einzug des Wettbewerbs traten die Kassen nach Bode (2003: 435-450) als „hybride Organisationen" in Erscheinung, da sie multireferenziell ausgerichtet waren und teilweise entgegengesetzte Interessen und Anforderungen vereinen mussten. Durch die Etablierung der Wettbewerbsordnung wurde dies weiter verschärft. Das Spannungsverhältnis, in dem die Kassen nun agieren, zeigt sich in vielfältigen Bereichen. Handeln sie bspw. als Körperschaften, gelten sie zum einen als mittelbare Staatsverwaltung (u. a. Gestaltung der Versorgungsstrukturen). Fokussieren sie hingegen ihren Ressourcen-Haushalt, u. a. im Bereich der Mitgliederwerbung, agieren sie eher als Unternehmen. Dabei sind sie stets konstitutiv auf die Logiken mehrerer gesellschaftlicher Teilsysteme bezogen. Entsprechend ist ihre Verbandsarbeit von verschiedenen Logiken und (teilweise historisch bedingten) Organisationsprinzipien und -zielen sowie pluralen Entscheidungsstrukturen geprägt (Bode 2003: 436f.).

151 Innerhalb der sozialen Krankenversicherung kann der Leistungskatalog nur eine geringe Rolle spielen (Kumpmann 2012: 264). Gut 50 Prozent der Ausgaben legen die Kassen ‚gemeinsam und einheitlich' fest, fast 30 Prozent werden durch kassenartenspezifische Verbandsverträge bestimmt, sodass neben den Verwaltungskosten nur knapp 8 Prozent ihrer Ausgaben das Ergebnis eines eigenen Kassenvertrages sind (SVR 2005: 36). Entsprechend wird nur ein geringer Anteil der Versorgung über Einzelverträge geregelt.

schen den zwei Akteuren die Diskussion um den Kassenwettbewerb (u. a. Greß und Wasem 2001: 23f.; Hartmann 2003: 4; Cassel et al. 2006: 25f.). Den Kassen stehen zusammenfassend für einen tatsächlichen Qualitätswettbewerb nur unzureichende Wettbewerbsinstrumente zur Verfügung (Kumpmann 2012: 262).[152] Wenngleich zunehmend auch Aspekte der Versorgungsqualität Einfluss auf die Wechselbereitschaft von Versicherten haben (u. a. Andersen und Grabka 2006a: 148), bleibt der Beitragssatz der zentrale Wettbewerbsparameter bei der Mitgliedergewinnung oder der Vermeidung von Mitgliederverlusten (u. a. ebd.; Pichutta 2007: 30). Dabei gilt zu konstatieren, dass die Mobilität der Versicherten ebenfalls erst nach einem gewissen Entwicklungsprozess einsetzte (u. a. Andersen und Grabka 2006a: 180; Braun et al. 2008: 49ff.). Trotz der parallelen Einführung des RSA und des Kontrahierungszwangs zur Kassenwahlfreiheit (siehe Kapitel 2.1) erschwerten die unterschiedlichen Ausgangsbedingungen, mit denen die einzelnen Kassenarten entsprechend ihrem Versichertenpool (mit Blick auf die Einkommens- und Morbiditätsstruktur, u. a. durch das vormalige berufsständische Zuweisungsprinzip ihrer Versicherten) 1996 in den Wettbewerb geschickt wurden, die nachhaltige Etablierung eines Qualitätswettbewerbs (u. a. Pichutta 2007: 28). Inwiefern die Wettbewerbsnachteile der Kassen mit schlechterer Risikostruktur durch den seit 2009 neugestalteten, nun morbiditätsorientierten RSA tatsächlich ausgeglichen werden, gilt weiterhin als strittig (u. a. Drösler et al. 2011: 2). Bei einem unzureichenden RSA bestehen, in Verbindung mit weiteren Strukturelementen für die Kassen, die im Wettstreit um niedrige Beitragssätze darauf zielen, Kosten zu sparen, Anreize zur Selektion „guter Risiken". In der Folge besteht Risikoentmischung (gerade diese sollte mit dem Kassenwettbewerb verringert werden) und die Bedeutung einer qualitativ hochwertigen Versorgung bleibt vermeintlich zweitrangig (u. a. Pichutta 2007: 29).[153] Gleichwohl räumen die Kassen vor dem Hintergrund des der GKV zugrundeliegenden Solidarprinzips (die GKV als Solidargemeinschaft) der Solidarität ebenso wie der Herstellung von Kollektivgütern einen besonderen Stellenwert ein. Das liegt auch an der ihnen zugewiesenen Gesamtverantwortung für die Gesundheitsversorgung. Daher ist davon auszugehen, dass die Kassen neben der (neuen) starken Gewichtung von Marktorientierung und dem gesundheitspolitischen Ziel der Finanzierbarkeit auch einen hohen Anspruch an die Versorgungsqualität haben (Bode 2003: 448). Ferner ist wahrscheinlich, dass der SpiBu und die vormaligen

---

152 So sind die Analysen über die Grenzen des bestehenden Wettbewerbs in zahlreichen Veröffentlichungen zu finden (u. a. Höppner et al. 2005; Wille und Knabner 2008; Ebsen et al. 2003).
153 Dabei wird ferner konstatiert, dass vorrangig wettbewerbsstarke Kassen von der Möglichkeit, Zusatzleistungen anzubieten, profitieren (z. B. Urban 2001: 38). Der kassenindividuelle Beitragssatz kann demnach nicht als reines Signal für Effizienz und Effektivität angeführt werden, wenngleich dies zuweilen geschieht und eines der Ziele des Kassenwettbewerbs darstellt (u. a. Pichutta 2007: 26).

Bundesverbände mit Körperschaftsstatus andere, stärker gemeinwohlorientierte Gewichtungen als die einzelnen Kassen vornehmen (Bandelow 2006: 158f.). Das Angebot neuer Versorgungsformen und der Abschluss von Einzelverträgen sind ferner mit einem qualitativ und quantitativ veränderten Aufgabenspektrum verbunden. Besonders kleinere, regional verankerte Kassen verfügen hingegen zumeist über weniger konzeptionelle und administrative Kapazitäten als größere, bundesweit agierende Kassen (Greß und Wasem 2001: 29; Gerlinger et al. 2007: 18).[154] Entsprechend kann das Angebot neuer Versorgungsformen angesichts der zentralen Bedeutung der ökonomischen Bestandssicherung je nach Kassenperspektive auch als Risiko bewertet werden (Noweski 2012: 162). Die Etablierung des Vertrags- und Versichertenwettbewerbs und die sukzessive Erweiterung der Kompetenzen der einzelnen Kassen haben zur Entstehung einer „neuen" Konkurrenzsituation zwischen den einzelnen Kassen und Kassenarten geführt. Schließlich müssen diese bspw. einer höheren einzelwirtschaftlichen Verantwortung gerecht werden (u. a. Gerlinger 2009: 41; Noweski 2004: 77; Greß und Wasem 2001: 29). In der Folge sowie verstärkt durch die unterschiedlichen Ausgangsbedingungen der einzelnen Kassen lassen sich zum Teil entscheidende Unterschiede in den Interessenlagen benennen. Exemplarisch zeigt sich dies besonders in der Frage nach der Reichweite und der Ausgestaltung des RSA. Die unterschiedlichen Interessenlagen führten zur Fragmentierung der Kassenlandschaft (ebd.). Dies ist besonders für die Interessenvermittlung, u. a. mit Blick auf die Interessenaggregation und -artikulation von Relevanz, die sich in der Konsequenz ebenfalls veränderte (u. a. Gerlinger 2009: 42). Eine geringe Interessenkonvergenz und Kohäsion von kollektiven Akteuren schwächt ihren Einfluss in (gesundheits-)politischen Entscheidungsprozessen (u. a. Noweski 2012: 162; Pannowitsch 2012: 70, 83). Bis zur Gründung des SpiBu galten die Bundesverbände der Kassenarten (die sich ferner zur gemeinsamen Arbeitsgemeinschaft der Spitzenverbände der Krankenkassen zusammenschlossen) als zentrale Interessenverbände der Kostenträger (Paquet 2009b: 126; Noweski 2012: 162). Inwieweit der SpiBu als einheitliches Sprachrohr im Sinne der verschiedenen Einzelverbände und weiterführend der Einzelkassen (die zunehmend einzelwirtschaftliche Interessen ausbilden) agieren kann, bleibt fraglich. Erschwerend wirkt, dass die Kassenverbände bereits auf der Ebene der Einzelkassen verschiedene Interessengruppen mit teilweise unterschiedlichen Zielen repräsentieren (u. a. Gewerkschaften, Versichertengruppe, Arbeitgebervertreter sowie hauptamtliche Vertreter der jeweiligen Kassen, je nach Zusammensetzung des Verwal-

---

154 Schließlich besteht bei der Umsetzung von Einzelverträgen das Risiko einer Steigerung von Transaktions-, Verwaltungs- sowie Marketingkosten (u. a. durch die erhöhte Bürokratie im Bestehen des doppelten Systems von Selektiv- und Kollektivverträgen und der Vielzahl verschiedener Verträge) (Kumpmann 2012: 264).

tungsrates) (Bandelow 2004b: 57). Daher ist zu beobachten, dass die Einzelkassen in gesundheitspolitischen Reformprozessen zunehmend selbstständig agieren und eigene Positionen formulieren (Gerlinger 2009a: 41). Gleichwohl nehmen die weiterhin existierenden Bundesverbände, wenn auch in anderer Rechtsform, die Interessenvermittlung ihrer Mitgliedskassen wahr. Dabei müssen sie nicht mehr den rechtlichen Vorgaben für Körperschaften genügen. Entsprechend können sie „freier" agieren und u. a. öffentlichkeitswirksame Kampagnen umsetzen[155], wenngleich sie bereits zuvor ihre gesundheitspolitischen Positionen in den Reformprozess, teilweise auch im Konflikt mit dem BMG, einbrachten.[156] Der gewonnenen Autonomie der Bundesverbände steht nach Ansicht von Noweski (2012: 163) hingegen der verlorene Zugang zu den Gremien der Selbstverwaltung gegenüber, durch den sie wertvolle konzeptionelle und informationelle Ressourcen erhielten. Hier sitzt nun der SpiBu.

Die hohe Anzahl an Versicherten stellt eine wichtige Machtressource der Kostenträger dar. Da alle Verbände eigene Mitgliederzeitschriften veröffentlichen[157], die zusammen eine hohe Auflagenzahl erreichen, verfügen sie über gute Zugangswege zur Öffentlichkeit. Ergänzend können die Verbände, teils die Einzelkassen, auf eigene wissenschaftliche Forschungseinrichtungen zurückgreifen. Besonders das WIdO weist eine hohe Publizität auf. Die Ersatzkasse TK kann mit dem Wissenschaftlichen Institut für Nutzen und Effizienz im Gesundheitswesen (WINEG) auf fundierte Forschung zurückgreifen, jedoch wurde das Institut erst 2006 gegründet. Durch ihren Körperschaftsstatus und ihre Position in der gesundheitlichen Versorgung stellt sich das Drohpotential der Kassen als gering dar. Allgemein gilt zu konstatieren, dass Analysen zu den tatsächlichen Machtressourcen der Kostenträger (egal auf welcher Ebne) nur rudimentär vorhanden sind (Noweski 2012: 162). Verfügbare Literatur fokussiert eher Aspekte in Richtung Unternehmensberatung wie Fragen des Marketings und des Managements von Kassen.

---

155 Der Spielraum von Körperschaften wird bspw. durch die Nutzung der eigenen Finanzmittel für die Interessenvermittlung eingeschränkt.
156 Nicht nur im formalen Prozess der Sitzungen des Ausschusses für Gesundheit.
157 Die Verbandszeitschrift des AOK-BV ist die „Gesundheit und Gesellschaft" („G+G"); die Ersatzkassen veröffentlichen seit 2010 regelmäßig das „Ersatzkassen-Magazin", zuvor war es „Die Ersatzkasse"; der BKK-BV verfügt über die Zeitschrift „Die BKK"; für den IKK e. V. ist es „Die Krankenversicherung".

3 Die hausarztzentrierte Versorgung

3.1 Hausarztzentrierte Versorgung: Begriffsbestimmung und Abgrenzung

National sowie international, in der Praxis wie in der Wissenschaft werden die Begriffe „Primärversorgung", „primärärztliche Versorgung", „hausärztliche Versorgung" und „HzV" unscharf voneinander getrennt oder sogar synonym verwendet. Fehlende einheitliche Definitionen verhindern eine Abgrenzung. Doch trotz fehlender Begriffsspezifizierung sind unterschiedliche Konzepte der Versorgung, welche auf diesen Begrifflichkeiten basieren, in Deutschland sozialrechtlich statuiert.

Die Primärversorgung bzw. primäre Gesundheitsversorgung (Primary Health Care) ist gemäß der Weltgesundheitsorganisation (WHO) ein Konzept zur gesundheitlichen Versorgung der gesamten Öffentlichkeit und die erste „Berührungsebene" des Einzelnen mit dem nationalen Gesundheitssystem. Von dieser Ebene aus soll ein kontinuierlicher Prozess der gesundheitlichen Betreuung erfolgen (WHO 1978). Obwohl dem Konzept der Primärversorgung eine verbindliche, international unumstrittene Definition fehlt[158] (Schlette et al. 2009: 12f.), besteht Einigkeit, dass mit diesem Konzept nicht nur die allgemeinmedizinische und/oder hausärztliche Versorgung gemeint ist. Vielmehr zielt es, ausgehend vom Verständnis der ersten Anlaufstelle, explizit auf die Koordinierung des gesamten Leistungsgeschehens (auch außerhalb des Gesundheitswesens). Die Herausforderung besteht darin, das Konzept der primären Gesundheitsversorgung innerhalb eines Gesundheitssystems anzuwenden, das durch sektorale Trennung sowie Abgrenzungen zwischen den einzelnen medizinischen Disziplinen und Gesundheitsberufen stark fragmentiert ist (ebd.: 13). Orientiert an einem solchen Verständnis unterstreicht die WHO bereits seit Dekaden, etwa mittels verschiedener Deklarationen und Berichte (u. a. 1987; 1998; 2008), die besondere Bedeutung der Primärversorgung, um den Herausforderungen des Gesundheitswesens gerecht werden zu können (u. a. WHO 2008). Die primärärztliche oder hausärztliche Versorgung ist folglich als nur ein Element von mehreren des

---

158 Daher verwundert es nicht, dass je nach Land, System oder Profession in Abhängigkeit von den einbezogenen Versorgungsebenen Funktionen und Aktivitäten sowie Organisationsstrukturen verschieden verstanden werden (Schlette et al. 2009: 12f.).

gesamten Konzepts von Primary Health Care zu verstehen (Haller et al. 2009: 2). In Anlehnung daran haben sich hingegen Definitionen herausgebildet, die die Allgemeinmedizin als fachärztliche Disziplin und explizit den Arzt der Allgemeinmedizin als eigentlichen Primärarzt darstellen (World Organization of National Colleges, Academies and Academic Associations of General Practitioners (WONCA) 2002).[159] In der zur Verfügung stehenden Literatur werden die Allgemeinmedizin und auch der Facharzt für Allgemeinmedizin (nicht nur) in der deutschen Diskussion zumeist mit der Hausarztmedizin und dem Hausarzt gleichgesetzt. In der Folge wird die Primärversorgung unmittelbar bei der primärärztlichen und weiterführend bei der hausärztlichen Versorgung verortet. Wenngleich die Begriffe primärärztliche und hausärztliche Versorgung ebenfalls von einer definitorischen Unschärfe geprägt sind, existiert seit 1992 eine klare Zuordnung (zumindest) der hausärztlichen Versorgung in Form des § 73 SGB V im deutschen Sozialrecht. Demnach ist die hausärztliche Versorgung als Regelversorgung innerhalb der vertragsärztlichen Versorgung (mit kollektivvertraglicher Regelung) in Abgrenzung zur fachärztlichen Versorgung beschrieben. Das GSG definierte ferner die Allgemeinmedizin als Kerndisziplin der hausärztlichen Versorgung (BGB 1. I: 2266).[160] Die primärärztliche Versorgung findet keine explizite Erwähnung.

Ebenfalls im SGB V statuiert, jedoch in Ergänzung zur Regelversorgung, sind die HzV respektive Hausarztverträge, Hausarztmodelle oder auch Tarife zur HzV nach § 7 3b SGB V.[161] Diese sind sowohl auf kollektiver als auch auf einzelvertraglicher Grundlage umsetzbar. Die HzV ist mit Inkrafttreten des GMG 2004 eine gesetzlich anerkannte, eigenständige Versorgungsform, die seither mehrfach modifiziert wurde (siehe Kapitel 3.3). Den Versicherten und den Leistungserbringern ist die Teilnahme freigestellt, seit 2007 sind die Kassen zur flächendeckenden Einführung verpflichtet. Neben diesem ordinären Vertragsbereich für Hausarztverträge kann die hausärztliche Versorgung aktuell eine zentra-

---

159 2002 hat die WONCA elf zentrale Eigenschaften der „Allgemeinarzt-Disziplin" (in Abgrenzung zu anderen Facharztgruppen) definiert und seitdem stetig weiterentwickelt. Hierzu zählt u. a., dass der Allgemeinmediziner die (erste) Zugangs- und Koordinierungsstelle des Patienten zur gesundheitlichen Versorgung ist, er eine kontinuierliche bzw. längere und intensivere Arzt-Patientenbeziehung ermöglicht sowie eine (Langzeit-)Betreuung und Versorgung und einen hohen qualitativen Versorgungsanspruch (wissenschaftlich und praktisch) gewährleistet. Dem Hausarzt werden im Kontext dessen zentrale Merkmale und Aufgaben der Primärversorgung zugesprochen, die weiterführend eine effiziente Ressourcennutzung ermöglichen (WONCA 2002: 9ff.).
160 Im Folgenden werden die Begriffe „Allgemeinmedizin", „Hausarztmedizin", „Allgemeinmediziner" und „Hausarzt" synonym verwendet, wenngleich sozialrechtlich auch weitere Arztgruppen an der hausärztlichen Versorgung teilnehmen können.
161 Die durch unterschiedliche Reformen mittlerweile auch als besondere Versorgungsform und/ oder in Form von versorgungsbezogenem Wahltarif umsetzbar sind.

le Stellung innerhalb anderer „besonderer Versorgungsformen", Modellvorhaben (§§ 63-65 SGBV), Strukturverträge (§ 73a SGB V) sowie IV-Verträge (§ 140a-d SGB V), einnehmen, sofern diese als „Hausarztmodelle" gestaltet werden.[162] Ferner nimmt der Hausarzt in der Regel eine zentrale Stellung innerhalb von Disease-Management-Programmen (DMPs) ein.

Es bleibt festzustellen, dass innerhalb der GKV weder ein Primärarzt- noch ein Primärversorgungssystem (u. a. mit Gatekeeping-Funktion) vorzufinden ist. Vielmehr wird u. a. durch die sozialrechtliche Verankerung in § 76 SGB V die „freie Arztwahl" als (traditionelles) Wesensmerkmal betont (Cosler und Klaes 1999). Auch wenn der Versicherte nach § 76, 3a SGB V einen Hausarzt wählen muss, gilt die freie Arztwahl unabhängig von der Versorgungsebene[163] für alle an der vertragsärztlichen Versorgung teilnehmenden Ärzte. Eine Teilnahme an HzV-Verträgen oder anderen Versorgungsmodellen kann dieses Recht des Versicherten einschränken, indem für einen gewissen Zeitraum eine Verpflichtung besteht, einen bestimmten, in der Regel selbst wählbaren (Haus-)Arzt im Krankheitsfall als Erstes zu kontaktieren. Ein Zugang zum Facharzt ist dann nur durch Überweisung möglich.

3.2 Bedeutung und wissenschaftliche Bewertung der hausärztlichen Versorgung

Die gewachsene Spezialisierung und Subspezialisierung der Medizin, verbunden mit einer durch sektorale Trennung starken Fragmentierung des Gesundheitssystems sowie die vermeintlichen Folgen des demographischen Wandels und die gestiegene Bedeutung chronisch-degenerativer Erkrankungen werden oftmals zum Anlass genommen, eine Stärkung der Primärversorgung respektive der hausärztlichen Versorgung zu fordern (u. a. SVR 2014: 378f.; SVR 2009: 93f.; Roeder und Hensen 2009: 199). Der Hausarzt soll als „Generalist" eine ganzheitliche Versorgung und kontinuierliche Betreuung des Patienten ermöglichen, die dessen persönlichen, sozialen und familiären Hintergrund berücksichtigt und mit der Koordination und Dokumentation des gesamten Versorgungsgeschehens sowie der Durchführung präventiver und rehabilitativer Maßnahmen verbunden ist (u. a. Schwartz et al. 2012: 312f.; Herrmann et al. 2000: 38f.; Rosenbrock und Gerlinger 2014: 174). Für die deutsche Versorgungssituation sind bereits seit mehreren Dekaden eine unzureichende Stellung und ein Bedeutungsverlust der

---

162 Dann handelt es sich hingegen nicht explizit um eine HzV.
163 Ob die Primärversorgung durch den Hausarzt oder die Sekundär- und Tertiärversorgung durch Fachärzte.

hausärztlichen Versorgung zu beobachten.[164] Dies wird u. a. auf strukturelle Defizite wie die die sektorale Trennung, das Finanzierungssystem, einen starken Fokus auf kurative Medizin etc. zurückgeführt. Am deutlichsten findet die unzureichende Stellung ihren Ausdruck in dem zunehmend wahrgenommenen Nachwuchsmangel: Der Anteil an Allgemeinmedizinern unter allen Ärzten und Vertragsärzten geht zurück (siehe Kapitel 2.2.2) (u. a. Rosenbrock und Gerlinger 2014: 174; SVR 2014: 377ff.; Roeder und Hensen 2009: 199). Ebenfalls verweisen die Entwicklung der Behandlungsfallzahlen sowie die Anzahl an Primärinanspruchnahmen des Hausarztes verglichen mit dem Facharzt durch den Patienten auf eine Verlagerung des Leistungsgeschehens (Rosenbrock und Gerlinger 2014: 172; ZI und WIdO 1999).[165] Die repräsentative Umfrage der Barmer GEK aus dem Jahr 2013 macht deutlich, dass ein Großteil der Versicherten ihren Facharzt ohne Überweisung kontaktiert (Barmer GEK 2013: 2). Die Direktinanspruchnahme des Facharztes oder anderer Einrichtungen der Sekundär- und Tertiärversorgung durch den Patienten schränkt die hausärztliche Versorgungs- und Koordinierungsfunktion nachhaltig ein (u. a. Rosenbrock und Gerlinger 2014: 174; SVR 2014: 377ff.). Im deutschen Gesundheitssystem sollte diese Koordinierungsfunktion durch die Einführung der HzV nach § 73b SGB V durch das GMG 2004 gestärkt werden. Hausarztmodelle sind international in vielen Ländern (traditionell) gängige Praxis.[166] Eine klassische Kernkomponente von Hausarztmodellen ist das Gatekeeping, bei dem der Zugang zum Versorgungssystem durch den Hausarzt geregelt wird. Die fachärztliche Versorgung erfolgt nur nach Überweisung des Hausarztes. Erste Anlaufstelle im Versorgungsgeschehen ist dabei immer der Haus- bzw. Primärarzt (Wasem et al. 2003: 3). Trotz der bereits bestehenden Verbreitung solcher „Gatekeeper-Systeme" sind Aussagen über deren Effekte u. a. mit Blick auf die Versorgungsqualität, die Steuerungsfunktion

---

164 Dieser Bedeutungsverlust des Hausarztes wird wiederum als wesentliche Ursache von Versorgungsmängeln angeführt (u. a. SVR 2014: 380; Roeder und Hensen 2009: 199).

165 Die Erstinanspruchnahme von Fachärzten wächst seit den 1980er Jahren deutlich stärker als die der Hausärzte (Rosenbrock und Gerlinger 2014: 172; ZI und WIdO 1999: 1ff.). Dennoch hat beispielsweise im Jahr 2003 noch eine Versichertenbefragung darauf aufmerksam gemacht, dass rund 80 Prozent der Bevölkerung einen Hausarzt haben, den sie auch als erste Anlaufstelle im Krankheitsfall wahrnehmen. Demnach spielt der Hausarzt eine besondere Rolle in der Bevölkerung (Zock 2003: 79). Inwiefern dies jedoch mit den strukturellen Gegebenheiten übereinstimmt, lässt sich nur schwer beurteilen.

166 Als weitere Komponenten erfolgt die Vergütung der Leistungserbringer überwiegend durch Kopfpauschalen: Die Vergütung wird für jeden für einen festen Zeitraum eingeschriebenen Versicherten bei einem Hausarzt gezahlt (Wasem et al. 2003: 5). Es existieren Systeme mit obligatorischer Bindung an den Hausarzt für alle Mitglieder der öffentlichen Gesundheitsversorgung (wie z. B. in Großbritannien, Italien und den Niederlanden, dies sind primärärztliche Versorgungssysteme). Daneben gibt es Systeme, in denen Versicherte die Wahl haben, sich in ein Hausarztmodell einzuschreiben. Dies entspricht dem heutigen deutschen, US-amerikanischen und dänischen Modell (ebd.: 38).

3.2 Bedeutung und wissenschaftliche Bewertung der hausärztlichen Versorgung

und die Einsparungseffekte uneinheitlich und wenig belastbar (Zentner et al. 2008: 5ff.; 2010: 38ff., Haller et al. 2009: 20f.). Die zu untersuchenden Parameter im Kontext des Gatekeepings sind vielschichtig und nicht jeder relevante Outcome unterlag bereits einer ausreichenden wissenschaftlichen Betrachtung.

Einen wesentlichen Beitrag zur wissenschaftlichen Debatte um Hausarztmodelle in Deutschland leistete das (bislang umfassendste) systematische Review von Zentner und Kollegen aus dem Jahr 2009, das im Auftrag des SVR erstellt wurde. Diese systematische Übersichtsarbeit zur wissenschaftlichen Evidenz der Thematik HzV und Gatekeeping verweist auf eine umfassende Anzahl an Studien zu den gesundheitlichen, ökonomischen und weiteren Auswirkungen des Konzepts Gatekeeping. Die Autoren der Übersichtsarbeit gelangen zu der Schlussfolgerung, dass die gesichteten Studien mit Blick auf die Evidenz des Versorgungsansatzes eher eine geringe Qualität und starke Limitationen aufweist und überdies für die deutsche Perspektive nur eingeschränkt von Relevanz ist. Der Untersuchung zufolge ist es „[...] möglich, aber nicht gesichert, dass Gesundheitsoutcomes und Lebensqualität von Patienten in Gatekeeping-Modellen vergleichbar mit jenen sind, bei denen freier Zugang zu spezialisierter Versorgung besteht" (Zentner et al. 2010: 39). Für die Versorgungsqualität und Gesundheitsausgaben ergibt sich Ähnliches.[167]

Eine weitere systematische Übersichtsarbeit aus dem Jahr 2009 kommt zu dem Ergebnis, dass zu wesentlichen Merkmalen der hausärztlichen Versorgung (Zugang, Kontinuität, Arzt-Patienten-Beziehung, Koordinierung, Qualität und Kosteneffektivität) Studien vorliegen, die positive Effekte feststellen können. Gleichwohl kritisieren auch Haller und Kollegen (2009: 20ff.) einen Mangel an qualitativ hochwertigen gesundheitsökonomischen Evaluationen, sodass keine abschließende Bewertung über eine Überlegenheit der Allgemeinmediziner gegenüber einer fachärztlichen Versorgung möglich ist (ebd.).

Nichtsdestotrotz gewinnt, besonders im internationalen Kontext, die Primärversorgung erneut an Bedeutung (u. a. Klingenberg et al. 2010: 89; Marstedt 2008: 1ff.). Für die deutsche Versorgungssituation wird ebenfalls wiederkehrend die Notwendigkeit ihrer Aufwertung betont (u. a. SVR 2009: 93f.; 2014: 389ff.).

---

167 Nach den Erkenntnissen einzelner Studien, die in das Review einbezogen wurden, kann Gatekeeping die Inanspruchnahme der ambulanten, fachspezialisierten Versorgung sowie die Gesundheitsausgaben senken. Ob die Versorgungsqualität eingeschränkt oder erhöht wird blieb demgegenüber offen (Zentner et al. 2010: 39).

3.3 Chronologie zur gesetzlichen Entwicklung der hausarztzentrierten Versorgung

Bereits die Enquete-Kommission des 11. Deutschen Bundestages „Strukturreform der gesetzlichen Krankenversicherung" unterstrich im Jahr 1999 die Vorteile der hausärztlichen Versorgung, die enge Arzt-Patienten-Beziehung sowie die hausärztliche Koordinierungsfunktion und monierte zugleich dessen Stellung gegenüber der fachärztlichen Versorgung für die deutsche Versorgungssituation (BT 11/6380: 62). Diese Feststellung führte zusammen mit dem wahrgenommenen Bedeutungsverlust der hausärztlichen Versorgung dazu, dass der Versorgungsbereich seit den frühen 1990er Jahren von unterschiedlichen gesetzlichen Reformmaßnahmen betroffen war, um die hausärztliche Versorgung nachhaltig zu stärken (u. a. Rosenbrock und Geringer 2014: 174).[168] Eine Übersicht über die Reformmaßnahmen (und deren Wirkung) wird im Folgenden skizziert.

Ansätze zur Stärkung der hausärztlichen Versorgung

Bevor es den Kassen mit Inkrafttreten des GMG 2004 ermöglicht wurde, mittels Verträgen nach § 73b SGB V Hausarztverträge (die spezifische HzV) zu schließen, wurden, beginnend mit dem GSG, stetig neue Reformmaßnahmen innerhalb der GKV verabschiedet, die unabhängig von einzelvertraglichen Gestaltungsfragen[169] waren. So sollte die hausärztliche Versorgung aufgewertet werden. Zunächst erfolgte dazu 1988 mit dem Gesundheits-Reformgesetz eine funktionale und definitorische Festlegung der fach- und hausärztlichen Versorgungsbereiche. Diese wurde mit dem GSG 1992 weiter konkretisiert, u. a. durch die Benennung der Allgemeinmedizin als Kern- respektive Fachdisziplin der hausärztlichen Versorgung (inklusive der Einführung einer obligatorischen allgemeinärztlichen Weiterbildung) sowie die Festlegung der hausärztlichen Tätigkeitsbereiche (u. a. in der Schmitten und Helmisch 2000: 76).[170] Im Zuge dessen wurde ferner eine

---

168 Dabei verwundert es nicht, dass je nach Akteursperspektive das Ausmaß des Bedeutungsverlustes und des vermeintlichen Nachwuchsmangels unterschiedlich wahrgenommen und bewertet werden.
Nach Angaben des Gesetzgebers reiht sich die Einführung und weitere Modifizierung des § 73b SGB V in das Ziel der Qualitätssteigerung der hausärztlichen Versorgung und weiterführend in die Ermöglichung einer koordinierten und kosteneffizienten Versorgung ein (BT 18/5164: 4).
169 Einzelvertragliche Möglichkeiten erhielten erst mit dem GRG 2000 in Form von IV-Verträgen Einzug in die GKV.
170 Heute nehmen an der hausärztlichen Versorgung der GKV folgende Arztgruppen teil: Fachärzte für Allgemeinmedizin, Fachärzte für Kinder- und Jugendmedizin, Fachärzte für Innere Medizin ohne Schwerpunktbezeichnung, die die Teilnahme an der HzV gewählt haben, Ärzte, die

zunächst mindestens drei-, später durch das GRG 1999 erweiterte fünfjährige Weiterbildungspflicht für als Allgemeinmediziner tätige Vertragsärzte eingeführt. Darüber hinaus erfolgte durch das GRG 1999 eine erneute Nachjustierung des § 73 SGB V u. a. durch die Einführung weiterer Elemente wie der Erweiterung der Dokumentationsbefugnisse[171] des Hausarztes nach § 73, 1b SGB V und veränderte Regelungen in der Bedarfsplanung[172]. Laut Gesetzgeber zielten diese Reformmaßnahmen explizit auf die Stärkung des Hausarztes und seiner Lotsenfunktion (BT 14/1245: 56). Zusätzlich konnten die Kassen mit der Gesundheitsreform 2000 durch Einführung des § 65a SGB V (i. d. F. v. 29.12.1999) (satzungsgemäß) einen Versichertenbonus (auch Hausarztbonus genannt) gewähren, wenn ein Versicherter an der hausärztlichen Versorgung teilnimmt.[173]

Die Einführung der allgemeinen Praxisgebühr[174] (§ 28, 4 SGB V, i. d. F. v. 19.11.2003) als Zuzahlung in Höhe von 10 Euro für Versicherte bei der Erstinanspruchnahme eines Vertragsarztes im Quartal erfolgte 2004 durch das GMG. Zunächst galt die Praxisgebühr primär als Steuerungsinstrument, um den direkten Facharztzugang des Versicherten einzugrenzen. Sie gewann im Reformverlauf aber eher den Charakter eines Zuzahlungsinstruments (u. a. Rümkorf 2010: 168).

Ergänzend sowie stetig wiederkehrend in den Folgejahren erhielten honorarpolitische Reformen und Regelungen einen hohen Stellenwert. Sie sollten u. a. die Verteilung des Honorars zwischen Haus- und Fachärzten anpassen und ins-

---

nach § 95a, 4 und 5 SGB V in das Arztregister eingetragen sind, und Ärzte, die bereits am 31.12.2000 an der HzV teilgenommen haben. Die übrigen Fachärzte übernehmen die fachärztliche Versorgung (§ 73, 1a SGB V).

171 Eine zentrale Datenhaltung beim Hausarzt wird gesetzlich vorgesehen. Durch diese sind die Gebietsärzte außerdem bei einer (widerrufbaren) Einwilligung durch den Patienten dazu verpflichtet, dem vom Versicherten gewählten Hausarzt die den Versicherten betreffenden Behandlungsdaten und Befunde zum Zwecke der Dokumentation und der weiteren Behandlung mitzuteilen (§ 73, 1b SGB V i. d. F. v.22.12. 1990).

172 Zulassungsprivileg für Allgemeinärzte bei der Besetzung von Hausarztsitzen, die ab dem 01.01.2006 ausgeschrieben werden. Beschlossen wurde ferner die Beteiligung der Kassen an der Förderung der Allgemeinmedizinischen Weiterbildung über das Jahr 2000 hinaus (in der Schmitten und Helmich 2000: 121).

173 Der Versicherte verpflichtet sich, Leistungserbringer außerhalb der hausärztlichen Versorgung nur auf Überweisung des von ihm gewählten Hausarztes in Anspruch zu nehmen. Die Regelungen dazu sind in den Satzungen der Kassen festzulegen. Eine genauere Beschreibung erfolgt im Gesetz nicht.

174 Die Praxisgebühr wird Ende 2012 auf Beschluss des Bundestags unter Mitwirken aller Fraktionen zum 01.01.2013 durch Aufhebung des § 28, 4 SGB V ersatzlos abgeschafft. Dies spiegelt die Kontroverse über das Zuzahlungselement wider, die bereits bei seiner Entstehung und späteren Einführung bestand. Wollte die rot-grüne Regierungskoalition die Praxisgebühr ursprünglich nutzen, um nur den direkten Facharztzugang einzuschränken, wurde es aufgrund der Widerstände bzw. anderer gesundheitspolitischer Ziele der konservativ-liberalen Opposition und der Fachärzte zu einer „reinen" Zuzahlung modifiziert (u. a. Rümkorf 2010: 168).

besondere die „sprechende Medizin" gegenüber technisch-apparativen Leistungen in der Gebührenordnung aufwerten. Denn Besuchen und Visiten sowie Gesprächsleistungen wird eine hohe Bedeutung innerhalb der hausärztlichen Tätigkeit zugewiesen (Gerlinger 1997: 197).[175] Ergänzend wurde durch das GRG 2000 die Trennung der Gesamtvergütung nach haus- und fachärztlicher Versorgung obligatorisch festgeschrieben (§ 85, 4a SGB V), um weiterführend die finanzielle Attraktivität der hausärztlichen Tätigkeit nachhaltig zu erhöhen.

Die KVen und die KBV, deren Geltungsbereiche in den §§ 77ff. SGB V geregelt sind, unterlagen seit dem GSG unterschiedlichen Reformen. Neben einer allgemein veränderten Rolle der KVen im Ordnungsgefüge der GKV wurde den Verbänden mit dem GMG eine Organisationsreform auferlegt, um sie zu professionalisieren (siehe auch Kapitel 2.2.2). Inwiefern diese Reform (die weitestgehend eine Neufassung der §§ 77-79 SGB V beinhaltete) tatsächlich auf die Erhöhung der Repräsentanz der Hausärzte respektive hausärztlicher Interessen innerhalb der kassenärztlichen Selbstverwaltung zielte, ist umstritten (Bandelow 2007: 281).[176] Gleichwohl erfolgten bereits mit dem GRG 2000 weitere Maßnahmen wie die Einführung eines beratenden Fachausschusses für die hausärztli-

---

[175] Seit den frühen 1990er Jahren kam es zu einer „unüberschaubaren" Anzahl an vergütungspolitischen Reformen, die an dieser Stelle nur ansatzweise Erwähnung finden können. Durch das GSG wurde zum 01.01.1996 eine hausärztliche Grundvergütung geschaffen bzw. aufgestockt und im einheitlichen Bewertungsmaßstab (EBM) ein hausärztlicher Versorgungsbereich definiert. Dieser enthielt Leistungen, die ausschließlich von Hausärzten erbracht werden sollten (§ 87, 2a SGB V). Grundsätzlich wurden typisch hausärztliche Leistungen (u. a. Gesprächsleistungen und Hausarztbesuche) in der Gebührenordnung im Verlauf der Jahre aufgewertet. Diese hausärztliche Grundvergütung erfolgte zunächst in Form von Praxisbudgets und orientiert sich heute an Regelleistungsvolumina. So sollten pauschal die hausärztlichen Betreuungs-, Koordinierungs- und Dokumentationsleistungen je Behandlungsfall und Quartal honoriert werden. Durch Fehlsteuerungen und damit verbundene Mengenexpansionen durchlief das Vergütungssystem in den Folgejahren hingegen weitere Reformen. Die hausärztliche Versorgung wird heute ergänzt durch Versichertenpauschalen für unterschiedliche Basisleistungen vergütet. Für eine detaillierte Darstellung der Vergütungssystematik ambulanter Leistungen in der GKV siehe u. a. Rosenbrock und Gerlinger (2014: 194ff.).

[176] Neben der Pflicht zur Einführung eines hauptamtlichen Vorstands (mit bis zu drei Mitgliedern und einem hausärztlichen Vertreter) sollte die Funktion der Vertreterversammlung, die zum alleinigen Selbstverwaltungsorgan (als Legislativ- und Kontrollorgan) umgewandelt werden sollte, verändert werden. Ferner wurde durch gesetzlich vorgegebene Zusammenschlüsse die Anzahl der regionalen KVen von vormals 23 auf 17 KVen bundesweit reduziert (§§ 77ff. SGB V). Besonders die Einführung der hauptamtlichen Strukturen traf seitens der KV-Vertreter auf harsche Kritik. Erst mit dem VSG 2015 dürfen innerhalb der KBV Vertreter der Hausärzte über die Belange, die ausschließlich die hausärztliche Versorgung betreffen, selbst entscheiden (§ 79, 3a SGB V). Gleiches gilt für die Fachärzte. So wird moniert, dass die Reform 2004 eher auf eine Stärkung der Handlungsfähigkeit der Vorstände als auf eine Stärkung der demokratischen Mitwirkungsmöglichkeiten der Mitglieder abzielte (Bandelow 2007: 281).

che Versorgung innerhalb der KBV (§ 79c SGB V), die eine stärkere Berücksichtigung der hausärztlich tätigen Ärzte ermöglichen sollte.

Hausarztzentrierte Versorgung nach § 73b SGB V

Der durch das GMG 2004 eingeführte § 73b SGB V verpflichtet die Kassen dazu, ihren Versicherten Angebote zur HzV zu unterbreiten, jedoch ohne einen gesetzlich vorgegebenen Stichtag. Die Qualitätsmerkmale des Versorgungsmodells nach § 73b SGB V (i. d. F. v. 19.11.2003) mussten über die einfache hausärztliche Versorgung hinausgehen.[177] Zwar waren die KVen nicht als Vertragsteilnehmer geführt, jedoch musste Näheres über die Inhalte der Verträge in den Gesamtverträgen der KVen geregelt werden. Als Vertragspartner galten zugelassene Hausärzte, Gemeinschaften von Hausärzten und Medizinische Versorgungszentren (MVZ), die bestimmte Anforderungen erfüllen (§ 73b, 3 SGBV; i. d. F. v. 19.11.2003). Parallel zur Einführung der HzV wurde den Kassen in § 65a, 2 SGB V i. d. F. v. 19.11.2003 die Möglichkeit eingeräumt, ihren Versicherten satzungsgemäß für die Teilnahme an HzV-Verträgen (nun konkret nach § 73b), DMPs oder an Integrierten Versorgungsverträgen (IV) Zuzahlungsermäßigungen (u. a. mit Blick auf die neu zu zahlende Praxisgebühr) anzubieten.

Erst mit dem WSG 2007 erfuhr die HzV eine wesentliche Aufwertung ihrer Praxis- und einzelvertraglichen Relevanz. Neben der Umwandlung der Soll-Bestimmung hin zu einem Pflichtangebot (flächendeckende Sicherstellung) seitens der Kassen werden die einzelvertraglichen Gestaltungsoptionen erweitert. Ein Anspruch auf Vertragsabschluss bestand und besteht für keinen Akteur.

Die bis dahin geltende Regelung, dass es sich bei der HzV um in den Gesamtverträgen niederzulegende Inhalte handelt und die HzV mit „besonders qualifizierten Hausärzten" zu erfolgen hat, wurde aufgegeben. Fortan konnten die Kassen mit kassenärztlich zugelassenen Hausärzten, hausärztlichen Gemeinschaften oder unter Umständen mit den KVen Verträge schließen. Die KVen konnten nur insofern als Vertragspartner auftreten, als dass sie durch Gemeinschaften hausärztlicher Leistungserbringer hierzu ermächtigt wurden.[178] Hausarztverträge wandelten sich in der Folge zu Verträgen mit Selektivvertragscharakter. Ergänzend wurde ein Bereinigungsanspruch der Gesamtvergütungen entsprechend den Leistungsausgaben durch die HzV eingeführt, die durch die Vertragspartner der Gesamtverträge zu regeln ist (sofern Nachweise über die

---

177 Eine detailliertere Bestimmung der Qualitätsanforderungen erfolgte nicht.
178 Die Bestimmungen der Vertragspartner waren bereits mit dem WSG stark auf den Hausärzteverband ausgerichtet, da dieser indes ausreichend Vertragskompetenz entwickelt hatte (u. a. Bandelow 2009: 177; Paquet 2011: 34).

Verminderung des abzurechnenden Leistungsbedarfs vorliegen) (§ 73b, 7 SGB V). Kommt eine Einigung zur Bereinigung nicht zustande, können die Kassen nach § 89 SGB V das Schiedsamt anrufen. Um die flächendeckende Sicherstellung des Angebots zu erreichen, wurden die Kostenträger ferner dazu angehalten, auch in Kooperation mit anderen Kassen Verträge zu schließen (neue Fusionsmöglichkeit zwischen den Kassen). Überdies wurden Mindestanforderungen, die der Versorgungstyp HzV erfüllen muss, konkretisiert, um eine Qualitätssteigerung herbeizuführen. Die Qualitätsanforderungen der HzV müssen über die der „einfachen hausärztlichen Versorgung" hinausgehen. Demzufolge werden die beteiligten Leistungserbringer zur Teilnahme an strukturierten Qualitätszirkeln, zur Arzneitherapie sowie an speziellen Fortbildungen und zur Umsetzung nach für die hausärztliche Versorgung entwickelten, evidenzbasierten, praxiserprobten Leitlinien ebenso wie zur Einführung eines wissenschaftlich anerkannten Qualitätsmanagements verpflichtet (§ 73, 2 SGB 5).

Neben den Veränderungen der gesetzlichen Bestimmungen auf Rechtsgrundlage des § 73b SGB wurden mit dem WSG die teilweise bereits durch das GMG geschaffenen Möglichkeiten für Bonuszahlungen durch die Kostenträger verändert. Das flächendeckende Angebot von HzV-Verträgen wird für die Kassen mit der weiteren Pflicht zum Angebot spezieller HzV-Wahltarife nach § 53, 3 SGB V verknüpft. Der vormalige Paragraph zur Regelung der Bonuszahlungen § 65a, 2 SGB V entfällt. Gleiches gilt für Modellvorhaben und andere (besondere) Versorgungsmodelle. Teilnehmenden Versicherten kann die Kasse eine Prämienzahlung oder Zuzahlungsermäßigungen satzungsgemäß anbieten (§ 53, 3 SGB V).

Da bis dato nicht genügend Vertragsabschlüsse nach § 73b SGB V (i. d. F. v. 26.03.2007) in dem vom Gesetzgeber erwarteten Ausmaß zustande gekommen sind (u. a. Bundesversicherungsamt (BVA) 2009: 12), wurden mit dem GKV-Organisationsweiterentwicklungsgesetz (GKV-OrgWG) 2009 die Regelungen zur HzV erneut modifiziert. Erstmalig wurde ein Stichtag (30.06.2009) festgelegt, bis zu dem die Kassen Verträge mit entsprechenden Partnern zu schließen haben. Ergänzend wurde weiter konkretisiert, wer als Vertragspartner beteiligt sein kann. Fortan mussten Gemeinschaften mindestens die Hälfte der an der hausärztlichen Versorgung teilnehmenden Allgemeinärzte im jeweiligen Bezirk der Kassenärztlichen Vereinigungen vertreten, um einen Vertrag abschließen zu können. Können sich die Vertragsparteien nicht einigen, kann die Gemeinschaft die Einleitung eines Schiedsverfahrens beantragen (§ 73b, 4a SGB V).[179] Dies kann als Zeichen des Gesetzgebers, HzV-Strukturen über Selektivverträge zu realisieren, verstanden werden (Walter 2009: 309). Da besonders der DHÄV

---

179 Können sich die Vertragsparteien nicht auf eine Schiedsperson verständigen, so ist diese von der für die Krankenkasse zuständigen Aufsichtsbehörde zu bestimmen.

einen solchen Organisationsgrad von 50 Prozent erreicht bzw. erreichte (wenngleich auch die MEDI-Verbünde[180] an Bedeutung gewonnen haben), ist dies als deutliche Privilegierung des Verbandes zu werten, dem dadurch quasi ein Vertragsmonopol eingeräumt wird (Paquet 2011: 35; Bandelow 2009: 177). Nur wenn die Kassen in einem KV-Bezirk keinen Vertragspartner finden, der die vorgeschriebene Soll-Stärke erreicht, können die KVen als Vertragspartner auftreten.

Eine erneute Erweiterung des HzV-Paragraphen erfolgte mit dem GKV-Finanzierungsgesetz (GKV-FinG) 2010 um den Absatz 5a. Demnach gilt für Verträge, die nach dem 22.09.2010 geschlossen wurden, der Grundsatz der Beitragssatzstabilität. Diese liegt u. a. dann vor, wenn Hausarztverträge nicht (mehr) höher vergütet werden als die hausärztliche Versorgung im Rahmen der Regelversorgung, es sei denn, Mehraufwendungen können durch Einsparungen in anderen Leistungsbereichen nachgewiesen werden (§ 73, 5a SGB V).[181] Des Weiteren sind die Verträge der für die Kasse zuständigen Aufsichtsbehörde vorzulegen (eine Veröffentlichungspflicht o. ä. besteht nicht).

Strukturverträge nach § 73 a SGB V und Modellvorhaben nach §§ 63-65 SGB V

Neben den gesetzlichen Vorgaben im allgemeinen Bereich der vertragsärztlichen Versorgung sowie der späteren Einführung des HzV wurden bereits 1997 mit dem 2. GKV-Neuordnungsgesetz (2. GKV-NOG) die Arzt- oder Praxisnetze in Form von Modellvorhaben nach §§ 63-65 SGB V i. d. F. v. 19.11.1996 und Strukturverträge nach § 73a SGB V eingeführt, die neben anderen Zielen ebenfalls zur Aufwertung der hausärztliche Versorgung führen sollten. Diese zwei Versorgungsformen werden bzw. wurden, sofern sie den Hausarzt in den Mittelpunkt des Geschehens stellten, auch als Hausarztmodelle der ersten Generation und als „Testmodelle" (u. a. Böcken 2008: 105) bezeichnet. Im Rahmen der §§ 63-65 SGB V können die Kassen und ihre Verbände zur Verbesserung der

---

180 MEDI-Verbünde oder andere ärztliche Verbünde, als „Parallelorganisationen zu den KVen (zunächst vorrangig aus Baden-Württemberg), sollen den Kassenverbänden als Vertragspartner gegenüberstehen, sofern die KVen nicht an den Verhandlungen beteiligt sind. Erste Verbünde entstanden 1999. Mit Lockerung des Vertragswesens bildeten sich weitere. Diese stehen zunächst nur teilweise in Konkurrenz zu den KVen, da sie schließlich aus ihnen entwachsen sind. Heute besteht eine zunehmende Konkurrenzsituation und die Verbünde entwickeln in der Tendenz selbst Vertragsmonopole und befürworten den aktiven Austritt aus dem Kollektivvertragssystem (u. a. Bandelow und Schade 2008: 127).
181 Ferner werden durch das GKV-FinG die Mindestbindungsfrist der Versicherten für „besondere Versorgungsformen" bzw. Wahltarife (zu denen auch die HzV zählt) nach § 53 SGB V aufgehoben.

Qualität und der Wirtschaftlichkeit der Versorgung (zeitlich befristete) Modellvorhaben durchführen oder mit Leistungserbringern vereinbaren. Modellvorhaben unterliegen einer Pflicht zur wissenschaftlichen Begleitung. Sie sollen Verfahrens-, Organisations-, Finanzierungs- und Vergütungsformen zur Leistungserbringung sowie zur Verhütung und Früherkennung erproben (§ 63 Grundsätze 1-2 SGB V i. d. F. v. 19.11.1996).[182]

Mittels der Strukturverträge nach § 73a SGB V konnten Kassen und die KVen (unabhängig von der Regelversorgung, jedoch innerhalb der Gesamtverträge und somit traditionell kollektivvertraglich) Versorgungs- und Vergütungsstrukturen mit differenzierten Honorierungssystemen vereinbaren. Möglich waren bspw. Versorgungsformen, die einem Hausarzt oder Verbünden von Hausärzten die Verantwortung für die Qualität und Wirtschaftlichkeit der Versorgung übertrugen, u. a. durch ein gemeinsam durch die Vertragspartner festgelegtes Budget. Dabei bestand keine zeitliche Befristung oder Evaluationspflicht.[183] Beide Versorgungsformen unterlagen in den Folgejahren vereinzelten Reformmaßnahmen. Besonders die 2000 eingeführte Möglichkeit der Bonuszahlung an Versicherte bei der Teilnahme an Modellvorhaben durch die Kassen (§ 63a SGB V i. d. F. v. 22.12.1999) sowie die Erweiterung der Vertragsteilnehmer[184] für die Verträge nach §§ 63-65 SGB V i. d. F. v. 22.12.1999 seien hier erwähnt.

Integrierte Versorgung nach §§ 140a-d

Die Integrierte Versorgung hat sowohl im Kontext der Erweiterung von Einzelvertragsoptionen als auch im Bereich von Verträgen zur hausärztlichen Versorgung einen besonderen Stellenwert. Schließlich bot sie den Kassen als erste

---

182 Es besteht kein Bereinigungsanspruch dieser Versorgungsform gegenüber der Gesamtvergütung. Bis zum 1.1.2000 mussten KVen einem Vertragsentwurf zustimmen, wenn mindestens 50 Prozent der Ärzte, die die Voraussetzung zur Teilnahme erfüllen, dies wünschten. Mittlerweile sind Verträge mit KVen mit einzelnen Ärzten und mit Gruppen von Vertragsärzten möglich. Modellvorhaben können sich auch auf Leistungen, Maßnahmen und Verfahren jenseits des geltenden Sozialrechts erstrecken, sofern der G-BA über sie keine ablehnende Entscheidung getroffen hat. Für Modellvorhaben gilt der Grundsatz der Beitragssatzstabilität, wobei Mehraufwendungen mit nachzuweisenden Einsparungen verrechnet werden können. Einsparungen können an die Versicherten weitergegeben werden (Rosenbrock und Gerlinger 2014: 395).

183 Mit dem GKV-Versorgungsstärkungsgesetz (VSG) 2015 gehen die Regelungen des § 73a SGB V zentral in den § 140a SGB V über und werden um Änderungen in den Verfahrensregelungen ergänzt.

184 Verträge sind indes sowohl mit den KVen als auch mit einzelnen Vertragsärzten oder mit Gruppen dieser Leistungserbringer durch das GRG möglich. Sind KVen nicht Vertragspartner von Verträgen nach Satz 2, müssen die Verträge im Einvernehmen mit der jeweiligen KV geschlossen werden. Dies gilt jeweils auch für IV-Verträge.

3.3 Chronologie zur gesetzlichen Entwicklung der hausarztzentrierten Versorgung

Vertragsform tatsächliche Möglichkeiten, von den Kollektivverträgen abzuweichen: Vertragsabschlüsse waren und sind nun auch ohne Beteiligung der KVen möglich. Die Integrierte Versorgung stellt so eine Alternative zur klassischen Regelversorgung dar. Wenngleich bereits mit dem GRG 2000 die IV Einzug ins SGB V erhielt, bietet sie sich erst seit dem GMG 2004 als tatsächliche einzelvertragliche Option an. Seitdem soll ausdrücklich von den Regelungen der Kollektivverträge abgewichen werden. Verträge in diesem Rahmen müssen den Anforderungen der Integrationsversorgung gerecht werden. Dies bedeutet, dass entweder eine „interdisziplinär-fachübergreifende" oder eine „sektorenübergreifende" Versorgung Vertragsinhalt sein muss. Bei einer interdisziplinär-fachübergreifenden Versorgung ist dann eine Beschränkung auf den ambulanten Sektor möglich. Attraktiv für die Kassen ist die IV insofern, als dass sie durch die IV erbrachten Leistungen einem Bereinigungsanspruch gegenüber den kollektivvertraglichen Zahlungen unterliegen (§ 140d SGB V).[185] Jedoch erfuhr die Versorgungsform erst durch das GMG und die mit ihm eingeführte Anschubfinanzierung (für die Jahre 2004 bis 2008) eine besondere Aufwertung. Im Zuge dessen wurde festgelegt, dass die Verträge, die bis zum 31.12.2008 abgeschlossen wurden, von dem Grundsatz der Beitragssatzstabilität nach § 71, 1 befreit waren.[186] Neben anderen Regelungen wurde mit dem WSG 2007 vom Gesetzgeber ausdrücklich bestimmt, dass der Sicherstellungsauftrag der KVen im Rahmen von IV-Verträgen eingeschränkt ist. In den zurückliegenden Jahren unterlag die IV weiteren gesetzlichen Änderungen, die hier aber nicht in Gänze erläutert werden können.[187]

---

185 Dies soll Doppelzahlungen bei substitutiven Selektivverträgen im Geltungsbereich der Gesamtvergütung verhindern. Können sich die Vertragspartner nicht einigen, wird das Schiedsamt einberufen. Jedoch stellt sich besonders die Budgetbereinigung, auch in den späteren Regelungen im Rahmen von HzV-Verträgen, als enormes Problem dar. Schließlich sind in diesem Kontext weiterhin die KVen als Gesamtvertragspartner an den Bereinigungsverfahren beteiligt. In der Folge stellt sich die Frage der Bereinigung nach Rosenbrock und Gerlinger (2014: 401) als explizite Blockademöglichkeit seitens der KVen dar.

186 Die Anschubfinanzierung macht ein Prozent der Gesamtvergütung sowie der Krankenhausvergütung aus – zunächst nur für den Zeitraum 2004 bis 2006. Durch das Vertragsarztrechts-Änderungsgesetz (VÄG) 2006 vom 31. Dezember 2006 wurde sie auf den 31. Dezember 2008 ausgeweitet. Durch das VÄG wurde außerdem der Zeitraum der Entbindung von der Beitragssatzstabilität erweitert (§ 140b, 3 SGB V).

187 IV-Verträge sollen durch das WSG eine bevölkerungsbezogene Flächendeckung ermöglichen. Diese Neuregelung wird zumeist als „Wettbewerbshemmnis" der Kassen bewertet (Paquet 2011: 31). Auch heute noch unterscheiden sich IV-Verträge von den Hausarztverträgen nach 73b SGB V u. a. in Vergütungs- und Finanzierungsaspekten sowie in Fragen der Vertragsbeziehungen mit Blick auf die speziellen Anforderungen, die erfüllt sein müssen, um als integriertes Versorgungskonzept anerkannt zu werden.

RSA-Reform und Disease-Management-Programme nach § 137f-g

Einen besonderen Anreiz zur Etablierung neuer Versorgungsformen für die Kostenträger wurde im Zuge der RSA-Reform 2001 und der Einführung von DMPs (§ 137f-g SGB V i. d. F. v. 10.12.2001) geschaffen (z. B. Gerlinger 2002b: 123). Das mit der RSA-Reform verabschiedete Maßnahmenpaket zielte auf eine stärkere Berücksichtigung der Morbidität der Versicherten, um u. a. Anreize der Kassen zur Risikoselektion zu vermindern.[188] DMPs zielen auf eine bessere, kontinuierlichere und leitliniengerechte Versorgung der Patienten mit ausgewählten chronischen Krankheiten (u. a. Paquet 2011: 30). Die in der Regel regionalen Verträge können auf kollektiver und auf einzelvertraglicher Grundlage gestaltet sein. Dabei können sowohl die KVen als auch andere Verbände und/ oder Gemeinschaften von Leistungserbringern (stationär und ambulant) als Vertragsteilnehmer auftreten. Von besonderer Bedeutung für die Kassen ist, dass sie für chronisch kranke Versicherte, die in einem DMP eingeschrieben waren, bis zum 1. Januar 2009 durch die Einführung des Morbi-RSA zusätzliche Mittel aus dem Finanzausgleich erhielten (u. a. Rosenbrock und Gerlinger 2014: 401). Entsprechend stellen sich die strukturierten Behandlungsprogramme nicht als Ersatz, sondern als Ergänzung der Gesamtverträge dar (Paquet 2011: 30).

Sowohl die Teilnahme an der HzV als auch an den anderen Versorgungsformen ist für Versicherte und Leistungserbringer freiwillig. Für die Kassen besteht lediglich eine Angebotspflicht für HzV-Verträge sowie Verträge nach § 95 SGB V (MVZ). Letztere werden in der Untersuchung nicht vorgestellt.

Tabelle 1 gibt einen Überblick über die beschriebenen, seit 1992 in Kraft getretenen gesetzlichen Rahmenregelungen, die mit der Ausgestaltung der hausärztlichen und explizit der HzV in Beziehung gestellt werden müssen.[189] In der Darstellung werden die Reformmaßnahme ferner drei „Relevanzbereichen" zugeordnet. Diese umfassen den Bereich der Einzelvertragsoptionen (EV), explizit den Bereich der HzV als Einzelvertragsoption (HzV) sowie die hausärztliche Versorgung allgemein (hausärztl.). Durch die Zuordnung soll die Bedeutung der Reformmaßnahme abgeschätzt werden. Die Übersicht erhebt keinen Anspruch auf Vollständigkeit. Da eine Konzentration auf HzV-relevante Maßnahmen angestrebt wurde, werden nicht alle zuvor genannten gesetzlichen Änderungen vollständig abgebildet.

---

188 Gleichzeitig sollte das Interesse der Kassen an einer verbesserten Versorgung chronisch Kranker erhöht werden.
189 Regelungen außerhalb des Regelungsbereiches nach § 73b SGB V werden nur vereinzelt und nur teilweise mit ihrer Modifizierung im Zeitverlauf dargestellt.

3.3 Chronologie zur gesetzlichen Entwicklung der hausarztzentrierten Versorgung

Tabelle 1: Chronologie der hausarztzentrierten Versorgung

Jahr und Reformgesetz	Gesetzliche Maßnahme und Rechtsgrundlage	Relevanzbereich
1992 GSG	- Benennung der Allgemeinmedizin als Kerndisziplin der hausärztlichen Versorgung - Einführung der Weiterbildungspflicht für Allgemeinmediziner zur Teilnahme an der hausärztlichen Versorgung (§ 95a,2 SGB V i. d. F. v. 21.12.1992) - Definition der hausärztlichen Aufgaben (§ 73, 1 SGB V i. d. F. v. 21.12.1992)	hausärztl.
1997 2. GKV-NOG	- Einführung von Modellvorhaben (§§ 63-65 SGB V i. d. F. v. 19.11.1996) (zeitlich befristet, Evaluationspflicht) - Einführung von Strukturverträgen (nach § 73a, 1 SGB V i. d. F. v. 19.11.1996)	teilw. hausärztl. teilw. EV
2000 GRG	- obligatorische Trennung der Gesamtvergütung nach haus- und fachärztlicher Versorgung (§ 85, 4a SGB V) - weitere Konkretisierung des Tätigkeitsbereiches, u. a. Erweiterung der Dokumentationsbefugnisse des Hausarztes (§ 73, 1b SGB V i. d. F. v. 22.12.1999) - weitere Konkretisierung der an der hausärztlichen Versorgung teilnehmenden Vertragsärzte (§ 73, 1a SGB V i. d. F. v. 22.12.1999) - Zulassungsprivileg für Allgemeinärzte bei der Besetzung von Hausarztsitzen (§ 101 SGB V i. d. F. v. 22.12.1999) - Einführung der Möglichkeit zum Abschluss von IV-Verträgen (§ 140 a-d SGB V i. d. F. v. 22.12.1999) - Reform der §§ 63-65 SGB V (Modellvorhaben), Änderung der Vertragsteilnehmer, Einführung eines Versichertenbonus (u. a. Hausarztbonus) (§ 63a SGB V i. d. F. v. 22.12.1999)[190]	hausärztl. hausärztl. hausärztl. EV teilw. hausärztl. EV teilw. hausärztl.
2002 Gesetz zur Reform des RSA[191]	- Einführung von DMPs mit Koppelung am RSA (§ 137f-g SGB V i. d. F. v. 10.12.2001)	teilw. hausärztl.
	- weitreichende Neuregelungen im Bereich der IV (§ 140a-d SGB V i. d. F. v. 19.11.2003), Einschränkung des Sicherstellungsauftrag nach § 75, Veränderung der Vertragsteilnehmer	EV teilw. hausärztl.

---

190 Verträge sind seit dem GRG sowohl mit KVen als auch mit einzelnen Vertragsärzten oder mit Gruppen dieser Leistungserbringer möglich (§§ 63-65 SGB V i. d. F. v. 22.12.1999).
191 Zuvor wurde das Gesetz zur Neuregelung der Krankenkassenwahlrechte im Jahr 2001 (verkündet in BGBl I Jahrgang 2001 Nr. 40 vom 2.8.2001) verabschiedet.

Jahr und Reformgesetz	Gesetzliche Maßnahme und Rechtsgrundlage	Relevanzbereich
2004 GMG	(u. a. Ausschluss der KVen als Vertragspartner), Ermöglichung der Anschubfinanzierung und Bereinigungsanspruch[192] - Einführung der HzV (§ 73b SGB V) (Soll-Bestimmung und Satzungsregelung seitens der Kassen) - Vertragsteilnehmer: „besonders qualifizierte Hausärzte", Gemeinschaften dieser Hausärzte und spezifische MVZ - die Gesamtverträge regeln das Nähere über die Inhalte der HzV-Verträge (§ 73b, 3 SGBV i. d. F. v. 19.11.2003)[193]	teilw. EV HzV hausärztl.
2004 GMG	- Möglichkeit einer Bonuszahlung für die Versichertenteilnahme an HzV-Verträgen (satzungsgemäße Kann-Regelung) (§ 65a, 2 SGB V i. d. F. v. 19.11.2003)	HzV
	- Einführung der allgemeinen Praxisgebühr (§ 28,4 SGB V i. d. F. v. 19.11.2003)	teilw. hausärztl.
2007 WSG	- Verpflichtung der Kassen zum flächendeckenden Angebot von HzV-Verträgen (allein oder in Kooperation mit anderen Kassen) (§ 73b, 4 SGB V i. d. F. v. 26.03.2007) - KVen können wieder als Vertragsteilnehmer auftreten, jedoch nur nach Ermächtigung (ebd.) - Konkretisierung der Qualitätsmerkmale von HzV-Verträgen (§ 73b, 2 SGB V i. d. F. v. 26.03.2007) - Einführung des Bereinigungsanspruches gegenüber der Gesamtvergütung (mit Nachweispflicht und „Schiedsamtsfähigkeit" bei Nichteinigung mit den Gesamtvertragspartnern) (§ 73b, 4 SGB V i. d. F. v. 26.03.2007)[194] - Endbindung der inhaltlichen Gestaltung der Verträge von den Gesamtverträgen (§ 73b, 5 SGB V i. d. F. v. 26.03.2007) - Einschränkung des Sicherstellungsauftrags nach § 75 (ebd., 4)[195]	HzV EV teilw. hausärztl.
	- obligatorische Verknüpfung der HzV-Verträge mit spezifischen HzV-Wahltarifen (Prämienzahlung und/oder Zuzahlungsermäßigung nach § 53, 3 SGB V i. d. F. v. 26.03.2007)	HzV EV

---

192 Schiedsamtsfähigkeit bei Nichtzustandekommen einer Einigung (§ 140a SGB V).
193 Die KVen werden nicht mehr als Vertragspartner geführt, sind aber aufgrund ihrer Teilnahme u. a. an den Verhandlungen zu den Gesamtverträgen weiterhin beteiligt.
194 Leistungen, die über die hausärztliche Versorgung nach § 73 hinausgehen, fallen nicht unter die Bereinigungspflicht und können aus den Einsparungen und Effizienzsteigerungen finanziert werden, die sich durch die Verträge ergeben (§ 73b, 8 SGB V).
195 Wird mit Einzelvertragsoptionen der Sicherstellungsauftrag eingeschränkt, egal ob im Rahmen der HzV, der IV oder in anderen Versorgungsbereichen, wird seitens unterschiedlicher Akteure stets die gefährdete flächendeckende Versorgung moniert (Paquet 2011: 7ff.).

Jahr und Reformgesetz	Gesetzliche Maßnahme und Rechtsgrundlage	Relevanzbereich
2009 GKV-OrgWG	- Festlegung eines Stichtags zur flächendeckenden Einführung von HzV-Verträgen (30.06.2009) (§ 73b, 4 SGB V i. d. F. v. 15.12.2008) - Gemeinschaften müssen mind. die Hälfte der an der hausärztlichen Versorgung teilnehmenden Allgemeinärzte des KV-Bezirks vertreten, um als Vertragspartner auftreten zu können (§ 73b, 4 SGB V)[196] - Schiedsamtsfähigkeit bei Nicht-Einigung der Vertragspartner durch die Gemeinschaften[197] (§ 73b, 4a SGB V i. d. F. v. 15.12.2008)	HzV teilw. EV teilw. hausärztl.
2010 GKV-FinG	- für Verträge, die nach dem 22.09.2010 geschlossen werden, gilt Beitragssatzstabilität (§ 73, 5a SGB V i. d. F. v. 22.11.2010)	HzV

(Quelle: Eigene Darstellung)

Die sukzessive Lockerung des Vertragsmonopols der KVen und die Ausweitung der einzelvertraglichen Möglichkeiten im Bereich der HzV sind retrospektiv betrachtet als Wechselspiel zu bewerten. Ob die Lockerung des Vertragsmonopols primär auf eine Stärkung der hausärztlichen Versorgung abzielte oder ob durch die Stärkung der hausärztlichen Versorgung eine Aufhebung der kassenärztlichen Dominanz bzw. eine Stärkung der Kostenträger ermöglicht werden sollte, stellt sich dabei, auch im Rahmen der vorliegenden Untersuchung, als zu hinterfragendes Element dar.

3.4 Umsetzung und wissenschaftliche Bewertung der hausarztzentrierten Versorgung

Die aktuelle Vertragslandschaft der GKV weist eine kaum noch zu überblickende Vielfalt und Uneinheitlichkeit auf. Unterschiedliche Vertragsmodalitäten und Modellformen mit spezifischen (Qualitäts-)Anforderungen, Konstellationen der Vertragspartner sowie Flächenbezug etc. bestehen nebeneinander (SVR 2009:

---

[196] Nur sofern die Kassen keinen Vertragspartner finden, der diese Anforderung erfüllt, können sie mit anderen unter § 73b, 4, Satz 3 genannten Vertragspartnern wie den KVen Verträge schließen.

[197] Einigen sich die Parteien nicht auf eine Schiedsperson, wird diese von der Aufsichtsbehörde bestimmt, die für die Krankenkassen zuständig ist (§ 73b, 4a SGB V).

139; Klingenberg 2010: 90; BVA 2014: 15).[198] Wenngleich die Kassen die Verträge nach § 73b den für sie zuständigen Aufsichtsbehörden vorzulegen haben, liegt keine systematische Übersicht über die Anzahl abgeschlossener Verträge zur HzV, der Anzahl eingeschriebener Versicherter oder die Inhalte der Verträge vor. Eine solche Übersicht bestand bislang zu keinem Zeitpunkt, lediglich Schätzungen stehen zur Verfügung. Ebenso wenig sind abgesicherte Aussagen über die Typologie der Verträge möglich (BT 18/5164: 25). Nach Angaben des DHÄV existierten Anfang 2015 55 HzV-Verbundverträge sowie rund 580 Einzelverträge[199]. Laut Verband steigt die Anzahl der Verträge seit 2009, also seit gesetzlicher Verpflichtung durch das WSG 2007 kontinuierlich an (DHÄV zitiert nach BT 18/5164: 5). Waren 2009 2,9 Millionen Versicherte in einem HzV-Vertrag eingeschrieben, stieg diese Anzahl Anfang 2015 auf 3,7 Millionen (ebd.: 6). Das durch den Gesetzgeber vorgegebene Ziel eines flächendeckenden Angebotes von HzV-Verträgen wurde bislang jedoch nicht erreicht (BVA 2014: 15). Als Ursachen führt das BVA (ebd.) einen hohen Verwaltungsaufwand insbesondere für kleinere Kassen sowie eine problematische Rechtsgrundlage zur Bereinigungspflicht an. Die durch das GKV-OrgWG geschaffene Regelung (§ 73b, 4) ermöglicht es den als Vertragspartner auftretenden ärztlichen Gemeinschaften, ein Schiedsverfahren einzuleiten. So ist die aktuelle Vertragslandschaft von einer Vielzahl an laufenden Schiedsamtsentscheidungen geprägt, die zumeist finanzielle Aspekte betreffen. Für das Jahr 2010 beliefen sich diese auf rund 1.000 Verfahren, gegenüber vier bundesweit und 187 regional freiwillig geschlossenen sowie 176 durch ein Schiedsverfahren zustande gekommenen Verträgen (Weigeldt 2010 zitiert nach Paquet 2011: 36).[200] Die Kassen müssen dadurch u. a. auch Honorarsteigerungen erfüllen. Besonders der DHÄV nutzt seine Stellung, um solche Forderungen zu realisieren (Rosenbrock und Gerlinger 2015: 176).[201]

---

198 Schließlich obliegt die inhaltliche Ausgestaltung mittlerweile den Vertragspartnern.
199 Vertragsabschlüsse der Landesverbände des DHÄV mit Kassen in den Regionen.
200 Eine systematische Dokumentation über laufende Schiedsverfahren liegt nicht vor (BT 17/13513: 2).
201 Die aktuelle Vertragslandschaft ist von der Vorrangstellung des DHÄV geprägt. Da dieser durch die 50-Prozentregelung (§ 73b, 4 SGB V) quasi ein Vertragsmonopol innehat, kann er zusammen mit der Möglichkeit der Schiedsamtseinberufung in bestimmten Bundesländern aufgrund seiner Größe die Vertragslandschaft nachhaltig dominieren (Rosenbrock und Gerlinger 2014: 176; Paquet 2011: 36). In anderen KV-Bezirken, insbesondere in den neuen Bundesländern und in Bayern, sind die regionalen Hausarztverbände hingegen bereit, die KVen zum Vertragsabschluss zu beauftragen, u. a. da sie sich in den Strukturen der KVen besser aufgehoben fühlen (BVA 2014: 15). Über die Vertragsbedingungen entscheidet sodann die Schiedsperson, die durch das BVA eingesetzt wird. Exemplarisch ist ein Vertrag zur HzV zu nennen, der im Dezember 2010 in Bayern durch die AOK, die Ersatzkassen und eine Mehrzahl der BKKen

In der Umsetzung von HzV-Verträgen und zuvor von Hausarztmodellen der ersten Generation galten und gelten einzelne AOKen als Vorreiter (u. a. Rosenbrock und Gerlinger 2015: 176). Bereits mit Einleitung der freien Kassenwahl hatte der AOK-BV das Hausarztmodell („AOK-Hausarzt-Abo") in den Mittelpunkt seines (honorarpolitischen) Wettbewerbskonzepts gestellt (AOK-BV 1994; 1995; Gerlinger 1997: 175). Auch 2002, vor Einführung der HzV mit dem GMG, waren die AOKen an einem Großteil der damals bestehenden Arztnetze beteiligt. Von den im September 2002 existierenden 26 Arztnetzen waren die AOKen an 15 beteiligt, von denen die meisten als regionale Hausarztmodelle ausgestaltet waren. Die BKKen beteiligten sich an zwölf und die Ersatzkassen an acht dieser Netze (Tophoven 2002: 13).

Aktuell gilt besonders der 2008 in Baden-Württemberg zwischen MEDI Baden-Württemberg, dem Landes-Hausärzteverband und der AOK Baden-Württemberg (AOK-BaWü) geschlossene Vollversorgungsvertrag nach § 73b SGB V als „Vorbild" (AOK-BaWü et al. 2014: 1f.).[202] In anderen Bundesländern stellt sich die Vertragssituation entsprechend den beschriebenen Vertragsmodalitäten bzw. -problematiken komplizierter dar.

In der Phase vor der verpflichtenden, flächendeckenden Einführung (zunächst durch das WSG und verschärft durch das GKV-OrgWG) wurden u. a. aufgrund komplizierter Vertragsregelungen und unzureichender Anreize für Kostenträger und Leistungserbringer nur einzelne Vertragsabschlüsse (u. a. durch die AOK Sachsen-Anhalt und den vdek) realisiert (Paquet 2011: 34).[203]

---

gekündigt wurde (Ärzteblatt 2010). In Bayern ist die Anzahl an Schiedssprüchen besonders hoch (BVA 2014: 15).

202 Für den MEDI-Verbund Baden-Württemberg erfolgte die Vertragsschließung durch die MEDI-Verbund AG, für den Hausärzteverband durch die HÄVG. Nach eigenen Angaben waren im März 2015 1,9 Millionen Versicherte eingeschrieben und im Jahr 2014 3.800 Hausärzte beteiligt.

203 Kompliziert ist nach Hahne (2005: 112), dass zunächst in den Gesamtverträgen neben den Qualitätsanforderungen die Regelungen zur Vergütung und die Anrechnung dieser Honorierung auf die Gesamtvergütung vereinbart werden müssen. Besonders die KVen werden dadurch vor die konfliktbehaftete Situation gestellt, die bestehende Gesamtvergütung zwischen den Hausärzten innerhalb der Kollektivversorgung und den vertragsteilnehmenden Hausärzten zu verteilen (ebd.). Auch hatten die Kassen kein Interesse, den Hausärzten ein höheres Honorar zu zahlen (Paquet 2011: 34). HzV-Verträge stellten sich zunächst als „Add-On"-Verträge dar. Ein Vollvertrag regelt demgegenüber die ärztliche Vergütung unabhängig vom EBM mit Pauschalen und Einzelleistungen sowie ggf. „qualitätsabhängigen" Zusatzvergütungen. Gleichwohl wurde der erste landesweite HzV-Vertrag (Hausarztprogramm „Mein Arzt – Mein Partner") bereits 2004 unter Beteiligung der AOK Sachsen-Anhalt, dem Hausärzteverband Sachsen-Anhalt e. V. sowie unter Beteiligung der KV Sachsen-Anhalt (KVSA) nach § 73 b SGB V geschlossen (und im Jahr 2009 verlängert) (AOK Sachsen-Anhalt et al. 2009). Auch der vdek bzw. sein Landesverband in Hessen schlossen 2005 mit der KV Hessen, also ohne Beteiligung eines weiteren Verbandes wie der DHÄV, einen HzV-Vertrag. Dieser lief jedoch 2008 aus.

Demgegenüber nutzten die Verbände (sogar der DHÄV) und die Kassen die gesetzliche Grundlage der IV, um Hausarztverträge zu schließen (Hahne 2005: 112).[204] Mittlerweile stellen, durch die gesetzliche Verpflichtung, alle größeren Versorgerkassen ihren Versicherten ein HzV-Angebot zur Verfügung (Rosenbrock und Gerlinger 2014: 175).

Ob die HzV die anvisierten Ziele – Steigerung der Qualität der hausärztlichen Versorgung sowie eine koordinierte und kosteneffiziente Versorgung – tatsächlich erreicht, kann auch nach über zehnjährigem Bestehen der Versorgungsform nicht abschließend bewertet werden. Gleichwohl zielt der Gesetzgeber weiterhin auf die Stärkung der Lotsenfunktion des Hausarztes, u. a. indem er an den für die Kassen verpflichtenden HzV-Verträgen festhält (BT 18/5164: 4). Da eine Evaluationspflicht fehlt, liegen keine systematischen Informationen über die Versorgungsqualität und patientenrelevante Outcomes sowie ökonomische Aspekte innerhalb der Modelle allgemein sowie im Vergleich zum kollektivvertraglichen System vor.[205] Auch eine Übersicht über Art und Umfang durchgeführter Evaluationen existiert nicht (ebd.: 17; Rosenbrock und Gerlinger 2014: 175).[206] Wenngleich mit wachsender Anzahl an HzV-Verträgen auch vermehrt wissenschaftliche Bewertungen von HzV-Verträgen im System der GKV zur Verfügung stehen, sind, wie auch für das Gate-Keeping (im internationalen Vergleich) beschrieben, die wissenschaftlichen Einschätzungen zur Umsetzung von HzV-Verträgen sehr uneinheitlich und wenig belastbar.[207] Im Jahr 2008 kam die

---

204 Der erste bundesweite Hausarztvertrag durch die Barmer GEK startete 2004. Dieser war bspw. in einen Integrationsvertrag eingebettet, der bereits nach dreijährigem Bestehen aufgrund eines Urteils des Bundesgerichtshofs auslief (Laschet 2008: 1). Auch die Recherche des Redaktionsbüros Gesundheit (2007) verdeutlicht, dass die rund 50 existierenden Hausarztmodelle im Jahr 2007 (mit rund 5,9 Millionen Versicherten) auf unterschiedlichen Rechtsgrundlagen geschlossen wurden.

205 Die bisherigen Ergebnisse aller verfügbaren Evaluationsstudien leiden besonders an ihrer unzureichenden Übertragbarkeit zwischen den einzelnen Modellen (BT 18/5164: 16; Kürschner 2011: 221) sowie an methodischen Grenzen (u. a. Wasem et al. 2003: 3). Die mangelhafte Übertragbarkeit der Ergebnisse ergibt sich sowohl aufgrund der regionalen Bezüge der Hausarztmodelle (BT 18/5164) als auch durch die Fokussierung unterschiedlicher Outcomes in den einzelnen Evaluationsstudien, u. a. aufgrund unterschiedlicher Vertragsgestaltung (Kürschner 2011: 221). Es fehlt heute noch an repräsentativen Längsschnittstudien (Erlinhagen und Pihl 2004: 16), da einzelne Effekte erst über einen längeren Zeitraum sichtbar werden können (Böcken 2008: 118).
Eine verlässliche wissenschaftliche Bewertung von Wahltarifen steht überdies vor dem Problem, dass die Aussagekraft durch ein selektives Teilnahmeverhalten der Versicherten eingeschränkt wird (Wasem et al. 2003: 3; Graf 2008: 138).

206 Dabei bleibt die normative Frage nach der Angemessenheit unterschiedlicher Versorgungsqualitäten für die Versicherten innerhalb der Solidargemeinschaft GKV an dieser Stelle unbeachtet.

207 Durch die Evaluation der Ergebnissen von fünf Ersatzkassen-Hausarztverträgen aus dem Jahr 2008 gehen die Autoren des Instituts für angewandte Qualitätsförderung und Forschung im

Bertelsmann-Stiftung mittels einer Patientenbefragung zu dem Ergebnis, dass die bisherige Ausgestaltung der Modelle keine nachweisbaren Verbesserungen u. a. der Versorgungsqualität oder des Gesundheitszustandes der teilnehmenden Versicherten ermöglichte (Böcken 2008: 116). Weitere Befragungen aus dem Jahr 2008 zeigen, dass Teilnehmer an einem Hausarztmodell ihre Versorgungssituation häufig besser beurteilen als Patienten aus der Regelversorgung (Zok 2008: 1; KBV 2008: 7). Die bislang weitreichendste, aber noch nicht vollständig abgeschlossene Evaluationsstudie über das Hausarztmodell der AOK-BaWü verweist ebenfalls auf positive (versorgungsrelevante) Effekte[208] durch die HzV. Aber auch diese Untersuchung konnte in vielen Bereichen der Versorgungsqualität nur geringe Unterschiede gegenüber der kollektivvertraglichen Versorgung feststellen (Gerlach und Szecsenyi 2014: 21, 83). Gleichwohl geht besonders die AOK-BaWü davon aus, dass sie durch das Angebot ihres Hausarztmodells eine höhere Versorgungsqualität erzielen kann. Neben der uneinheitlichen Einschätzung der gesundheitlichen Outcomes liegen besonders Aussagen über positive (einheitliche) ökonomische Effekte durch die Verträge nicht vor. Deutlich wurde ferner, dass Zuzahlungsermäßigungen als zentraler Teilnahmeanreiz für Versicherte bis zur Abschaffung der Praxisgebühr im Fokus standen und auch für die Versicherten finanzielle Vorteile und nicht die Versorgungsqualität von primärer Bedeutung waren (Kürschner et al. 2011: 221; Zok 2008: 7).

Da kaum Evaluationen über die bisherigen Testmodelle vorlagen, wurde bereits der § 73b 2004 auf Grundlage unzureichender wissenschaftlicher Bestätigungen über Qualität und Wirtschaftlichkeit von Hausarztmodellen eingeführt (u. a. Böcken 2008: 105; Erlinhagen und Pihl 2004: 6).[209] Die spätere Modifizierung bzw. Verschärfung der rechtlichen Grundlage durch das WSG 2007 wurde erneut ohne ausreichende wissenschaftliche Erkenntnisse durchgeführt (ebd.).[210]

Gesundheitswesen GmbH (AQUA-Institut) davon aus, dass unterschiedliche Effekte möglicherweise von flankierenden Maßnahmen zur Vertragsumsetzung abhängen. Erschwerend wirkten methodische Probleme, um u. a. Aussagen über Einsparungspotentiale ermöglichen zu können Dabei standen ferner Ursachen-Wirkungszusammenhänge unzureichend im Fokus der Untersuchung (AQUA-Institut 2008: 5).
208 U. a. mit Blick auf die Steuerung der ärztlichen Leistungsinanspruchnahme durch den Versicherten (Lotsenfunktion des Arztes u. a. durch die Akzeptanz der Facharztüberweisung) (Gerlach und Szecsenyi 2014: 40), Zufriedenheit mit der Arzt-Patienten-Beziehung seitens der Versicherten (ebd.: 19), eine rationale und kosteneffektive Pharmakotherapie (ebd.: 141), Arbeitszufriedenheit und -motivation der teilnehmenden Ärzte (ebd.: 129 und 134).
209 U. a. aufgrund des geringen bisherigen Umsetzungszeitraums (Böcken 2008: 105).
210 Untersuchungen über die Modelle der ersten Generation kritisierten vorangestellt ein unzureichendes Management für die Durchführung der Steuerungsfunktion, den Grad der Verbindlichkeit sowie das grundsätzliche Fehlen von Standards (Baur 2002: 17, 25). Nach Stock und Kollegen (2006: 27) orientieren sich sodann die Modelle der zweiten Generation verstärkt am Aufbau eines ganzheitlichen Versorgungsmodells mit einem intensiveren Management-Ansatz und einer hohen Interventionstiefe sowie dem Hausarzt als Lotse.

Erste Untersuchungen der Testmodelle konnten zwar einzelne positive Effekte aufzeigen, grundsätzlich führten die Modelle jedoch nicht zu veränderten Versorgungsabläufen oder erhöhter Behandlungsqualität (Tophoven 2002: 12). Demgegenüber wurden Zweifel am tatsächlichen Einsparpotential der Versorgungsform deutlich (u. a. Erlinghagen und Pihl 2004: 3).

Auch die Umsetzung von IV-Verträgen nach § 140a-d wird als eher unzureichend bewertet (Bogenstahl 2012: 139). Zwar existierten laut SVR (2012: 345) im Jahr 2011 6.339 Verträge, jedoch geht diese Zahl seit Ende der Anschubfinanzierung 2008 zurück (ebd.) und darüber hinaus stellen sich die Verträge nur unzureichend als sektorenübergreifende Versorgungsangebote dar (Bogenstahl 2012: 139).[211] Laut BVA (Domscheit 2014: 3ff.) gelten die erheblichen gesetzgeberischen Anforderungen an IV-Konzepte, zulassungsrechtliche Schranken sowie Bereinigungsprobleme der Gesamtvergütung, einhergehend mit unzureichendem Gestaltungsspielraum für die Kassen, als wesentliche Umsetzungsprobleme.

Demgegenüber scheinen DMPs trotz Entkoppelung vom RSA seit 2009 laut BVA (Domscheit 2014) zumindest im Vergleich zu HzV-Verträgen als attraktiv sowohl für Kassen als auch Versicherte. U. a. durch eine Verbesserung der medizinischen Versorgung und finanzielle Anreize erhalten sie eine größere Bedeutung im Versorgungsgeschehen. Im Jahr 2014 lagen dem BVA insgesamt 9.917 Programmzulassungen mit über 6,5 Millionen eingeschriebenen Versicherten vor. Gleichwohl werden unterschiedliche Aspekte im Kontext von DMPs kritisch bewertet, z. B. ein hohes Maß an Bürokratie sowie die noch immer bestehende Gefahr, schlechte Risiken an die eigene Kasse zu binden. Die wissenschaftlichen Erkenntnisse über den tatsächlichen qualitativen Mehrwert von DMPs sind ebenfalls als uneinheitlich zu bewerten (Rosenbrock und Gerlinger 2014: 405).[212] Die hausärztliche Versorgung erhält in diesen Programmen besondere Aufmerksamkeit, denn viele HzV-Verträge geben eine parallele Beteiligung der Hausärzte an DMPs vor (Rümkorf 2010: 167; Graf 2008: 138).

---

211 Den Schwerpunkt der Verträge bildet die Verlagerung von stationären Leistungen in den ambulanten Sektor, wobei stationäre Aufenthalte oft „nur" verkürzt werden. Der stationäre Bereich ist bspw. lediglich in 15 Prozent der Verträge eingebunden. Es wird aber eine vermeintliche Zunahme von Einschreibezahlen durch Versicherte wahrgenommen (BVA 2014: 11; SVR 2012: 345). Die meisten bestehenden Verträge zur integrierten Versorgung werden allerdings nicht umfassend evaluiert (SVR 2012: 345).

212 Nach Noweski (2004: 67) stellen sich die Therapievorgaben des Arztes im Rahmen von DMPs ferner als Ausdruck des Misstrauens der Politik gegenüber der Angemessenheit der ärztlichen Versorgung sowie der verringerten politischen Macht der niedergelassenen Ärzte dar. Daher verwundert es nicht, dass DMPs zunächst seitens der Ärzteschaft abgewertet und mit dem Verlust der ärztlichen Autonomie gleichgesetzt wurden. Mittlerweile erscheint diese Wahrnehmung hingegen weniger weit verbreitet (Rosenbrock und Gerlinger 2014: 408).

Teil III Theorie und Methodik

4 Der Multiple-Streams-Ansatz – Entstehung politischer Entscheidungen

Die Einführung des § 73b SGB V ist das Ergebnis einer Vielzahl gesundheitspolitischer Entscheidungsprozesse auf unterschiedlichen Ebenen. Dies gilt ebenso für die Positionierungen der Akteure gegenüber der HzV. Dabei ist nach Lübbe (1971: 12) eine gefällte Entscheidung als kontingent zu begreifen, da sie grundsätzlich stets durch eine andere Entscheidung abgelöst werden kann. Diese Kontingenz lässt sich auf alle gesellschaftlichen und organisatorischen Prozesse und damit auch auf politische Entscheidungen übertragen (Rüb 2009: 352). Politische Entscheidungsprozesse gelten daher als nicht-linear, nicht-vorhersehbar und nicht-kontrollierbar, sondern eben als kontingent. Zufälligkeit und Unsicherheit prägen also politisches Handeln, das dennoch nicht auf reiner Willkür und Beliebigkeit basiert, sondern auf identifizierbaren Strukturen, Prozessen sowie Zuständigkeiten, und sich stets auf bereits vollzogene Entscheidungen bezieht (Rüb 2006: 18). Damit zusammenhängend unterliegen politische Prozesse stets dem Phänomen der Ambiguität[213] (Rüb 2009: 358).

Diese Annahmen der Kontingenz und Mehrdeutigkeit politischer Prozesse bilden den Ausgangspunkt des MS-Ansatzes.[214] In Abgrenzung zu weitverbreiteten Rational-Choice-Modellen können nach dem MS-Ansatz Entscheidungen wegen der Kontingenz und Mehrdeutigkeit nicht rational entstehen, auch wenn Menschen versuchen, rational zu handeln. Dem MS-Ansatz liegt also die Annahme begrenzter Rationalität zugrunde (Rüb 2009: 358). Der MS-Ansatz ist bislang in der deutschen Policy-Forschung noch eher gering verbreitet. Mit ihm wird versucht, durch wirklichkeitsnahe Empirie kontingente politische Entscheidungsprozesse zu rekonstruieren, die „[...] durch (zu) viele Faktoren bedingt, das Ergebnis von *vielfältig zusammengesetzter Verursachung* [sind], die man durch monokausale Verursachung(en) nicht mehr erklären kann" (Rüb 2008: 106, Hervorhebung im Original). Der Ansatz theoretisiert auf der systemischen Ebene, die

---

213 Ambiguität beschreibt einen Zustand, „[...] in dem ein Sachverhalt, ein Problem oder eine Gegebenheit immer und grundsätzlich in mehrdeutiger Weise beobachtet und interpretiert werden kann" (Rüb 2009: 358).
214 Die vorliegende Darstellung bezieht sich auf den von Friedbert Rüb (u. a. 2006; 2008; 2009) weiterentwickelten MS-Ansatz sowie dessen erste Konzeptionen nach John W. Kingdon 1995 und Nikolaos Zahariadis 2003.

vollständig in die Analyse politischer Prozesse einbezogen wird. In der Operationalisierung des MS-Ansatzes werden politische Entscheidungsprozesse mittels Metaphern respektive Strommetaphern betrachtet: dem Problem-, Policy- und Politics-Strom. Ergänzend wird die Prämisse konstruiert, dass politische Entscheidungen nur dann stattfinden, wenn während eines bestimmten Zeitfensters (Window of Opportunity oder Policy Window) alle drei Ströme, miteinander gekoppelt werden.[215] Diese Koppelung erfolgt in der Regel durch einen politischen Unternehmer (politischer Entrepreneur). Der Fokus der Analyse liegt auf bedeutenden politischen Einschnitten, weniger auf tagespolitischen Ereignissen und Entscheidungen (Münter 2005: 44).

Diese fünf Strukturelemente – die drei Ströme, das Policy Window und der politische Entrepreneur – bauen auf dem Garbage-Can-Modell auf, einem organisationssoziologischen Entscheidungsmodell aus den 1970er Jahren auf (Cohen et al. 1972).[216] Dieses wurde zunächst von Kingdon (2003, zunächst 1984) und weiterführend von Zahariadis (2003) und Rüb (2006) auf politische Entscheidungsprozesse ausgeweitet und um drei Grundannahmen erweitert. Nach der ersten Grundannahme sind Aufmerksamkeit und Handeln von Individuen stets seriell. Informationen können aufgrund der menschlichen (eingeschränkten) Konstitution nur nacheinander verarbeitet werden (Zahariadis 2007: 68). Organisationen sind aber mithilfe von Arbeitsteilung in der Lage, mehrere Themen simultan erfassen und bearbeiten und somit die Aufmerksamkeit parallel auf mehrere Themen richten zu können (ebd.; Rüb 2009: 351). Gleichwohl ist eine generelle rationale Ordnung der Problemverarbeitung nicht grundsätzlich gegeben und auch die Kapazität zur Informationsverarbeitung ist nicht unendlich (Zahariadis 2007, S, 67), sodass zuweilen entschieden werden muss, welcher Sachverhalt prioritär behandelt und auf die (politische) Agenda gesetzt wird (Rüb 2009: 351). Dies leitet über zur zweiten Grundannahme, in der die Dimension von Zeit eine herausragende Bedeutung erfährt. Da politischen Entscheidungsprozessen zumeist eine gewisse Dringlichkeit anhaftet, dominiert die zeitliche Schwerpunktsetzung in Form der zeitlichen Strukturierung von Aufmerksamkeit („temporal sorting"). „Policy Makers Operate under Significant Time Constraints [...]" (Zahariadis 2003: 5f.). Dadurch steht die zeitliche zuweilen über der inhaltlichen Dimension. Neben der Tatsache, dass dadurch das Management von Zeit zur zentralen Aufgabe politischer Akteure wird, ist zu konstatieren, dass nicht mehr primär Rationalität, sondern Reaktivität politisches Handeln kenn-

---

215 „[P]olicies are the result of problems, solutions, and politics, coupled or joined together by policy entrepreneurs during open windows of opportunity" (Zahariadis, 2003: 1f.).
216 Genauer kann auf das Garbage-Can-Modell an dieser Stelle nicht eingegangen werden. Für einen Überblick siehe Cohen, March und Olsen, 1972.

zeichnet (Rüb 2009: 351; Zahariadis 2007: 68).[217] Nach der dritten Grundannahme operieren die Ströme im politischen Prozess weitestgehend unabhängig voneinander. Die Entwicklungsdynamiken einzelner Elemente oder eben Ströme können aufgrund der Fähigkeit von Organisationen und Systemen, mehrere Themen parallel zu bearbeiten, relativ unabhängig voneinander verlaufen (Zahariadis 2003: 11; Rüb 2006: 44).

Damit einhergehend betrachtet der MS-Ansatz politische Entscheidungsprozesse nicht mehr sequentiell, Lösungen sind nicht die reine Folge eines Problems.[218] Dies stellt entgegen den meisten Rationalitätsansätzen, die weitestgehend in Phasen operieren (wie der Policy-Zyklus), einen Perspektivwechsel dar. Werden politische Prozesse nur als Problemlösungsprozesse verstanden, besteht die Gefahr eines „Problemlösungsbias" (u. a. Mayntz 2001: 1f.). Durch die unterstellte Dominanz des Interesses an der Problemlösung werden bei der Analyse systematische Einflussfaktoren ungenügend oder gar nicht einbezogen (Töller 2012: 171).

Zusammenfassend liegt der Erkenntnisgewinn des MS-Ansatzes in der Rekonstruktion von Problemen, Lösungsoptionen und Akteuren sowie deren Strategien und machtpolitischen Stellungen unter Berücksichtigung der bestehenden Kontextbedingungen. Das Phänomen politischer Entscheidungen, das keiner strukturellen Ordnung folgt, sondern parallel stattfindende Prozesse darstellt, soll zusammen mit möglichen Einflussfaktoren und deren Gewichtung erfasst werden (Münter 2005: 40).

4.1 Die Strukturelemente des Multiple-Streams-Ansatzes

Wenngleich die drei Ströme (Problem-, Policy- und Politics-Strom) auf eine gewisse Weise miteinander verbunden sind, gilt doch die Prämisse, dass sie weitgehend unabhängig voneinander existieren und sich aufgrund eigener Antriebskräfte separat entwickeln (Zahariadis 2003: 17).

„Der Problemstrom enthält alle die Probleme, die simultan in einer gegebenen historischen Situation gehandelt werden und um Anerkennung konkurrieren" (hier und im Folgenden Rüb 2009: 353). Probleme spiegeln die gegebenen Zustände und Bedingungen eines Politikfeldes wider, die es aus der Perspektive

---

217 „[T]he primary concern of decision makers – policy makers, business executives, or top civil servants – is to manage time effectively rather than to manage tasks" (Zahariadis 2007: 68).
218 Problemlösung entsteht nicht als sequentielle Folge eines Problems. „More often, solutions search for problems" (Kingdon 2003: 86).

von politischen Akteuren zu verändern gilt.[219] Sie sind nie objektiv, sondern stellen (strategische) Interessen sowie spezifische Problemdefinitionen dar. Erst wenn die Probleme bei politischen Akteuren ausreichend an Aufmerksamkeit erlangen, werden sie in den politischen Prozess eingebracht. Anhand von systeminternen Selektionsfaktoren sowie der Sortierung nach zeitlichen Aspekten erfolgt eine Art Filterung zur Identifizierung von Problemen, sodass bestimmte Sachverhalte Aufmerksamkeit erhalten und von den politischen Akteuren überhaupt als Problem wahrgenommen werden. Ansonsten verbleiben sie unbeachtet im Strom. Insgesamt lassen sich drei systeminterne Faktoren, die die Wahrscheinlichkeit für Aufmerksamkeit erhöhen identifizieren. Hierbei handelt es sich um Indikatoren, Focusing Events und Rückkoppelung bzw. Feedback. Die Indikatoren informieren über den Zustand einzelner Sachverhalte. Diese müssen jedoch erst interpretiert werden, damit sie tatsächlich als problematisch eingestuft werden (Kingdon 2003: 91: 110).[220] Bei den Focusing Events handelt es sich um zumeist plötzlich eintretende, unvorhersehbare Ereignisse (Naturkatastrophen, ökonomische Einbußen), die u. a. mit (zukünftigen) Gefahren in Verbindung gebracht werden. Sie können dazu beitragen, dass bestimmte Sachverhalte Aufmerksamkeit erhalten. Die Medien und/oder politische Entrepreneure unterstützen in der Regel diesen Prozess (Zahariadis 2007: 71). Drittens kann Feedback, also Reaktionen auf und/oder Bewertungen über vorangegangen Entscheidungen oder bereits umgesetzte politische Programme auch aus anderen Sektoren, (erneut) Aufmerksamkeit hervorbringen.[221] Sind die politischen Entscheidungsträger zeitgleich mit einer (zu) großen Anzahl an schwierigen Problemen konfrontiert (die Problemladung), spielen die Selektionsfaktoren nur eine untergeordnete Rolle und Sachverhalte kommen mit geringerer Wahrscheinlichkeit auf die politische Agenda, politische Entscheidungen werden weniger begründbar (ebd.: 72).

Der Policy-Strom wird von Kingdon als eine Art „Ursuppe" („policy primeval soup") verstanden (Kingdon 2003: 116). In dieser befinden sich unterschiedliche Konzepte, Gestaltungsoptionen, Ideen, Ideologien, Expertenwissen u. ä. (Rüb 2006: 22). Diese werden von kollektiven und individuellen Akteuren sowohl aus Politik, Wissenschaft oder der Praxis entwickelt. Policies, die zu-

---

219 „The problem stream consists of various conditions that policy makers and citizens want addressed" (Zahariadis 2007: 70).
220 Indikatoren können entweder routinemäßig oder durch spezielle Studien erfasst werden. Gerät ein bestimmter Sachverhalt in Konflikt mit bestehenden normativen Vorstellungen, erhalten sie vom politischen System Aufmerksamkeit und werden als politisch relevante Probleme wahrgenommen (Rüb 2009).
221 Dabei kann es zu Spillover-Effekten kommen: Eine „erfolgreiche" Implementierung in einem Bereich führt ebenfalls zur Implementierung in einem anderen Bereich wie exemplarisch die Privatisierung von staatlichen Einrichtungen (Zahariadis 2007: 72).

4.1 Die Strukturelemente des Multiple-Streams-Ansatzes

meist strategische Interessen politischer Akteure darstellen, werden auf verschiedenen Plattformen – u. a. Kongressen, (parlamentarischen) Anhörungen, Kommissionen etc. – präsentiert. Erst wenn sie im Zuge dessen weitergetragen, umformuliert und ggf. mit bereits bestehenden Optionen verbunden („rekombiniert") werden, können sie im Politikformulierungsprozess relevant werden (Kingdon 2003: 124).[222] Somit konkurrieren die Policies um Beachtung. Die Erfolgsaussichten sind neben der Fähigkeit zur Rekombination von drei Selektionsfaktoren („criteria for survival") abhängig (ebd.: 131; Zahariadis 2003: 8): Erstens muss die Policy technisch-administrativ durchführbar sein. Rechtliche sowie organisationelle Möglichkeiten der Umsetzung müssen ebenso wie die Anschlussfähigkeit an bestehende Strukturen bestehen (Rüb 2009: 355). Die normative Akzeptanz stellt den zweiten Faktor dar. Eine Policy muss im Einklang mit dem bestehenden Wertekanon einer Gesellschaft bzw. der zentralen (politischen) Akteure stehen (Werteübereinstimmung). Die Realisierbarkeit einer Idee wird drittens von den antizipierten Widerständen anderer (kollektiver und individueller) zentraler Akteure beeinflusst (ebd.: 355; Zahariadis 2003: 8).

Der Politics-Strom wurde mehrfach neu konzeptioniert (u. a. Rüb 2009: 356) und stellt auch aktuell ein unklares Element dar. Der Strom umfasst den Verhandlungs- bzw. Wettbewerbscharakter von Durchsetzungsprozessen u. a. von Policies in der politischen Arena (Rüb 2006: 22). Dieser Strom zeichnet sich durch drei wesentliche Elemente aus, die auch Einfluss darauf haben, ob eine Option sich durchsetzen kann. Eines dieser drei Elemente ist die „kompetitive Kompetenz" oder auch Strategiefähigkeit. Hierunter wird die Machtverteilung zwischen den politischen Akteuren und organisierten Interessen verstanden.[223] Die nationale Stimmung („national mood", eine Art Zeitgeist der Gesellschaft) gilt als weiteres und vermeintlich bedeutendstes Element (Kingdon 2003: 145ff.; Rüb 2009: 356).[224] Politisch relevante institutionalisierte Prozesse (oder auch institutionelle Zeitrhythmen) stellen das dritte Element dar. So geben nach Auffassung von Rüb (2008: 101) institutionelle Zeitrhythmen wie etwa Wahlen, Ämter- und Gremienbesetzungen etc. der gesamten politischen Konkurrenz ihre Dynamik.[225] „[I]nstitutionelle Faktoren sind sowohl für Agendasetting als auch

---

222 Manche Ideen werden weiterverfolgt und andere verschwinden wieder (Kingdon 2003: 131).
223 Seitens der politischen Parteien meint dies die Fähigkeit, im Parteienwettbewerb die eigenen Vorteile zu steigern und die Ziele des politischen Gegners strategisch zu durchkreuzen. Die „kompetitive Kompetenz" der politischen Parteien bestimmt überdies die Dynamik des Politics-Stroms (Rüb 2008: 101).
224 „[D]er sich in Kommentaren, Stellungnahmen, Denk- und Wissensmustern niederschlägt und von der Politik beobachtet und wahrgenommen wird" (Rüb 2009: 356).
225 Institutionelle Vetopunkte oder „Zonen strategischer Unsicherheit", initialisiert u. a. durch die institutionalisierten Zeitrhythmen, die den zeitlichen Rhythmus von politischen Entschei-

für Entscheidungsprozesse relevant, weil sie Kompetenzen, Zuständigkeiten und zeitliche Prozessabläufe festlegen" (ebd.: 367). Institutionellen Rahmenbedingungen wird grundsätzlich ein bedeutender Einfluss auf politische Entscheidungen zugesprochen (Mucciaroni 1992: 466).[226]

Neben den drei Strömen stellt das „Policy Window" (politisches Zeitfenster) ein wichtiges Strukturelement des MS-Ansatzes dar. Nur in diesen formellen und/oder informellen politischen Zeitfenstern ist es möglich, dass eine politische Entscheidung gefällt und sich eine Policy durchsetzen kann (ein Policy-Output entsteht) (Rüb 2008: 103).[227] Diese politischen Zeitfenster entstehen, sofern durch bestimmte Bedingungen eine Art „Verkoppelung" der Ströme bzw. einzelner Elemente eintritt.[228] Der Prozess der „Verkoppelung" ist höchst komplex und vielschichtig, daher entstehen Zeitfenster eher unvorhersehbar und selten (Kingdon 2003: 166). Die Öffnung des politischen Zeitfensters kann eine eher passive, aber auch eine aktive Dimension einnehmen, sie erfolgt entweder im Politics-Strom oder im Problemstrom (Kingdon 2003: 205). Im Politics-Strom bestimmen die genannten Elemente die notwendige Dynamik.[229] Im Problemstrom sind es z. B. kritische Situationen (entsprechend den systeminternen Faktoren und dem Zeitaspekt), die zu politischen Aktivitäten und zu einer Entscheidung drängen (Rüb 2008: 103). Es gilt erneut zu betonen, dass kein zielorientiertes rationales Handeln unterstellt werden kann. Denn obwohl Zeit nur begrenzt zur Verfügung steht, Informationen immer unzureichend vorliegen, Alternativen nie systematisch abgewogen und die Folgen stets nur unvollständig abgeschätzt werden können, werden Entscheidungen gefällt (Rüb 2009: 362).

Der Ort des Verkoppelns ist nach Rüb (2008) trotz der zunehmenden Bedeutung der informellen Politik in der Regel der Staat. Dieser übernimmt die Funktion des gesamtverbindlichen Entscheidens, während organisierte Interessen

---

dungsprozessen strukturieren und einen Raum von (Veto-)Möglichkeiten eröffnen (Rüb 2008: 101).

226 Diese hervorragende Bedeutung institutioneller Kontextbedingungen wurde erst durch Zahariadis (2003 und 2007) und Rüb (2006) in einer solchen Form im MS-Ansatz integriert. Dies steht der ursprünglichen Konstruktionen nach Kingdon (2003) entgegen, die laut Rüb (2009: 367) aufgrund der unzureichenden Betrachtung strukturprägender Einflüsse politischer Institutionen eine „institutionelle Leerstelle" als vermeintlich zentrale Schwachstelle des Ansatzes betrachtete.

227 Aufgrund der Abhängigkeit vom jeweiligen Kontext und den kontingenten Bedingungen ist es nicht möglich, bereits im Vorhinein das Handeln der politischen Akteure zu benennen (Rüb 2008: 107).

228 Politische Zeitfenster sind nach Kingdon (2003: 166) „opportunities for action on given initiatives".

229 Beispielhaft sind hier der Amtsantritt einer neuen Regierung nach Wahlen, ein Wechsel in parlamentarischen Ausschüssen oder die Besetzung anderer Kommissionen und Gremien und ein Wechsel der nationalen Stimmung zu nennen (Rüb 2009: 358).

als Zulieferdienste, u. a. von Informationen, Policies etc. fungieren (Luhmann 2000: 45 zitiert nach Rüb 2008: 104). Auch den Parteien wird dabei aufgrund ihrer dominanten Rolle beim Agenda-Setting und der Politikproduktion eine bedeutende Rolle zuteil (hier und im Folgenden Rüb 2008: 101).

Das letzte Strukturelement sind die politischen Entrepreneure, die sowohl Individuen (wie Präsidenten, einzelnen Minister, Policy-Experten etc.) oder kollektive Akteure (wie Regierungen, Kommissionen, Parteien oder Netzwerke etc.) sein können. Sie übernehmen die zentrale Rolle im Prozess des Verkoppelns.[230] Aufgrund der eingangs beschriebenen Existenz von Ambiguität, unklarer Präferenzen beteiligter Akteure sowie unklarer Technologien, denen sich die politischen Akteure und Entscheidungsträger ausgesetzt sehen, lässt sich eindeutiges, sinnhaftes Handeln nur schwer bestimmen und umsetzen. Diesen Umstand nutzen die politischen Unternehmer aus, indem sie „[...] kognitive Konstruktionen, also Ideen, Denkmuster, Wahrnehmungsstrukturen, gedachte Kausalitäten und symbolische Formen [...]" (Rüb 2008: 104) manipulieren.[231] Politische Manipulation ist nicht betrügerisch gemeint, sondern erlaubt es, Ambiguität zu kontrollieren. Undurchschaubare Strukturen sollen eine Bedeutungsstruktur erhalten, damit auf ihrer Grundlage Entscheidungen ermöglicht werden (Rüb 2006: 26). Ist ein politisches Zeitfenster geöffnet, formulieren die politischen Entrepreneure entsprechend dem Sachverhalt bzw. dem identifizierten Problem Alternativen. Sie präsentieren bereits bestehende Ideen und Konzepte, die jedoch angepasst und ggf. neu kombiniert werden müssen. Auch hier gilt, dass durch die Öffnung des politischen Zeitfensters nicht konsequenterweise ein Problem präsentiert wird, auf das die politischen Akteure mit einem Lösungsvorschlag reagieren. Vielmehr führt die Öffnung eines Zeitfensters dazu, das potentielle Lösungsoptionen oder Konzepte, Ideen etc. (zufällig) passend zum Problem in Erscheinung treten können. Doch auch diese Optionen haben keine Garantie, zu überleben (ebd.: 27).[232] Abbildung 1 gibt eine Übersicht über die Grundlagen des MS-Ansatzes.

---

230 Auch hier wurden erst durch die Weiterentwicklung des Ansatzes u. a. durch Rüb (2009: 367) kooperative und kollektive Akteure integriert. Rüb (ebd.) konstatierte für den ursprünglichen Ansatz eine Überbetonung des individuellen Akteurs in Form des politischen Unternehmers im Vergleich zum kollektiven Akteur sowie in Abgrenzung zu politischen Entscheidungsträgern.

231 „Sie manipulieren, indem sie einseitig informieren, halbwahre Behauptungen aufstellen, Informations- und Machtasymmetrien ausnutzen, neue Frames in die Diskussion einführen und die Medien geschickt einsetzen. Es sind keine Betrüger mit schlechten Absichten (obwohl die Grenzen manchmal schwimmend sind [...])" (Rüb 2008: 104).

232 „[...] [W]hen a political event opens a window, participants try to find a problem to which the proposed solution can be attached" (Kingdon 2003: 175). Dabei wird davon ausgegangen, dass ein erfolgreicher Entrepreneur in der Regel privilegierten Zugang zum entscheidungsrelevanten Personenkreis hat und ein Repertoire an manipulativen Techniken besitzt (Zahariadis 2007: 74). Auch die Aufmerksamkeit, die durch das geöffnete Policy Window entsteht, ist einge-

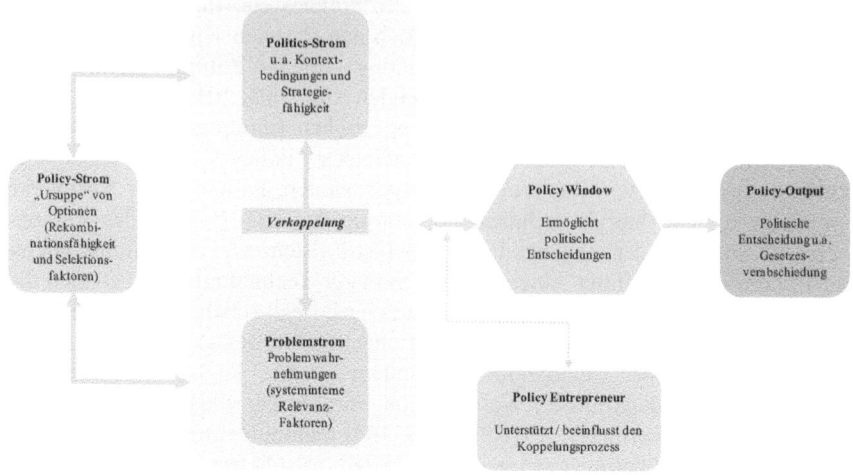

(Quelle: Eigene Darstellung nach Rüb 2009: 367)

Abbildung 1: Der Multiple-Streams-Ansatz – eine Übersicht

4.2 Kritische Betrachtung des Multiple-Streams-Ansatzes

Der MS-Ansatz stand mittlerweile im Fokus unterschiedlicher Arbeiten, die sich vorrangig mit seiner theoretischen Weiterentwicklung und nur vereinzelt mit seiner Operationalisierung auseinandersetzten. Entsprechend lassen sich konzeptionelle Schwächen benennen.

Kritik respektive Skepsis wird wiederkehrend gegenüber der relativen Unabhängigkeit der drei Ströme geäußert und stattdessen deren Interdependenz angeführt. Dabei gehen Zahariadis (2007: 81) und Rüb (2009: 367) sogar davon aus, dass eine gewisse Wechselbeziehung zwischen den Strömen existiert und Ereignisse in einem Strom die Entwicklungen in einem anderen beeinflussen können (Zahariadis 2007: 81).[233] Darüber hinaus ist die Verkoppelung von Pro-

---

schränkt. Gerade bei der Erlangung der Aufmerksamkeit spielen die politischen Unternehmer eine besondere Rolle (Zahariadis 2007: 75). Nichtsdestotrotz besteht in allen Konzepten nur eine recht unscharfe Beschreibung des politischen Unternehmers und seiner zentralen Rolle im tatsächlichen Entscheidungsprozess genauso wie des Ortes, an dem er agiert.

233 „So wird ein ernsthaftes und konstantes Problem dazu führen, dass im Optionsstrom angestrengter nach plausiblen und vertretbaren Optionen gesucht wird" (Rüb 2009: 367). Überdies können Sichtweisen und Einstellungen an Dominanz gewinnen und sich in einem Wandel der nationalen Stimmung widerspiegeln.

4.2 Kritische Betrachtung des Multiple-Streams-Ansatzes

blemen und (bestehenden) Lösungsoptionen stets möglich, auch unabhängig von den anderen Strukturelementen. Aufgrund der besonderen Bedeutungszuschreibung von Ambiguität und Konvergenz politischer Prozesse sowie der Annahmen, dass Policies nicht zwangsläufig rationale Lösungen von Problemen darstellen, ist die Unabhängigkeit der Ströme als konzeptionelle Hilfe zur Analyse zu verstehen. Inwiefern, warum und wann sich die Ströme beeinflussen, steht im Mittelpunkt der Empirie (ebd.: 82; Rüb 2009: 367).

Gleichwohl erscheint eine klare Zuordnung von Sachverhalten zu den einzelnen Strömen schwierig. Eine klare definitorische Abgrenzung u. a. für eine erfolgreiche Operationalisierung und Erfassung der drei Ströme liegt nicht vor. Neben der Tatsache, dass eine Beschreibung von Einflussfaktoren fehlt, erscheinen die einzelnen im Sinne der Stromkonzeptionen zu identifizierenden Variablen recht vage.

Der Umgang mit bzw. die Bedeutung von Pfadabhängigkeit im Kontext von Entscheidungen erhält nur unzureichend Aufmerksamkeit. Dennoch betont Rüb (2009: 368), dass Policies nicht willkürlich entstehen, sondern vorangegangene Entscheidungen sie beeinflussen können. Bereits bestehende Innovationen können beispielsweise in Beziehung zueinander gesetzt werden.

Der MS-Ansatz erkennt als einer von wenigen policyanalytischen Ansätzen die Bedeutung bzw. die Existenz von Ambiguität und Kontingenz in politischen Entscheidungsprozessen an. Entsprechend finden die Unplanbarkeit und Unbestimmtheit politischer Prozesse ebenso wie akteursbezogene Aspekte und (temporär) bestehende spezifische Zwänge (angemessene) Berücksichtigung in der Rekonstruktion politischer Entscheidungen (Zahariadis 2003: 152ff.; Rüb 2009: 368). Der MS-Ansatz ist demnach auf eine ex-post analytische Beschreibung beschränkt, Vorhersagen sind nicht möglich. Indem der MS-Ansatz Unplanbarkeit und Unbestimmtheit politischer Prozesse als theoretische Annahme zugrunde legt und diese rekonstruieren will, sind Vorhersagen aber auch nicht beabsichtigt. Doch diese vermeintliche Stärke lässt sich auch als Schwäche interpretieren. Denn es ist fraglich, inwiefern realistische Annahmen und Aussagen möglich sind, wenn sich der gesamte politische Entscheidungsprozess aus kontingenten Elementen zusammensetzt und der Ansatz darüber hinaus von unklaren Konzeptionen geprägt ist (Zahariadis 2007: 79).

5 Methodische Positionierung

In der Policy-Forschung verbreitet sich zunehmend die Annahme, dass der Prozess des Policy-Makings nicht als ein einfacher objektiver Mechanismus zu verstehen ist, der durch die reine Betrachtung von Variablen (Institutionen, Handlungsressourcen, Interessen oder Entscheidungen) z. B. im Policy-Zyklus abgebildet werden kann (Blatter et al. 2007: 20). Vielmehr bedarf es interpretativer Rekonstruktionen und diskursiver Praktiken, um politische Gestaltungsprozesse mit ihrer enormen Komplexität erfassen zu können (ebd.). Politische Entscheidungsprozesse können nicht allein durch die Abläufe des formalen Gesetzgebungsprozesses erfasst werden, sondern es gilt, das Zusammenspiel politischer Institutionen, informeller Abläufe und unübersichtlicher Akteurskonstellationen als Forschungsgegenstände einzubeziehen (ebd.: 18).

In der Folge haben sich im Bereich der Politikfeldanalyse verstärkt qualitative Methoden und interpretative Ansätze etabliert, die auch für die vorliegende Untersuchung handlungsleitend sind. Die Rekonstruktion der Entwicklung der HzV, die eine Erfassung hochkomplexer Prozesse darstellt, ist – aus einer policyanalytischen Perspektive – ein bislang wenig erforschter gesellschaftlicher Bereich. Dies macht die Festlegung auf ein Forschungsdesign mit interpretativen und induktiven Verfahren (im Sinne qualitativer Forschungsmethodik) notwendig, um neue Wissensbestände zu generieren (z. B. Flick 2006: 18; Brüsemeister 2008: 15).[234] Zur interpretativen Rekonstruktionsarbeit existieren in der Politikwissenschaft bzw. in der Policy-Forschung unterschiedliche Verfahren (z. B. Blatter et al. 2007: 32; Behnke et al. 2006: 17).

Die Auseinandersetzung mit dem vorliegenden Untersuchungsgegenstand erfolgt auf der Grundlage einer Fallanalyse sowie unter Einbeziehung unterschiedlicher methodischer Teilbereiche, mit dem Schwerpunkt auf einer systematischen Dokumentenanalyse. Auf diese Weise können die auf die HzV (als Fall) bezogenen Deutungsmuster, Handlungsorientierungen und Wissensbestände bestimmter (politischer) Akteure rekonstruiert werden (z. B. hier und im Fol-

---

234 Die induktive qualitative Forschung setzt als verstehende Methodik am Einmaligen und Individuellen an und versucht in einem Kollektiv die Subjektperspektiven zu generieren (u. a. Mayring 2002: 36; Diekmann 2006: 482).

genden: Brüsemeister 2008: 56ff.).[235] Fallstudien eignen sich besonders für Untersuchungen, die den Zugang zu einem wenig erforschten gesellschaftlichen Bereich eröffnen sollen. Grundsätzlich lassen sich in der qualitativen Forschung verstärkt deskriptive Fragestellungen verorten. Diese sind zwar auch an theoretischen Erklärungen interessiert, im Vordergrund stehen jedoch die Darstellung und Erfassung des Gegenstandes sowie der zentralen Deutungs- und Handlungsmuster der Beteiligten. Externe Vergleichspunkte sind dafür nicht vorgesehen.[236] Um eine möglichst hohe Qualität und Nachvollziehbarkeit der Forschungsergebnisse gewährleisten zu können, orientiert sich die vorliegende Untersuchung an einer ausführlichen, strukturierten sowie nachvollziehbaren Forschungssystematik.[237] Daher wird im Folgenden die durchzuführende qualitative Fallanalyse beschrieben.

Im Rahmen qualitativer Fallanalysen werden in der Regel verschiedene Ansätze kombiniert, sodass eine vielschichtige methodische Vorgehensweise entsteht (z. B. Brüsemeister 2008: 57; Lamnek 2010: 273). Eine häufige Form der Fallstudie ist eine Prozessanalyse, in der politische Entscheidungsprozesse über eine gewisse Zeitdauer rekonstruiert und durch die Begutachtung von spezifischen Dokumenten bzw. Veröffentlichungen oder Experteninterviews analysiert werden (Blatter et al. 2007: 31). Grundsätzlich sind verschiedene Fallmaterialien geeignet (Brüsemeister 2008: 57). Ein theoretisches Paradigma bildet ergänzend die Analysegrundlage (Lamnek 2010: 272). Auf dieser Basis wird für die Untersuchung ein recht breiter Untersuchungszeitraum von knapp neun Jahren festgelegt. Ferner wird auf dem theoretischen MS-Ansatz und seinen Strukturelementen aufgebaut. Die Formulierungen der Zeitdiagnosen und Synopsen stellen die Interessen, Wahrnehmungen und Logiken unterschiedlicher Akteure im komplexen Themenbereich der HzV dar. Um die Interessen, Wahrnehmungen und Logiken zu erfassen, setzt sich das vorliegende Untersuchungskonzept aus mehreren Einheiten zusammen: a) einer wissenschaftlichen Literaturrecherche, b) der Anwendung eines theorieorientierten Modells aus der Politikfeldanalyse, des MS-Ansatzes, c) der inhaltsanalytischen Auswertung von Dokumenten,

---

235 Die Möglichkeiten zur Bestimmung eines Gegenstandsbereiches als Fall sind vielfältig. So stellt sich bspw. ein gesellschaftliches Teilsystem (wie das Gesundheitssystem Englands im 19. Jahrhundert oder eben das Politikfeld HzV) als Fall dar (z. B. Brüsemeister 2008: 85).
236 Die Theorienentwicklung bzw. -weiterentwicklung ist weniger von Bedeutung. Das Theorieinteresse fokussiert vielmehr die Selektionsentscheidungen der Beteiligten sowie deren Einfluss auf (soziale) Prozesse (Brüsemeister 2008: 56). „Fallzentrierte Designs zielen dagegen eher auf eine tiefer gehende Beschreibung und Interpretation von sozialen und politischen Strukturen und Prozessen" (Blatter et al. 2007: 127).
237 Dabei orientiert sich die Untersuchung ergänzend an den zentralen Prinzipien qualitativer Forschung: Offenheit, Kommunikativität, Naturalistizität und Interpretativität (Lamnek 210: 19ff.).

ergänzt um eine weitere zielgerichtete wissenschaftliche Literaturrecherche sowie die Bestimmung der Zeitdiagnosen und Synopsen (siehe Abbildung 2).

Die nach wissenschaftlichen Standards durchgeführte Literaturrecherche (a) dient in erster Linie der grundlegenden Einarbeitung sowie der Erschließung des Forschungsstandes, also der HzV, des strukturellen und institutionellen Rahmens, in dem die HzV zu denken ist und der GKV sowie die Benennung relevanter Akteure und Zeitfenster.

Aufbauend auf der Literaturrecherche erfolgt im nächsten Arbeitsschritt die Auswahl eines spezifischen theoretischen Ansatzes und dessen Übertragung auf die Untersuchung. Der MS-Ansatz (b) dient zur Erklärung von politischen Prozessen. Er ermöglicht es, den Gegenstandsbereich zu beschreiben sowie das Zusammenspiel politischer Kontextbedingungen und Akteure sowie deren Wahrnehmungen zu interpretieren (Schubert und Bandelow 2009: 12).[238]

Die Entwicklung und Umsetzung der Dokumentanalyse (c) bilden die Analysebasis. Die inhaltsanalytische Auswertung von Dokumenten, als prozessgenerierte Daten realweltlicher Prozesse (Behnke et al. 2006: 273), dient zur Erfassung der Strukturelemente des MS-Ansatzes respektive der akteursspezifischen Handlungs- und Deutungsmuster sowie der Positionierungen zur HzV für die einzelnen Untersuchungszeiträume. Die Festlegung des Quellenkorpus und des Datenzugangs sowie die inhaltsanalytische Auseinandersetzung mit dem Material erfolgen rekurrierend auf den Strukturelementen des MS-Ansatzes. Ergänzend wird eine erneute wissenschaftliche Literaturrecherche durchgeführt, die aufgrund ihrer Funktion eine andere Ausrichtung aufweist als die erste. Die Erkenntnisse aus der Literatur- und Dokumentenanalyse werden durch die Bildung von Zeitdiagnosen und weiterführend Synopsen (d) reflektiert und diskutiert. Davon abgeleitet erfolgt am Ende des vierstufigen Forschungsprozesses eine abschließende Bearbeitung und Diskussion der leitenden Forschungsfragen.

---

238 Es handelt sich hierbei um ein forschungsleitendes Gerüst an Annahmen oder allgemeinen Kategorien. Dieses stellt das theoretische Paradigma bzw. Konstrukt dar, das einer Fallstudie zugrunde liegen sollte (z. B. Lamnek 2010: 272).

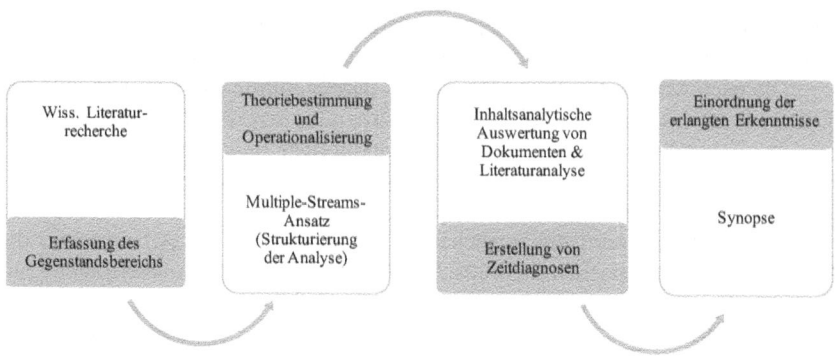

(Quelle: Eigene Darstellung)

Abbildung 2: Das mehrstufige Forschungsdesign

5.1 Operationalisierung des Multiple-Streams-Ansatzes

Operationalisierungen des MS-Ansatzes im Sinne einer anwendungsorientierten Übertragung auf reale Forschungsstationen sind bislang nur vereinzelt vorzufinden. Forschungsansätze in denen der Ansatz bereits zum Einsatz kam, unterscheiden sich ferner nach Politikfeld, Untersuchungszeitraum, Erkenntnisinteresse sowie anderen Aspekten recht deutlich. Eine Übertragung dieser Forschungsansätze auf das vorliegende Untersuchungsziel stellt sich als nicht sinnvoll dar. Daher erscheint es notwendig, eine spezifische Konzeption des Ansatzes (als eine theoretisch inspirierte Policy-Analyse) zu entwickeln (Rüb 2009: 349ff.), die den spezifischen Anforderungen der Thematik gerecht wird. Ausgehend von den Grundannahmen des MS-Ansatzes müssen durch Kontingenz und Ambiguität geprägte Phänomene erfasst werden. Ziel ist es, eine Systematik zu bestimmen, durch welche sich die Entwicklung der HzV respektive die daran gebundenen Entscheidungen rekonstruieren und bestimmen lassen. Der Ansatz ist anders als phasenheuristische Policy-Modelle nicht an einzelnen trennbaren und aufeinanderfolgenden (sequentiellen und zyklischen) Stadien des Politikprozesses orientiert. Dennoch geben die Strukturelemente, insbesondere die drei Ströme, eine gewisse systematische Strukturierung des Untersuchungsprozesses vor. Diese ist zwingend notwendig, u. a. um die mögliche Annäherung der Erkenntnisse an die Realität zu erhöhen und willkürliche Forschungsergebnisse zu verringern bzw. zu vermeiden. Der MS-Ansatz gibt somit den theoretischen und den analytischen Rahmen der Untersuchung vor.

5.1 Operationalisierung des Multiple-Streams-Ansatzes

Als erstes strukturgebendes Element dienen die politischen Zeitfenster bzw. Policy Windows. Dafür werden wichtige Einschnitte bzw. Entscheidungen (Gesetzesverabschiedungen, Policy-Outputs) innerhalb des Politikfeldes mit besonderem Bezug zur HzV und den vorangegangenen Entscheidungsprozessen (Grundlage bildet die Chronologie in 3.3) bestimmt. Dies sind somit drei Policy Windows. Die noch zu definierenden drei Einschnitte dienen sodann als zeitliche Eckpunkte, um die politischen Zeitfenster zu bestimmen und somit die Analyse einzugrenzen. Für diese Zeitfenster sollen die Ausprägungen der drei Ströme aus der Perspektive von acht noch zu bestimmenden Akteuren[239] rekonstruiert werden. Von besonderem Interesse ist hierbei, welche Stromausprägungen die einzelnen Akteure zur Thematik HzV während der einzelnen Zeitfenster aufweisen: Wie wird die HzV im Problemstrom und im Policy-Strom wahrgenommen und welche institutionellen Kontextbedingungen sind allgemein respektive für die einzelnen Akteure vorherrschend? Es geht demnach nicht um die Bestimmung z. B. von Ursachen für die Öffnung eines politischen Zeitfensters, also nicht um die Frage, warum und wie es zur Koppelung der drei Ströme kam.[240] Zusammenfassend soll eine Prozessanalyse Aufschluss über die Zusammensetzung und Konstruktion der Ströme und Strukturelemente geben. Hierbei werden die Zeitfenster der einzelnen Akteure betrachtet (Quer- und Längsschnittbetrachtung der Stromausprägungen). Am Ende steht eine Annäherung und eine Diskussion mit Blick auf die Fragestellungen und das Erkenntnisinteresse.

---

239 Eine Gesamtschau aller gesundheitspolitisch aktiven Akteure ist schließlich nicht realisierbar.
240 Andere Untersuchungen, die sich ebenfalls am MS-Ansatz orientierten, fragten gezielt nach den Bedingungen, die vorherrschen müssen, um z. B. politischen Wandel und davon abgeleitet den Erfolg einer Option oder einer Reform zu erklären (u. a. Nagel 2009).

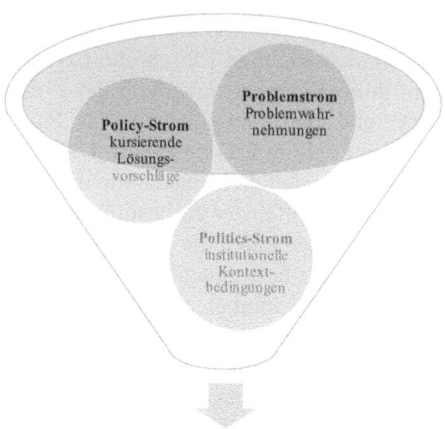

Zeitdiagnose
Je Zeitfenster für jeden Akteur sowie
übergeordnet

(Quelle: Eigene Darstellung)

Abbildung 3:   Bildung der Zeitdiagnosen

Weiterführend sollen die unterschiedlichen Interessen, Motive und Deutungen von Akteuren zur HzV benannt und mögliche Wechselbeziehungen abgeleitet werden. Dazu werden je Zeitfenster „Zeitdiagnosen" für jeden Strom und jeden Akteur übergreifend formuliert (siehe Abbildung 3). Diese Zeitdiagnosen, als die zusammenfassende Darstellung der vorherrschenden Stromausprägungen während der Öffnung der drei Policy Windows, liefern Informationen über Konstellationen, Hintergründe und Zusammenhänge, die wiederum Aufschluss über die Entstehung gesundheitspolitischer Entscheidungen im Kontext der HzV geben können. Ein Vergleich der 27 Zeitdiagnosen (24 akteursspezifische und drei übergeordnete) ermöglicht die Bildung von „Synopsen", die einen Rückbezug zum Erkenntnisinteresse bzw. den Forschungsfragen erlauben (siehe Abbildung 4).

Die Benennung politischer Unternehmer soll, sofern möglich, ebenfalls im Rahmen der Synopsenbildung erfolgen. Fortwährend, über den gesamten Untersuchungszeitraum verlaufend, wird nach solchen Akteuren gesucht. Diese Suche orientiert sich an der Frage, ob (individuelle und/oder kollektive) Akteure ausfindig zu machen sind, die eine Schlüsselrolle einnehmen, indem sie die Thematik der HzV in außergewöhnlicher Weise vorantreiben wollten und/oder den politischen Entscheidungsprozess im besonderen Maße beeinflussen konnten. In der gesamten Untersuchung und der Analyse der Ist-Zustände der Ströme nimmt dieser Analyseschritt allerdings nur eine untergeordnete Rolle ein.

5.1 Operationalisierung des Multiple-Streams-Ansatzes   109

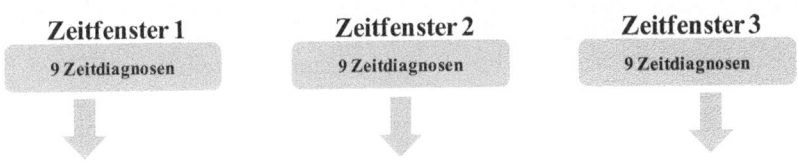

(Quelle: Eigene Darstellung)

Abbildung 4:   Übergeordnete Analysesystematik

5.1.1 Festlegung der Analyseeinheiten (Zeitfenster)

Durch die Gesetzesverabschiedung kann unterstellt werden, dass politische Zeitfenster offenstanden. Die institutionellen Knotenpunkte respektive Regierungswechsel auf Bundesebene und die damit verbundenen Wahlperioden geben die zeitlichen Eckpunkte, die Zeitfenster vor. Diese Analyseeinheiten (Zeitfenster) öffnen sich mit dem Wahlkampf und schließen mit der Verabschiedung der zuvor als relevant definierten Gesetze (Policy Output) durch den Bundesrat. Rekurrierend auf die chronologische, gesetzgeberische Entwicklung der HzV und die damit verbundenen gesundheitspolitischen Entscheidungen (siehe Kapitel 3.3) lassen sich drei gesundheitspolitische Reformen benennen, die als zentrale Einschnitte für die HzV zu markieren sind. Der gesamte Analyserahmen, der sich sodann auf neun Jahre konzentriert (1998-2007), wird in drei große Einheiten unterteilt.[241] Die HzV in Form des § 73b SGB V wird zwar erst in der 15. Legislaturperiode durch das GMG sozialrechtlich statuiert, gleichwohl tritt die hausärztliche Versorgung bereits zum GRG in der 14. Legislaturperiode in einer bis dato nicht gegebenen Form auf die politische Agenda (z. B. Hartmann 2003: 8; Rühmkorf 2010: 168). In den vorherigen Wahlperioden entwickelte sich die HzV

---

241 Entsprechend dieser Systematik können die Akteurskonstellationen zumindest formal auf der Makroebene bereits mit Beginn der Datenerfassung relativ klar definiert werden. Ihre tatsächlichen Einflussmöglichkeiten (auch im zeitlichen Verlauf eines Analysefensters) gilt es mittels weiterer Variablen im Forschungsprozess analytisch zu erfassen.

lediglich langsam und tritt als tatsächliche Policy nur ansatzweise politisch in Erscheinung. Da in der darauffolgenden großen Strukturreform, dem GMG 2004, die HzV als eigenständige Versorgungsform eingeführt wird, lässt die Erfassung der Ströme zum GRG, also in der vorherigen Legislaturperiode als relevant erscheinen.[242] Das erste Analysefenster konzentriert sich auf die Zeit des Wahlkampfs der 14. Wahlperiode unter rot-grüner Regierungsmehrheit bis hin zur Gesetzesverabschiedung zum GRG (1997-2000). Die Zeit vom Wahlkampf der 15. Wahlperiode bis zum GMG 2004, ebenfalls unter rot-grüner Regierungsmehrheit, stellt das zweite Analysefenster dar. Das WSG, das durch die Große Koalition in der 16. Wahlperiode verabschiedet wurde und der dahin führende Zeitraum (ab Wahlkampf) stellen die dritte Einheit dar.

5.1.2 Festlegung der zu betrachtenden Akteure

Die Festlegung der in die Analyse einzubeziehenden Akteure orientiert sich an den unter Kapitel 2.2 vorgestellten Strukturmerkmalen der GKV, ihrem Wandel sowie der Bedeutung der HzV innerhalb von ihnen. Davon abgeleitet werden in der vorliegenden Untersuchung unterschiedliche Akteure der Makro- und Mesoebene betrachtet.

Für die Betrachtung der Mesoebene sollen sowohl Leistungserbringer als auch Kostenträger herangezogen werden. Seitens der Leistungserbringer lassen sich die die KBV und der DHÄV als einflussreiche kollektive Akteure benennen, die von Veränderungen im Bereich der hausärztlichen Versorgung sowie der GKV an sich spezifisch betroffen sind. Für die Kostenträger werden die Verbände der zwei größten Kassenarten, der AOK-BV sowie der vdek, in die Untersuchung einbezogen. Beide Kassenarten weisen jeweils unterschiedliche Charakteristika auf und sind im besonderen Maße durch die Entwicklungen innerhalb der GKV und so vermeintlich auch mit Blick auf die HzV betroffen[243]. Sowohl die

---

242 Überdies waren die Jahre zwischen 1993 und 1998 durch die Folgen des GSG, durch inkrementelle Wandlungen und von anderen Policy-Schwerpunkten geprägt (u. a. „Dritte Stufe der Gesundheitsreform"). Erst mit dem Regierungsantritt von Rot-Grün im Jahr 1998 erfolgten neue Strukturreformen (Gerlinger 2013: 352), die auch für die HzV von Bedeutung sein sollten, wenngleich auch die vorherigen reformpolitischen Maßnahmen die Entwicklung der HzV beeinflussten.

243 Von Interesse wären ebenfalls Wahrnehmungen einer kleinen, vermeintlich wettbewerbsschwachen und kontrastierend einer großen, „stärkeren" Kasse gewesen. Doch nur selten verfügen einzelne Kassen über organisationsinterne Arbeitsbereiche, die gezielt für die Erstellung von strategischen, politischen Positionspapieren, Stellungnahmen u. ä. zuständig sind. Durch die auf diese Weise geringe Verfügbarkeit an Material und die eingeschränkte Repräsentativität einzelner Kassen für die Sicht der Kostenträger erscheint eine Betrachtung der Verbände als sinnvoll. Durch die Liberalisierung des Vertragsrechts und andere Entwicklungen wurde die

Auswahl der Leistungserbringer als auch der Kostenträger erhebt keinen Anspruch auf Repräsentativität für die gesamte Ärzteschaft bzw. die gesamte Kassenlandschaft.

Für die Makroebene werden die Parteien einbezogen, die während der definierten Zeitfenster an der Regierung beteiligt waren. Hierzu zählen die Union (CDU/CSU), SPD sowie die Grünen, ergänzt um die FDP[244].

In der Summe werden acht Akteure, vier der Mesoebene, nämlich der DHÄV, die KBV, der AOK-BV und der vdek, sowie vier der Makroeben, die Union, die SPD, die Grünen und die FDP, in die Untersuchung einbezogen.

5.1.3 Erfassung des Problemstroms während der einzelnen Zeitfenster

Rekurrierend auf den MS-Ansatz sollen subjektive Problemdeutungen der acht Akteure im Kontext der HzV herausgearbeitet werden, um die Problemströme zu erfassen. Die systematische Rekonstruktion der Problemströme erfolgt themenspezifisch und theoriespezifisch (entsprechend dem MS-Ansatz.). Themenspezifisch sollen Problemwahrnehmungen orientiert an der Thematik HzV und daran anlehnende Themenfelder wie die hausärztliche respektive die primärärztliche Versorgung benannt werden. Diese werden, sofern nötig, um weitere Themen wie die GKV bzw. die ambulante Versorgung ergänzt.[245] Die theoriespezifische Rekonstruktion erfolgt in Anlehnung an die drei systeminternen Faktoren des MS-Ansatzes zur Problemfilterung (Indikatoren, Focusing Events und Rückkoppelung) und die abzuschätzenden, vorherrschenden Problemladungen. Diese Aspekte fungieren in der Materialbetrachtung als Such- und Analyseschema. Jedes in die Analyse einbezogene Dokument wird anhand der Aspekte detailliert mittels qualitativer Inhaltsanalyse ausgewertet. Neben der grundsätzlichen Wahrnehmung der HzV und möglichen Problemwahrnehmungen im Kontext der HzV sind folgende Fragen (in Anlehnung an den MS-Ansatz) handlungsleitend:

---

wirtschaftliche Verantwortung auf die Einzelkassen verlagert. Nichtsdestotrotz fungieren die Dachverbände weiterhin in der politischen Arena als Interessensverbände mit vermeintlichem Einfluss auf den politischen Entscheidungsprozess und als Sprachrohr der zu vertretenden Mitglieder. Entsprechend gelten sie als „Repräsentanten" der Kostenträger, obwohl keine Repräsentativität von ihnen ausgeht. Die erlangten Erkenntnisse können nicht per se auf die anderen Verbände und Einzelkassen übertragen werden. Die Betrachtung des SpiBu würde eine zu hohe Aggregation der unterschiedlichen Interessen sowohl der unterschiedlichen Kassenarten als auch der Einzelkassen darstellen.

244 Da diese an den Regierungen vor und nach dem Untersuchungszeitraum beteiligt war und im Zeitraum als relevante Oppositionspartei zu benennen ist.

245 Diese Themen lassen sich aus der Analyse zum Forschungsstand der HzV ableiten. Vordergründig werden sich im Verlauf der Analyse und damit der Felderschließung hingegen die Themen selbst herausbilden.

- Relevanz: Schreiben die Akteure bestimmten Sachverhalten bzw. der HzV eine besondere (problematische) Relevanz zu und, wenn ja, warum?
- Indikatoren: Wird die HzV bzw. werden andere Sachverhalte von den Akteuren als problematisch bewertet und welche Argumentationsgrundlage (z. B. Studien, Gutachten, Stellungnahmen anderer Akteure etc.) nutzen sie dafür?
- Focusing Events: Sind Ereignisse (allgemein und mit Blick auf die HzV) zu benennen, die in besonderer Weise von den Akteuren als problematisch wahrgenommen werden?
- Feedback: Verweisen die Akteure auf vorherige (politische) Entscheidungen, Gesetze, Beispiele aus anderen Sektoren bzw. Politikfeldern, Ländern etc. im Kontext einer HzV-Diskussion und wie werden diese dargestellt und bewertet?
- Problemladung: Wie lässt sich die gegebene Problemladung abschätzen? Konkurrieren andere Probleme mit der HzV, stehen demnach andere Probleme im Fokus der Akteure?

Diese Faktoren zur Problemfilterung dienen lediglich als Orientierung und bieten zusammen mit der themenspezifischen Ausrichtung auf die hausärztliche Versorgung Suchschemata für die (Dokumenten-)Analyse.[246]

5.1.4 Erfassung des Policy-Stroms während der einzelnen Zeitfenster

Um den Policy-Strom zu erfassen, gilt es, die in den festgelegten Zeitfenstern kursierenden Möglichkeiten, Ideen, Konzepte sowie Alternativvorschläge zur Ausgestaltung des hausärztlichen Versorgungsbereiches (sowie ergänzend in anknüpfenden Versorgungs- bzw. Themenbereichen, entsprechend der themenspezifischen Orientierung im Problemstrom) aufzudecken. Es geht nicht darum, wissenschaftlich fundierte Optionen, sondern die subjektiven akteursspezifischen und zeitraumbezogen Konzepte zu erkennen und zu benennen. Dadurch soll erfasst werden, ob die HzV respektive die hausärztliche Versorgung grundsätzlich als Option kursiert, wenn ja, in welcher Form und welche Relevanz ihr als Gestaltungs- bzw. Versorgungsoption zugesprochen wird. Sofern nötig, gilt es dabei, auch konkurrierende Policies zu erkennen. Folgende Fragen sind für die Analyse auf Akteursebene handlungsleitend:

---

246 Entsprechend muss nicht jede Frage konsequenterweise strikt beantwortet werden. Dabei gilt stets, dass die Antworten akteursspezifisch sehr unterschiedlich ausgeprägt sein können.

- Wird ein Konzept zur hausärztlichen Versorgung als Option wahrgenommen, welche Ausgestaltung wird angestrebt?
- Welche (befürwortenden) Argumente werden mit diesem Konzept oder der hausärztlichen Versorgung allgemein verbunden?
- Welche (Gegen-)Argumente werden bei einer ablehnenden Positionierung angeführt?
- Stehen alternative Policies in Konkurrenz zur HzV?

Ergänzend werden, sofern möglich, die Selektionsfaktoren technisch-administrative Durchführbarkeit, normative Akzeptanz, antizipierte Widerstände aus Sicht der Akteure sowie die Fähigkeit zur Rekombination einer Option abgeschätzt.[247] Ebenso wie im Problemstrom fungieren hier die formulierten Fragen, die relevanten Aspekte und die Thematik als eine Art Such- und Analyseschema für die Auswertung von Dokumenten.

5.1.5 Erfassung des Politics-Stroms während der einzelnen Zeitfenster

Für das Aufzeigen des Politics-Stroms liefert der MS-Ansatz nur vage Ansatzpunkte. Sowohl für die Makro- als auch für die Mesoebene liegen keine systematisch zu erfassenden Indikatoren vor. Dabei erscheint die Konstruktion der Mesoebene unkonkreter als die der Makroebene.[248] Bereits Rüb (u. a. 2009: 367) betont die Relevanz institutioneller Kontextbedingungen auf Ebene kollektiver und korporativer Akteure und trennt dabei teilweise die Makro- von der Mesoebene. Für die vorliegende Untersuchung soll ebenfalls aufgrund struktureller Unterschiede sowie zur systematischen Umsetzung eine Trennung der beiden Betrachtungsebenen erfolgen. Für beide soll, entsprechend noch festzulegender Variablenausprägungen, der gesundheitspolitische Einfluss auf die Politikformulierung sowie den Policy-Output eingeschätzt werden.[249] Tabelle 2 gibt eine Übersicht über die Konzeptionalisierung des Politics-Stroms.[250]

---

247 Auch hier gilt, dass nicht jede Frage konsequenterweise strikt beantwortet werden muss, sondern die Ergebnisse als Orientierung dienen.
248 Gerade angesichts der strukturellen Besonderheiten des GKV-Systems ist ein adäquater Einbezug der institutionellen Rahmenbedingungen für eine Analyse hingegen notwendig.
249 Die Stellung eines Akteurs beeinflusst seine Forderungen respektive Policies und die Probleme, die er im politischen (Entscheidungs-)Prozess wahrnimmt.
250 Auch für den Politics-Strom gilt, dass die Indikatoren lediglich als Orientierung dienen können. Schließlich sind die Akteure individuell zu betrachten.

Erfassung des Politics-Stroms auf der Makroebene

Die Erfassung des Politics-Stroms auf der Makroebene zielt, orientiert an Rüb (2009: 367), auf die Einschätzung der Strategiefähigkeit bzw. der kompetitiven Kompetenzen der politischen Parteien.[251] Die Strukturmerkmale der GKV und die parteipolitischen Einflussmöglichkeiten im Politikfeld sind dabei handlungsleitend (siehe Kapitel 2.1). Daher werden die Indikatoren ‚Regierungszusammensetzung' und ‚Oppositionsstrukturen' (im Bundestag und im Bundesrat) erfasst. Diese bedingen u. a. Einigungsfähigkeiten zwischen Parteien sowie Bündnismöglichkeiten (u. a. von Winter 2007: 220). Die Beteiligung an der Regierung und der Einflussgrad in Entscheidungsprozessen und in Entscheidungsgremien (u. a. in Form verfügbarer Stimmenzahlen) stellen die wesentlichen Machtressourcen einer politischen Partei dar. Denn diese Aspekte beeinflussen die „Definitions-" und „Agenda-Setter-Macht" (z. B. Pannowitsch 2012: 122). Strukturelle Gegebenheiten wirken nachhaltig auf die Stäke der Parteien ein. Dies meint sowohl innerparteiliche Entwicklungen als auch gesellschaftliche Einflussfaktoren. Können die Parteien grundlegend klare gesundheitspolitische Positionen einnehmen respektive auf gesundheitspolitische Konzepte und Ideen zurückgreifen, stärkt dies ihre Position. Finanzielle und humane Ressourcen[252] können u. a. für die Strategiefähigkeit von Bedeutung sein, da diese ebenso wie sozio-ökonomische und externe politische Rahmenbedingungen die Handlungssituation der politischen Akteure determinieren. Dies spiegelt sich u. a. in spezifischen Interessens- bzw. Akteurskonstellationen oder besonderem Handlungsdruck im spezifischen Politikfeld bzw. der hausärztlichen Versorgung wider (Bandelow 2006: 160).

Erfassung des Politics-Stroms auf der Mesoebene

Um die Analyse des Politics-Stroms auf der Mesoebene zu konzeptualisieren, werden die Indikatoren der Makroebene auf die Mesoebene transferiert bzw. ausgeweitet. Ausgehend vom vorherrschenden „Wettbewerbskorporatismus" in der GKV bilden die kompetitiven Kompetenzen der Verbände eine wichtige

---

251 Die von Rüb u. a. (2009: 367) angeführten Variablen institutionalisierte Zeitrhythmen und institutionelle Vetopunkte werden vorangestellt, um den Untersuchungszeitraum einzugrenzen. Eine Detailanalyse kann aufgrund des breiten Zeitraums nicht angestrebt werden. Wirken sich dennoch z. B. einzelne Wahlen sowie strukturelle, parlamentarische Rahmenbedingungen bedeutend auf die Durchsetzungskraft einer Partei aus, sollen diese mit in die Darstellung des Politics-Stroms aufgenommen werden.

252 Also die Kontrolle über die Themenagenda (inhaltliche Beeinflussung des öffentlichen Diskurses) und die Kontrolle über die Abstimmungsagenda.

5.1 Operationalisierung des Multiple-Streams-Ansatzes

Erklärungseinheit[253] für deren gesundheitspolitischen Einfluss und ihre Positionierungen und sollen daher ebenfalls erfasst werden. In Anlehnung an die strukturellen Gegebenheiten der GKV und die Möglichkeiten verbandlicher Interessenvermittlung im Politikfeld (siehe Kapitel 2.1.2) werden übergeordnet die akteursspezifischen Machtressourcen erfasst. Diese setzen sich aus organisationsspezifischen und politischen Machtressourcen zusammen. Die politischen Machtressourcen der Akteure auf der Mesoebene werden insbesondere durch die Einschätzung der Organisations- und Durchsetzungsfähigkeit von Interessen sowie der Stellung im System des Korporatismus bzw. des Vertrags- und Verhandlungssystems bestimmt. Die Organisations- und Durchsetzungsfähigkeit umfasst u. a. die Fähigkeit von Verbänden, eigene Interessen im politischen Entscheidungsprozess bzw. in Gesetzgebungsprozessen durchzusetzen (z. B. Kleinfeld et al. 2007: 8). Die Erfolgsaussichten dafür hängen von unterschiedlichen Faktoren ab. Zu diesen Faktoren gehören die Fähigkeit zur Interessensaggregation und -selektion (Sebaldt und Straßner 2004: 59ff.), parlamentarische und ministerielle Beziehungen (Wehrmann 2007: 43) sowie die Bündnisfähigkeit mit anderen Akteuren und das eigene Drohpotential (u. a. Sebaldt 2009: 104; Rudzio 2015: 83f.).[254]

Die Stellung im korporatistischen System bzw. im Vertrags- und Verhandlungssystem bezieht sich auf die gegebenen rechtlichen bzw. prozeduralen Regulierungen (Nagel 2009: 119).[255]

Die strukturellen Gegebenheiten im GKV-System wie die Konfrontation mit neuen Entwicklungen und Trends sowie veränderte Rahmenbedingungen, in denen die (kollektiven und kooperativen) Akteure agieren, beeinflussen ihr Handeln maßgeblich. Finanzielle Restriktionen können beispielsweise die zur Verfügung stehenden Ressourcen sowie die Interessen verändern (u. a. Noweski 2004: 8). Folglich ist die Bedeutung und Ausgestaltung der hausärztlichen Versorgung und/oder der HzV für die Stellung der Akteure relevant.

---

253 Diese setzt sich, zur besseren Operationalisierung, aus weiteren Variablen zusammen: Ressourcen- und Managementkompetenzen, Strategie- und Analysefähigkeit, Organisations- und Durchsetzungsfähigkeit sowie Massenmedien und personelle Entwicklungen (siehe Kapitel 2.1.2 und 2.1.3).

254 Ergänzend sollten bestehende Stakeholder-Abhängigkeiten der einzelnen Akteuren (u. a. die Abhängigkeit von der Mitgliederzufriedenheit) sowie die Möglichkeiten, als informelle Vetospieler auftreten zu können, um z. B. Abwehrkoalitionen zu bilden, erfasst werden (Pannowitsch 2012: 122).

255 Von Interesse ist hier, ob einzelne Akteure über rechtliche Privilegien im Vertrags- und Verhandlungssystem verfügen und welche Machtverhältnisse in relevanten Verhandlungs- und Entscheidungsgremien bestehen. Divergierende (tradierte, professionsbezogene) Interessenslagen, spezifische Beziehungskonstellationen zwischen den beteiligten Akteuren (und somit die Fähigkeit zur Koalitionsbildung) sowie die Existenz und die Stärke von Gegenspielern sollten aufgrund ihres Einflusses beachtet werden (Bandelow 2004a: 100).

Aufgrund ihres Einflusses auf die zur Verfügung stehenden Machtressourcen sollen die allgemeinen organisationsspezifischen Ressourcen eher ergänzend eingeschätzt werden. Diese Einschätzung orientiert sich an Aspekten der Finanzkraft, der Mitgliederstärke bzw. der Verbandsgröße, personeller Strukturen sowie der medialen Stellung.

Eine abschließende, retrospektive Erfassung der Bewertung der Reformmaßnahmen aus Sicht der einzelnen Akteure soll ebenfalls Aufschluss über ihren Einfluss geben.

Tabelle 2: Konzeptionalisierung des Politics-Stroms

Ebene	Variable	Indikator
Mesoebene	Politische Machtressourcen	- Organisations- und Durchsetzungsfähigkeit - Stellung im System des Korporatismus bzw. des Vertrags- und Verhandlungssystems - strukturelle Gegebenheiten
	Organisationsspezifische Ressourcen	- u. a. Finanzkraft, Mitgliederstärke - personelle Strukturen und personeller Wandel - mediale Stellung - strukturelle Gegebenheiten
Makroebene	Strategiefähigkeit (allgemein)	- institutionalisierte Zeitrhythmen und institutionelle Vetopunkte - Regierungszusammensetzung und Oppositionsstrukturen - Stand in der Wählerschaft und bei den eigenen Mitgliedern - Definitionsmacht - weitere Ressourcen - Handlungsdruck und gesundheitspolitische Stärke - strukturelle Gegebenheiten

(Quelle: Eigene Darstellung)

5.2 Dokumentenanalyse

Die Dokumentenanalyse[256] bildet den Kern des vorliegenden Forschungsdesigns. Im Rahmen dieser werden anhand einer konzeptbasierten Systematisierung und Kodierung die akteursspezifischen Positionierungen, Motive, Interessen und Wahrnehmungen zur gesundheitspolitischen Thematik HzV kenntlich gemacht. Dazu sollen die Sinndimensionen in ausgewählten Textdokumenten aus einem in der Forschung bislang unterrepräsentierten Gegenstandsbereich entschlüsselt werden (Blatter et al. 2007: 74). Interpretative Analyseverfahren sowie inhaltsanalytische Forschungsansätze arbeiten zumeist mit einer besonders großen Textmenge. Wie diese Textmengen (systematisch) kontrolliert und interpretiert werden können, erscheint bislang nicht ausreichend geklärt. Umso wichtiger ist daher neben einer klaren Auswertungssystematik eine strukturierte Identifizierung des Quellenkorpus (Mayring 2002: 48). Als Dokumente gelten in erster Linie Texte, die bspw. als Gutachten, biografische Aufzeichnungen, Stellungnahmen oder Gesetzestexte erstellt und veröffentlicht wurden (Brüsemeister 2008: 57). Das der Arbeit zugrundeliegende Forschungsdesign, das Erkenntnisinteresse, der theoretische Rahmen, die zu betrachtenden Akteure und Zeiträume sowie forschungspragmatische Aspekte (z. B. die Aussicht auf Zugang zu spezifischen Materialien u. ä.) bestimmen den Quellenkorps.

5.2.1 Festlegung der zu erfassenden Dokumente (Quellenkorpus)

Für die Analyse wird sowohl auf Primärquellen, die akteursbezogene Aussagen zu den festgelegten gesundheitspolitischen Reformen enthalten, als auch auf Sekundärquellen zurückgegriffen.[257] Die Dokumentenanalyse gilt als methodisch anspruchsvoll. Daher müssen verschiedene Aspekte berücksichtigt werden. Dokumente sind in der Regel unter spezifischen Kontextbedingungen sowie (institutionellen und persönlichen) Intentionen (entsprechend der Zielgruppe und dem Zweck) erstellt worden. Sie sind daher nur eingeschränkt objektiv (Mayring 2002: 47). Gerade politische Aussagen weisen einen starken taktischen Charakter auf und sind zumeist mit einer bestimmten Intention verbunden (u. a. Egle 2009: 62). Die in die Untersuchung einzubeziehenden Dokumente müssen bei

---

256 Wenngleich weder Angaben zur systematischen Vorgehensweise noch eine konkrete Definition vorliegen, gilt die Dokumentenanalyse für die Policy-Forschung als unverzichtbar (Reh 1995: 203).

257 Zu den Primärquellen zählen Veröffentlichungen der neun Akteure, Stellungnahmen, Positionspapiere, teilweise Pressemitteilungen, Wahlprogramme, Koalitionsvereinbarungen, Statements, Anträge etc. Die Sekundärquellen sind u. a. wissenschaftliche Publikationen.

ihrer Auswahl ebenso wie die durch die Analyse erlangten Erkenntnisse daher stets auch quellenkritisch betrachtet werden (Mayring 2002: 48).[258] Bei der Abschätzung akteursspezifischer Policies gilt es laut Laver (2001: 69ff.), zwischen der „ideal policy position" und der „stated policy position" zu unterscheiden. Bei der ideal policy position handelt es sich um die „Ideal-Vorstellung" eines Akteurs, die frei ist von bestehenden Umwelteinschränkungen, die zumeist nicht an die Öffentlichkeit gelangen. Sie lässt sich nicht erfassen. Die stated policy position ist die geäußerte Position, die dafür geschaffen wurde, um von anderen wahrgenommen und interpretiert zu werden. Sie kann je nach methodischer Vorgehensweise durch die Analyse (veröffentlichter) Dokumente erfasst werden. Ferner stellt die Rekonstruktion der Ströme und der politischen Prozesse nur eine Annäherung an die Wirklichkeit dar. Um die Policy-Positionen bzw. Wahrnehmungen der Akteure möglichst genau zu bestimmen, werden spezifische Dokumente des Gesetzgebungsprozesses analysiert, deren Verfügbarkeit abhängig von den einzelnen Akteuren unterschiedlich ist. Dabei wird ein breiter Quellenkorpus, im Sinne einer Vielzahl an Materialien, angestrebt, um u. a. einmalig geäußerte Wahrnehmungen von tatsächlichen Positionen zu unterscheiden. Aufgrund von Zugangsbarrieren zu akteursspezifischen Materialien erfolgt eine Fokussierung auf öffentlich zugängliches Material. In die vorliegende Dokumentenanalyse werden vier Arten von Dokumenten berücksichtigt, die sich auf die festgelegten Zeitfenster beziehen:

- akteursbezogene Dokumente, die im Gesetzgebungsprozess der definierten Gesetze veröffentlicht wurden und im Archiv des Bundestages (ob digital oder im Papierformat) zugänglich sind
- Wahlprogramme, Koalitionsvereinbarungen, gesundheitspolitische Positionspapiere sowie ähnliche Dokumente der politischen Parteien[259]
- verbandsbezogene Dokumente (wie außerparlamentarische Stellungnahmen, Pressemitteilungen, Geschäftsberichte, Verbands-Magazine etc.)
- wissenschaftliche Literatur, Statistiken, Gutachten und weitere Materialien

---

258 Quellenkritik gilt es nach Mayring (2002: 48) mit Blick auf Art, Inhalt, Entstehungscharakter (Intention) und Herkunft der Dokumente sowie ihre Nähe zum Gegenstand zu üben.
259 Dokumente, die außerhalb des formalen Gesetzgebungsprozesses entstanden sind, werden nur in die Analyse einbezogen, wenn sie unmittelbar von der Partei stammen und in einem klaren Bezug zum Politikfeld stehen. Lediglich vereinzelt, sofern zwingend zum Verständnis notwendig, werden weitere Veröffentlichungen der Parteifraktionen und einzelner Politiker (Individualakteure) herangezogen. Um die verbandlichen Wahrnehmungen bzw. subjektiven Positionen zu erfassen, sind Dokumente außerhalb des parlamentarischen Rahmens kontrastierend eine wichtige Informationsquelle.

Orientiert an den drei als relevant bestimmten Gesetzgebungsprozessen werden diese Dokumente, die im Zusammenhang mit der Gesundheitsreform 2000, dem GMG 2003 und dem WSG 2006 entstanden sind, in den Korpus aufgenommen. Ergänzend erfolgt im Dokumentations- und Informationssystem (DIP) des Deutschen Bundestags und Bundesrats eine Stichwortsuche. Dadurch sollen weitere Dokumente erfasst werden, die zwar nicht im direkten Bezug zu den Gesundheitsreformen veröffentlicht wurden, aber einen Zusammenhang zum Politikfeld und zur Thematik aufweisen. Auf Ebene der Parteien werden außerdem Regierungserklärungen und Koalitionsvereinbarungen[260], Wahl- und Parteiprogramme zu den Bundestagswahlen 1998, 2002 und 2005 sowie weitere sozial- und gesundheitspolitische Positionspapiere aufgenommen. Neben den öffentlichen Stellungnahmen der Verbände im Gesetzgebungsprozess werden Äußerungen (verkündet durch ihre Repräsentanten und somit Individualakteure) in den öffentlichen Sitzungen des Ausschusses für Gesundheit (in Form von Protokollen) zu den einzelnen Gesetzgebungsverfahren ausgewertet. Da für die verbandliche Ebene Wahlprogramme und ähnliches Material nicht zur Verfügung stehen und Verbände grundsätzlich eine wesentlich geringere Darstellungsmöglichkeit im Gesetzgebungsverfahren aufweisen, werden für die vier verbandlichen Akteure auch Stellungnahmen, Geschäftsberichte und Positionspapiere sowie Verbandszeitschriften, die nicht in den Gesetzesmaterialien vorzufinden sind, erfasst und analysiert. Diese Dokumente stellen subjektive Informationsquellen dar, die vorrangig herangezogen werden, um die Ausprägungen des Policy- und des Problemstroms aufzudecken.

Zur Darstellung des Politics-Stroms werden neben solchen Materialien wissenschaftliche Beiträge (sowohl für die Makro- als auch die Mesoebene) einbezogen. Rekurrierend auf die Operationalisierung des MS-Ansatzes handelt es sich hierbei um teilweise „objektiv" abschätzbare Variablen. In der praktischen Umsetzung wird daher nach den unter Kapitel 5.1 definierten Variablen und Indikatoren zur Darstellung des Politics-Stroms eine gezielte Literaturrecherche durchgeführt.[261] Die Indikatoren und Variablen dienen dabei als Schlagworte bzw. Suchbegriffe. Wissenschaftliche Literaturquellen, Statistiken, Gutachten, akteursbezogene (Jahres- und Geschäfts-)Berichte sowie die oben genannten „subjektiven" Dokumente werden in den Korpus übertragen. Eine

---

260 Koalitionsvereinbarungen (bzw. -verträge) bauen auf Verhandlungen auf, die die beschlossene Zusammenarbeit zwischen Bundesparteien regeln sollen (Seemann und Bukow 2010: 18; Naßmacher 2004: 100). Sie weisen demnach ‚Regierungsprogrammcharakter' auf, es mangelt ihnen aber an Rechtsverbindlichkeit. Als Teil von informellen Entscheidungsprozessen haben sie dennoch in den letzten Dekaden einen starken Bedeutungszuwachs und einen verstärkten Verbindlichkeitscharakter erfahren (Rudzio 2008: 11).

261 Diese erfolgte ebenfalls nach wissenschaftlichen Standards. Von Relevanz sind dabei die Materialien, die sich explizit auf die entsprechenden Akteure und Zeitfenster beziehen.

Darstellung dessen findet sich zum einen in Abbildung 5 Übergeordneter Quellenkorpus sowie in Tabelle 9 Material-Systematik im Anhang wieder.[262] Je nach zu erfassendem Strom und somit Variable sind andere Materialien notwendig, die sich ebenfalls nach Akteur unterscheiden können. Ergänzend zu Tabelle 9 sowie zum Quellenverzeichnis erfolgt im Anhang eine übergeordnete Auflistung verwendeter Materialien.[263]

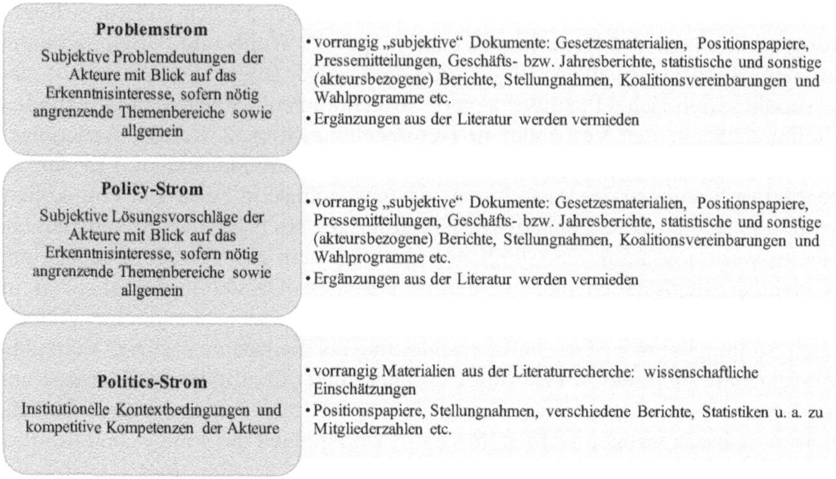

Problemstrom	
Subjektive Problemdeutungen der Akteure mit Blick auf das Erkenntnisinteresse, sofern nötig angrenzende Themenbereiche sowie allgemein	• vorrangig „subjektive" Dokumente: Gesetzesmaterialien, Positionspapiere, Pressemitteilungen, Geschäfts- bzw. Jahresberichte, statistische und sonstige (akteursbezogene) Berichte, Stellungnahmen, Koalitionsvereinbarungen und Wahlprogramme etc. • Ergänzungen aus der Literatur werden vermieden

Policy-Strom	
Subjektive Lösungsvorschläge der Akteure mit Blick auf das Erkenntnisinteresse, sofern nötig angrenzende Themenbereiche sowie allgemein	• vorrangig „subjektive" Dokumente: Gesetzesmaterialien, Positionspapiere, Pressemitteilungen, Geschäfts- bzw. Jahresberichte, statistische und sonstige (akteursbezogene) Berichte, Stellungnahmen, Koalitionsvereinbarungen und Wahlprogramme etc. • Ergänzungen aus der Literatur werden vermieden

Politics-Strom	
Institutionelle Kontextbedingungen und kompetitive Kompetenzen der Akteure	• vorrangig Materialien aus der Literaturrecherche: wissenschaftliche Einschätzungen • Positionspapiere, Stellungnahmen, verschiedene Berichte, Statistiken u. a. zu Mitgliederzahlen etc.

(Quelle: Eigene Darstellung)

Abbildung 5: Übergeordneter Quellenkorpus

---

262 Eine Auflistung der Dokumente, die tatsächlich für die Analyse herangezogen wurden und sich im Empirie-Teil der Untersuchung als Quellen wiederfinden, befindet sich im Quellenverzeichnis, ab S. 385. Das allgemeine Literaturverzeichnis bildet die gesamte Literatur der Arbeit ab, exklusive der Dokumente, die für die Darstellung der Policy- und Problemströme sowie die Tabellen im Anhang gesichtet bzw. analysiert wurden. Dieses Material der Analyse ist gesondert nach Analysefenstern im Quellenverzeichnis gelistet und bildet ebenfalls nach Zeitfenstern sortiert die Grundlage für die Tabelle 10 bis Tabelle 21 im Anhang auf OnlinePlus.
263 Das Quellenverzeichnis bildet nur die zitierten Quellen ab. Material, das ebenfalls gesichtet und analysiert wurde, aber nicht mit einem Quellenverweis im Ergebnisteil (Kapitel 6–8) der Untersuchung auftaucht, bleibt für den außenstehenden Leser verborgen. Gerade für die vorliegende Untersuchung ist von Interesse, ob die HzV oder angrenzende Themen überhaupt in den akteursspezifischen Materialien in Erscheinung treten und somit Aufmerksamkeit erhalten. Vor diesem Hintergrund wurden die Tabelle 10 bis Tabelle 21 im Anhang aufgenommen. Diese Darstellungen geben Aufschluss darüber, welche Policies und Probleme neben den explizit HzV-bezogenen Themen in den Strömen der Akteure präsent sind und welchen Stellenwert sie aufweisen. Daher erfolgt die zusätzliche (übergeordnete) Auflistung analysierter Materialien.

5.2.2 Feldzugang – Materialgewinnung

Die parlamentarischen Dokumente, die im Gesetzgebungsprozess entstanden sind, sind als Drucksachen über das DIP verfügbar.[264] Wahlprogramme, Regierungserklärungen und Koalitionsvereinbarungen sowie weitere sozial- und gesundheitspolitische Materialien stehen über die Internetpräsenz der Parteien und die parteinahen Archive zur Verfügung.[265]

Verbandsbezogene Positionspapiere, Pressemitteilungen, jegliche Berichte, Stellungnahmen außerhalb des Gesetzgebungsprozesses und weitere unsystematisch dokumentierte, akteursbezogene Materialien müssen in einem gesonderten Arbeitsschritt erfasst werden. Die definierten Verbände wurden gezielt kontaktiert, um die beschriebenen Dokumente für die Untersuchung zu erhalten.[266] Auch die Dokumente der Parteien, die nicht im formalen Gesetzgebungsprozess entstanden sind, wurden über die Internetpräsenz und/oder die parteinahen Archive vor Ort mit Unterstützung der zuständigen Archivmitarbeiter aufgetrieben.[267] Die systematische Materialgewinnung erfolgte zwischen August 2014 und Dezember 2014.

5.2.3 Inhaltsanalytische Auswertung der Dokumente

In der empirischen Sozialforschung existieren zahlreiche Ansätze einer methodisch kontrollierten und interpretativen Analyse von Texten bzw. Dokumenten (u. a. Flick 2006: 54ff.). Die qualitative Inhaltsanalyse bezeichnet eine Technik, um Inhalte unterschiedlicher Materialien (Textdokumente, Bilder, Filme o. ä.) systematisch und intersubjektiv überprüfbar zu analysieren (Behnke et al. 2006:

---

264 Die im Gesetzgebungsverfahren entstehenden Parlamentaria (u. a. Amtsdruckschriften) werden vom Bundestag in einer Sammlung (Gesetzesdokumentation) aufgelistet, die für einen systematischen Zugang herangezogen werden kann.
265 Materialien vor der 15. Wahlperiode sind nicht oder nur teilweise über den Internetauftritt verfügbar. Eine Einsicht erfolgt über das physische Parlamentsarchiv des Deutschen Bundestages.
266 Ergänzend wurde auf die Internetpräsenz der Akteure sowie weitere Internetquellen zurückgegriffen. Abgesehen vom DHÄV, der eine Kooperation ablehnte, stellten die Verbände entweder postalisch Materialien zur Verfügung (AOK-BV und vdek), ermöglichten die Sichtung und Vervielfältigungen von Materialien in der eigenen Geschäftsstelle (KBV) oder informierten über weitere Recherchemöglichkeiten.
267 Eine Akquise vor Ort war auch insofern notwendig, als dass einzelne Dokumente zwar archivarisch gelistet sind, aber bislang nicht inhaltlich erschlossen und/oder in digitalisierter Form vorliegen. Dies galt für die FDP und die Grünen. Materialien der Union und SPD konnten vollständig internetbezogen gesammelt werden.

442).[268] In der vorliegenden Untersuchung wird die inhaltsanalytische Auswertung kategoriebezogen in Anlehnung an Mayring (z. B. 2002; 2003)[269] durchgeführt. Sie orientiert sich an den im Vorfeld formulierten Leitfragen sowie den zu erfassenden Variablen. Kategoriebezogene Analysen lösen sich vom Gesamttext, heben die Struktur der Gesprächsführung auf und ordnen den Kategorien systematisch einzelne Textsequenzen zu. Abgeleitet von den theoretischen und konzeptionellen Vorarbeiten, der Übertragung des Erkenntnisinteresses auf den MS-Ansatz und dem grundlegenden Erkenntnisinteresse wird ein Konzept zur Bildung der Kategorien entwickelt (Mayring 2003: 53ff.; Flick 2006: 257ff.; Behnke et al. 2006: 317).[270] Diese systematischen inhaltsanalytischen Einheiten stellen die im Rahmen der Operationalisierung festgelegten Variablen und Indikatoren sowie deren Ausprägungen dar. Die einzelnen Kategorien bilden zusammen das Kategoriensystem oder auch Analyseschema, das zur Erfassung der Stromausprägungen notwendig ist. Dieses findet bei der systematischen Betrachtung aller akquirierten Dokumente Anwendung. In einem ersten Durchgang gilt es, die Dokumente und ihren Inhalt auf grundsätzliche thematische Relevanz zu überprüfen. Dem folgend werden anhand der Kategorien relevante Textbestandteile systematisch extrahiert. Die relevanten Textstellen werden entsprechend den festgelegten Variablen bzw. Indikatoren der drei Ströme und somit der Fragestellungen herausgefiltert und sortiert.[271] Fundstellen werden den vorgegebenen Kategorien zugeordnet (Subsumption) oder es werden neue Kategorien gebildet. Das Ergebnis dieser Analyse ist ein Set an Kategorien, denen spezifische Textstellen zugeordnet sind (Mayring 2002: 117): ein Set für jeden Strom, jeden Akteur und jedes Zeitfenster. Nach dieser eher induktiven Kategorisierung wird das gewonnene Material durch die Paraphrasierung der forschungsrelevanten Fundstellen verdichtet (ebd.). Die extrahierten und kategorisierten Textsequen-

---

268   Eine einheitliche, wissenschaftliche Definition der ‚qualitativen Inhaltsanalyse' besteht dabei nicht (Mayring 2003: 11). Zur methodisch kontrollierten und interpretativen Textanalyse existieren zahlreiche Ansätze. Neben kategoriebezogenen wird in der Regel ferner auf sequenzielle Verfahren zurückgegriffen (Flick 2006: 287ff.).
269   Die vorliegende Untersuchung orientiert sich an der qualitativen Inhaltsanalyse nach Mayring (u. a. 2003). Jedoch gilt zu betonen, dass die Analysesystematik an die zu generierenden Erkenntnisse (orientiert an den Strukturmerkmalen des MS-Ansatzes) sowie die betrachteten Materialien angepasst wurde.
270   Die Dokumente werden „chronologisch" betrachtet, beginnend mit den Dokumenten für die erste Wahlperiode (hier ebenfalls nach zeitlicher Entstehungsgeschichte) sowie nach Strömen. Eine parallele Betrachtung der Ströme wird vermieden, um eine differenzierte Analyse zu ermöglichen und voneinander trennbare Ergebnisse zu erlangen. Gleiches gilt für die Zeitfenster.
271   Bei der systematischen Ableitung von Auswertungsgesichtspunkten aus dem Material handelt es sich um eine induktive Kategorienbildung. Die zu bestimmenden Indikatoren geben lediglich eine Orientierung bzw. Kategorisierungsdimensionen und das Abstraktionsniveau vor (Mayring 2002: 115). Die tatsächliche Ausgestaltung der Kategorien erfolgt erst durch die detaillierte Betrachtung des Materials.

zen werden dafür teilweise umformuliert oder als direkte Zitate je mit einem Fundstellenvermerk gesammelt und für die weitere Analyse vorbereitet. Unwichtige oder nichtssagende Paraphrasen werden aussortiert, Redundanzen werden gekennzeichnet und sofern notwendig wird eine chronologische Gliederung vorgenommen. Am Ende dieser Reduktion wird überprüft, ob die neuen Aussagen dem Ausgangsmaterial entsprechen und sich am Erkenntnisinteresse der Arbeit orientieren (Mayring 2003: 74). Das nun bestehende, „neue" Material bildet die wesentliche Grundlage zur Darstellung der Stromausprägungen (je Strom, Zeitfenster und Akteur), der darauf aufbauenden Zeitdiagnosen und der abschließenden Synopsen.

5.3 Darstellung der Ergebnisse

Die Ergebnisdarstellung verfolgt einen deskriptiven Ansatz. Es geht um die Erschließung bzw. Exploration (nicht um die Theoriengenerierung) eines praktischen Forschungsfeldes unter der Prämisse im Vorfeld definierter Fragestellungen (Flick 2006: 80). Die Form der Ergebnispräsentation orientiert sich ebenso wie die Analyse zunächst an den Strukturmerkmalen des MS-Ansatzes und somit an der kategorialen Strukturierung im Rahmen der inhaltsanalytischen Auswertung. Auf der ersten Darstellungs- und Auswertungsebene werden für jeden Akteur, jeden Strom und jedes Zeitfenster zusammenfassende Stromausprägungen genannt und hinsichtlich des Erkenntnisinteresses und somit des Fokus auf die hausärztliche Versorgung bzw. die HzV in Textform verfasst. Dies sind in der Summe für drei Zeitfenster, acht Akteure und drei zu erfassende Stromausprägungen 72 Einheiten. Da an dieser Stelle nicht alle kursierenden Probleme und diskutierten Policies vollumfänglich dargestellt werden können, wurden für jedes Zeitfenster übergeordnete Tabellen entwickelt, die alle im Laufe der Analyse eines Zeitfensters erfassten Kategorien (akteursunabhängig) listen. Diese Tabellen (siehe Anhang Tabelle 10 bis Tabelle 21 auf OnlinePlus) geben Aufschluss darüber, welche Policies und Probleme neben den explizit HzV-bezogenen Themen in den Strömen präsent sind und welchen Stellenwert sie für die einzelnen Akteure aufweisen.[272] Die Tabellen sind durch die gleiche analytische Herangehensweise entstanden, wie die Erfassung und Darstellung der Stromausprägungen in den Kapiteln 6 bis 8 während der drei Zeitfenster. Die Ergebnisdarstellung konzentriert sich nicht exklusiv auf die HzV, sondern strebt eine übergreifende Erfassung und Einordnung präsenter Themen während der

---

272 Die Einschätzung über die wahrgenommene Relevanz einzelner Themen im Problem- und im Policy-Strom (der Politics-Strom bleibt hierbei außen vor) für jeden Akteur erfolgt anhand einer Einstufung in sechs definierte Kategorien.

drei Zeitfenster für die acht Akteure an. Für diese wurden neben der gleichen Auswertungssystematik auch die gleichen Dokumente verwendet (siehe Anhang auf OnlinePlus und Quellenverzeichnis). Die Tabellen können als „Nebenprodukt" der eigentlichen systematischen Analyse, die primär auf die HzV zielte, verstanden werden. Dabei gilt zu betonen, dass es sich lediglich um eine Einschätzung handelt, die keinen Anspruch auf Vollständigkeit erhebt. Die Tabellen können somit nur als ergänzende Informationsquelle genutzt werden. Nichtsdestotrotz sollen diese Aufschluss darüber geben, ob die HzV bspw. mit anderen Themen um Aufmerksamkeit konkurriert, wenn ja, um welche und, sofern möglich, warum und ob diese Themen einen größeren Stellenwert erfahren. Die Tabellen ermöglichen aufgrund ihrer „Gesamtschau"[273] eine Gegenüberstellung einzelner Themen und Sachverhalte für den einzelnen Akteur sowie zwischen den Akteuren.

Abgleitet von der ersten, sehr detaillierten, akteursspezifischen Ebene der Ergebnisdarstellung (den Stromausprägungen, Kapitel 6 bis 8) werden für jedes Zeitfenster Zeitdiagnosen formuliert (Kapitel 9). Bei ihnen handelt es sich um eine zusammenfassende, analytische Darstellung der drei Ströme für jeden Akteur und jedes Zeitfenster dar. Neben akteursspezifischen Perspektiven werden ergänzend ebenfalls als Zeitdiagnosen übergeordnete Problemperspektiven skizziert. Die erlangten Erkenntnisse sollen eine Abschätzung möglicher Wechselbeziehungen zwischen den Akteuren und den einzelnen Stromausprägungen erlauben. Eine analytische Gegenüberstellung der 27 Zeitdiagnosen (24 akteursspezifische und drei übergeordnete) dient als Grundlage zur Bildung von Synopsen. Diese ermöglichen zusammen mit den Zeitdiagnosen einen Rückbezug zum Erkenntnisinteresse und den Forschungsfragen. Durch die Synopse der drei Zeitdiagnosen wird eine systematische Trennung der Akteursebenen und weiterführend der einzelnen Akteure innerhalb des Kapitels 9.4 ermöglicht. Dies stellt sich als Gesamtschau inklusive der Ableitung von Auffälligkeiten unter Rückbezug zum MS-Ansatz dar und nimmt ebenso eine Zeitverlaufsperspektive ein. Letztlich sind es die Zeitdiagnosen und die Synopsen, die Aufschluss über Motive, Interessenlagen, wahrgenommene Bedrohungen und Probleme sowie weitere Hintergrundinformationen im Kontext der HzV geben. Vor dem Hintergrund des Erkenntnisinteresses erfolgen auf dieser Grundlage weitere Ergebnisdiskussionen und Einordnungen (Kapitel 10 bis 13).

---

273 Eine Gesamtschau ist aufgrund der Analysesystematik nur eingeschränkt gegeben, da das Material zwar ergebnisoffen, jedoch stets vor dem Hintergrund des vorab definierten Analyserasters betrachtet wurde. Daher ist die Tabelle lediglich als ergänzende, nicht aber als übergreifend handlungsleitende Informationsquelle zu verstehen.

Angesichts der Tatsache, dass jeder Akteur in jedem Zeitfenster zunächst einer separaten Analyse unterzogen wird und vorab der Untersuchungsgegenstand, die Akteure sowie die Entwicklung der HzV skizziert werden, gilt zu berücksichtigen, dass in der Ergebnisdarstellung scheinbar Wiederholungen auftreten. Tatsächlich handelt es sich aber um Analyseergebnisse für die unterschiedlichen Akteure und Zeitfenster, die sich in ihren Inhalten (mehr oder weniger) unterscheiden.

Teil IV Empirie

6 Analyse Zeitfenster 1 (1998-2002)

6.1 Ist-Zustand der Problemströme im Analysefenster 1

6.1.1 Problemströme parteipolitische Ebene Analysefenster 1

SPD Problemstrom Analysefenster 1

Im Problemstrom der SPD kursieren die durch die konservativ-liberale Regierung eingeführten Privatisierungsmerkmale und weitere Elemente in das (Finanzierungs-)System der GKV, die als „verfehlte Politik" verstanden werden, da sie den Herausforderungen des medizinischen Fortschritts und der demographischen Entwicklungen teilweise unzureichend begegnen (u. a. BT 13/3607: 1f.; Schaich-Walch 1999a: 4172f.; Schmidbauer 1999: 4188f.). Im Vordergrund stehen für sie strukturelle Probleme des GKV-Systems, die zu finanziellen Schwierigkeiten für das Gesundheitswesen führen werden. Problematisch ist die finanzielle Situation, da die Gefährdung niedriger Lohnnebenkosten einen deutlichen Bedeutungszuwachs erhält. Neben zu hohen Ausgaben (u. a. ebd.; Dreßler 1999a: 5838) werden vor allem Steuerungsdefizite (sowohl Ressourcen- als auch Leistungssteuerung) auf verschiedenen Ebenen wahrgenommen, die durch verschiedene Ursachen bedingt werden (BT Drs 13/9825: 1f.). Übergeordnet betont die SPD die Existenz von Unwirtschaftlichkeiten in beinahe allen Bereichen und Sektoren der GKV. Diese spiegeln sich wiederum in massiver Über-, Unter- und Fehlversorgung wider, also in Steuerungsdefiziten der Angebotskapazitäten (u. a. Schaich-Walch 1999a: 4172f.; Kirschner 1999: 577).[274] Neben einer grundsätzlichen Überkapazität ist für die Strukturproblematik nach Auffassung der Sozialdemokraten die vorherrschende Anbieterdominanz als Ursache zu nennen. Verschiedene Sachverhalte und Strukturen auf Seiten der Leistungserbringer werden negativ bewertet. Ein falsches Honorarsystem, die kollektivvertraglichen Struk-

---

[274] Es werden bspw. zu viele überflüssige (medizinisch nicht notwendige) therapeutische und diagnostische Leistungen durchgeführt, die mit einer Vielzahl an Doppeluntersuchungen verbunden sind. Gleichzeitig besteht eine Unterversorgung, besonders bei chronisch Kranken. Kapazitätsprobleme beziehen sich u. a. auf zu viele Ärzte, zu viele Krankenhausbetten und zu viele Arzneimittel. Dabei sind vor allem Ärzte kostentreibend (SPD 1999: 10f.; Dreßler 1999b: 4163).

turen („Anbieter-Kartell" gegenüber den Kostenträgern) sowie eine Überversorgung mit Ärzten bedingen die angebotsinduzierte Nachfrage[275] sowie Verteilungsprobleme bzw. -kämpfe unter den Leistungserbringern (SPD 1999: 22; Schaich-Walch 1999b: 5849; Kirschner 1998a: 336). Die KVen werden ihrer Rolle bei der Honorarverteilung nicht gerecht. Die Honorarsummen, z. B. der sprechenden und der gerätebezogenen Medizin, stehen in einem Missverhältnis (ebd.; Dreßler 1999b: 4163). Dies ist, u. a. neben Problemen in der Aus- und Weiterbildung der Mediziner (es werden zu wenig Allgemeinmediziner ausgebildet), ein Grund für eine zu große Facharztdominanz, die wiederum sowohl kostentreibend als auch negativ für die Qualität der Patientenversorgung ist. Dem Hausarzt wird seitens der SPD eine defizitäre Stellung in der ambulanten Versorgung zugeschrieben (u. a. BT 13/3607: 2; Kirschner 1999: 577).[276] Dies schlägt sich u. a. in unzureichender Kommunikation und Zusammenarbeit zwischen den Leistungserbringern sowie zwischen den Sektoren nieder. Ergänzend bzw. als Folge dessen spricht die SPD von einer ineffizienten und teilweise unzureichenden medizinischen Versorgung, zu wenig Patienten werden optimal versorgt (Schaich-Walch 1999a: 4172ff.). Nach Auffassung der SPD hat die Selbstverwaltung bei der Leistungssteuerung versagt (Schuster 1999: 4181).[277] Dies sei auch auf das vorherrschende, falsch ausgerichtete Wettbewerbsmodell der GKV zurückzuführen. Neben dem Kassenwettbewerb herrsche ein unzureichender Wettbewerb unter den Leistungserbringern (u. a. Dreßler 1999b: 4162; BT 13/9825: 6; BT 14/125: 125).

Unzureichende Patientenorientierung[278] und Qualitätssicherung werden als weitere bedeutende Problembereiche angeführt, wobei gerade Qualitätsmängel als weitere Ursachen für mangelnde Effizienz angeführt werden (BT 13/9825: 1f.). Neben der großen Bedeutung von Strukturproblemen im ambulanten Sektor

---

275 Diese führt zu medizinisch nicht begründbaren Ausgabensteigerungen bei tendenziell sinkender Leistungsqualität. Entsprechend folgen daraus Einbußen in der Patientenversorgung (u. a. BT 13/3607: 6; Kirschner 1998a: 336).
276 Neben einer unzureichenden verbandspolitischen Repräsentanz wird bspw. der bestehende gesetzliche Gliederungsauftrag in § 73 SGB V von der Selbstverwaltung nicht ausreichend umgesetzt. Durch eine unkoordinierte Nutzung der Chipkarte sowie weitere Aspekte wie die mangelnde Kommunikation unter den Leistungserbringern kann der Hausarzt keine adäquate Koordinierungsfunktion einnehmen (BT 14/1245: 55; Kirschner 1999a: 577; Schuster 1999: 4181).
277 Beispielhaft führt die SPD hier auch die mangelnde Umsetzung u. a. der Strukturverträge an (Schuster 1999: 4181).
278 Das Gesundheitsversorgungssystem wird als überproportional ärzte- und zu wenig patientenorientiert von der Partei wahrgenommen. Die Versorgungsstrukturen werde als „Irrgärten" bezeichnet, die einer koordinierten Patientenversorgung entgegenstehen (Schuster 1999: 4181; BT 14/1245: 91).

erfährt eine problematische Krankenhausfinanzierung einen enormen Teil der Aufmerksamkeit (u. a. BT 13/3607: 2f.; SPD 1998: 81).
Die von der SPD formulierten Problembereiche spiegeln sich fast vollständig in den gemeinsamen Gesetzesmaterialien mit den Grünen wider (BT 14/1245; SPD und Bündnis 90/Die Grünen).

Bündnis 90/Die Grünen Problemstrom Analysefenster 1

Für Bündnis90/Die Grünen bestehen drei grundlegende Herausforderungen, denen sich das GKV-System stellen muss und für die strukturelle Anpassungen notwendig sind. Diese Herausforderungen sind der demographische Wandel, der medizinisch-technische Fortschritt sowie der gewandelte Anspruch des Menschen gegenüber dem Gesundheitssystem und seinem stärkeren Teilhabebedürfnis (u. a. Fischer 1999a: 5; 1999b: 8f.; 1999c: 5830). Ergänzend werden die vorherigen konservativ-liberalen Reformmaßnahmen wiederholt als gefährdend für die solidarische GKV angeführt (Bündnis90/Die Grünen 1998a: 80).[279] Eine unzureichende und daher problematische Finanzgrundlage der GKV wird von den Grünen nicht wahrgenommen, im Gegenteil: Laut der Partei ist genügend Geld vorhanden. Jedoch herrschen Strukturmängel in verschiedenen Bereichen und besonders in der Frage der Zusammenarbeit der Leistungserbringer vor, die zu einer ineffizienten Verwendung von Finanzmitteln und zu Qualitätseinbußen in der Versorgung führen (u. a. Fischer 1999c: 5831; Fischer 1999a: 4). Neben einer unzureichenden Orientierung an Qualitätssicherung erhält die Situation innerhalb der Ärzteschaft einen hohen Stellenwert. Übergeordnet herrscht eine mangelhafte Vernetzung zwischen den einzelnen Leistungserbringern innerhalb der ambulanten Versorgung und zwischen dem ambulanten und stationären Sektor, die sich in einem „Einzelkämpfertum" unter der Ärzteschaft niederschlägt. Weiterhin werden die Vergütungsstrukturen kritisiert (ebd.; Fischer 1999d: 4151): Neben einer unzureichenden Orientierung an Qualitätsparametern setzen sie falsche Anreize in der Leistungserbringung, sodass u. a. auch Leistungen ohne ausreichenden Nutzen durchgeführt werden. Unter den Ärzten herrschen massive Verteilungskämpfe und ungleiche Honorarverteilungen zwischen den Arztgruppen werden konstatiert (ebd.). Dabei werden auch eine Überschätzung der High-Tech-Medizin sowie eine Überversorgung[280] mit Spezialisten bei zu

---

279 Die im Rahmen der dritten Stufe der Gesundheitsreform eingeführten Zuzahlungsregelungen für die Versicherten führen, so die Grünen, zum „Ausstieg aus dem Solidarsystem", da sie die Gefahr der Zweiklassen-Medizin bergen (Bündnis 90/Die Grünen 1998b: 13).
280 Überkapazitäten werden hingegen vorrangig für den stationären Sektor angeführt (Fischer 1999d: 4151).

wenig Generalisten bzw. Allgemeinmedizinern angeführt (Bündnis90/Die Grünen 1998a: 81; Knoche 1998a: 4). Hausärzte nehmen eine unzureichende Rolle im Leistungsgeschehen ein. Allgemein erfolgen zu viele überflüssige Doppel- und Mehrfachuntersuchungen bei unzureichender Qualitätssicherung. Ergänzend werden die Strukturen der vertragsärztlichen Selbstverwaltung als modernisierungsbedürftig betrachtet. Diese verstärken die innerärztliche Konkurrenz u. a. bei der Honorarverteilung, behindern neue Versorgungsmodelle und Minderheiteninteressen werden unzureichend repräsentiert (Fischer 1999a: 5; BT 14/1245: 53).[281] Nach den Grünen stehen die vorhandenen Strukturen einer wirtschaftlichen und patientenorientierten Gesundheitsversorgung im Wege, gerade weil Patienten zunehmend durch das komplexe Gesundheitssystem begleitet werden müssen (Fischer 1999a: 4; 1999b: 6; 1999c: 5830; Bündnis 90/Die Grünen 1998a: 80; Knoche 1998a: 4f.). Gemeinsam gefährdet dies langfristig die Beitragssatzstabilität (Fischer 1999b: 2).

Die von den Grünen formulierten Problembereiche spiegeln sich auch in den gemeinsamen Koalitionsmaterialien mit der SPD wider (BT 14/1245; SPD und Bündnis 90/Die Grünen 1998: 21). Problembereiche, die hier ergänzend formuliert werden, finden sich im Problemstrom beider Akteure wieder. Einzig der Sachverhalt der HzV wird in den gemeinsamen Positionsdarstellungen mit der SPD stärker als Problem beleuchtet als in den originär grünen Materialien.

Union Problemstrom Analysefenster 1

Im Zeitfenster kursieren im Problemstrom für die Union übergeordnet die Herausforderungen des medizinischen Fortschritts und der veränderten demographischen Bedingungen sowie veränderte Rahmenbedingungen auf dem Arbeitsmarkt und eine teilweise, auch daraus resultierende wachsende Nachfrage nach Gesundheitsleistungen, vor denen das GKV-System steht. Diese führen langfristig zu einem Finanzierungsproblem der GKV und somit zu Handlungsbedarf in Form der Absicherung der zukünftigen Finanzierbarkeit des Gesundheitswesens (Lohmann 1998a: 334; 1999: 5835; Bergmann-Pohl 1999: 4175; Repnik 1999: 4183; BT 14/1977: 155). Grundsätzlich betont die Union, dass kein Problem der Versorgungsqualität, sondern (nur) ein Einnahmeproblem[282] vorherrscht. Entsprechend wird nur ein geringer Handlungsbedarf für die Ausgestaltung der

---

281 Bisher sind Modellvorhaben sowohl aufgrund der innerärztlichen Konkurrenz als auch des bisherigen Vetorechts der KVen nicht zustande gekommen. Die vertragsärztliche Selbstverwaltung wird den gesteigerten Aufgaben laut den Grünen nicht gerecht und u. a. bleiben durch das Mehrheitswahlrecht Minderheiteninteressen unterrepräsentiert (Fischer 1999a: 5).
282 Durch eine unzureichende Orientierung am Subsidiaritätsprinzip wird dies verschärft.

Versorgungsstrukturen angeführt (Lohmann 1999: 5835; BT 14/1977: 156; CDU/CSU 1999: 6).[283] Auch mögliche Ungleichgewichtungen zwischen Haus- und Fachärzten sind kein von der Politik zu lösendes Problem (Lohmann 1998a: 335). Handlungsbedarf zur Aufwertung der Hausärzte wird generell nicht wahrgenommen (Bergmann-Pohl: 4175; Lohmann 1998: 335).

Erst die Reformmaßnahmen seitens der rot-grünen Regierung, beginnend mit dem GKV-SolG, führen dazu, dass verschiedene Sachverhalte als problematisch bewertet werden. Dabei handelt es sich im Grunde um seitens CDU/CSU attestierte Bedrohungen durch die anvisierte Gesundheitsreform. Vorrangig die Budgetierung, Reglementierung und Bürokratisierung werden hier als Folge und zugleich Ursache der Reform angeführt, die langfristig die (finanzielle) Stabilität und so auch die Beitragssatzstabilität gefährden werden (u. a. Bergmann-Pohl 1999: 4176; Repnik 1999: 4183; CDU/CSU 1999: 2). Allgemein werden die Reformmaßnahmen zur hausärztlichen Versorgung negativ bewertet und mit Bürokratisierung und dem Verlust der freien Arztwahl in Verbindung gebracht (u. a. Bergmann-Pohl 1999: 4176; Zöller 1999: 4190; BT 14/1977: 157).

FDP Problemstrom Analysefenster 1

Neben übergreifenden Herausforderungen, vorrangig dem technisch-medizinischen Fortschritt, dem demographischen Wandel und sinkenden Lohnquoten, die einen stetigen Reformbedarf des Systems bedingen, attestiert die FDP dem deutschen Gesundheitswesen eine anhaltende Kostenexplosion. Die Entwicklung der Gesundheitsausgaben, die auch durch die gegebenen Herausforderungen beeinflusst werden, zeichnet sich als Finanzierungs- und Einnahmeproblem der GKV aus und steht im Vordergrund der Problemwahrnehmungen. Qualitäts- oder Versorgungsprobleme werden von den Liberalen nicht wahrgenommen bzw. diskutiert (FDP 1998: 40; Möllemann 1998a: 337.; BT 14/1978: 1f.; Thomae 1998: 2071).

Weiterhin kursieren, jedoch mit geringerem Stellenwert, einzelne strukturelle Probleme in der Ausgestaltung der GKV, die sich primär auf unzureichende wettbewerbliche Rahmenbedingungen beziehen. Auf Seiten der Versicherten bestehe noch unzureichende (finanzielle) Eigenverantwortung, also eine unzureichende Orientierung am Subsidiaritätsprinzip, bei mangelnder Transparenz und

---

283 Fehlender Handlungsbedarf wird von der Union vor allem auch daran festgemacht, dass durch die unionsbezogenen Reformmaßnahmen der vergangenen Jahre seit Langem Beitragssatzstabilität vorherrscht (u. a. Repnik 1999: 4183).

Information (FDP 1998: 40; BT 14/1978: 7; Thomae 1999: 4168).[284] Überdies verweist die FDP auf die unvollständige Umsetzung der dritten Stufe der Gesundheitsreform in der Praxis (Thomae 1998: 2071).[285]

Das Vertragsrecht wird als (noch) zu unflexibel bewertet[286] und übergreifend werden Budgetierungen problematisch wahrgenommen (BT 14/1978: 1; Thomae 1999: 5843; BT 14/1977: 159). Erst mit den rot-grünen Reformbemühungen (Verabschiedung des GKV-SolG sowie Beginn des Gesetzgebungsprozesses zur Gesundheitsreform 2000) werden verstärkt Problembereiche formuliert, die auch als antizipierte Bedrohungen durch das Regierungshandeln verstanden werden. Übergeordnet wird es laut den Liberalen durch die rot-grüne Politik langfristig zu Rationierungen und Qualitätseinbußen, primär aufgrund von Budgets, sowie zum Verlust der fachärztlichen Freiberuflichkeit und der Gefährdung des Sicherstellungsauftrags bzw. der flächendeckenden Versorgung kommen (BT 14/1978: 3ff.).[287] Die konkreten Regelungen zur Stärkung des Hausarztes werden sehr kritisch wahrgenommen und mit einem Übermaß an Bürokratie und dem Verlust der freien Arztwahl in Verbindung gebracht (ebd.: 3). Im Fokus der Problemwahrnehmungen zur Gesundheitsreform 2000 steht die geplante Budgetierung (BT 14/1977: 159).

6.1.2 Problemströme verbandliche Ebene Analysefenster 1

Die Problemwahrnehmungen des AOK-BV werden im Zeitfenster durch die Themenbereiche mangelhafte Wettbewerbsbedingungen und eine angespannte Finanzsituation der GKV bedeutend geprägt (AOK-BV 1999a: 5f.; 1999b: 24f.; Kirch 1998: 20; Ahrens 1999a: 12f.; AOK-BV 2000: 7; Partsch 1999: 32). Ausdruck finden diese im Zeitfenster in erster Linie in der Krankenhausfinanzierung, die viel Aufmerksamkeit erhält. Vom Verband wahrgenommen werden besonders strukturelle Probleme (kein Einnahmen- sondern ein Ausgabenproblem)[288], die sich vorrangig in Überkapazitäten in fast allen Bereichen des GKV-Systems

---

284 Das Sachleistungsprinzip ist intransparent und Arzt und Patienten werden bevormundet. Dies hemmt die Fortentwicklung zu einem freiheitlichen und mehr marktwirtschaftlich orientierten System (FDP 1998: 40f.; BT 14/1978: 6).
285 Beispielhaft wird hier die Umsetzung der Honorarregelungen zwischen Ärzten und Krankenkassen angeführt.
286 Die Honorierung der Ärzte muss über Verhandlungslösungen erfolgen (BT 14/1978: 7).
287 Wiederholt betont die FDP, dass die Ärzte zu „Mängelverwaltern auf den Rücken ihrer Patienten gemacht werden" (Thomae 1999: 5843; FDP 2000: 1). Damit werde entsprechend die Qualität und die Therapiefreiheit eingeschränkt.
288 Ergänzend wirken besonders die Mehrausgaben durch das Vorschaltgesetz und Probleme im stationären Sektor negativ.

(ebd.), besonders jedoch im Bereich der Leistungserbringer niederschlagen (von Stackelberg 1999: 23; AOK-BV 1999b: 32f.). Ursächlich ist hier wiederum der unzureichende Wettbewerb. Zwischen den Krankenkassen ist der Wettbewerb falsch ausgerichtet[289] und die Leistungsanbieter werden kaum bis gar nicht in den Wettbewerb einbezogen. Der AOK-BV erkennt eine falsche Honorarpolitik, die durch die KVen negativ verstärkt wird. Der Verband sieht hier ein Verteilungsproblem, u. a. durch finanzielle Fehlanreize. Diese Honorarpolitik sowie sektorale Budgets und eine Überversorgung durch Ärzte, verbunden mit einem Facharzttrend führen zu unwirtschaftlichen Ressourcennutzungen, u. a. zu einer angebotsinduzierten Nachfrage. Auch Verteilungskämpfe sowie Konkurrenz und Kooperationsdefizite zwischen den Leistungserbringern sind die Folge (u. a. AOK-BV 1999a: 66f.; 1999b: 13f.; Becker-Berke und Mehl 1998: 23f.; Knieps 1998a: 6; Jeschke 1998: 28; Weller 1999: 46f.; Knieps 2000: 38f.). Die bestehenden Strukturen und vor allem die falschen Anreize blockieren zusammen mit der Monopolstellung der KVen bzw. der unzureichenden Flexibilität in der Vertragspolitik (Kollektivrahmen) den Kassenwettbewerb, die Entwicklung neuer Versorgungsmodelle und somit mögliche Effizienzsteigerungen (Partsch 1998: 22; Knieps 1998a: 6; AOK-BV 1999a: 5f.; Weller 2000: 13). Gleichzeitig droht laut dem Verband ein künftiger Mangel an Allgemeinmedizinern (u. a. aufgrund falscher Vergütungsanreize und unzureichender Bedingungen in der Weiterbildung) sowie eine Unterversorgung z. B. chronisch Kranker. Dies sowie weitere Rahmenbedingungen gehen für den AOK-BV Hand in Hand mit einer unzureichenden Stellung der HzV bzw. des Hausarztes, sodass wiederholt Reformbedarf für dessen Aufwertung artikuliert wird (u. a. Partsch 1999: 33; Knieps 1999a: 32ff.; Weller 1999: 47f.; AOK-BV 2000: 21; 1999c: 14; Ahrens 1999b: 8). Festgemacht wird dieser besonders an einer falschen Honorarpolitik, Qualifizierungsregelungen und unzureichenden Möglichkeiten zur Entwicklung neuer Versorgungsmodelle sowie an einer unzureichenden Umsetzung bestehender gesetzlicher Regelungen (v. a. §§ 73 und 76 SGB V). Die Bedingungen zur Realisierung der Koordinationsfunktion des Hausarztes sind entsprechend mangelhaft (u. a. Partsch 1999: 34; Weller 1999: 47). Ergänzt durch die anderen Strukturprobleme sowie u. a. durch die Zersplitterung der Versorgungsbereiche bestehen Qualitätsdefizite und die Finanzsituation wird weiter verschärft. Das Gesetzgebungsverfahren wird nicht als übermäßige Bedrohung wahrgenommen. Gleichwohl bestehen Befürchtungen in Bezug auf weitere finanzielle Mehrausgaben. Einzelne Reformmaßnahmen zur Stärkung des Hausarztes werden eher

---

289 Der unzureichende Wettbewerb zwischen den Kassen bezieht sich vorrangig auf die schwierige Finanzsituation der AOKen in den neuen Bundesländern sowie die Regelungen zur Öffnung und Gründung neuer BKKen (virtuelle Kassen) (u. a. Ahrens 1999c: 32f.; AOK-BV 1999: 24; 2000: 6f.).

als fehllaufend und unzureichend bewertet (Partsch 1999: 32; AOK-BV 1999a: 21; 2000: 43).

Ersatzkassenverband Problemstrom Analysefenster 1

Im Vordergrund der Problemsichten steht bei den Ersatzkassen eine geschwächte Finanzgrundlage der GKV. Bedingt wird diese u. a. durch Überkapazitäten und (honorarpolitische) Fehlanreize[290] bzw. ein reformbedürftiges Abrechnungs- und Honorarverteilungssystem im ambulanten wie im stationären Sektor (Minn 1998: 173; vdek 1999d: 908). Diese führen weiterhin zu Qualitäts- und Versorgungsdefiziten (vdek 1999a: 676; Rebscher 1998: 535). Auch sieht der Verband die finanzielle Lage der GKV durch fehlende Gegenfinanzierungen u. a. des GKV-SolG geschwächt (Kaula 1998: 576; vdek 1999c: 824). Das Überangebot an Leistungen wird vorrangig auf eine zu hohe Arztdichte zurückgeführt. Zusammen mit dem fehlenden Wettbewerb auf Anbieterseite entsteht eine Leistungsexpansion (u. a. durch angebotsinduzierte Nachfrage). Dies verschärft die finanziellen Situation und führt zu innerärztlichen Verwerfungen (u. a. vdek 1999a: 677; Kaula 1999a: 4).[291] Ebenfalls kritisiert wird die Dominanz der fachärztlichen Versorgung, die negativen Folge für die Bedarfsgerechtigkeit und Wirtschaftlichkeit des Leistungsgeschehens hat (vdek 1999a: 679). Eine unzureichende Stellung der Hausärzte (Rebscher 1999a: 826; Kaula 1999c: 830) wird erst mit Aufkommen des Gesetzgebungsprozesses thematisiert und erhält im Vergleich zu anderen Sachverhalten wenig Aufmerksamkeit. Das System der GKV ist durch kollektivvertragliche Strukturen, fehlende Wettbewerbsfelder und unzureichende Vertragsmöglichkeiten (u. a. für neue Versorgungsmodelle) negativ geprägt (hier und im Folgenden: vdek 1999a: 677ff.; 1999b: 8f.; Kaula 1999c: 828ff.). Diese restriktiven Rahmenbedingungen (als gesetzgeberische und institutionelle Hindernisse) führen u. a. zu Steuerungsproblemen und blockieren ebenso wie die Veto-Möglichkeiten der KVen in den Vertragswegen die Entwicklung neuer Modelle, welche die Versorgungsstrukturen verbessern.[292] Überdies bestehen Wettbewerbsverzerrungen zwischen den Kassenarten, die ebenso

---

290 Überkapazität und unnötige sowie unwirtschaftliche Angebotsstrukturen gefährden die Qualität und Finanzlage (u. a. Rebscher 1998: 535). Ärzte-Hopping oder Missbrauch der Versicherten werden nicht als Probleme wahrgenommen (vdek 1999a: 678).
291 „Da innerärztliche Mehrheitsverhältnisse den HVM und damit Verhandlungsergebnisse und EBM-Strukturen beeinflussen" (vdek 1999b: 70). In der Folge werden die Strukturen der KBV als reformbedürftig wahrgenommen (ebd.).
292 Auch fehlen Erfahrungswerte über vernetzte und innovative Versorgungsmodelle (Götting 1998: 554).

wie die Krankenhausfinanzierung viel Aufmerksamkeit erhalten (vdek 1999b; 1999e: 780; Freitag 2000: 9).[293]

KBV Problemstrom Analysefenster 1

Allgemein sind die Problemwahrnehmungen der KBV im Betrachtungszeitraum maßgeblich durch eine defizitäre Finanzsituation sowie die Entwicklungen durch die rot-grüne Regierungskoalition und die Regelungen durch das Vorschaltgesetz geprägt u. a. KBV 1998a: 38ff.).[294] Besonders bedrohlich bewertet die die KBV die zunehmende Abkehr vom Kollektivvertragssystems durch Direkt- bzw. Einzelverträge, besonders im Rahmen der IV, und dem Sicherstellungsauftrag, dessen erste Tendenzen bereits vor dem Analysefenster wahrgenommen werden konnten (u. a. ebd.: 13f.; KBV 1999b: 69f.).

Diese strukturellen Veränderungen führen mit einer bereits bestehenden unzureichenden Finanzgrundlage der GKV sowie den bestehenden und geplanten Budgetregelungen[295] (vor allem die sektoralen Budgets werden kritisiert) zu Rationierungen und zur Einschränkung der ärztlichen Tätigkeit und gefährden langfristig den Sicherstellungsauftrag der KVen. Grundsätzlich wird dabei eine Schwächung der ambulanten Versorgung und explizit der fachärztlichen Versorgung moniert (u. a. KBV 1999a: 49; 1999c: 1; Schorre 1999a: 34; 1999b: 20f.; 1999b, Hess 1999a: 5f.).[296] Diese Problembeschreibungen sieht der Verband facharztgruppenübergreifend und damit auch für die hausärztliche Versorgung. Weitere Problemwahrnehmungen mit erklärtem Bezug zur hausärztlichen Versorgung beziehen sich zum einen auf die restriktiven ökonomischen Rahmenbedingungen, denen aber alle Arztgruppen ausgeliefert sind. Daher wird ein starker innerärztlicher Druck wahrgenommen (Schorre 1999b: 23ff.; KBV 1999f: 83).

---

293 Ein unzureichender RSA (jedoch mit einer geringeren, anderen Problemgewichtung als beispielsweise der AOK-BV, der RSA wird eher als Bedrohung wahrgenommen) (Rebscher 1999b: 1042) sowie virtuelle Kassen (die Risikoselektion betreiben) (u. a. vdek 1999a: 680).
294 Nach einer positiven Grundstimmung durch das 2. GKV-NOG im Jahr 1997 (u. a. finanzielle Besserstellung und Öffnung der Krankenhäuser zum ambulanten Operieren) (KBV 19997: 16f.) wird der Regierungswechsel als Bedrohung für den ambulanten Sektor und die unabhängige Stellung des Arztes erlebt. Die Regierungsübernahme, angekündigte Reformmaßnahmen, wie das Vorschaltgesetz und weitere gesetzliche Änderungen seitens der Regierung werden als Bedeutungswandel der ambulanten medizinischen Versorgung und damit als Bedrohung wahrgenommen, besonders aufgrund des weiter wachsenden Kassenwettbewerbs und der Stärkung des stationären Sektors (u. a. KBV 1998a: 15f.: 38f.: 47; 1999a: 13-35; Schorre 1999a: 34ff.).
295 Es herrscht mehr ein Einnahme- als ein Ausgabenproblem vor. Durch die restriktiven ökonomischen Rahmenbedingungen und die sektoralen Budgets entstehe innerärztlicher Druck.
296 „Der Entwurf richte sich vor allem gegen fachärztlich tätige Vertragsärzte" (KBV 1999b: 69; Schorre 1999a: 30; KBV 1998b: 67).

Zum anderen beziehen sich Problemwahrnehmungen bei der hausärztlichen Versorgung auf eine bestehende und wachsende Unterversorgung durch Allgemein- bzw. Hausärzte u. a. durch eine unzureichende Weiterbildungssituation sowie Missbrauchsmöglichkeiten der Krankenversichertenkarte (u. a. KBV 1999a: 67: 116; 1999d: 4; 1998c: 123).[297] Ergänzt wurde die Problemwahrnehmungen durch den gesetzlichen Auftrag im 2. GKV-NOG, eine Rahmenvereinbarung zum § 73 a SGB V (Vergütungsregelung für Strukturverträge) mit den Krankenkassen zu schließen (Hess 1999a: 6; KBV 1999a: 140; 1999d: 107; 1998a: 13f.).[298] Weitere Problembereiche werden für die hausärztliche Versorgung nicht konstatiert. Auch stehen für den Verband andere Problembereiche im Fokus der Wahrnehmung. Diese stellen sich eher als antizipierte Bedrohungen durch das Regierungshandeln dar. Zu ihnen zählen z. B. die Machtverlagerung zugunsten der Krankenkassen, die Öffnung der Krankenhäuser für ambulante Versorgungsleistungen, Regelungen zur Integrierten Versorgung und Budgetierungen (u. a. KBV 2000a: 5: 27; 2000d: 4;: 83; Schorre 1999a: 34). Ergänzend werden die Organisationsstrukturen der KBV und der KVen als problematisch angeführt, jedoch sieht der Verband hier verbandsinternen statt politischen Handlungsbedarf (Schorre 1999a: 32; KBV 1999: 28; 1999d). Die hausärztlichen Interessen werden bislang ausreichend vertreten (u. a. KBV 1999: 23; 1999e: 5).

DHÄV Problemstrom Analysefenster 1

Die strukturellen Bedingungen in der ambulanten Versorgung werden vom DHÄV sehr stark kritisiert. Im Vordergrund der Problemwahrnehmungen stehen existierende Überkapazitäten. Doppel- und Mehrfachstrukturen sowie ein bestehender Facharzttrend und ökonomische Fehlanreize (sowohl auf Anbieter- als auch Versichertenseite und im Bereich der Arzneimittelversorgung) führen zu bedrohlichen Mengenausweitungen (Leistungs- und Ressourcenausweitungen). Dies ist nach Auffassung des Verbandes grundlegend für die finanziellen Probleme der GKV verantwortlich. Dabei steht eine zu stark facharztorientierte Versorgung einer unzureichenden Stellung der Hausärzte gegenüber (DHÄV 1997: 2611; 1998a: 2512; 1999a: 2484; Kossow 1999: 705). Dies wird langfristig zur Rationierung in der medizinischen Versorgung führen (DHÄV 1999b: 3). Ferner dominiert nach Ansicht des Verbandes in den KVen eine systematische Politik

---

297 Der Kartenmissbrauch führt u. a. zur Mengenausweitung durch Ärzte-Hopping (u. a. KBV 1999a: 67; 1999d: 116).
298 Dies ist jedoch aufgrund des Kassenwettbewerbs und hier insbesondere der fehlenden Bereitschaft seitens der Kassen, kassenartenübergreifende Verträge zu schließen, nicht möglich (u. a. Schorre 1999b: 21; KBV 1999a: 92; 1999f: 82).

für eine facharztbezogene Primärversorgung (Kossow 1999: 705). Die mangelhafte Stellung der Hausärzte bzw. der hausärztlichen Versorgung sieht der DHÄV in erster Linie in einer unzureichenden Umsetzung bereits bestehender gesetzlicher Rahmenbedingungen[299] durch die Selbstverwaltung (u. a. DHÄV 19998b: 790). Bestehende Missbrauchsmöglichkeiten bei der Nutzung der Versichertenkarte (u. a. DHÄV 1999b: 6; 1998b: 790; 1997: 2611)[300] und eine falsche Honorarpolitik[301] sowie die facharztdominierenden KVen stellen weitere Ursachen der Überkapazitäten und so der finanziellen Bedrohung der GKV dar (u. a. DHÄV 1999b: 6; 1999a: 2485). Dadurch wird die Honorarsituation der Hausärzte als mangelhaft eingeschätzt (ebd.; DHÄV 1997: 2611; 1998: 790; 1999a: 2484). Ergänzt durch die unzureichende (finanzielle) Sicherstellung der Weiterbildung für die Allgemeinmedizin droht langfristig eine Unterversorgung mit Hausärzten (DHÄV 1999b: 9; DHÄV 1998b: 790). Die vom Gesetzgeber geplanten Reformmaßnahmen werden als ungenügend zur Stärkung der hausärztlichen Versorgung bewertet. Auch werden verschiedene Elemente als arztgruppenübergreifend bedrohlich wahrgenommen (DHÄV 1999a: 2484; 1999b: 2f.)

6.2 Ist-Zustand der Policy-Ströme Analysefenster 1

6.2.1 Policy-Ströme parteipolitische Ebene Analysefenster 1

SPD Policy-Strom Analysefenster1

Die SPD stellt die Steigerung der Qualität und der Wirtschaftlichkeit in den Vordergrund der eigenen Reformziele. Rationalisierungen bzw. Effizienzsteigerungen sollen zur Vermeidung von Leistungskürzungen sowie zur Beitragssatzstabilisierung führen (BT 13/9825: 2f.; Dreßler 1999b: 4160; Schaich-Walch 1999b: 5849; SPD 1998: 24). Zur Zielerreichung wird auf Strukturreformen und im Kontext dessen auf eine starke wettbewerbliche Orientierung gesetzt (u. a. Dreßler 1999b: 5838; 1998: 8; Kirschner 1998a: 336; SPD 1999: 2f.; Schaich-

---

299 Gliederung der ärztlichen Versorgungsbereiche durch § 73 SGB V und die verpflichtende Wahl eines Hausarztes durch den Versicherten in § 76 SGB V.
300 Die bestehende Ausgestaltung der Versichertenkarte schränkt die Funktion des Hausarztes, durch den direkten Facharztzugang und die Möglichkeit des Ärzte-Hoppings ein, auch initiiert durch die Fachärzte selbst. Insgesamt führt dies zu hohen Mehrausgaben (DHÄV 1999b: 6; Kossow 1998 zitiert nach AOK-BV 1998: 15).
301 U. a. bei der Ausgestaltung des EBM und des HVM, durch die die Honorare der Hausärzte an die Fachärzte umgeleitet werden.

Walch 1999a: 41723). Qualitätssicherung[302] und die grundsätzliche Verbesserung der Versorgungsqualität werden neben einer besseren Versorgungs- sowie Ressourcensteuerung als direkte Instrumente zur Effizienzsteigerung angeführt. Beides soll über den Ausbau des Wettbewerbs – Einbeziehung der Leistungserbringer sowie Erweiterung der Handlungsmöglichkeiten der Kassen – realisiert werden (Schmidbauer 1999: 4188ff.). Nicht mehr Geld, sondern der entstehende Qualitätswettbewerb durch die Neujustierung alter Strukturen und Verhältnisse sollen innovative Versorgungsstrukturen ermöglichen (ebd.; Dreßler 1999a: 5838; Schaich-Walch 1999a: 4173). Durch den Fokus auf eine bessere Koordinierung, Kooperation und Vernetzung von Leistungserbringern und Versorgungsbereichen sollen eine höhere Versorgungsqualität und die Erschließung von Rationalisierungsreserven ermöglicht werden (u. a. SPD 1998: 25; SPD und Bündnis 90/Die Grünen 1999; Schaich-Walch 1999b: 5849; Dreßler 1999a: 5838; BT 13/9825: 4). Die Kassen sollen direkten Einfluss auf die Entwicklung solcher Versorgungsstrukturen erhalten, insbesondere indem sie Direktverträge, qualitätsorientierte Vergütungsformen und finanzielle Anreize für Versicherte (Bonusregelungen) anbieten. Auch sollen sie bei der Schaffung weiterer Wettbewerbselemente direkt mitwirken können (u. a. BT 14/1245: 7; BT 13/3607: 28ff.; Kirschner 1998a: 336; Dreßler 1998: 8). Die Lockerung des Kollektivvertragssystems sowie des Kontrahierungszwangs sollen die Position der Kostenträger stärken und den Monopolcharakter der KBV abschaffen. Der Sicherstellungsauftrag soll hingegen gewahrt bleiben. Die KVen können weiterhin, müssen aber nicht als Vertragspartner teilnehmen. In diesem Kontext erhält die sektorenübergreifende Vernetzung mittels Verträgen zur IV als Kernelement des gesundheitspolitischen Konzepts einen hohen Stellenwert (Schmidbauer 1999: 4188f.; BT 14/1245: 93).[303]

Innerhalb der sektorenübergreifende Versorgung spielt auch die hausärztliche Versorgung eine besondere Rolle. Die Stärkung des Hausarztes soll grundsätzlich aufgewertet werden. Ergänzend sollen Hausarztmodelle, im Rahmen von IV-Verträgen oder in Modellvorhaben, gefördert werden (BT 14/1245: 67). Besonders wichtig ist hier die Erweiterung der Vertragspartner in Modellvorhaben. Als Novum sollen Verträge sowohl mit den KVen als auch mit einzelnen Vertragsärzten oder mit Gruppen dieser Leistungserbringer möglich sein (ebd.). Bei Einbehaltung der freien Arztwahl soll der Hausarzt zukünftig als Lotse die not-

---

302 Um die Qualität zu steigern, soll weiterhin die Qualität und Notwendigkeit von Leistungen ständig überprüft werden. Ferner sollen Leitlinien und Qualitätsstandards für Diagnose und Therapie entwickelt und etabliert werden (Kirschner 1998b: 4; BT Drs 13/9825: 4).
303 IV-Verträge sollen effiziente und innovative Versorgungsstrukturen schaffen, die zu einer verbesserten Patientenversorgung und einer Reduzierung von Über-, Unter- und Fehlversorgungen führen (Dreßler 1999b: 4160; SPD 1998: 23).

wendige Vernetzung der medizinischen Versorgung und Beratung übernehmen und die weitere Fachbehandlung koordinieren (u. a. SPD und Bündnis 90/Die Grünen 1999; SPD 1999: 8).[304] Die hausärztliche Versorgung wird durch ihren Beitrag zur Erhöhung von Effizienz und Qualität als Ansatz für Kosteneinsparungen wahrgenommen. Zur Stärkung des Hausarztes diskutiert die SPD ein ganzes Bündel an Policies. Dabei liegt der Schwerpunkt auf honorarpolitischen Ansätzen, die ergänzt werden um die Anpassung der Organisationsstrukturen der KBV und die Förderung der Ausbildung in der Allgemeinmedizin sowie eine verpflichtende Informationsweitergabe an den Hausarzt (SPD 1999: 8f.; Kirschner 1999: 577).[305] Die diskutierten Policies sollen in ein Globalbudget eingebettet werden, um die Flexibilisierung des Versorgungsgeschehens und eine zielorientierte Ausgabensteuerung zu ermöglichen (u. a. SPD 1998: 24f.; Kirschner 1998b: 4; Dreßler 1999b: 4160; Schmidbauer 1999: 4181).[306] Die Stärkung der Rolle des Hausarztes findet sich in erster Linie in den gemeinsamen Materialien der rot-grünen Regierungskoalition (u. a. SPD und Bündnis 90/Die Grünen: 2; BT 14/1245: 67).

Bündnis 90/Die Grünen Policy-Strom Analysefenster 1

Für die Bündnisgrünen stehen Strukturveränderungen im Vordergrund des Policy-Stroms. Diese sollen eine wirtschaftliche und patientenorientierte Gesundheitsversorgung (mit Orientierung an Beitragssatzstabilität) realisieren, die durch mehr Qualität und Kooperation gekennzeichnet ist. Mehr Geld ins System fließen zu lassen, ist nicht ausreichend. Es besteht also ein Ausgabenproblem (u. a. Fischer 1999a: 5f.; 1999b: 3; 1999c: 5830; 1999d: 4152). Neben der Einführung von Qualitätssicherungsinstrumenten auf verschiedenen Ebenen soll grundsätzlich ein Qualitätswettbewerb etabliert werden. Dieser soll, flankiert

---

304 Durch die Steuerung der Leistungen sollen die Effizienz und Qualität der hausärztlichen Versorgung gesteigert werden. Der Hausarzt soll eine ganzheitliche Medizin ermöglichen und dazu beitragen, dass die Patienten zur rechten Zeit am rechten Ort die notwendige Behandlung erhalten (Schaich-Walch 1999a: 4174). Entsprechend wird weiterhin, unabhängig vom Hausarztmodell, eine Intensivierung der Prävention diskutiert.

305 Honorarpolitisch sollen ein eigenständiger Hausärzte-EBM, eine nach Ärztegruppen getrennte Gesamtvergütung, ein eigenes Verhandlungsmandat für Hausärzte innerhalb der KVen sowie ein getrennter HVM eingeführt werden. Weitere Ansätze sind eine Chipkarten-Reform (die jedoch im Verlauf des Zeitfensters, als Konsens mit den Grünen nicht weiter verfolgt wird) und strengere Regelungen bei der bedarfsgerechten Zulassung. Hier geht es auch um eine grundsätzliche Eindämmung von Überkapazitäten (Dreßler 1999b: 4161). Ergänzend ist ein Beitragszuschlag für die Versicherten bei direkten Facharztbesuchen vorstellbar.

306 Stärkung der Lotsenfunktion des Hausarztes durch Beitragsreduktion der Versicherten bei freiwilliger Teilnahme am Hausarztsystem (BT 14/1245: 55).

durch ein Globalbudget, zur Erschließung von Effizienzreserven und einem effizienten Einsatz von Mitteln führen. Einen besonderen Stellenwert erhält dabei die Einführung neuer Versorgungsformen, vorrangig in Form der IV und der Stärkung des Hausarztes. Diese sollen die Kooperation zwischen den Leistungserbringern und zwischen den Sektoren verbessern sowie den Patienten in den Mittelpunkt der Versorgung stellen (ebd.; Göring-Eckardt 1999: 5853; Bündnis 90/Die Grünen 1998b: 14f.). Besonders die primärärztliche Steuerungs- und Koordinierungsfunktion des Hausarztes und die ganzheitliche Betrachtung des Patienten sollen hier zum Tragen kommen. Der Hausarzt als „Generalist" soll dazu beitragen, dass sich die Patienten im komplexen Versorgungssystem zurechtfinden (u. a. Knoche 1998b: 4). Daher kommt dem Hausarzt auch in der IV eine besondere Rolle zu. Klare Lösungsansätze sollen zur Stärkung des Hausarztes beitragen: eine grundlegende Aufwertung der sprechenden Medizin, ein neues Honorarsystem, Veränderungen in den Strukturen der KBV und des Sicherstellungsauftrages sowie die Stärkung der Krankenkassen, stets unter Freiwilligkeit und somit dem Erhalt der freien Arztwahl (Knoche 1998c: 334f.). Krankenkassen sollen durch die Flexibilisierung in der Finanzierung und die Abschaffung des Veto-Rechts der KBV und der KVen bei Versorgungsmodellen, weiterhin als gemeinsam und einheitlich agierende Akteure eine entscheidende Rolle bei der Entwicklung neuer Versorgungsformen einnehmen. Dabei sollen verstärkt auch ergebnis- und qualitätsorientierte Vergütungsformen eingeführt werden (Fischer 1999a: 5; 1999b: 8).[307] Einzelverträge bzw. ein Vertragswettbewerb und auch Einkaufsmodelle wurden von der Partei zunächst nicht als Option diskutiert, u. a. um den Sicherstellungsauftrag nicht zu gefährden. Als Kompromiss finden sich diese dann aber in den gemeinsamen Positionen der rot-grünen Regierung wieder (u. a. SPD und Bündnis 90/Die Grünen: 2ff.; BT 14/1245: 9).

Union Policy-Strom Analysefenster 1

Im Vordergrund der kursierenden Policies stehen für die Union Ansätze zur Stärkung der Finanzgrundlage, nicht zur Qualitätssteigerung der Versorgung, denn hier sind nach Ansicht der Partei keine Reformen notwendig. Da kaum bis

---

307 Zwar hat Bündnis 90/Die Grünen in der vorherigen Legislaturperiode ein Gutachten in Auftrag gegeben, in dem es auch um die hausärztliche Versorgung geht, jedoch nicht nur sekundär [„jedoch nicht nur sekundär" ist unverständlich bzw. ungenau. Was genau ist hier gemeint? Vielleicht: „jedoch darüber hinaus auch" oder „sowie".] um die Versorgungsgestaltung und primär um die Gestaltung des Vergütungssystems in der ambulanten ärztlichen Versorgung (Krauth et al. 1997). Detaillierte strukturelle Policies zur Gestaltung der hausärztlichen Versorgung liegen nicht vor. Die gemeinsamen Materialien mit der SPD weisen einen stärkeren Detailgrad auf.

keine erschließbaren Rationalisierungsreserven zur Verfügbar stehen (u. a. CDU 1998: 85; Bergmann-Pohl 1999: 4175; Zöller 1999: 4190; BT 14/1977: 155; CDU/CSU 1999: 1f.). Zur Finanzierung der GKV sollen privatwirtschaftliche Elemente auf Versichertenseite, u. a. Zuzahlungen und Eigenvorsorge, Begrenzung des Leistungskatalogs und monetäre Wahltarife, eingeführt werden (ebd.; CDU 1998: 35; Lohmann 1998: 335.; Bergmann-Pohl 1999: 4177).[308] Grundsätzlich besteht aufgrund der Verabschiedung des 2. GKV-NOG bzw. der dritten Stufe der Gesundheitsreform kein Bedarf an neuen Gestaltungsoptionen. Die für das Zeitfenster diskutierten Policies beziehen sich bei der CDU/CSU auf die systematische Fortführung der durch die christlich-liberale Regierung bestehenden Strukturen und Ansätze (Zöller 1999: 4190; CDU/CSU 1999: 1). Um die Versorgungsstrukturen auszugestalten und neue Versorgungsmodelle zu entwickeln, wird ebenfalls auf bestehende Strukturen und die Selbstverwaltung verwiesen. Besonders die Selbstverwaltung und hier die Krankenkassen, sollen die Versorgungsstrukturen weiterentwickeln (CDU/CSU 1998: 1; Bergmann-Pohl 1999: 4179). Auch mögliche Veränderungen der hausärztlichen Versorgung können so realisiert werden.

Die Stärkung der HzV wird seitens der Union nicht als Option wahrgenommen. Hausärztliche Versorgung erhält keinen hohen Stellenwert. Übergreifend werden von den Konservativen keine konkreten Versorgungsmodelle diskutiert. Vielmehr geht es um das Festhalten an bestehenden Strukturen und deren Festigung (CDU/CSU 1998: 8; 1999: 2; Kues 1999: 4158; Bergmann-Pohl: 4177; BT 14/1977, Lohmann 1998b: 4).[309] Betont werden der Erhalt der freien Arztwahl, der Freiberuflichkeit und der ärztlichen Therapiefreiheit, die traditionellen Machtverhältnisse zwischen vertragsärztlicher Selbstverwaltung und den Kassen sowie der Kollektivvertrag (u. a. Zöller 1999: 4192; CDU/CSU 1998: 8).[310] Gleichwohl diskutiert die Union die Stärkung des Kassenwettbewerbs und den Ausbau der Gestaltungsmöglichkeiten der Kassen bei Erweiterung der Vertragsfreiheit, jedoch stets vor der Prämisse, dass die vorgenannten Elemente gewahrt werden (Bergmann-Pohl 1999: 4177; Kues 1999: 4160; Zöller 1999: 4192; Union 1999: 2f.; BT 14/1977: 155). Dies soll zu mehr Sparsamkeit und Effizienz in der Mittelverwendung führen (trotz nur eingeschränkter, bestehender

---

308 Eigenverantwortung des Versicherten bei „kleinen Risiken" anstatt Vollversorgung auf niedrigerem Niveau und die Absicherung „größerer Risiken", die den Einzelnen überfordern würden, durch das Solidarsystem (u. a. Kues 1999: 4160; CDU/CSU 1999: 2). Die dadurch generierten Mehreinnahmen sollen langfristig die Finanzgrundlagen stärken und die Beitragssatzstabilität sicherstellen.
309 „Wir brauchen eigentlich gar keine neuen Modelle, weil die Alternative mit unseren Vorhaben der letzten Jahre übereinstimmen. Das muß und kann man weiterentwickeln" (Zöller 1999: 4194).
310 Als Grundelemente für die Qualität des deutschen Gesundheitswesens.

Rationalisierungsreserven (u. a. CDU 1998: 85; Bergmann-Pohl 1999: 4175; Zöller 1999: 4190).

FDP Policy-Strom Analysefenster 1

Für die FDP steht in der 14. Legislaturperiode die Finanzierung der GKV bzw. die Weiterentwicklung der Einnahmeseite im Vordergrund der diskutierten Gestaltungsoptionen (BT 14/1978: 1f.).[311] Dabei spricht sie sich für eine Weiterführung der bisherigen christlich-liberalen Gesundheitspolitik und die sukzessive Etablierung marktwirtschaftlicher Regulative[312] aus, die nach Ansicht der Liberalen sowohl die Finanzgrundlagen als auch die Versorgungsstrukturen verbessern (ebd.; FDP 1998: 40f.). Primär stehen die Fortführung und Stärkung des Wettbewerbs auf Kassenseite und die Etablierung der dazu notwendigen Rahmenbedingungen wie u. a. privatwirtschaftliche Elemente im Mittelpunkt der kursierenden Optionen. Seitens der Versicherten wird mehr finanzielle Eigenverantwortung (Wahltarife, Kostenübernahme, Beschränkung des Leistungskatalogs etc.) gefordert, die durch eine große Steuerreform flankiert wird (u. a. Thomae 1998: 2071; FDP 1998: 41; BT 14/1978: 6ff.; 14/1977: 156; Thomae 1999: 5843). Für die Ausgestaltung der medizinischen Versorgung werden seitens der Partei keine neuen, eigenen (Lösungs-)Ansätze formuliert. Das Versorgungsangebot wird sich unter den wettbewerblichen Rahmenbedingungen weiterentwickeln und zu Qualität und Effizienz führen. Dabei ist die Selbstverwaltung für die konkrete Gestaltung der ambulanten Versorgung verantwortlich (Möllemann 1998a: 334; Pfarr 1999: 5858). Auch die gegebenen Möglichkeiten für Modellversuche und Strukturverträge (hier vor allem in Form von Praxisnetzen) haben sich grundsätzlich bewährt und stellen, stets unter der Prämisse der Freiwilligkeit, eine wichtige Policy dar (BT 14/1987).[313] Neben einzelnen rechtlichen Anpassungen (hier wird die FDP jedoch nicht konkret) muss auf weitere Erfahrungswerte gewartet werden. Dezentrale Wettbewerbsprozesse (keine übergeordneten, staatlichen Regelungen) und die Verlagerung der Verantwortung auf die Selbstverwaltung (Rückzug des Staates) sind hier entscheidend (u. a. FDP 1998; Möllemann 1998a: 334; Thomae 1998: 2072; FDP 2002: 23). Budgets,

---

311 Denn die bestehenden Wirtschaftlichkeitsreserven sind weitestgehend ausgeschöpft (Thomae 1998: 2072; Möllemann 1998a: 347; BT 14/1978: 6).
312 Dazu bedarf es nach Ansicht der FDP u. a. der Schaffung von mehr Transparenz z. B. durch Einführung des Kostenerstattungsprinzips (FDP 1998: 40f.).
313 Die durch das 2. GKV-NOG und somit die konservativ-liberale Regierung gegebenen Strukturen sind nach Auffassung der FDP grundsätzlich ausreichend (BT 14/1978: 6; BT 13/10982; Möllemann 1998a: 334).

egal welcher Art, sowie unnötige Bürokratie müssen dazu abgeschafft werden, auch um die Freiberuflichkeit, als Garant einer guten ärztlichen Versorgung, aufrechtzuerhalten. Im Kontext dessen müssen weiterhin die ärztlichen Selbstverwaltungsstrukturen, der kassenärztliche Sicherstellungsauftrag und Kollektivvertrag mit traditioneller Funktion der KBV bzw. der KVen bestehen bleiben (BT 14/1977: 159; BT 14/1978: 3ff.; Thomae 1999: 4165).[314]

Auch die bestehenden Regelungen zur Ausgestaltung der HzV und die Stellung des Hausarztes im Versorgungsgeschehen sind nach Auffassung der FDP ausreichend. Die Rolle des Hausarztes aufzuwerten, stellt keine Option dar (u. a. Möllemann 1998b: 4; BT 14/1978: 4; FDP 2000: 2).

6.2.2 Policy-Ströme verbandliche Ebene Analysefenster 1

AOK Policy-Strom Analysefenster 1

Der AOK-BV betont die Notwendigkeit struktureller Reformen, um Beitragssatzstabilität zu ermöglichen. Finanzmittel sind demgegenüber ausreichend vorhanden (u. a. Ahrens 1999a: 12; 1999b: 8; Knieps 1999b: 36f., AOK-BV 1999c: 2). Die Rahmenbedingungen müssen angepasst werden, um übergeordnet den Kassenwettbewerb als zentrale Gestaltungsoption zu ermöglichen. Dazu wird, neben einer Anpassung des RSA und der Etablierung von Budgets, vor allem die Flexibilisierung des Vertragsrechts, vorrangig über mehr Selektivvertragsmöglichkeiten, und somit die Schaffung eines Wettbewerbs auch auf Leistungserbringerseite gefordert (ebd.; Nachtigal 1999: 4).

Grundsätzlich soll die Arbeitsteilung unter den Ärzten verbessert werden. Davon abgeleitet stellt, verbunden mit der Weiterentwicklung des Kassenwettbewerbs, für den AOK-BV die Stärkung der hausärztlichen Versorgung einen zentralen Lösungsansatz dar. Der Hausarzt soll in konkreten, auch einzelvertraglich zu gestaltenden Hausarztmodellen[315] sowie allgemein in der medizinischen Versorgung als „Lotse" eine bessere Koordinierung der Behandlungsabläufe im hochspezialisierten Gesundheitssystem ermöglichen und dadurch zu einer optimierten, effizienten Versorgung beitragen (u. a. AOK-BV 1999b: 13; Ahrens

---

314 Einkaufsmodelle werden grundsätzlich abgelehnt und auch Direkt- oder Einzelverträge (wie im Rahmen von IV-Verträgen oder einer Änderung der Regelungen zu Modellvorhaben) stellen keine Option dar. Ärzte würden zu Angestellten der Kassen werden, was die Freiberuflichkeit und Therapiefreiheit gefährde.
315 Dies soll u. a. im Rahmen von Modellvorhaben nach § 65 SGB V erfolgen. Hier haben die AOKen bereits eigene Hausarztmodelle erprobt. Die Zahlungen von Versichertenboni zur Teilnahme an diesen werden zwar nicht grundlegend abgelehnt, aber eher skeptisch bewertet (u. a. Knieps 1999b: 39; AOK-BV 1999a: 59; Partsch 1999: 34).

1999a: 12ff.; Weller 1999: 46f., Knieps 1999b: 39).[316] Um dies zu ermöglichen, entwickelt der AOK-BV im Laufe des Analysefensters verschiedene Gestaltungsoptionen, die auf verschiedenen Ebenen ansetzen und sich in ihrer Ausprägung stark an den Policies der Regierung orientieren. Dazu gehört u. a. die Sicherung der Weiterbildung, Klarstellung von Definitions- und Aufgabenbereichen, Verbesserung der Honorarsituation, Zulassungsaspekte sowie eine erhöhte Repräsentanz in der Selbstverwaltung, Beschränkung des Direktzugangs zum Facharzt und qualitative Anreize für Versicherte (u. a. ebd.; AOK-BV 1999a: 64f.; Partsch 1999: 32).[317] Auch die Einführung der IV stellt für den Verband eine bedeutende Option dar. Hier muss ebenfalls der Hausarzt eine zentrale Rolle einnehmen (AOK-BV 1999b: 14).

Übergeordnet gewinnen die Optionen Entwicklung und Einführung von evidenzbasierten Leitlinien sowie die Etablierung und Orientierung an Gesundheitszielen im gesamten Versorgungsbereich zunehmend an Bedeutung (Knieps 1998b: 22f.; AOK-BV 2000: 6; Lauterberg und Becker-Berke 1999: 22).

Ersatzkassenverband Policy-Strom Analysefenster 1

Übergeordnet diskutieren die Ersatzkassen strukturelle Gestaltungsoptionen, die durch Budgetierungen, die Reform des Honorarsystems (u. a. Reform des einheitlichen Bewertungsmaßstabes, EBM) sowie die Flexibilisierung des Vertragsrechts flankiert werden sollen (vdek 1999a: 676ff.; Kaula 1999a: 5f.; Rebscher 1998: 535). So bietet sich eine Grundlage zur Entwicklung qualitäts- und ergebnisorientierter Finanzierungs- und Honorierungsstrukturen. Diese Strukturen sollen einen Innovationswettbewerb initiieren, der die Qualität und die Wirtschaftlichkeit in der medizinischen Versorgung verbessert. Eine schlichte Ausweitung der Finanzgrundlagen stellt sich für die Ersatzkassen als unzureichend respektive nicht als Option dar (u. a. vdek 1999a: 680; 1999b: 51; Kaula 1999c:

---

316 Es geht dabei um die Koordinierung des medizinischen, aber auch des nicht-medizinischen Versorgungsbedarfes, um Über-, Unter- und Fehlversorgung zu vermeiden bzw. Effizienz- und Qualitätssteigerungen zu ermöglichen (AOK-BV 1999a: 22).
317 Eine adäquate Weiterbildung der Allgemeinmediziner erscheint für den Verband als unumgänglich, die Finanzierung ist aber keine Aufgabe der GKV (AOK-BV 1999a: 34). Auf der Honorierungsebene gilt es, den EBM sowie den HVM entsprechend anzupassen und eine Besserstellung der Hausärzte zu ermöglichen (ebd.; Knieps 1999b: 48; Partsch 1999: 32; Ahrens 1999a: 12f.). Innerhalb der KVen bzw. der KBV muss die Repräsentanz der Hausärzte durch Organisationsreformen, u. a. durch die verbindliche Einführung des Verhältniswahlrechts, ermöglicht werden (ebd.). Finanzielle Anreize (wie ein Bonussystem) für Patienten zur Einschränkung des direkten Facharztzugangs werden kritisch bewertet, u. a. aufgrund erweiterter Risikoselektion (Knieps 1998b: 23; Partsch 1999: 32; Ahrens 1999a: 13). Die Neustrukturierung der Versichertenkarte stellt sich hingegen als Option dar (AOK-BV 1999a: 35).

829; 1999b: 2; Hustadt 1998: 129).[318] Die Flexibilisierung des Vertragsrechts soll den bestehenden Kassenwettbewerb um den Wettbewerb auf die Leistungserbringer ausweiten (ebd.; Rebscher 1998: 535). Laut dem Verband benötigen auch die Leistungserbringer Freiheiten im Berufsrecht, um in den Qualitätswettbewerb eintreten zu können (z. B. Kaula 1999b: 559). Im Kontext dessen müssen das Vertragsmonopol und die kollektivvertraglichen Strukturen sowie der Kontrahierungszwang abgeschafft werden, um selektive Vertragsformen zu ermöglichen (u. a. Rebscher 2000: 5; 1999a: 826; Kaula 1999a: 6). Die Nutzung von Innovationspotential ist ferner von Erfahrungswissen abhängig, sodass die Ersatzkassen die Realisierung von Modellprojekten betonen und daher bereits selbst Projekte (vorrangig Arztnetze) verfolgen (vdek 1999b: 52; Kaula 1999c: 828; Götting 1999: 554).

Der Hausarzt ist in diesen Arztnetzen nur ein ärztlicher Leistungsanbieter unter anderen. Die hausärztliche Versorgung wird nicht als besondere Versorgungsform benannt. Auch primärärztliche Modelle werden nicht als Optionen diskutiert (u. a. vdek 1999b: 52; Rebscher 1999a: 826). Erst mit Beginn des Gesetzgebungsprozesses wird eine Vielzahl der Gestaltungsoptionen in die Diskussionen der Ersatzkassen aufgenommen. So werden die im Gesetzesvorhaben genannten Ansätze zur Stärkung der hausärztlichen Versorgung in ihrer Grundausrichtung befürwortet. Einzelne Ansätze der Regierung werden aus einer Umsetzungsperspektive aber kritisch betrachtet. Ein Versichertenbonus etwa birgt verschiedene Gefahren[319] und eine Dokumentationspflicht geht mit erhöhter Bürokratie einher (vdek 1999b: 52; Rebscher 2000: 5).

Der Fokus liegt für die Ersatzkassen auf der Verzahnung von ambulanter und stationärer Versorgung und hier Modellen zur IV.[320] Dabei muss die freie Arztwahl stets gewahrt bleiben (u. a. vdek 1999b: 67). Solche Strukturen sollen eine Wettbewerbssteuerung, u. a. zur Steuerung von Kapazitäten, ermöglichen, so auch zur Begrenzung der Arztzahlen beitragen und neben Qualitätssteigerungen und dem Abbau von Überkapazitäten zur Stabilisierung der Finanzlage führen (u. a. vdek 1999a: 676; Kaula 1999a: 6, Rebscher 1998: 535; 2000: 5; 1999c: 950).

---

318 „Ausweitung der Finanzierungsgrundlage und eine Ausgrenzung von Leistungen lösen die strukturellen Probleme nicht" (Hustadt 1998: 129).
319 Ein Versichertenbonus birgt die Gefahr von Mehrkosten, da die Ausgaben erst eingenommen werden müssen. Auch kann es zu einer Risikoselektion seitens der Kassen und Mitnehmeffekten seitens der Versicherten kommen (vdek 1999a: 661).
320 Im Mittelpunkt der Modellprojekte der Ersatzkassen steht die Integrierte Versorgung, auch da ausschließlich ambulant agierende Arztnetze zu sehr in Konkurrenz untereinander und mit dem Krankenhaussektor stehen können. Grundsätzlich bedarf es sektorenübergreifender Versorgungsformen (Götting 1998: 554).

KBV Policy-Strom Analysefenster 1

Die KBV betont zwar die Notwendigkeit struktureller Reformen. Die diskutierten Gestaltungsoptionen sind hingegen eher als Status-quo-Beibehaltung zu bewerten. Die entwickelten Reformansätze beziehen sich verstärkt auf Finanzierungs- bzw. Einnahmefragen (Erweiterung der Finanzierungsquellen) sowie teilweise Ausgabenreduzierungen[321] (KBV 1998b: 14: 76; 1999a: 72; 1999d: 107, 1999g: 49; Schorre 1998: 58; 1999a: 31). Ferner betont der Verband, dass die kassenärztlichen Selbstverwaltungsstrukturen bestehen bleiben müssen. Organisatorische Weiterentwicklungen sollen von innen heraus erfolgen (Schorre 1999b: 21; KBV 1999g: 61). Für den Verband stehen Lösungsansätze zur Stärkung der kassenärztlichen Selbstverwaltung als Gegengewicht zum wachsenden Kassenwettbewerb im Vordergrund (KBV 1999a: 49). Dies muss zum einen durch die Beibehaltung des Sicherstellungsauftrags, das Kollektivvertragssystems sowie durch honorarpolitische Anpassungen und eine allgemeine Stärkung des ambulanten Sektors[322] erfolgen (ebd.: 144; Schorre 1999b: 21; KBV 1999g: 61; 1999e: 6). Ergänzend betont die KBV die Option der Abschaffung sektoraler Budgets (u. a. KBV 1999a: 90; 1999f 82; 1999g: 49) sowie die Schaffung kassenartenübergreifender Netze bzw. Strukturverträge und eine stärkere Vernetzung der Versorgungsbereiche[323] (KBV 1999a: 90). Hier müssen die KVen obligatorische Vertragspartner in zweiseitigen Verträgen bleiben, die ein eigenes Initiativrecht besitzen, unabhängig von der Art des Modellvorhabens (wie IV oder Hausarztmodelle) (u. a. Schorre 1999a: 21; KBV 1999a: 30; 1999d: 6ff., 107ff.; 1999e: 7).

Im Kontext dessen wird die Stärkung der hausärztlichen Versorgung nicht abgelehnt. Die vom Gesetzgeber formulierten Maßnahmen werden als Gestaltungsoption aufgenommen, jedoch modifiziert (KBV 1999a: 141; 1999d: 118; 1999e: 4). Als notwendig benennt die KBV dabei vorrangig die Absicherung der Qualifizierung der Allgemeinmediziner (Übernahme der Finanzierung durch die Krankenkassen) und die Umsetzung bereits bestehender gesetzlicher Regelungen (vorrangig § 73 SGB V) sowie die genannte Weiterentwicklung kooperativer

---

321 Reduziert werden sollen Ausgaben vorrangig durch die Überprüfung des Leistungskatalogs und stärkere monetäre Eigenverantwortung der Versicherten, u. a. durch die Trennung in Pflicht- und Wahlleistungen (KBV 1999a: 72: 141; 1999g: 49; 1998b: 67; Schorre 1998: 58).

322 Hier ist sowohl die Stärkung gegenüber den Krankenkassen als auch gegenüber dem Krankenhaussektor gemeint. Daher fordert die KBV weiterhin die klare definitorische Abgrenzung und die finanzielle Anpassung der zwei Versorgungsbereiche ambulant und stationär (KBV 1998a: 63; 1999a: 140).

323 Kassenartenübergreifend, um eine Zersplitterung des Gesundheitswesens zu verhindern und ohne dabei Einkaufsmodelle zu ermöglichen (KBV 1999a: 49; 92; 1999d: 6, 109; 1999f: 82; Schorre 1999a: 30).

Versorgungs- und Praxisformen (ebd.). Die strukturelle Anpassung der Versichertenkarte (u. a. KBV 1999d: 116; 1999a: 67) und die Schaffung eines wirtschaftlichen Anreizsystems (auf Versicherten- und Leistungserbringerseite) zur Reduzierung unkoordinierter Mehrfachinanspruchnahmen von Vertragsärzten stellen weitere Lösungsansätze dar (KBV 1999a: 146; Schorre 1999a: 21). Ein grundsätzliches Primärarztsystem (verpflichtender Erstkontakt beim Hausarzt) wird nicht als Option betrachtet bzw. im Gegenteil abgelehnt (KBV 1999d: 106; 1998b: 67).

DHÄV Policy-Strom Analysefenster 1

Die vom DHÄV formulierten Gestaltungsoptionen für das GKV-System sind auf der Strukturebene zu verorten und zielen fast ausschließlich auf die Stärkung des Hausarztes als „Zentralfigur" der ärztlichen Versorgung (DHÄV 1997: 2611; 1998: 2512; DHÄV 1999b: 1ff.). Bereits seit 1997 fordert der DHÄV die verpflichtende Einführung eines Primärarztmodells bzw. eines Hausarzttarifs durch die GKV bzw. Kassen (ebd.). Dieses Modell soll auf freiwilliger Basis stehen und den Versicherten finanzielle Anreize bieten. Die freie Arztwahl ist eine Prämisse, aber es besteht eine grundsätzliche Überweisungspflicht[324] durch den Hausarzt. Solche Modelle sollen auf „dreiseitigen Verträgen" zwischen Hausärzten, KVen und Kassen beruhen (DHÄV 1997: 2611).[325] Dazu müssen nach Ansicht des DHÄV vorrangig die bereits bestehenden gesetzlichen Regelungen zur hausärztlichen Versorgung in § 73 SGB V umgesetzt werden (ebd.; DHÄV 1999b: 5; 1998b: 790; DHÄV 1999a: 2484).[326] Ergänzend werden honorarpolitische Policies im Sinne einer „angemessenen" Vergütung der hausärztlichen Tätigkeit (ebd.)[327], die finanzielle Sicherung der Weiterbildung in der Allge-

---

324 Ein obligatorisches System wird abgelehnt. „Primärarztmodell" gilt als „Reizwort". Insofern baut der DHÄV auf ein freiwilliges System (Kossow 1999: 705; 1998 zitiert aus AOK-BV 1998: 15). Finanzielle Anreize zielen an erster Stelle darauf, den direkten Facharztzugang (ohne Überweisung) mit zusätzlichen Beiträgen/Kosten für die Versicherten zu kombinieren. Analog zu einem bereits existierenden Modell in der PKV sieht der DHÄV einen kostengünstigeren Hausarzttarif für die Versicherten vor (DHÄV 1999b: 9).

325 Nach Auffassung des Verbandes müssen bei allen neuen Modellen die KVen grundsätzlich Vertragspartner bleiben, um u. a. den Sicherstellungsauftrag nicht zu gefährden (DHÄV 1997: 2613).

326 Der Verband bezieht sich hier wiederholt auf die Verpflichtung der Patienten zur Hausarztwahl in § 76 SGB V und die Umsetzung des Gliederungsauftrages in der vertragsärztlichen Versorgung nach haus- und fachärztlicher Versorgung in § 73 SGB V als Grundlage zur Stärkung des Hausarztes im Versorgungssystem (u. a. DHÄV 1999b: 5).

327 Hierzu zählen ein eigener Gesamtvergütungsanteil (mit befreiender Wirkung), ein eigener Honorarverteilungsmaßstab, ein angemessener hausärztlicher EBM sowie ein eigenes Ver-

meinmedizin, die Reform der Versichertenkarte sowie Regelungen im Bereich der Arzneimittelversorgungen als Optionen angeführt (u. a. DHÄV 1999b: 9).[328] Alle Ansätze müssen die freiheitlichen Elemente des Arztberufes berücksichtigen. Auch sollen die Mitwirkungs- und Mitbestimmungsrechte der Hausärzte in der KBV bzw. in den KVen, u. a. mittels einer eigenen hausärztlichen Sektion, gestärkt werden (ebd.: 7).[329]

6.3 Ist-Zustand der Politics-Ströme Analysefenster 1

6.3.1 Politics-Ströme parteipolitische Ebene Analysefenster 1

Regierungskoalition (Rot-Grün) Politics-Ströme Analysefenster 1

Durch die Bundestagswahl 1998 übernimmt erstmals eine rot-grüne Koalition verbunden mit einer gewissen „Euphorie"[330] die Regierungsverantwortung (u. a. Egle et al. 2003: 9). Vor allem für die Arbeits- und Sozialpolitik kündigt sie bereits vorher umfassende Modernisierungen an. Der Handlungsdruck für eine „große" Strukturreform im Gesundheitswesen ist aus wahlstrategischen Gesichtspunkten (u. a. Einhaltung von Wahlversprechen) groß (u. a. Lehmbruch 2000a: 113; Hartmann 2003: 275). Nach Rücknahme der Privatisierungsschritte im Gesundheitssystem der Vorgängerregierung mittels Vorschaltgesetz, des GKV-SolG Ende 1998, beginnt die Konzipierung der eigentlichen, umfassenden „Gesundheitsreform 2000".

Der gemeinsam gesteckte Zeitplan für die Strukturreform ist entsprechend eng gefasst (Hartmann 2000: 158). Allerdings ist der Entwurf der Reform bereits zu Beginn bei allen Lagern, ob politisch oder verbandlich, stark umstritten.[331]

---

handlungsmandat für die Hausärzte in den Gesamtverträgen. Dabei müssen die hausärztlichen Honorare vor Zugriffen durch die Fachärzte geschützt werden.

328 Übergeordnet fordert der DHÄV die Definition von epidemiologisch begründeten Versorgungszielen, die handlungsleitend für alle Versorgungsbereiche sein sollten und von einem hausarztorientierten System ausgehen (DHÄV 1999a: 2484; Kossow 1999: 705; DHÄV 2000: 1436).

329 Im Gesetzgebungsprozess verfolgt die rot-grüne Regierung entgegen einer Sektionierung die Einführung des Verhältniswahlrechts, die der DHÄV als Alternative befürwortend aufnimmt (DHÄV 1998: 2512; 1999b: 7; Kossow 1999: 705).

330 Durch die Abwahl einer 16 Jahre bestehenden christlich-liberalen Koalition sowie die erstmalige Beteiligung der Bündnisgrünen an einer Regierungskoalition und weitere Neuerungen in der Geschichte der Bundesrepublik entwickelten sich bestimmte Hoffnungen auf einen Politikwandel (Egle et al. 2003: 9ff.).

331 Vorrangig die Themengebiete RSA und Globalbudget werden heftig kritisiert (siehe Problemströme).

Weiterhin sind auch die koalitionsinternen Verhandlungen im gesamten Gesetzgebungsprozess von persönlichen Auseinandersetzungen zwischen der grünen Bundesgesundheitsministerin Fischer und dem sozialdemokratischen Sozialexperten Dreßler geprägt (Hartmann 2003: 14; Petersberg 2005: 46).[332] Sowohl der Koalitionsvertrag als auch das Eckpunktepapier beinhalten zwar die formulierten Wahlversprechen, bleiben jedoch in ihrer Aussagekraft und Umsetzungsfähigkeit recht unklar. Auch wenn die gesundheitspolitischen Vorstellungen der beiden Parteien in den wesentlichen Punkten recht deckungsgleich zu sein scheinen, herrscht wiederkehrend Uneinigkeit in der tatsächlichen Ausgestaltung der Reform. Im Vordergrund der Konfliktlinien stehen die Arzneimittelversorgung und die Finanzierung des stationären Sektors. Die Einführung versorgungsorientierter Maßnahmen sowie die Stärkung der HzV[333] scheinen recht konsensfähig zu sein. Deren konkrete Umsetzungen verursachen hingegen ebenfalls Konflikte, die wiederum in öffentlichen und nicht-öffentlichen Machtkämpfen, vorrangig zwischen Dreßler und Fischer, ausgetragen werden (u. a. Petersberg 2005: 88).

Zwar wird die Reform im November im Bundestag durchgesetzt, jedoch ohne Stimmen der Union und FDP sowie unter organisatorischen „Missgeschicken" in der vorgeschalteten Bundestagsdebatte.[334] Der Bundesrat lehnt den Entwurf ab und erst im Dezember 1999 wird über den Vermittlungsausschuss der Entwurf in zwei konsensfähige Gesetze[335] aufgesplittet und verabschiedet (u. a. Hartmann 2000: 159). Somit „scheiterte" die Reform maßgeblich durch die Blockadehaltung der Opposition im Bundesrat (u. a. Gellner und Schön 2002: 20).

SPD Politics-Strom Analysefenster 1

Bei der Bundestagswahl 1998 erzielt die SPD ein Wahlergebnis von 40,9 Prozent (Bundeswahlleiter 2015: 23) und kann damit in Koalition mit den Bündnis-

---

332 Bereits die Frage nach der Führung des BMG führte zu einem ersten Machtkampf, an dessen Ende Fischer zur Bundesgesundheitsministerin wurde statt Dreßler (Petersberg 2005: 47ff.).
333 In Bezug auf das Ziel, den Hausarzt zu stärken, waren sich die Vertreter von Rot-Grün scheinbar einig, doch die Formulierung geeigneter Maßnahmen erwies sich als schwierig (Hartmann 2003: 11).
334 „Die Opposition bemängelt Fehler im Gesetzestext, denn dieser enthält Passagen, die tags zuvor im Gesundheitsausschuss nicht diskutiert und beschlossen worden waren. Neben dem Vorwurf der Unprofessionalität sah sich die Ministerin weiterhin dem Verdacht ausgesetzt, die Zustimmung der Ost-Länder im Bundesrat zu erkaufen, da sie den Ost-AOKen eine Milliardenhilfe zugesichert hatte" (Hartmann 2000: 159).
335 Diese werden rückblickend nun von verschiedenen Seiten spöttisch auch als Rumpfgesetze bezeichnet, die ohne Globalbudget und ohne Abschaffung der dualen Finanzierung verabschiedet werden (u. a. Hartmann 2000: 158).

grünen die Regierungsverantwortung übernehmen sowie mit Gerhard Schröder den Kanzler stellen. Auch im Bundesrat verfügt die SPD zu Beginn der Legislaturperiode über eine Mehrheit, die aber mit der Landtagswahl in Hessen im Februar 1999 an die Union verloren geht (u. a. Lehmbruch 2000a: 111). Bereits im Wahlkampf hatten die Sozialdemokraten sozialpolitischen Aspekten einen hohen Stellenwert eingeräumt. Gleichwohl erhält die SPD die wichtige gesundheitspolitische Ressource, die Führung des BMG, nicht (u. a. Pertersberg 2005: 77). Demgegenüber kann sie auf verschiedene „Schubladenentwürfe"[336] zurückgreifen und gesundheitspolitisch klare Reformmaßnahmen formulieren (Hartmann 2000: 14). Nach Expertenmeinung erscheinen die gesundheitspolitischen Maßnahmen der rot-grünen Regierung im Zeitfenster stark SPD-geprägt (hier und im Folgenden Hartmann 2003: 274). Dies mag sicher auch auf die Rolle des SPD-Sozialexperten Rudolf Dreßler zurückzuführen sein. Dieser verfügt aufgrund langjähriger Erfahrungen[337] über ausgeprägtes strategisches Geschick, das er auch nutzt, um eigene Vorstellungen gegen die von Fischer bzw. der Grünen durchzusetzen.[338] Als Vorsitzender des Vermittlungsausschusses ermöglicht er maßgeblich die Aufteilung des Entwurfs in zwei konsensfähige Gesetze. Gleichwohl erschweren innerparteiliche Uneinigkeiten unter den sozialdemokratischen Gesundheitsexperten wiederkehrend die Kompromisssuche mit dem Koalitionspartner. Gegenüber den Verbänden zeigt sich die SPD eher verschlossen. Die Einbeziehung dieser in die Entwicklung des Reformpaketes obliegt anscheinend der Ministerin, denn auch der sozialdemokratische Bundeskanzler zeigt keine besondere Dialogbereitschaft mit den verbandlichen Akteuren (u. a. ebd.: 278; Bandelow und Hartmann 2007: 334). Grundsätzlich werden die Positionen der Sozialdemokraten als kassenfreundlich bewertet (u. a. Bandelow 2006: 169).[339] Die politischen Machtressourcen bezogen auf die Arbeit im Bundestag können als relativ gut bewertet werden, während die Machtverhältnisse im Bundesrat sowie Bündnismöglichkeiten eher schwach sind.

---

336 Der Gesetzesentwurf zur Gestaltung der ambulanten Versorgung aus dem Jahr 1996 ist beispielhaft zu nennen (BT 13/3607). Dieser wurde verändert, vermeintlich aufgrund einer zu starken ideologischen Prägung und einer zu geringen Anschlussfähigkeit an die Positionen anderer Akteure und Parteien.
337 Dieser war bereits direkt an der Verabschiedung des GSG unter Seehofer und der Großen Sachkoalition beteiligt und konnte dabei insbesondere im Umgang mit den SPD-geführten Ländern wertvolle Erfahrungen sammeln (Hartmann 2003: 274).
338 „Dreßler verfolgte wiederholt eigene Strategien, beispielsweise indem er den Ärzte- und Kassenverbänden ein Bündnis anbot und vor der Verabschiedung der Gesundheitsreform 2000 einen eigenen Entwurf vorlegte, in dem von dem Globalbudget und der Abschaffung der dualen Finanzierung der Krankenhäuser Abstand genommen wurde" (Hartmann 2003: 274).
339 Verstärkend mag hier die Verbindung der SPD zur AOK durch Franz Knieps wirken.

6.3 Ist-Zustand der Politics-Ströme Analysefenster 1

Bündnis 90/Die Grünen Politics-Strom Analysefenster 1

Die Bündnisgrünen werden mit einem Wahlergebnis von 6,7 Prozent im Herbst 1998 (Bundeswahlleiter 2015: 23) erstmalig zur Regierungspartei gewählt, wenn auch als „kleine Koalitionspartei". In den Landtagen kann die Partei auf keinen nennenswerten Einfluss zurückgreifen. Der Beginn der Regierungsbeteiligung erweist sich als schwerlich. Die Übernahme der neuen Rolle als Koalitionspartner wird durch eine schwache Führungsstruktur erschwert, die mit einer internen Strukturreform Ende 1998, Personaldebatten und einer (noch) fehlenden grundlegenden strategischen Kompetenz verbunden ist (Poguntke 1999: 98). Die Grünen verfügen nur unzureichend über programmatische Positionen, besonders im Bereich des Sozial- und des Gesundheitswesens. Dies sind weiterhin keine typischen grünen Politikfelder. Einzelne Gutachten zur Erweiterung der eigenen Perspektive können dies nicht ändern (ebd.; hier und im Folgenden Hartmann 2003: 274ff.).[340] Trotz organisatorischer und strategischer Schwächen wird den Grünen in den Koalitionsverhandlungen das BMG zugewiesen. Andrea Fischer, deren bisherige Schwerpunkte in der Rentenpolitik lagen, übernimmt als gesundheitspolitisch sehr unerfahrene Abgeordnete das Ressort. Ihre Strategiefähigkeit für das als sehr schwierig geltende Politikfeld Gesundheit wird von außen stark hinterfragt. Ergänzend erschweren die persönlichen Differenzen mit dem SPD-Politiker Dreßler ihre Arbeitsfähigkeit. Trotz anfänglicher Bekundungen der Dialogbereitschaft mit den verbandlichen Akteuren verfolgt Fischer eine eher abschottende Strategie. Es wird deutlich, dass das Reformvorhaben auch ohne verbandliche Beteiligung sowie gegen Widerstände umgesetzt werden soll. Bereits das Eckpunktepapier wird ohne Beteiligung der Verbände erstellt.[341] Auch die Kassen werden – überraschenderweise, schließlich wird den Grünen eine gewisse „Kassenaffinität" zugesprochen[342] – nicht mit einbezogen. Dafür holt Fischer sich Unterstützung durch eine Hamburger Consulting-Firma (ebd.; Petersberg 2005: 96). Diese Vorgehensweise wird auch in der weiteren Zusammenarbeit mit der SPD negativ bewertet und verstärkt persönliche Streitigkeiten. Der gesamte weitere Reformprozess wird dadurch sowie durch inhaltliche Konflikte geprägt. Trotz wiederkehrender Diskussionen um eine Verschiebung der Reform

---

340 Auch wurden in den 1990er Jahren laut Poguntke (1999: 99) kaum inhaltliche Debatten in der Partei zu unterschiedlichsten Politikbereichen geführt. Im Vorfeld der 14. Legislaturperiode hat die Partei u. a. ein Gutachten „zur Weiterentwicklung des Vergütungssystems in der ambulanten ärztlichen Versorgung" bei namhaften Wissenschaftlern in Auftrag gegeben (Krauth et al. 1997).
341 Bislang wurden diese zumindest für die Zielsetzung einer Reform mit einbezogen.
342 Hermann Schulte-Sasse, der seit 1997 innerhalb des AOK-BV die medizinischen Kompetenzzentren aufgebaut hatte, wurde unter Fischer zum Leiter der Abteilung Gesundheitsversorgung und Krankenversicherung im BMG.

(u. a. zur Überarbeitung inhaltlicher Punkte) sogar aus dem eigenen Lager hält Fischer am Zeitplan fest. So hofft sie anscheinend bis zur abschließenden Lesung auf die Unterstützung im Bundesrat. Trotz Verabschiedung des Gesetzes wird die Reform weit verbreitet als „gescheitert" bewertet und auch die Strategie der Ministerin, mit starren Fronten gegenüber anderen Akteuren, wird als „kontraproduktiv" eingeschätzt (Hartmann 2003: 278).

Oppositionsparteien (Schwarz-Gelb) Politics-Ströme Analysefenster 1

Union Politics-Strom Analysefenster 1

Mit der Bundestagswahl 1998 erleidet die Union nach 16 Jahren Regierungsverantwortung mit 35,1 Prozent (Bundeswahlleiter 2015: 23) eine einschneidende Wahlniederlage (Schmid 1999: 63). Verschiedene Faktoren werden von Wahlforschern für das Ergebnis verantwortlich gemacht: Wiederholt werden besonders die neoliberalen Tendenzen der Konservativen und ihre Schwächen in der Sozialpolitik als Ursache der „Abwahl" angeführt (ebd.: 74; von Alemann 1999: 41).[343] Vermehrte Personalwechsel in den Führungsgremien und anderen Bereichen sowie ein grundsätzlich großer Aufwand zur Bewältigung der Wahlniederlage beeinträchtigen die politische „Arbeitsfähigkeit" der Union im besonderen Maße (von Alemann 1999: 41). Gleichwohl schafft sie es im Februar 1999 durch die Hessenwahl, die rot-grüne Mehrheit im Bundesrat aufzulösen. Entsprechend hat sie über die Länder wichtige Einflussmöglichkeiten bei politischen Entscheidungen im Bundesrat als Blockadeinstrument (u. a., ebd.: 59; Lehmbruch 2000a: 111). Gleichwohl ist die Union während des Gesetzgebungsprozesses (insbesondere zu Beginn) stark von lose verbundenen Organisationsfragmenten[344], die auch zu Spannungslinien in wohlfahrts- und sozialpolitischen Fragen führen, geprägt. Ergänzend wird die Union 1999 von einer Spendenaffäre überschattet (hier und im Folgenden: u. a. Hartmann 2003: 275). Mit dem Verlust des Ministeriums für Gesundheit geht weiterhin eine wichtige Ressource bei der Erarbeitung und Umsetzung gesundheitspolitischer Positionen einher. Entsprechend lässt sich für die Union kaum ein gesundheitspolitischer Kurs für das Zeitfenster bestimmen.[345] Lediglich die Aufteilung des Leistungskatalogs in Kern- und

---

343 Ergänzt um eine falsche Wahlstrategie, einen „falschen Spitzenkandidaten" etc. (Schmid 1999: 70).
344 Finanzielle Belastungen sind für die Union nicht zu konstatieren, auch die vernommenen Mitgliederrückgänge wiegen nicht allzu stark (Schmid 1999: 70).
345 Eigene gesundheitspolitische Positionen und Konzepte werden öffentlich so gut wie nicht vorgestellt. Als Weiterführung der vorherigen Legislaturperiode wird stets die Forderung nach Kern- und Wahlleistungen formuliert. Ergänzend wird die Zustimmung in anderen Sachfragen

Wahlleistungen wird wiederholt als Voraussetzung für Gespräche mit der Regierung zur Bündnisbildung angeführt. Dies steht jedoch den Paradigmen der rot-grünen Gesundheitspolitik konträr gegenüber. Bereits die partei-programmatischen Positionierungen während des Wahlkampfes und während der Verabschiedung des GKV-SolG und weitere Positionierungen machen deutlich, dass kaum Möglichkeiten zur Konsensbildung oder zur Bündnisschließung hin zu einer großen Sachkoalition bestehen.[346] Grundsätzlich wird die Ablehnung der rot-grünen Reformvorhaben stetig betont.

FDP Politics-Strom Analysefenster 1

Mit der Bundestagswahl 1998 erzielt die FDP mit einem Ergebnis von 6,2 Prozent (Bundeswahlleiter 2015: 23) das zweitschlechteste Wahlergebnis ihrer Existenz. Bereits in einer längeren Phase zuvor zeichnete sich u. a. auf verschiedenen Landtagswahlen ein niedriges Niveau bei der Wählergunst für die Liberalen ab. 1999 ist die FDP nur noch in vier westdeutschen Landtagen vertreten (Vorländer 1999: 112). Sie hat ihre Rolle als „Funktionspartei", also als Koalitionspartner der zwei großen Volksparteien[347] eingebüßt und wird, mit wenigen Sitzen, sowohl im Bundestag als auch im Bundesrat zur Oppositionspartei. Traditionell haftet der FDP wie keiner anderen Partei (im Zeitfenster und bereits zuvor) das Image der „Klientelpartei" an (u. a. Dittberner 2010: 22; Lehmbruch 2000a: 51). Sie gilt als wichtigster Adressat der Lobbyarbeit von Vertretern der Freiberufler, hier insbesondere der Ärzte und Apotheker (Lehmbruch 2000a: 51).[348] Doch die gesundheitspolitischen Gestaltungsmöglichkeiten und Machtressourcen der FDP

---

davon abhängig gemacht, sodass die Aktivitäten der Bundesregierungen auf ganzer Linie blockiert werden (Hartmann 2003: 275). Ein klares Konzept für die künftige Gestaltung des Gesundheitswesens veröffentlicht die Union sodann erst im April 2000 unter Seehofer („Für eine sozialgerechte Gesundheitsreform").

346 Schließlich wird betont, dass gerade in der Gesundheitspolitik „große" (weitreichende) Reformen aufgrund der starken Vetomöglichkeiten eigentlich nur in einer großen Gesundheitskoalition durchzusetzen sind (u. a. Hartmann 2003: 266). Da wesentliche Bestandteile der ursprünglich geplanten Reformmaßnahmen von Rot-Grün ebenfalls durch den Bundesrat zustimmungspflichtig sind, ist die Blockadefähigkeit der Union und somit auch der FDP bedeutend (Schmid 1999: 76).

347 Für die Wahl 1998 fehlen im Vorhinein klare Koalitionsaussagen, sodass die FDP nur wenige traditionelle „Leihstimmen" u. a. der Unionsanhänger erhält (u. a. Vorländer 1999: 110).

348 Die gesamte Interessensvertretung konzentriert sich auf diese Klientel. Diese Fixierung hat sie zu parteiprogrammatischen Festlegungen veranlasst und ihre politische Flexibilität u. a. bei der Gewinnung von Wählerstimmen eingeschränkt. Als Koalitionspartei ist dies möglich. Da jedoch die Grünen diese Funktion für die 14. Legislaturperiode übernommen haben, sind die liberalen Gestaltungsfähigkeiten ebenfalls beeinträchtigt (Vorländer 1999: 110; Dittberner 2010: 22).

sind in der 14. Legislaturperiode recht schwach. Neben der geringen Stimmenmacht in den Kammern stehen besonders zu Beginn der Wahlperiode parteispezifische Existenzprobleme im Vordergrund. Personelle Erneuerungsprozesse in Bund und Ländern sowie eine prekäre Finanzlage binden die Ressourcen der Partei. Bemühungen zur Regenerierung bundes- und länderpolitischer Handlungsfähigkeit sind notwendig. Die Formulierung und Durchsetzung gesundheitspolitischer Positionen und Konzepte gerät in den Hintergrund (u. a. Vorländer 1999: 112). Die FDP verfügt folglich über schwache Veto- bzw. Blockadefähigkeiten und auch als Bündnispartner kann sie kaum Stärken ausspielen. Lediglich als Partner der Union kann sie im Bundesrat zur starken Opposition koalieren, da Rot-Grün nach der Hessenwahl im Februar 1999 seine Bundesratsmehrheit verliert.[349] Schließlich sind mit Beginn des Wahlkampfes parteiprogrammatische Verortungen hin zur Union zu konstatieren. Gegenüber den Regierungsparteien bestehen kaum Ansatzpunkte für ein Bündnis. Programmatisch sind in Fragen der sozialen Sicherung sowie spezifisch zur GKV kaum Schnittmengen zu benennen. Auch betonen die Liberalen über den gesamten Gesetzgebungsprozess der Gesundheitsreform 2000 ihre Ablehnung gegenüber den rot-grünen Reformmaßnahmen (z. B. BT 14/1978; Thomae 1999: 4167).

6.3.2 Politics-Ströme verbandliche Ebene Analysefenster 1

Kassenverbände Politics-Strom Analysefenster 1

Die gesetzlichen Kassen[350] befinden sich im Zeitfenster in einem gewissen Transformationsprozess. Zwar haben sie bereits erweiterte Gestaltungsspielräume für das Versorgungsgeschehen erhalten. Deren Reichweite ist hingegen noch unklar, zumal auch die (neu) zur Verfügung gestellten Steuerungsinstrumente vor allem im Vertragsrecht von den Kassen selbst sowie Experten als unzureichend bewertet werden (u. a. Bode 2002: 4; Bode 2003: 438). Eine tendenzielle Machtverschiebung zugunsten der Kassen gegenüber der KBV ist zu konstatieren. Ob aber auch eine säkulare Machtverschiebung zu erwarten ist, bleibt unge-

---

349 Auch wenn die FDP selbst nur knapp in den hessischen Landtag einzieht (mit 5,1 Prozent), kann sie an die Position der stärkeren Union im Bundesrat anknüpfen. Die Handlungsoptionen der FDP sind weiterhin von der Stellung anderer großer Parteien abhängig (Vorländer 1999: 114).

350 Im Analysefenster 1 werden die zwei Kassenverbände bzw. -arten recht detailliert beschrieben. In den zwei weiteren Analysefenstern wird dies weniger ausführlich erfolgen, da auf Informationen aus den vorherigen Zeitenstern zurückgegriffen werden kann.

wiss (Niedermeier 1999: 86).³⁵¹ Gleichwohl haben die ordnungspolitischen Veränderungen wie die Einführung des Kassenwettbewerbs zu einem veränderten Rollenverständnis der Kassen geführt. Zunehmend fordern sie, im Rahmen einer wettbewerblichen Ausrichtung bei der Versorgungssteuerung als Versorgungsmanager und Dienstleister gegenüber ihren Versicherten bzw. Kunden aufzutreten. Auf politischer Ebene wachsen folglich dezidierte Macht- und Einflussinteressen und unter den einzelnen Kassen und Kassenarten herrscht bereits Konkurrenz, die sich auch im Konzentrationsprozess der Kassen widerspiegelt.³⁵² Sie stehen in einem Wettbewerb um Mitglieder (ebd.; Bode 2002: 25; Müller 1999: 21; Marstedt 1999: 41). Kontrastierend wird stark bemängelt, dass die Kassen nur sehr eingeschränkt über Einfluss auf die Leistungserbringer und damit auf das Leistungsgeschehen verfügen (Cassel 1997: 12). Die Wechselbereitschaft der Versicherten scheint zwar zu wachsen gleichwohl ist sie noch nicht allzu stark ausgeprägt. Dabei bleibt der Beitragssatz³⁵³ der vorherrschende Wettbewerbsparameter (Braun et al. 2008: 24; Bode 2002: 27). Umfang und Art des kassenindividuellen Leistungsangebots sind, auch aufgrund gesetzlicher Vorgaben, stark eingeschränkt. Dennoch erhalten neue Versorgungskonzepte zur Kundenwerbung eine zunehmend Bedeutung (u. a. ebd.; Marstedt 1999: 42; Niedermeier 1999: 86).³⁵⁴ Dennoch führt auch der unvollständige RSA dazu, dass die im Wettbewerb stehenden Kassen Risikoselektion betreiben bzw. betreiben können (Korenke 2001: 274). Die bestehende Landschaft von Versorgungsmodellen ist unübersichtlich. Lediglich für Modellvorhaben besteht eine Evaluationspflicht. Gleichwohl sind für die deutsche Versorgungslandschaft keine wissenschaftlich fundierten Kenntnisse über Modelle vorhanden, in denen der Hausarzt das Gatekeeping übernimmt.³⁵⁵ Welche Kassenart die stärkste Kompetenz und Bereitschaft im Abschluss von Verträgen und in der Entwicklung von Modellen aufweist, kann in der Folge nicht benannt werden. Gleichwohl wird besonders den AOKen eine hohe Bereitschaft zur Entwicklung solcher Modelle und Verträge zugesprochen (u. a. Bode 2002: 6ff.). Seitens der Ersatzkassen werden zwar ebenfalls Modellvorhaben entwickelt, aber scheinbar in einem geringen

---

351 Es wird davon ausgegangen, dass die Strukturen des ambulanten Sektors durch die ärztlichen Verbände dominiert bleiben (Bandelow 2004a: 98).
352 Im Jahr 1999 existieren 455 Kassen, während es 1994 noch 1.152 waren, aber bereits 1996 nur noch 554 (GKV-Spitzenverband 2015: 25).
353 Inwiefern die Versicherten zudem mehr Wahlfreiheit u. a. mit Blick auf Versorgungsmodelle fordern, ist unklar. Es ist hingegen davon auszugehen, dass dies für sie (noch) keine Relevanz hat (Braun et al. 2008: 30).
354 Seit 1999 bestehen Aktivitäten (begonnene Projekte und Versorgungsmodelle der verschiedenen Kassenarten) in erheblichem Umfang (Niedermeier 1999: 69).
355 Angaben über Anzahl, Vertragstypen, Vertragserfolge, Hintergründe etc. liegen nicht vor (BT 18/5164: 25).

Umfang und auch konkret die Umsetzung von Arztnetzen erscheint weniger bedeutend (Götting 1998: 557). Erste Umfragen bestätigen, dass die Versicherten als Mitglieder der GKV dem Prinzip des Gatekeepings[356] grundsätzlich aufgeschlossen gegenüberstehen (Zok 1999: 2). Gleichwohl besteht für weiterführende Aussagen deutlicher Forschungsbedarf.

Durch den institutionellen Wandel, den die Kassen durchlaufen, müssen sie sich ferner funktionsbedingt neuen Ambivalenzen stellen, wozu teilweise Handlungsstrategien entwickelt werden müssen (Bode 2002: 58). Weiterhin stellen sich die durch den Wettbewerb entstehenden Interessenlagen in der Kassenlandschaft als uneinheitlich dar (Gerlinger 2002a: 26).[357] Obwohl auch die Kassenverbände kaum in die politischen Prozesse bzw. Diskussionen zur Gesundheitsreform 2000 seitens der Politik einbezogen werden, gilt die rot-grüne Regierung als „kassenfreundlich". Dieses spiegelt sich u. a. in der Personalpolitik Fischers wider.[358] Entsprechend bewerten die Kassen die rot-grüne Regierungsübernahme grundsätzlich positiv (auch aufgrund der Kritik an der Vorgängerregierung) (u. a. Rebscher 1998: 490; Kirch 1998: 20; Knieps 1998: 22).[359] Gleichzeitig wird das Verhältnis zu den Leistungserbringern, vorrangig durch vertragsrechtliche Fragen und das neue Selbstverständnis, weiter strapaziert (u. a. Niedermeier 1999: 85). In der Öffentlichkeit wird daher starke Kritik an der Ärzteschaft formuliert (Meuser und Hitzler 2002: 198).[360] Die Beeinflussung der Gesetzgebung erfolgt maßgeblich über präsentierte, offen formulierte Dialogbereitschaft der Kassenverbände. Gleichwohl war kein verbandlicher Akteur tatsächlich an der Entwicklung der Reform übermäßig beteiligt. Der Status der Kassenverbände als öffentlich-rechtliche Institution schränkt ihr Drohpotential ein. In der gesundheitspolitischen Selbstdarstellung wird ein starker Fokus auf den Schutz des Gemeinwohls gelegt (ebd.: 199). Die Kassen verfügen über eine hohe Zahl an Versicherten, die sie strategisch erreichen (Bode 2002: 29). Gemeinsam gestalten die Kassen eine

---

356 Nahezu die Hälfte (49 Prozent) der im Rahmen von Face-to-face-Interviews Befragten GKV-Mitglieder sind demnach bereit, für einen ermäßigten Beitragssatz eine Einschränkung des direkten Facharztzugangs in Kauf zu nehmen, 26,7 Prozent lehnen dies ab (Zok 1999: 2).

357 Schließlich unterscheiden sich diese in ihrer Mitgliederstruktur, in ihren Verwaltungsformen sowie in ihrer Marktposition (die Betriebskassen expandieren, die AOKen sowie die Ersatzkassen schrumpfen) (Bode 2002: 4).

358 Hermann Schulte-Sasse, der seit 1997 innerhalb des AOK-BV die medizinischen Kompetenzzentren aufgebaut hatte, wurde unter Fischer zum Leiter der Abteilung Gesundheitsversorgung und Krankenversicherung im BMG.

359 Wenngleich die Zufriedenheit im Verlauf des Gesetzgebungsprozesses deutlich zurückgeht, wird die rot-grüne Gesundheitspolitik als positiver „Kurswechsel" nach der konservativ-liberalen Phase bewertet (u. a. Partsch 1998: 20f.; Weller 2000: 13; Knieps 1988: 22f.; Rebscher 1998: 490, vdek 1999: 676).

360 In erster Linie werden die zu starken betriebswirtschaftlichen Eigeninteressen der Ärzteschaft kritisiert (Meuser und Hitzler 2002: 199).

Gegenkampagne[361], um öffentlich gegen die Leistungserbringer zu protestieren. Dennoch lassen sich durchaus Unterschiede, u. a. in der gesundheitspolitischen Argumentation, zwischen den Kassenarten benennen (Meuser und Hitzler 2002: 198).

AOK Politics-Strom Analysefenster 1

Die AOKen haben mit dem Rollenwechsel begonnen und verstehen sich selbst als „kompetenter Partner im deutschen Gesundheitswesen" auf verschiedenen Ebenen (AOK-BV 2000: 4). Sie wollen die Gestaltung und Steuerung der Versorgungsstrukturen und Umsetzungsprozesse entscheidend beeinflussen (hier und im Folgenden: Bode 2002: 58). Eine besondere Rolle bei wettbewerblichen und gesundheitspolitischen Aktivitäten nimmt der Spitzen- bzw. Bundesverband ein. Auch wenn die Einzelkassen in ihrer Geschäftspolitik autonom sind, tritt die Kassenart am Markt und im gesundheitspolitischen Geschehen einheitlich auf. Durch diese Bündelung der kassenartenspezifischen Ressourcen (versorgungsbezogene und lobbyorientierte Ressourcen) kann das gesamte AOK-System auf breite Machtressourcen zurückgreifen. Die Versichertenstruktur gilt aufgrund der Entstehungs- und Entwicklungsgeschichte der AOKen als „schwierig" (u. a. ebd.: 23). Es gibt sowohl „Problemkassen" mit hohen Beitragssätzen und raschem Mitgliederschwund (vorrangig die Ost-AOKen) als auch wirtschaftlich stabile Kassen. Der Kassenart haftet das Image „Krankenkasse der Allgemeinheit" an (Gericke und Haenecke 2001: 97). Mit über 28,5 Millionen Versicherten (dies entspricht 39,2 Prozent aller in der GKV-Versicherten) und 17 Ortskassen (Stand 1999) (BMG 2015b: 117f.) gilt sie als größte und wohl auch einflussreichste Kassenart Deutschlands (u. a. Bode 2002: 3).[362] Entsprechend verfügt sie auch über Einfluss im politischen System (ebd.). Die Kontakte zur Regierung stellen sich im Zeitfenster als relativ gut dar. Franz Knieps als Geschäftsführer des Stabsbereichs Politik des Bundesverbandes und gleichzeitiges Mitglied der SPD mit entsprechenden Kontakten ist nur eine Verbindung neben weiteren.[363] Durch die hohe Publizität des WIdO sowie die eigenen Mitgliederzeitschriften (bei hoher Versichertenzahl) kann der Verband auf weitere machtvolle Ressourcen zurückgreifen (u. a. Bode 2002: 9).

---

361 Im Zusammenschluss mit der Arbeitsgemeinschaft der Spitzenverbände der Krankenkassen erfolgte die Kampagne ‚Schluss mit den Märchen', in der die Aktivitäten der Ärzteverbände als gezielte Verunsicherung der Versicherten dargestellt werden (Hartmann 2003: 274).
362 Trotz signifikanter Bedeutungsverluste seit Etablierung des Kassenwettbewerbs (u. a. Bode 2002).
363 Auch Hermann Schulte-Sasse sei an dieser Stelle zu nennen. Als Mitarbeiter des BMG pflegt er über Andrea Fischer gute Beziehungen zu den Grünen.

Im Bereich von Versorgungsmodellen wird den AOKen eine gewisse Vorreiterrolle zugesprochen, die sie als Versorgungsmanager auch aktiv einnehmen wollen. Dabei erhalten besonders Hausarztmodelle und Arztnetze eine große Bedeutung für die AOKen (u. a. Bode 2002, 21; AOK-BV 2000: 15, 40). Bereits vor Inkrafttreten der Kassenwahlfreiheit setzen die AOKen in ihrer Wettbewerbsstrategie auf Versorgungmodelle, explizit auf Hausarztmodelle, zunächst mittels einer Reihe von Pilotprojekten (AOK 1995; AOK-BV 1994; Bode 2002: 22; Gerlinger 1997: 177). Neben einer qualitativ hochwertigen Versorgung zielen die AOKen vorrangig auf die Erschließung von Wirtschaftlichkeitsreserven[364] und eine kostengünstigere Versorgung, um sich dadurch Wettbewerbsvorteile gegenüber den anderen Kassenarten zu verschaffen (Gerlinger 1997: 177f.).[365] Auch im ersten Analysefenster bauen die AOKen auf Arztnetze und andere Modellvorhaben (u. a. AOK-BV 2000: 43).

Ersatzkassenverband Politics-Strom Analysefenster 1

Auch die Ersatzkassen sehen sich bereits mit Beginn des Zeitfensters als „Förderer für strukturelle Innovationen im Gesundheitswesen" (vdek1998: 541), der auch Gesetzgebungsprozesse aktiv mitgestalten will (vdek 1999: 676). Die Ersatzkassen (bestehend aus 13 Mitgliedskassen[366]) stellen im Jahr 1999 mit ca. 27,1 Millionen Versicherten – das sind 37,8 Prozent aller GKV-Versicherten – die zweitgrößte Kassenart dar. Die Versichertenklientel gilt traditionell als die Besserverdienenden, der Techniker Krankenkasse haftet das Image einer elitären Versicherung an (Gericke und Haenecke 2001: 97). Die Ressourcenbündelung ist weniger systematisch als bspw. bei den Ortskrankenkassen. Gleichwohl weisen sie allein aufgrund ihrer starken Marktposition und des gesetzlichen Auftrags entsprechende Machtressourcen innerhalb von Vertrags- und Vergütungsverhandlungen sowie gegenüber der Politik auf.[367] Direkte personelle offenliegende Beziehungen zur Regierung können nicht benannt werden. Das Verhältnis zur Ärzteschaft gilt zwar ebenfalls als beeinträchtigt, gleichwohl erfolgen weniger weitreichende Forderungen, mit Blick auf eine Veränderung der KV-Zuständigkeiten (Noweski 2012: 217). Es gilt hingegen zu betonen, dass die Ersatzkas-

---

364 Dadurch sowie durch eine pauschalierte Vergütung der sprechenden Medizin sollte eine kostengünstigere Versorgung herbeigerufen werden, die den Versicherten zugutekommen sollte.
365 Mit den Hausarztmodellen sollten zugleich Missstände im bestehenden Honorarsystem beseitigt werden. Da dies zugunsten der Hausärzte erfolgen sollte, umwarben die AOKen damit weiterhin die Gruppe der Hausärzte (Gerlinger 1997: 181).
366 Angaben beziehen sich auf die Ersatzkassen für Arbeiter und für Angestellte.
367 Eine hohe Anzahl an Versicherten kann, u. a. durch Mittel der Öffentlichkeitsarbeit wie das Magazin „die Ersatzkasse", angesprochen werden.

sen erst später als die AOKen ein eigenes Versorgungsprofil entwickelten. Da sie sich durch ihre Versichertenklientel mit einer hohen Anzahl an freiwillig Versicherten in einer spezifischen, ausgeprägten Konkurrenzsituation mit der PKV um Mitglieder befanden und befinden[368] (Gerlinger 1997: 181), stellte sich die Entwicklung einer klaren Wettbewerbsstrategie als schwierig dar. Zum einen erwartet die spezielle Versichertenschaft eine besonders hohe Versorgungsqualität im Krankheitsfall. Unabhängig von der sprechenden Medizin stellen sich technischapparative Leistungen als besonders attraktiv für dich Versicherten dar. Zum anderen mussten auch die Ersatzkassen u. a. aufgrund des RSA einem erhöhten Druck zur Ausgabenbegrenzung (Konkurrenz gegenüber der PKV und den anderen Kassenarten) gerecht werden. In der Folge lagen lange Zeit keine ausgearbeiteten versorgungspolitische Konzepte (nicht nur mit Blick auf die HzV) vor und die hausärztliche Versorgung sowie die sprechende Medizin wurden zwar positiv dargestellt, gleichzeitig wurde aber auch die Bedeutung der Technik in der Versorgung stets betont (Gerlinger 1997: 183f.)

Ärzteverbände Politics-Strom Analysefenster 1

Honorar- und ordnungspolitische Entwicklungen[369] führen zu starken Verteilungskämpfen und wachsendem Druck unter den Ärzten aller Fachgruppen. Diese Situation spitzt sich durch die bereits tradierte, zentrale Konfliktlinie zwischen Haus- und Fachärzten weiter zu (u. a. Brechtel 2001: 276; Gerlinger 2002a: 17; Piepenburg 2003: 179ff.). Grundsätzlich verstärkt sich die Heterogenität in den Interessenlagen der Ärzte, was entsprechende Auswirkungen auf die Aggregations- und Artikulationsfähigkeit einzelner Ärzteverbände hat. Auch der Mythos von der „Lobby in Weiß" wurde spätestens mit Verabschiedung des GSG durch die Abschottung der Politik von den Verbänden gebrochen. Auf der Mikroebene gelten die Ärzte im Zeitfenster hingegen noch immer als „Multiplikatoren mit intensivem Patientenkontakt und starker Reputation" (Brechtel 2001: 276). Deshalb sowie durch den Gemeinwohlcharakter medizinischer Leistungen

---

368 Im April 1995 waren laut Mikrozensus 1995 4,839 Millionen Personen freiwillig in der GKV versichert. Davon entfielen lediglich 1,229 Millionen auf die AOKen und 2,858 Millionen auf die Ersatzkassen, obwohl die Ersatzkassen insgesamt deutlich weniger Versicherte aufwiesen als die AOKen (32,763 Millionen Versicherte bei den AOKen gegenüber 24,768 Millionen bei den Ersatzkassen) (BMG 1999: 248). Auch wenn durch den 1994 eingeführten RSA dem Bruttoeinkommen eine geringere Bedeutung bei der Beitragsbemessung zukam, gelten doch die einkommensstarken Versichertengruppen im Behandlungsfall als kostengünstiger (Gerlinger 1997: 182).
369 Ärzte agieren verstärkt als „Marktteilnehmer" im System der GKV mit einzelwirtschaftlichen Interessen (z. B. Noweski 2007: 140).

erscheint das Drohpotential der Ärzteschaft als bedeutende Machtressource.[370] Gemein ist der gesamten Ärzteschaft, dass sie sich am Erhalt bzw. der Sicherung der professionellen Autonomie und der ärztlichen Freiberuflichkeit orientiert. Im Kontext dessen spielt der Schutz des Sicherstellungsauftrages eine herausragende Bedeutung. Vorrangig stellt dies das Bestreben der KBV dar. Mit Ausnahme der Hausärzte werden die rot-grünen Reformbemühungen von der gesamten Ärzteschaft weitestgehend abgelehnt (Meuser und Hitzler 2002: 184ff.)

KBV Politics-Strom Analysefenster 1

Von der wachsenden (Interessen-)Heterogenität unter den Ärzten ist besonders die KBV betroffen. Ihre Durchsetzungs- und Organisationsfähigkeit im politischen Entscheidungsprozess ist geschwächt. Die Unterstützungsbereitschaft der Mitglieder sinkt und der staatsnahe Pflichtverband steht immer stärker im Konflikt zwischen Einfluss- und Mitgliedschaftslogik (u. a. Birkelbach 2001: 161; Brechtel 2001: 278).[371] Dabei wird der KBV weiterhin eine starke Facharztdominanz zugeschrieben. Diese zeigt sich unmittelbar in der Mitgliederstruktur und dem deutlich größeren Anteil an Fachärzten gegenüber Hausärzten.[372] Diese Dominanz beeinträchtigt die Mitgliederunzufriedenheit, vorrangig der Hausärzte, weiter. Darüber hinaus bestehen mit der rot-grünen Bundesregierung parteipolitische Fronten, die eine Beteiligung der KBV am Entscheidungsprozess beeinträchtigen (u. a. Gerlinger 2002a: 17).[373] Als Gegenakteure treten verstärkt

---

370 Zum einen, da die Mitglieder der KBV in ihrer Zahl grundsätzlich eine große Wählergruppe ausmachen, und zum anderen, da sie eine enorme Anzahl an potentiellen Wählern mobilisieren können.

371 Die KBV schafft es immer weniger, die heterogenen Interessen ihrer Mitglieder ausreichend zu aggregieren und schließlich nach außen (Politik und Öffentlichkeit) angemessen zu artikulieren. Weiterhin steht die KBV im Konflikt zwischen Mitgliedschafts- und Einflusslogik. Als staatsnaher Verband mit breitem Vertretungsanspruch muss die KBV (verstärkt durch das GSG) ihre gesetzlich zugewiesenen Aufgaben erfüllen, sodass sie von ihren Mitgliedern weniger als Interessenvertretung, sondern als verlängerter Arm des Staates wahrgenommen wird (Birkelbach 2001: 161).

372 Im Jahr 1999 vertritt die KBV rund 107.362 niedergelassene Ärzte, von denen rund 60 Prozent als Gebietsärzte und 40 Prozent als praktische bzw. als Allgemeinärzte tätig sind (BÄK 1999: 8).

373 Zum einen werden die Verbände allgemein nur sehr eigeschränkt in den Reformprozess einbezogen, zum anderen betont die rot-grüne Regierung als Novum ihre Bereitschaft, das Vertragsrecht zu flexibilisieren und damit das KV-Monopol zu lockern (Gerlinger 2002a: 17). Entsprechend sind von parteipolitischer Seite nur bedingt Koalitionspartner vorhanden, um eine Veto-Macht zu konstruieren. Einzig die FDP (als klassische Partei der Ärzte) galt noch als klarer parteipolitischer Partner. Sie hat jedoch kaum Einfluss auf (gesundheits-)politische Prozesse (u. a. Vorländer 1999: 112; Bandelow 1998: 211f.).

die Krankenkassen[374] und ihre Verbände sowie der DHÄV auf. Ergänzend steht die (bislang) stärkste Machtressource, der Sicherstellungsauftrag, zur Disposition und schwächt die Stellung der KBV im ordnungspolitischen Gefüge nachhaltig (u. a. Bandelow 2007: 274).[375] Für die KBV führt dies zu einer „Neuformierung" der Interessensvertretungsstrategie. Trotz Interessensheterogenität vertritt sie (mit ihrem rechtlichen Auftrag als Pflichtverband) die gesamte niedergelassene Ärzteschaft. Im Jahr 1999 wurden so rund 107.000 Vertragsärzte registriert (BÄK 1999: 8). Dadurch kann sie auf breite finanzielle, personelle und kompetitive Ressourcen sowie ein großes Repertoire an Verteilungsinstrumenten im Bereich der Presse- und Öffentlichkeitsarbeit zurückgreifen (Noweski 2012: 221).[376] Sie legt nun den Schwerpunkt auf öffentlich wirksame Protestaktionen, die sie als Mitglied im „Bündnis Gesundheit" sowie im Schulterschluss mit dem Hartmannbund und der Ärztekammer umsetzt (KBV 2000: 27ff.).[377] Auch hier liegt der Schwerpunkt auf der politischen Strategie der professionellen Autonomie, die im besonderen Maße mit einer Gemeinwohlrhetorik in Verbindung gebracht wird (Meuser und Hitzler 2002: 177ff.).[378] Die KBV konnte zwar aufgrund von Einbußen bestimmter Machtressourcen kaum eigene Positionen in den Gesetzgebungsprozess einbringen. Gleichwohl gelten die massiven Proteste der ärztlichen Verbände (neben den oppositionellen Bundesratsmehrheiten) als bedeutender Faktor für das Scheitern der Gesundheitsreform 2000 (Gellner und Schön 2002: 19).

---

374 Eine negative Beziehung zu den Krankenkassen entwickelt sich vor allem bei der Umsetzung des 2. GKV-NOG und den Verhandlungen zu den Rahmenvereinbarungen. Den Krankenkassen wird eine „Verweigerungshaltung" zugeschrieben (KBV 2000: 22). Wiederkehrend wird öffentlich Kritik an den Kassen geäußert (Meuser und Hitzler 2002: 1189).
375 Dies wiederum führt zu weiterem Konfliktpotential innerhalb der Ärzteschaft und auch bei anderen Akteuren wie den Krankenkassen (u. a. Bandelow 2007: 274).
376 Das ZI der KBV ist bspw. für die wissenschaftliche/medizinische Expertise zu nennen.
377 Zur Verabschiedung des GKV-SolG erfolgt nach Aufruf durch die KBV die bislang größte Demonstration der Ärzteschaft und anderer Berufsgruppen aus dem Gesundheitssektor. Im Verlauf des Gesetzgebungsprozesses zur Gesundheitsreform 2000 wurde eine Vielzahl weiterer öffentlicher Aktionen durchgeführt. Das Bündnis Gesundheit ist ein Zusammenschluss von rund 40 Verbänden verschiedener Gesundheitsberufe und spricht nach eigenen Angaben für die rund vier Millionen Beschäftigten im Gesundheitswesen (KBV 2000: 80).
378 In ihrer Außendarstellung vermeidet sie weitestgehend, Eigeninteressen anzuführen. Die ärztliche Autonomie wird durchgehend mit dem Interesse an einer hohen Versorgungsqualität verbunden. Ergänzend wird der Schutz von Arbeitsplätzen angeführt (Meuser und Hitzler 2002: 188).

DHÄV Politics-Strom Analysefenster 1

Der DHÄV ist besonderer Nutznießer der Unzufriedenheit der Kassenärzte mit der KBV als Interessensverband. Er gilt als „kompromissloser" Vertreter der Hausärzte, schließlich vertritt er eine recht homogene Interessenslage und kann folglich auf eine große Mitgliederzufriedenheit zurückgreifen (u. a. Birkelbach 2001: 166; Brechtel 2001: 276; Gerlinger 2009: 43). Die wachsende Anhängerschaft (im Jahr 1995 19.628 und im Jahr 1999 bereits 22.078 Mitglieder, zitiert nach Brechtel 2001: 166)[379] bekräftigt die steigenden gesundheitspolitischen Einflussmöglichkeiten, die durch Expertise, Umfragen und weitere kompetitive Ressourcen untermauert werden. Gleichwohl sind seine Machtressourcen allgemein sowie gegenüber der KBV und die vergleichsweise niedrige Anzahl an Mitgliedern (u. a. aufgrund der jüngeren Verbandsgeschichte und des fehlenden gesetzlichen Auftrags) als geringer zu bewerten. Konflikte mit und Kritik von anderen Fachverbänden wie dem BDI schwächen die Interessensvertretungsfähigkeiten weiter (Bandelow 2007: 277). Gegenüber der Regierung verfolgt der DHÄV im Untersuchungszeitraum eine kompromiss- und dialogbereite Strategie. Daher wird eine Teilnahme am „Bündnis Gesundheit" abgelehnt (DHÄV 1999: 2484). Die Konflikte mit der KBV verschärfen sich. Hausärzte und spezifisch der DHÄV sehen sich vor allem gegenüber den Fachärzten allgemein und u. a. in der Interessensvertretungsarbeit und honorarpolitischen Fragen[380] durch die KBV benachteiligt (ebd.). Bereits im Wahlkampf wird deutlich, dass die rot-grüne Politik am ehesten mit den Interessen der Hausärzte übereinstimmt (Kossow 1998: 2512).[381] Gegenüber den Oppositionsparteien können schließlich keine politischen Verbindungen ausfindig gemacht werden. Zwar kritisiert auch der DHÄV einzelne Reformpläne, vorrangig jedoch erst das verabschiedete Reformgesetz der Bundesregierung. Die Grundhaltung gegenüber rot-grün ist positiv. Argumentativ verfolgt der Verband eine massive Gemeinwohlrhetorik mit volkswirtschaftlichen Aspekten sowie die Steigerung der Versorgungsqualität (Meuser und Hitzler 2002: 197).

---

379 Offizielle Daten über die Mitgliederanzahl bzw. -entwicklung liegen für kein Zeitfenster vor.
380 So stehen besonders die Bemühungen der KBV zur EBM-Reform in der Kritik (Meuser und Hitzler 2002: 191). Eine Mitgliederzahl von über 22.000 macht einen Organisationsgrad von über 50 Prozent aller hausärztlich tätigen Vertragsärzte aus (eigene Berechnung nach BÄK 1999: 8).
381 Eine „rot-grüne Koalitionssuppe", so Kossow auf dem 21. Deutschen Hausärztetag, zwei Tage vor der Bundestagswahl, sei für die Hausärzte unter allen erkennbaren politischen Kochrezepten wohl die gehaltvollste (Kossow 1998: 2512).

7 Analyse Zeitfenster 2 (2002-2005)

7.1 Ist-Zustand der Problemströme im Analysefenster 2

7.1.1 Problemströme parteipolitische Ebene Analysefenster 2

Parteiübergreifend Problemstrom Analysefenster 2

Für alle vier parteipolitischen Akteure kursieren im Problemstrom allgemeine Herausforderungen: a) demographische Entwicklungen, b) der medizinisch-technische Fortschritt, c) zunehmende Multimorbidität sowie d) gewandelte Ansprüche der Bürger an die Gesundheitsversorgung und e) veränderte Bedingungen durch die Globalisierung. Diese gesellschaftlichen und strukturellen Herausforderungen werden im Zeitfenster durch eine kritische wirtschaftliche Lage verschärft und gefährden zusammengefasst aus Sicht der Parteien das System und vor allem dessen Finanzgrundlage. Alle Parteien bewerten entsprechend die finanzielle Situation der GKV als bedrohlich. Durch die konjunkturabhängigen hohen Beitragssätze als Teil der Lohnnebenkosten gilt der Faktor Arbeit und so der Wirtschaftsstandort Deutschland als übermäßig belastet. Dies begründet einen hohen (gesundheits-)politischen Handlungsbedarf (u. a. BT 15/1170: 72; Schmidt 2003a: 4210; 2003b: 4908; Dückert 2003: 2542; Bündnis 90/Die Grünen 2002a: 80; 2000: 2; Göring-Eckardt 2003: 2517; Schaich-Walch 2003a: 5458; Merkel 2003a: 2495; 2003b: 4205; CDU/CSU 2002a: 42ff.; 2002b: 1f.; FDP 2001a: 1; FDP 2002: 13; BT 15/1175: 2; BT 15/160: 3ff.).

Demgegenüber stehen unterschiedliche Deutungsmuster über den Stellenwert einzelner Ursachen für die finanzielle Problematik. Dabei werden verschiedene Strukturprobleme sowie andere Defizitbereiche im Gesundheitssystem wahrgenommen und je nach Akteur unterschiedlich Gewichtet.

SPD Problemstrom Analysefenster 2

Im Problemstrom der Sozialdemokraten kursiert zum einen ein Einnahmeproblem, das aufgrund der Bedeutung der Lohnnebenkosten einen enormen Bedeutungszuwachs erhalten hat. Gleichbedeutend für die finanziell kritische Situation werden aber auch Ausgabenprobleme wahrgenommen. Diese werden durch Defizite im Bereich der Qualität und Effizienz der GKV bedingt, die explizit als Strukturprobleme gedeutet werden (BT 15/1525: 102; Schmidt 2003a: 4210; Schaich-Walch 2003a: 5460; Müntefering 2003a: 2506; SPD 2003: 23). Übergeordnet bestehen für die SPD (mit wiederholendem Verweis auf Gutachten des SVR) eine Über- und Fehlversorgung sowie gleichzeitig eine Unterversorgung (ebd.; Schmidt 2001: 4; Schröder 2003: 2490).[382] Strukturelle Überkapazitäten führen zu Ineffizienzen und Qualitätsdefiziten (Schmidt 2003b: 4901). So führen eine allgemeine Überversorgung und besonders eine zu hohe Arztdichte, verbunden mit einem falsch gestalteten Honorarsystem, zu medizinisch nicht begründeten Mengenausweitungen und Verteilungskämpfen zwischen den Ärzten (Kühn-Mengel 2003: 4916). Bei zu hohen Ausgaben bringt das System unzureichende Ergebnisse (wie Lebenserwartung und Gesundheitszustand der Bevölkerung) hervor (Schmidt 2001: 4). Einen besonderen Stellenwert erhält bei der SPD die mangelnde Zusammenarbeit zwischen einzelnen Leistungserbringern, die zu stark als „Einzelkämpfer" arbeiten (ebd.). Auch die generelle Abschottung der Versorgungsbereiche bzw. -sektoren und die zu geringe Kommunikation zwischen allen Akteuren bedingen die konstatierten Fehlversorgungen, die wesentlich durch das bestehende Vertragsrecht verursacht werden (ebd.).[383] Der hausärztliche Bereich wird im Problemstrom der Sozialdemokraten nicht diskutiert. Eine Steuerung des Versicherten erfolgt nur unzureichend. Zum einen weist der Versicherte nur ein geringes Kostenbewusstsein auf und zum anderen fehlen Anreize und bestehende Anreize (u. a. die Chipkartenfunktion) sind falsch ausgerichtet, zum anderen sind die Strukturen der GKV grundsätzlich falsch ausgerichtet (Schmidt 2003a: 4210). Davon abgeleitet wird der bestehende Wettbewerb in der GKV ebenfalls als unzureichend wahrgenommen (Müntefering 2003b: 4201). Im Kontext dessen wird der Selbstverwaltung ein hoher Modernisierungsbedarf zugesprochen. Zu wenig Flexibilität besonders im Vertragsrecht mit bestehendem Vertragsmonopol seitens der KVen wirken kostentreibend, da die Kassen nicht genügend Steuerungsmöglichkeiten über Preis und Leistung haben. Nach Auffassung der SPD fehlt der Wettbewerb auf Seiten der Leistungserbringer (u. a. Schmidt 2001: 5: 10; Schröder 2003: 2490; SPD 2003: 24f.).

---

382 Besonders kritisch sei dies bei den behandlungs- und kostenintensiven chronischen Volkskrankheiten (Kühn-Mengel 2003: 4916).
383 Die bisherigen Maßnahmen zur Reform des Honorarsystems reichen noch nicht aus, da zu wenig Anreize zum wirtschaftlichen Verhalten bestehen (Schmidt 2001: 5).

Bündnis 90/Die Grünen Problemstrom Analysefenster 2

Neben der schwachen Finanzgrundlage des GKV-Systems nehmen die Bündnisgrünen im Problemstrom vorrangig Ausgabenprobleme wahr, die im Zusammenhang mit einem Qualitätsproblem stehen. Mit wiederholendem Verweis auf die Gutachten des SVR werden Fehl-, Unter- und Überversorgung auch als Ausdruck mangelnder Beteiligung der Versicherten und mangelnder Qualität und Effizienz moniert (u. a. Bündnis 90/Die Grünen 2002a: 80f.; 2000: 2; Göring-Eckardt 2003: 2517; Bender 2003a: 4217). Dabei werden überdurchschnittliche Ausgaben bei lediglich durchschnittlichen Ergebnissen in der Gesundheit der Bevölkerung, lange Wartezeiten und eine ungenügende Beratung der Versicherten beispielhaft angeführt (Bündnis 90/Die Grünen 2000: 2). Ursächlich sind besonders die negativ gestalteten Versorgungsstrukturen, die von Hierarchien, Abschottung der Versorgungsbereiche („Sektorisierungen") und Abhängigkeiten geprägt sind und Versorgungslücken aufweisen (Bündnis 90/Die Grünen 2002a: 82; Bender 2003b: 4911). Bisherige Maßnahmen, um diese strukturellen Probleme zu überwinden und eine bessere Zusammenarbeit zu ermöglichen (wie Versorgungsnetze), scheitern an rechtlichen und wirtschaftlichen Barrieren (Bender 2003b: 4911). Nach Auffassung der Grünen hemmen die Strukturen der Selbstverwaltung notwendige Reformen und Weiterentwicklungen wie die Etablierung von neuen Versorgungsmodellen (Bündnis 90/Die Grünen 2002a: 85). So dominieren durch das gegebene Vertragsrecht, u. a. mit dem Vertragsmonopol, die Leistungserbringer das Gesundheitssystem (Bündnis 90/Die Grünen 2003: 10).[384] Im Rahmen dessen wird ein unzureichender Wettbewerb bzw. Qualitätswettbewerb, auch durch Fehlanreize, auf allen Akteursebenen moniert (ebd.; Göring-Eckardt 2003: 2517). Besonders auf Seiten der Leistungserbringer werden strukturelle Probleme ausfindig gemacht, u. a. eine doppelte Facharztstruktur und ein fehllaufendes Honorarsystem (Göring-Eckardt 2003: 2517).[385] Letzteres ist durch Verteilungsungerechtigkeit geprägt ist. Bspw. werden hausärztliche Leistungen und andere Leistungen der „sprechenden Medizin" (vorangestellt beziehen sich die Grünen hier auf nicht-ärztliche Gesundheitsberufe) gegenüber der Apparatemedizin unzureichend abgebildet (Bündnis 90/Die Grünen 2000: 3; 2002b: 32). Allgemein formulieren die Grünen Skepsis gegenüber dem medizinischen Fortschritt (Bündnis 90/Die Grünen 2002a: 81).[386] Die Stellung der hausärztliche Versorgung wird zusammenfassend mit strukturellen Defiziten in

---

384 Der Profit der Leistungserbringer steht zu sehr im Vordergrund (Bündnis 90/Die Grünen 2002c: 2).
385 Viele Konflikte entstehen aufgrund von Verteilungsungerechtigkeiten zwischen den Ärzten.
386 U. a. bestehen ethische bzw. moralische Fragen (Bündnis 90/Die Grünen 2002a: 81).

Verbindung gebracht. Ansonsten erhält die Thematik im Problemstrom der Partei keine gesonderte Aufmerksamkeit.

Union Problemstrom Analysefester 2

Nach Wahrnehmung der Union herrscht als primäres Problem im deutschen Gesundheitswesen eine „Finanzkrise", insbesondere durch eine dramatische Einnahmeentwicklung (Seehofer 2003: 4908; Storm 2003: 4918). Auch wenn dem deutschen Gesundheitswesen kein grundsätzliches Qualitätsproblem zugeschrieben[387] wird, führen die defizitäre finanzielle Lage sowie gesundheitspolitische Maßnahmen durch Rot-Grün zunehmend zu Qualitätsminderungen. Diese spiegeln sich u. a. in Rationierung (Verweigerung von Leistungen), Wartelisten und belasteten Arzt-Patient-Verhältnissen sowie Beitragssatzsteigerungen wider. Beide Problembereiche, sowohl die strukturellen Probleme als auch die attestierte Finanzkrise, sind nach Deutung der Konservativen das Ergebnis einer verfehlten rot-grünen Wirtschafts-, Finanz- und Sozialpolitik (u. a. ebd.; CDU/CSU 2002b: 1f. Widmann-Mauz 2003a: 4213; BT 15/652: 3).[388] Im Gesundheitssystem führten besonders die Rücknahme von Eigenverantwortung und Leistungsausweitungen in der 14. Legislaturperiode zu Mehrausgaben und Mindereinnahmen (BT 15/1174: 2). Verschärfend wirkt der „staatliche Dirigismus" durch die Regierungskoalition, verbunden mit überzogener Reglementierung und Bürokratismus, als „Irrweg in die Staatsmedizin" (ebd.: 8; CDU/CSU 2003: 1f.; Widmann-Mauz 2003a: 4213) bzw. „Zweiklassen-Medizin" (CDU/CSU 2002a: 42). Insbesondere führen Ausgabenbegrenzungen bzw. Budgets[389] in verschiedenen Leistungsbereichen zu erheblichen Versorgungsproblemen (versteckte Rationierung) und gefährden die wirtschaftliche Existenz von Arztpraxen und somit einen ausreichenden Ärzte-Nachwuchs. Bereits aktuell stehe dem System ein Ärztemangel bevor, vorrangig im Bereich der Allgemeinmediziner und in den ländlichen Regionen der neuen Bundesländer (BT 15/1160: 1f.; BT 15/1174:

---

387 Es besteht keine Krise der medizinischen Versorgung. Das deutsche Gesundheitswesen weist, auch im internationalen Vergleich, eine hohe Qualität auf. Dieses hohe Niveau wird hingegen durch die allgemeinen Herausforderungen sowie die finanzielle Problematik belastet respektive langfristig gefährdet (u. a. Seehofer 2003: 4908).

388 Falsche reformpolitische Ansätze, zukunftsweisende Reformen der unionsgeführten Regierung, wurden von SPD und Grünen zurückgenommen. Auch führt eine falsche Wirtschafts- und Finanzpolitik zu Beschäftigungsrückgängen, die sich in den konjunkturell-gebundenen erhöhten Sozialversicherungsbeiträgen niederschlagen (z. B. CDU/CSU 2002b: 2f.).

389 Zusammen mit einer Null-Runde bei den ärztlichen Honorarzuwächsen durch das Beitragssicherungsgesetz 2002 (BT 15/652: 1).

8).[390] Neben diesem prognostizierten Nachwuchsmangel wird der Bereich der hausärztlichen Versorgung nicht als Problem wahrgenommen bzw. benannt (Widmann-Mauz 2003a: 4214).[391]
Des Weiteren führen ein unzureichender Wettbewerb vorrangig zwischen den Kostenträgern und Intransparenz zu strukturellen Mängeln im GKV-System (BT 15/652: 3). Hier wird besonders das Vertragssystem zwischen Kassen und Leistungserbringern angeführt. Auch der RSA blockiert in seiner Ausgestaltung die Weiterentwicklung von Versorgungsstrukturen (CDU/CSU 2002a: 43). Im Verlauf des Gesetzgebungsprozesses werden überdies die starre Trennung der Sektoren sowie Überversorgung (sichtbar z. B. in Doppeluntersuchungen) als strukturelle Probleme diskutiert (Seehofer 2003: 5910; Faust 2003: 5469).

FDP Problemstrom Analysefenster 2

Für die FDP ist vor allem die finanzielle Problemlage der GKV im Problemstrom präsent (BT 15/1175: 1; BT 15/1526: 1). Das bestehende Umlagesystem in der Finanzierung der GKV sei an seine Grenzen gestoßen (ebd.; Gerhardt 2003a: 5463). Ergänzend und die finanzielle Situation verursachend, stellen sich für die Liberalen ein fehlender Wettbewerb bzw. fehlende marktwirtschaftliche Elemente im Gesundheitssystem als bedeutendes Problem dar. Sowohl eine falsche Gesundheitspolitik als auch die Arbeits- und Wirtschaftspolitik der rot-grünen Bundesregierung werden als ursächlich angeführt. Strukturell sei das Gesundheitssystem im Verlauf der rot-grünen Regierungsverantwortung zunehmend durch ein Übermaß an Bürokratie und Reglementierung, staatliche Eingriffe sowie durch eine verringerte Transparenz geprägt (FDP 2001a: 2ff.; 2001b: 2; 2002a: 12; BT 15/1175: 3). Infolgedessen können sich „marktwirtschaftliche Kräfte, die zu echter Kostendämpfung führen würden" (FDP 2001a: 2ff.), nicht entfalten. Die in unterschiedlichen Bereichen wiedereingeführte Budgetierung durch Rot-Grün wirkt bevormundend und führt zu Rationierungen und Bürokratie. Beides senkt die Qualität der medizinischen Versorgung und verschlechtert die Arbeitsbedingungen der Ärzte (u. a. FDP 2001a: 4: 2001; FPD 2002a: 12; BT 15/1175: 1). Das Honorarsystem der Ärzte stellt sich ebenfalls negativ dar, da Anreize für wirtschaftliches Handeln fehlen (ebd.). Bereits aktuell zeichnet sich

---

390 Die geplanten rot-grünen Reformmaßnahmen (Einkaufsmodelle, Öffnung der Krankenhäuser etc.) verschlechtern die Arbeitsbedingungen und verschärfen den ohnehin drohenden Ärztemangel (BT 15/1174: 8; BT 15/1160: 1).
391 Schließlich gehen bereits heute 70 bis 80 Prozent der Patienten zuerst und freiwillig zum Hausarzt. Daher werden die neuen Zuzahlungsregelungen (Gebühr für den direkten Facharztzugang) zu Mindereinnahmen führen (Widmann-Mauz 2003a: 4213).

ein Nachwuchs- und somit Ärztemangel ab, der sich besonders in den neuen Bundesländern sowie in den ländlichen Regionen und den Hausarztpraxen niederschlägt (BT 15/940: 1; BT 15/1175: 1). Ferner sieht die Partei durch die rot-grünen Reformbemühungen zunehmend die Freiberuflichkeit der Ärzte gefährdet (BT 15/1175: 2; Thomae 2003: 4217).[392] Die bestehenden Strukturen zeichnen sich u. a. durch fehlende Anreize[393] sowie durch das intransparente Sachleistungsprinzip aus: Die tatsächlichen Kosten der Leistung sind dem Versicherten nicht bekannt. Diese Strukturen begrenzen das wirtschaftliche Handeln der Versicherten. Schließlich ist auch die Tarifgestaltung in der GKV zu unflexibel, da Versicherten die Möglichkeit fehlt, eigenverantwortlich über ihren Versicherungsumfang zu bestimmen. Die mangelnde Transparenz seitens der Versicherten beschränkt ebenfalls den Wettbewerb zwischen den Leistungserbringern (FDP 2001b: 2; BT 15/1526: 2).[394] Ergänzend verhindert auch das einheitliche und gemeinsame Handeln der Kassen die Entwicklung kassenindividueller Tarif- und Versorgungsgestaltung.[395] Überdies bestehen Wettbewerbsverzerrungen zwischen Kassen. Besonders der RSA wirke negativ, da er zu teuer und bürokratisch ist (FDP 2001a: 3; 2001b: 2; BT 15/1175: 2f.). Neben der kritischen Entwicklung der Arztzahlen erhält die hausärztliche Versorgung im Problemstrom der FDP keine Aufmerksamkeit.

---

392 Nach Einschätzung der FDP führt das rot-grüne Wettbewerbskonzept, insbesondere durch die Einzelverträge, zur einseitigen Stärkung der Kassen, die in der Folge eine monopolartige Stellung erlangen. Zusammen mit den geplanten Gesundheitszentren und der Öffnung der Krankenhäuser werden niedergelassene Ärzte aufgrund ungleicher Wettbewerbsbedingungen geschwächt (BT 15/1175: 2; Thomae 2003: 4217). Ferner behindert der RSA einen wirklichen Kassenwettbewerb (u. a. BT 15/160: 12; BT 14/9732: 1f.).
393 Durch die Beitragszahlung kann der Versicherte, zusammen mit dem Sachleistungsprinzip, alle Leistungen der GKV in Anspruch nehmen, ohne dass das individuelle Verhalten u. a. auf den Beitragssatz allgemein Auswirkungen hat (u. a. FDP 2001a: 4).
394 Neben dem Sachleistungsprinzip führt das Werbeverbot dazu, dass Versicherte unzureichend über die Qualität bzw. Qualifikationen der Leistungsanbieter informiert werden (FDP 2002: 12; BT 15/1175: 4).
395 Neue Versorgungsformen und -modelle werden grundsätzlich nicht als Problem wahrgenommen, jedoch wird die Ausgestaltung, u. a. der DMPs, kritisch bewertet. Aufgrund der Koppelung an den RSA sind DMPs zu teuer, es besteht unzureichender Datenschutz, die Therapiefreiheit des Arztes und das Arzt-Patienten-Verhältnis werden gefährdet (BT 14/9732: 1f.; FDP 2001b: 2).

7.1.2 Problemströme verbandliche Ebene Analysefenster 2

AOK-BV Problemstrom Analysefenster 2

Für den AOK-BV sind im Analysefenster drei wesentliche Problembereiche von Bedeutung: eine Finanzierungs- bzw. Einnahmeproblematik der GKV (u. a. AOK-BV 2002a: 6: 14; 2003a: 6), ordnungspolitische Wettbewerbsverzerrungen zwischen den Kassenarten (u. a. AOK-BV 2002a: 42; 2003b: 1) sowie strukturelle Versorgungsdefizite (AOK-BV 2002b: 8; 2003a: 6).[396] Die defizitäre Finanzsituation der GKV ergibt sich sowohl durch Einnahme- als auch Ausgabenprobleme. Sie erhält seitens des Verbandes sehr viel Aufmerksamkeit.[397] Ordnungspolitische Wettbewerbsverzerrungen bestehen aufgrund von Sonderregelungen und Privilegien für bestimmte Kassenarten. Diese wiederum führen zu einem „Pseudo-Wettbewerb" (AOK-BV 2002b: 5), der sich auf Risikoselektion, Marketing-/ Serviceaktivitäten und Randsortimente konzentriert (ebd.; Weller und Haas 2003: 28; AOK-BV 2003b: 21; 2003d: 12). Im Bereich der Leistungen bzw. Leistungsgestaltung und Versorgungsangebote haben die Kassen bislang kaum Möglichkeiten, sich aufgrund eines unzureichenden Vertragswettbewerbs[398] zu profilieren (u. a. AOK-BV 2002b: 6: 10; 2004: 8; Weller und Haas 2003: 28; Haas 2003: 34). Für alle Akteure bestehen zu wenig Anreize und Handlungsfreiräume, um gezielt auf die Verbesserung von Qualität und Wirtschaftlichkeit der Gesundheitsversorgung hinzuwirken (AOK-BV 2004: 18; 2002b: 8).[399] Auch blockieren die Verbände der Ärzte durch ihre Vertragsmonopole die Weiterentwicklung u. a. von Modellvorhaben (AOK-BV 2002c: 24).[400] Die Arztzahlen

---

396 Siehe auch AOK-BV 2002b: 15; 2003a: 16; 2003b: 6 und 14; 2003c: 2; 2004: 18).
397 Als kostentreibend werden insbesondere Ausgaben im Arzneimittel- und Krankenhausbereich bei wachsenden Krankheitskosten wahrgenommen. Die Einnahmebasis wird durch Verschiebebahnhöfe (Umverteilung der Lasten zu Gunsten des Bundeshaushaltes), die Übernahme versicherungsfremder Leistungen, gesellschaftlicher Trends (wie des sozioökonomischen Wandels) und die starke Konjunkturabhängigkeit geschwächt (u. a. AOK-BV 2003a: 24; 2003c: 21; Schneider 2003: 57).
398 Dies wird u. a. durch den Zwang zum einheitlichen und gemeinsamen Handeln in weiten Bereichen der Versorgungs- und Vertragspolitik (was wiederum zu Verzögerungen und suboptimalen Kompromisslösungen führt) sowie eine zu starke Dominanz des kollektivrechtlichen Vertragsrechts bedingt.
399 Da 2007 eine RSA-Reform ansteht, erhält der Sachverhalt im Vergleich zu anderen Themen nur wenig Aufmerksamkeit. Dennoch wird wiederkehrend das Problem der Risikoselektion angeführt (AOK-BV 2002a: 9; 2002b: 6). Mit der Mitgliederwanderung gehen Strukturverschlechterungen bei den Versorgerkassen einher (AOK-BV 2003a: 16).
400 Auch besteht eine unzureichende Bereitschaft der Ärzte, sich an Modellen wie der IV zu beteiligen (Knieps 2002: 25; AOK-BV 2002b: 10). Ergänzend wirkt die schwierige Budgetausgliederung bei Modellvorhaben einschränkend (AOK-BV 2002b: 12). Grundsätzlich wird die IV positiv wahrgenommen. Bemängelt werden jedoch bisherige Ausgestaltungsdefizite.

stellen sich nicht als Problem dar. Es besteht hingegen ein Verteilungsproblem. Daher sind bspw. bestimmte Regionen von einem Hausärztemangel bedroht (Hoberg 2003: 86; Becker 2003a: 14; AOK-BV 2004: 34). „Ärzte-Hopping" stellt sich nicht als kostentreibender Faktor dar (AOK-BV 2003b: 39).

Defizite in der Struktur der (ärztlichen) Versorgung zeigen sich nach Ansicht des AOK-BV in erster Linie in einer unzureichenden Effizienz des Mitteleinsatzes. Dies führt außerdem zu Mängeln in der Versorgungsqualität und spiegelt sich in Über-, Unter- und Fehlversorgungen wider (hier und im Folgenden: AOK-BV 2002b: 3; 2003a: 8; 2004: 18; Weller und Haas 2003: 22).[401] Übergeordnet hierfür verantwortlich gemacht werden gravierende Steuerungsmängel wie die stark sektorale Gliederung zwischen ambulanter und stationärer Versorgung, Fehlanreize und damit Fehlsteuerungen von Ressourcen, ein Mangel an Steuerungsinstrumenten sowie unflexible Strukturen. Verschärft wird dies durch den unzureichenden Vertragswettbewerb. Eine bestehende Überversorgung führt überdies zu medizinisch nicht indizierten Leistungsausweitungen und innerärztlichem Konkurrenzkampf bei begrenzten Mitteln (AOK-BV 2002b: 3). Der Rolle des Hausarztes wird in diesem Kontext mit Nachdruck eine unzureichende Stellung zugeschrieben. Dieser kann die Steuerungsfunktion nicht wahrnehmen. Dabei wird insbesondere die Umsetzung der bereits bestehenden gesetzlichen Vorgaben moniert (ebd.: 11; Hoberg 2003: 86). Während des Analysefensters wird eine Studie veröffentlicht, die nicht nur für die Kassen von Relevanz ist: Nach Zok (2003: 79), der eine Studie für das WIdO durchführte, spielt der Hausarzt eine herausragende Rolle in der Bevölkerung. Bereits rund 80 Prozent der Bevölkerung haben einen solchen Arzt, der im Krankheitsfall als Erstes kontaktiert wird. Zumindest aus dieser Perspektive stellt sich die hausärztliche Versorgung als weniger defizitär dar. In Kombination mit den strukturellen Rahmenbedingungen scheint für den Verband jedoch Handlungsbedarf zu bestehen.

Ersatzkassenverband Problemstrom Analysefenster 2

Die kritische Finanzsituation der GKV dominiert den Problemstrom der Ersatzkassen[402] Ursächlich sind sowohl strukturelle Defizite als auch Einnahmeprob-

---

Die Erarbeitung und Umsetzung von DMPs bei divergierenden Interessen und Vorstellungen der Beteiligten gelten als kompliziert. Die Möglichkeiten werden dennoch positiv bewertet (AOK-BV 2003a: 46).

401 Der Verband verweist in der Problemdarstellung wiederkehrend auf die SVR-Gutachten.
402 Vorrangig wahrgenommen werden ein ungebremster Ausgabenanstieg und bestehende Verschiebebahnhöfe zu Lasten der GKV. Die Schere zwischen Ein- und Ausgaben, insbesondere durch den Krankenhausbereich, führen nach Ansicht des Verbandes zu einer rechtswidrigen

leme, die durch übergreifende gesellschaftliche Herausforderungen verschärft werden (u. a. vdek 2002a: 4; 2003a: 4f.; Minn 2003: 143; Pfeiffer 2003a: 54). Die hausärztliche Versorgung wird nicht explizit als defizitär wahrgenommen. Im Kontext der allgemeinen versorgungspolitischen Probleme, die der Verband erkennt, findet sie sich hingegen teilweise wieder. Diese Probleme zeigen sich in Überkapazitäten sowie entsprechenden Ineffizienzen und Qualitätsdefiziten in der gesundheitlichen Versorgung (u. a. vdek 2002a: 15; 2003a: 4; Rebscher 2002a: 425; 2003: 290).[403] Ursächlich dafür sind neben einem unzureichenden Kassenwettbewerb, der übergreifend wahrgenommen wird, verschiedene Aspekte wie der Facharzttrend und vorhandene fachärztliche Doppelstrukturen im ambulanten und stationären Sektor bei zu strikter Trennung der Sektoren, Fehlanreize in den Vergütungssystemen, ein falsch ausgerichtetes Vertragsrecht sowie eine vergleichsweise schwach ausgeprägte hausärztliche Versorgung (u. a. Ballast 2003: 116). Die Möglichkeiten der Angebotssteuerung sind zu stark begrenzt (ebd.; vdek 2002a: 12).[404] Der Verband sieht keinen (drohenden) Ärztemangel. Vielmehr konstatiert er ein Verteilungsproblem (vdek 2002b: 12; Ballast und Raffauf 2002: 223).[405] Der unzureichende Wettbewerb wird durch Defizite im Organisationsrecht, die zu ungleichen Wettbewerbsbedingungen zwischen den Kassenarten führen, sowie die unzureichende Einbeziehung der Leistungserbringer determiniert (vdek 2002a: 30; 2003a: 155; Mönig-Raane 2003: 289; Rebscher 2002a: 425). Insgesamt wird der aktuelle Wettbewerb bislang auf einen unfairen Beitragssatzwettbewerb reduziert (Rebscher 2002b: 6).[406] Weiterhin scheitern Modellvorhaben maßgeblich an Interessendivergenzen der Beteiligten. Besonders blockieren bzw. blockierten die Leistungserbringer und die KVen u. a. die Realisierung von DMPs (vdek 2002a: 30; Rebscher 2002c: 248).

Verschuldung (u. a. Rebscher 2003: 290; 2002a: 425; Mönig-Raane 2002a: 5; 2003: 289; Minn, Norbert 2003: 143).

403 Stetiger Verweis auf die SVR-Gutachten, nach denen Über-, Unter- und Fehlversorgung im deutschen Medizinbetrieb bestehen (u. a. vdek 2002a: 4). Auch Versichertenbefragungen haben eine negative Prozessqualität und Defizite in der Versorgungsqualität benannt (Jann 2002: 232).

404 Trotz vergleichsweise hoher Gesundheitsausgaben fallen Behandlungsergebnisse und Versorgungsqualität vergleichsweise schlecht aus. Dies sei besonders negativ für die Chroniker-Versorgung (Ballast 2003: 116). Ein möglicher Kartenmissbrauch wird seitens der Ersatzkassen nicht als Problem wahrgenommen (vdek 2002a: 14). Zu Versorgungsdefiziten kommt es durch eine mangelhafte Abstimmung von Strukturen und Prozessen auf der Angebotsseite und einen fehlenden Wettbewerb auf Leistungserbringerseite (vdek 2002a: 15).

405 Auch die Honorare sind nicht zu niedrig, wobei im hausärztlichen Bereich darauf hinzuwirken ist, dass in naher Zukunft kein Versorgungsengpass entsteht (Ballast und Raffauf 2002: 223).

406 Durch organisationsrechtliche Privilegien einzelner Kassen sowie einen fehllaufenden RSA entstehen, neben ungleichen Wettbewerbsbedingungen, massive Verwerfungen innerhalb der Kassenlandschaft (Rebscher 2002b: 6; vdek 2002a: 23ff.).

KBV Problemstrom Analysefenster 2

Für die KBV steht in der Legislaturperiode das Finanzierungs- bzw. Einnahmeproblem der GKV im Vordergrund des Problemstroms, das als Ursache für strukturelle Probleme angeführt wird. Eine „chronische Unterfinanzierung" (KBV 2002: 18)[407] führe zunehmend zur Rationierung und behindere als „Korsett der Mengenverwaltung" (KBV 2003a: 37) die Entwicklung des Kollektivvertragssystems.[408] Verschärft wird die Einnahmeproblematik durch allgemeine gesellschaftliche Herausforderungen[409] (ebd.: 33f.; KBV 2002: 13f.; 2003a; Richter-Reichhelm 2002: 45). Die KBV betont, dass sie kein Qualitätsproblem oder ein Problem der Leistungsfähigkeit für das deutsche Gesundheitssystem ausmachen kann (KBV 2003b: 1).[410] Die Besonderheiten des deutschen Systems bieten den Versicherten weltweit einmalige Freiheiten[411], die konsequenterweise zu hohen Ausgaben führen (ebd.: 2). Andere Strukturprobleme beeinträchtigen hingegen das System. Hierzu zählt das Honorierungssystem mit Kopfpauschalen. Die sektorale Budgetierung behindert massiv den weiteren Ausbau innovativer Versorgungsstrukturen (ebd.: 3; Hess 2003a: 49: 84; 2003b: 25).[412] Ferner sieht die KBV wachsende Benachteiligungen der Fachärzte, die durch Wettbewerbsverzerrungen zwischen ambulantem und stationärem Sektor bedingt sind. Diese Verzerrungen werden u. a. durch die Einführung des DRG-Systems weiter verschärft (KBV 2003a: 31; 2003b: 15; 2003 von Stillfried 2003: 56).

Probleme mit direktem Bezug zur Thematik HzV bzw. Hausarzt sieht sie in der Entwicklung der Arztzahlen (Nachwuchsproblem und drohender Ärztemangel) und den Organisationsstrukturen der KVen bzw. der KBV. Im Bereich der

---

407 Vorrangig aufgrund der zu hohen Abhängigkeit von der Lohnquote sowie des „Verschiebebahnhofs" im Sozialversicherungssystem zu Lasten der GKV (u. a. KBV 2002b: 2).
408 Dies führt zur Unzufriedenheit der Patienten und Leistungserbringer mit dem deutschen Gesundheitssystem. Das Kollektivvertragssystem an sich wird nicht als Problem bewertet (Richter-Reichhelm 2002: 45).
409 Dazu zählen u. a. der demographische Wandel und der medizinische Fortschritt (KBV 2002: 13).
410 Entgegen dem Problemaufriss der Regierung. Zu behaupten, dass das deutsche System bei mittelmäßiger Qualität zu teuer ist, sei „absurd" (KBV 2003b: 2; Hess 2003a: 55). Qualitätsdefizite geben vielmehr Anlass für Weiterentwicklungen. Demgegenüber besteht laut KBV ein Mangel an belastbaren Versorgungsdaten (KBV 2003b: 2).
411 Mit der weltweit einmalig garantierten freien Arztwahl und einem einmaligen Leistungskatalog durch Nutzung der Chipkarte, zusammen mit dem Kassenwettbewerb hat sich ein Anspruchsverhalten entwickelt, das u. a. die Verantwortung des Einzelnen für ein gesundheitsbewusstes Verhalten zurückdrängt (KBV 2003b: 2).
412 Dies führt auch zu der oft genannten „Verkrustung" des Systems. Bspw. decken Kopfpauschalen nicht den tatsächlichen Versorgungsbedarf eines Krankenversicherten, denn sie sind für den Kranken viel zu niedrig (Hess 2003: 64). Auch das bestehende Sachleistungsprinzip sei insuffizient.

Allgemeinmedizin und hier insbesondere in den neuen Bundesländern drohen bereits aktuell Versorgungsengpässe (KBV 2002: 314; 2003a: 197; Hess 2003a: 86). Es wird grundsätzlich hinterfragt, ob die KBV-Strukturen zur Handlungsfähigkeit der Selbstverwaltung und der GKV beitragen. Eine Verkleinerung wird erwogen. Vorrangig moniert die KBV eine unzureichende Repräsentanz der heterogenen Gruppen in den Gremien des Verbandes, aber nicht hausarztspezifisch, sondern arztgruppenübergreifend (Hess 2003b: 22f.; KBV 2003b: 17f.).

Mit den Reformplänen der rot-grünen Regierung und bedingt durch das Vorschaltgesetz, das zu Nullrunden in den Honorarzuwächsen der Ärzte führte, werden weitreichende Bedrohungen antizipiert (KBV 2002: 13ff.). Verschiedene Ansätze gefährden nach Wahrnehmung der KBV die Freiberuflichkeit und die Selbstverwaltung und bedrohen letztlich die flächendeckende Versorgung. Die Fachärzte gelten hier erneut als besonders benachteiligt (KBV 2003: 13ff.; Hess 2003a: 49). Wiederkehrend wird betont, dass kein fairer Wettbewerb entsteht, sondern Staatsmedizin, Kassenstaat und die Entmündigung der Patienten, Ärzte und Psychotherapeuten eingeführt wird (Hess 2003a: 55; KBV 2003c: 1ff.; Richter-Reichhelm 2003a: 37; KBV 2003a: 33). Einzelvertragliche Regelungen stellen sich als größte Bedrohung dar.[413] Erst mit Beginn der Konsensverhandlungen zwischen FDP, Union und den Regierungsparteien werden die künftigen Entwicklungen weniger negativ aufgefasst.

DHÄV Problemstrom Analysefenster 2

Im Problemstrom des DHÄV erhält eine bedrohliche finanzielle Situation des GKV-Systems viel Aufmerksamkeit. Als ursächlich werden vordergründig strukturelle Defizite benannt (DHÄV 2002a: 2474). Das deutsche Gesundheitssystem ist nach Ansicht der Hausärzte aufgrund historischer Entwicklungen schlecht strukturiert, wodurch Fehl- und Überversorgung entstehen. Es erfolgt keine ausreichende Steuerung und Koordinierung der Versorgung (Kossow 2003a: 67).[414] Schließlich wird § 73 SGB V mit dem Hausarzt als Koordinator noch immer

---

413 Einzelverträge, die nach Ansicht der KBV nur der „Stärkung der Einkaufsmacht der Krankenkassen dienen" (KBV 2003a: 33), und ihre Folgen für den Sicherstellungsauftrag und die freie Arztwahl bedrohen nach Verbandssicht eine gute, flächendeckende Versorgung (KBV 2003b: 15). Außerdem werden die Öffnung der Krankenhäuser, die Etablierung von Gesundheitszentren und extern vorgegebene Leitlinien neben anderen Punkten als weitere Bedrohungen wahrgenommen (u. a. ebd.: 3f.).
414 Das Leistungsangebot kann nach Beliebigkeit, bis in den hochspezialisierten Bereich in Anspruch genommen werden (Kossow 2003a: 69).

nicht angemessen umgesetzt (ebd.; DHÄV 2003a: 2).[415] Weiterhin verschärft wird dies durch Spezialisten, die im Wettbewerb untereinander Überkapazitäten ausbauen, was als Indizierung von Verschwendung bezeichnet wird (Kossow 2003a: 69), sowie eine problematische Mengenausweitung durch einen wachsenden Chipkarten-Missbrauch. Durch den uneingeschränkten Zugang zu medizinischen Leistungen wegen der Verfügbarkeit und Ausgestaltung der Chipkarte wird auch die Lotsenfunktion des Hausarztes eingeschränkt (Weigeldt 2003: 26). Überdies wird die Stellung der Hausärzte in den Strukturen der ärztlichen Selbstverwaltung aufgrund einer unzureichenden Repräsentanz in den Gremien der KVen sowie der BÄK als prekär wahrgenommen (DHÄV 2003a: 3; 2003b: 2: 12; 2003c: 1578; Mehl 2003: 25). Weiterhin gelten die ungesicherte finanzielle Förderung der Weiterbildung in der Allgemeinmedizin, der anstehende Hausärztemangel (besonders in ländlichen Regionen und in den neuen Bundesländern[416], mit stetigem Verweis auf die Studien der KBV und der BÄK) als kritisch (DHÄV 2003b: 7; 2002a: 2474; Kossow 2003a: 90). Im Rahmen von DMPs und IV-Verträgen sieht der DHÄV zum einen (noch) keine Verbesserung der Versorgungssituation und zum anderen spielen die Hausärzte in diesen Kooperationsformen (bislang) eine unzureichende Rolle (DHÄV 2002b: 1634; 2003b: 13).[417]

Obwohl die Hausärzte mit den rot-grünen Reformplänen viele positive Ansätze verbinden, sehen sie dennoch die Gefahr einer einseitigen Verlagerung der Steuerungsmacht auf die Krankenkassen, die zur Abhängigkeit der Leistungserbringer von den Kassen führt (DHÄV 2003c: 1578). Eingriffe in die ärztliche Freiberuflichkeit, egal für welche Arztgruppe, werden grundlegend als Gefahr bewertet (DHÄV 2003b: 6; 37). Ein „Nebeneinander" von Kollektiv- und Einzelvertragsärzten führt zu einer fragwürdigen Zergliederung der vertragsärztlichen Versorgung und erschwert in der Folge das Zusammenwirken der Versorgungsebenen durch unvermeidbare Wettbewerbssituationen (ebd.: 28).

---

415 Durch die seit dem 1. Januar 1989 bestehende optionale appellative Regelung in § 73 wurde die Selbstverwaltung bislang nicht umgesetzt (Kossow 2003b: 69).
416 Grundsätzlich ist die Situation der ambulanten medizinischen Versorgung in den neuen Bundesländern ein großes Problem: Die Ärzte in den neuen Bundesländern erhalten eine deutlich geringere Vergütung und stehen unter höherem Regressdruck (DHÄV 2003b: 4). Dies führt allgemein zu einer kritischen Situation, insbesondere ist aber hier v. a. der Hausärztemangel zu erwarten.
417 Trotz anfänglichem Optimismus werden eine zu geringe Vergütung und eine Verschlechterung der Arzt-Patienten-Beziehung im Rahmen von DMPs als negativ angeführt. Die Krankenkassen bevorzugen ebenfalls KVen als Vertragspartner (DHÄV 2002b: 1634). Auch bei integrierten Versorgungsmodellen sieht der DHÄV die Gefahr, dass diese ohne hausärztliche Beteiligung angestrebt werden (DHÄV 2002a: 2474; DHÄV 2003b: 2).

7.2 Ist-Zustand der Policy-Ströme Analysefenster 2

7.2.1 Policy-Ströme parteipolitische Ebene Analysefenster 2

Parteiübergreifend Policy-Strom Analysefenster 2

Der Policy-Strom der parteipolitischen Akteure wird im Analysefenster durch gemeinsame reformpolitische Ziele, die Senkung bzw. Stabilisierung des Beitragssatzes der GKV und somit der Lohnnebenkosten (Standortfrage) geprägt (Schmidt 2003b: 4906; Bündnis 90/Die Grünen 2002a: 70; Göring-Eckardt 2003: 2517; Merkel 2003b: 4203; Seehofer 2003: 4909; FDP 2001a: 13; BT 15/1175: 1; BT 15/1526: 3). Dem GKV-System wird eine hohe Bedeutung für den Arbeitsmarkt und die wirtschaftliche Lage attestiert, wenn auch der Stellenwert akteursspezifisch unterschiedlich ist. Effizienz-, Wirtschaftlichkeits- und Qualitätssteigerungen werden ebenfalls durchgehend als Ziele benannt, jedoch mit unterschiedlichen Bedeutungszuweisungen. Als Instrument zur Zielerreichung wird parteiübergreifend die Stärkung des Wettbewerbs im Gesundheitssystem[418] angeführt (Schmidt 2003b: 4906; Bündnis 90/Die Grünen 2002a: 85; Göring-Eckardt 2003: 2517; Merkel 2003a: 2495; BT 15/1526: 1; FDP 2001b: 1, 2002: 11f.). Die Deutungsmuster über die Art und die Reichweite sowie die notwendigen Mittel und Maßnahmen zur Initiierung dieses Wettbewerbs sind dabei ebenso wie die Frage nach der Stellung des Hausarztes bzw. der HzV unterschiedlich. Ergänzend kursieren parteispezifisch weiterführende Ziele und Gestaltungsoptionen.

SPD Policy-Strom Analysefenster 2

Die im Policy-Strom diskutierten Gestaltungsoptionen der SPD werden im hohen Maße sowohl durch Finanzierungsfragen für die Einnahmenseite (SPD 2002: 56f.) als auch durch strukturelle Gestaltungsoptionen für die Ausgabenseite der GKV bestimmt. Durch die Agenda 2010 rückt die Reduzierung der Lohnnebenkosten in den Vordergrund (u. a. Schröder 2003: 2481).[419] Auf der Ausgabenseite sollen Einsparpotentiale bzw. Effizienzsteigerungen bei gleichzeitiger Erhö-

---

418 Schließlich sprechen sich auch alle Parteien gegen die Weiterführung der Kostendämpfungspolitik aus.
419 Schließlich gilt es, den Wirtschaftsstandort zu sichern. Neben der Beibehaltung der paritätischen und solidarischen Finanzierung werden verstärkt auch Privatisierungsmaßnahmen wie Zuzahlungen und Selbstbehalte als Optionen diskutiert (Schröder 2003: 2481; SPD 2002: 56f.; BT 15/1170: 60; Müntefering 2003b: 4200).

hung der Qualität[420] realisiert werden (u. a. SPD 2002: 56; Müntefering 2003b: 4200; Schmidt 2003: 4908; Schaich-Walch 2003a: 5458).[421] Dazu soll im vom Staat gesetzten solidarischen Ordnungsrahmen ein Wettbewerb etabliert werden, der bei allen Akteuren ansetzt. Dies beginnt mit der Modernisierung des Vertragsrechts. Die Finanzierungsträger sollen mehr Möglichkeiten zur Steuerung erhalten. Dazu soll u. a. der Kontrahierungszwang modifiziert und der Sicherstellungsauftrag sowie das Vertragsmonopol der KVen beseitigt bzw. gelockert[422] werden, um ein Nebeneinander von Kollektiv- und Einzelverträgen herzustellen, das durch eine Modernisierung der ärztlichen Vergütung[423] flankiert wird. Diese Flexibilisierung im Vertragsrecht soll zu einer besseren Zusammenarbeit und Vernetzung der Leistungserbringer und grundsätzlich zu mehr Transparenz führen, was die Voraussetzung für einen Wettbewerb schafft (ebd.; Schmidt 2001: 3; SPD 2002: 55; SPD 2003: 46). Im Kontext dessen wird die IV als wichtiges Versorgungsangebot angeführt. Allgemein und in den Strukturen der IV soll der Hausarzt als „Begleiter der Versicherten" eine Schlüsselrolle in der Versorgung einnehmen (SPD 2003: 46; Schmidt 2002: 5). Die Kassen sollen ihren Versicherten Hausarztsysteme (Teilnahme über Einschreibung) kombiniert mit Anreizen sowie einem spezifischen Zuzahlungssystem (wie einer differenzierten Praxisgebühr) anbieten. Dabei wird betont, dass die freie Arztwahl erhalten bleibt. Die Nutzung der hausärztlichen Lotsenfunktion bietet nach Auffassung der SPD finanzielles Einsparpotential (ebd. SPD 2002: 55; SPD 2003: 24, Schmidt 2003: 4907; BT 15/51). Dies soll ferner das gesundheits- und kostenbewusste Verhalten und die Eigenverantwortung der Versicherten stärken (u. a. Schmidt 2003a: 4212; Schröder 2003: 2479). Ergänzend soll die fachärztliche Versorgung verstärkt über Einzelverträge geregelt werden (Schmidt 2001: 3).

Bündnis 90/Die Grünen Policy-Strom Analysefenster 2

Der Policy-Strom wird für die Bündnisgrünen von der Diskussion um die Einführung einer Bürgerversicherung dominiert. Diese soll zur Sicherung des

---

420 Die Steigerung von Qualität wird als Ressource für mehr Wirtschaftlichkeit angesehen, entgegen der Strategie, mehr Geld in das System zu investieren (Schaich-Walch 2003b: 4225; Schröder 2003: 2491).
421 Laut Sozialdemokraten begann diese „Qualitäts- und die Wirtschaftlichkeitsoffensive" bereits mit der Gesundheitsreform 2000 durch Rot-Grün (Kühn-Mengel 2003: 4915).
422 „Wir brechen das Vertragsmonopol der Kassenärztlichen Vereinigungen auf, machen Monopolstrukturen durchlässig und ermöglichen schrittweise auch Einzelverträge" (SPD 2003: 24).
423 Die ärztliche Vergütung stellt sich grundsätzlich als Stellschraube dar, u. a. in Form qualitätsorientierter Vergütung (Einbezug von ärztlichen Qualifikationen und Fortbildungen) (Schmidt 2001: 6; Kühn-Mengel: 4915).

Solidaritätsprinzips und als finanzieller Ordnungsrahmen dienen (Bündnis 90/Die Grünen 2003: 3).[424] Sie soll die Modernisierung bzw. Weiterentwicklung der Versorgungs- bzw. Strukturebene der GKV flankieren. Übergeordnet möchten die Grünen einen Qualitätswettbewerb initiieren, bei dem es sich um einen Wettbewerb um die beste Versorgungsqualität handelt und nicht um einen reinen Preiswettbewerb. Dieser soll ergänzt um mehr Prävention zu Qualitäts- und Wirtschaftlichkeitssteigerungen bzw. zur Nutzung von Effizienzreserven führen (ebd.: 9; Bündnis 90/Die Grünen 2002a: 80; 2002b: 29; 2003a: 9). In erster Linie soll auf Seiten der Leistungserbringer mehr Wettbewerb[425] im Bereich der Fachärzte, nicht der Hausärzte etabliert werden (Bender 2003b: 4911). Unterstützt werden soll dieser Wettbewerb durch eine Reorganisation der Strukturen der KVen (Bündnis 90/Die Grünen 2002b: 30).

Als entscheidende Option für die konkrete Ausgestaltung der Versorgungsstrukturen stellt sich für die Grünen die IV dar, denn sie weist einen ganzheitlichen Charakter auf, indem sie die Vernetzung der sprechenden Medizin, insbesondere der nicht-ärztlichen Gesundheitsberufe, verbessert und diesen Versorgungsbereich aufwertet.[426] Die IV soll zur Regelversorgung werden, in der auch der Hausarzt eine zentrale Rolle erhält, um so grundsätzlich das Hausarztprinzip zu stärken (ebd.: 30; Bündnis 90/Die Grünen 2000: 4; 2003a: 9). Indem die Transparenz zwischen unterschiedlichen qualitätsgesicherten Angeboten erhöht wird, sollen die Versicherten mehr Wahlfreiheit erhalten (Bündnis 90/Die Grünen 2002a: 85). Die hausärztliche Versorgung, die als Element einer verbesserten Versorgung diskutiert wird, findet sich bei den Grünen vorrangig im Kontext der IV wieder.

---

424 Schließlich muss eine grundlegende Reform der Versorgungsstrukturen mit einer Finanzreform verbunden werden (Bündnis 90/Die Grünen 2003: 9). Dabei finden auch die Überprüfung des Leistungskatalogs sowie die Ausgliederung von Leistungen zunehmend Zustimmung durch die Partei (Sager 2003: 4206; Bündnis 90/Die Grünen 2000: 6). Auch der Vorschlag der SPD einer Praxisgebühr, um die Finanzierung zu erweitern, wird aufgenommen (Göring-Eckardt 2003: 2517).
425 Neben den Kassen, die bereits im Wettbewerb stehen, sollen auch die Leistungserbringer um Qualität und Wirtschaftlichkeit wetteifern. Die Grünen gehen davon aus, dass dabei die niedergelassenen Ärzte nicht durch Konkurrenz verdrängt werden (Bender 2003b: 2912; Bündnis 90/Die Grünen 2003: 10). Dazu sei u. a. die Beseitigung des Vertragsmonopols der KVen ein wichtiger Schritt, ebenso wie die Schaffung entsprechender Rahmenbedingungen durch die Politik (ebd.).
426 Ergänzt um Gesundheitszentren bzw. partielle Öffnung der Krankenhäuser (Bündnis 90/Die Grünen 2003: 9).

Rot-Grün Gemeinsamer Policy-Strom Analysefenster 2

Das Koalitionsmodell zwischen Rot-Grün für die ambulante ärztliche Versorgung zielt nach eigener Darstellung auf die Modernisierung der Versorgungsstrukturen, um die Qualität und Effizienz zu steigern (BT 15/1170: 2ff.). Zur Entwicklung neuer Versorgungsformen sollen Möglichkeiten und Anreize geschaffen werden. Einen hohen Stellenwert erhält neben Qualitätsaspekten vorangestellt die Stärkung der hausärztlichen Versorgung (ebd.: 55ff.). Der fachärztlichen Versorgung, die künftig über Einzelverträge geregelt werden soll, wird die hausärztliche Versorgung als Regelversorgung (weiterhin in Kollektivverträgen) gegenübergestellt. Nehmen Versicherte an der hausärztlichen Versorgung nicht teil, werden sie finanziell belastet (Praxisgebühr von 15 EUR), es sei denn, sie schreiben sich für einen anderen Tarif z. B. im Einzelvertragssystem ein (hier und im Folgenden ebd.: 6ff.).[427] Auch können Kassen ihren Versicherten die Teilnahme am Hausarztsystem anbieten: Der Versicherte schreibt sich in eine hausärztliche Versorgung ein und die Überweisungshoheit liegt bei dem gewählten Hausarzt.[428] Lag der Sicherstellungsauftrag bislang alleine bei den KVen, soll dieser künftig auf die hausärztliche Versorgung beschränkt werden. Folglich verändert sich die Stellung der KVen im Rahmen des Sicherstellungsauftrages zu Gunsten der Kostenträger. Auch wird der Wettbewerb zwischen Leistungserbringern vorrangig auf fachärztlicher Ebene verortet. Ergänzend sieht die Koalition eine staatliche bzw. rechtliche Rahmenvorschrift vor, damit „eine solidarische Wettbewerbsordnung" (ebd.: 2; SPD 2002: 44; SPD und Bündnis 90/Die Grünen 2002c: 10)[429] entsteht, in der für alle Beteiligten, auch die Versicherten, erweiterte Handlungsspielräume, aber auch Verpflichtungen vorgesehen sind.

Union Policy-Strom Analysefenster 2

Die Union diskutiert gesundheitspolitische Reformmaßnahmen im Kontext ihres „Drei-Stufen- Plans für eine nationale Kraftanstrengung, um das Wachstumspo-

---

[427] Der freie, direkte Zugang (ohne Überweisung durch einen Hausarzt) zum Facharzt ist in der Regelversorgung mit einer Praxisgebühr von 15 Euro und deutlich erhöhten Zuzahlungen für Arzneimittel verbunden (Widmann-Mauz, 2003: 4214). Dies soll im Sinne einer allgemeinen Selbstbeteiligung erfolgen (Zöller 2003: 4220).
[428] „§ 67 Hausarztsystem (1) Versicherte können sich gegenüber ihrer Krankenkasse schriftlich verpflichten, vertragsärztliche Leistungen außerhalb der hausärztlichen Versorgung, mit Ausnahme der Leistungen der Frauenärzte oder Augenärzte, nur auf Überweisung des von ihnen gewählten Hausarztes in Anspruch zu nehmen (Hausarztsystem)."
[429] „[M]ehr Wettbewerb um Qualität, Wirtschaftlichkeit und effizientere Versorgungsstrukturen [...]" (SPD und Bündnis 90/Die Grünen 2002: 53).

tential Deutschlands dauerhaft zu erhöhen" (CDU/CSU 2003b). Dazu sollen Qualität, Effizienz und Wirtschaftlichkeit optimiert werden, um in erster Linie die Beiträge in der GKV deutlich (auf 13 Prozent) zu senken (CDU/CSU 2002a: 42; 2003a: 1; Merkel 2003b: 4204).

Im Vordergrund steht die Sicherung der Einnahmeseite der gesamten Sozialversicherung, die mit weitreichenden privatwirtschaftlichen Elementen (unter dem Verständnis der Eigenverantwortung) verbunden wird (ebd.; BT 15/1174: 2f.).[430] Seitens der CDU wird die Kopfpauschale respektive die Gesundheitsprämie als Antwort auf die Finanzierungsfrage zum zentralen gesundheitspolitischen Element (CDU 2003: 16). Zunehmend werden jedoch auch Reformen für die Ausgabenseite diskutiert. Strukturell soll mehr Wettbewerb ermöglicht werden, indem alle Beteiligten mehr Freiheiten bzw. Handlungs- und Gestaltungsmöglichkeiten erhalten (BT 15/652. 3; BT 15/1174: 3). Dazu sind verschiedene Änderungen im Organisations-, Vertrags- und Leistungsrecht der GKV vorgesehen (u. a. CDU/CSU 2002a: 43). Versicherte sollen die Wahl zwischen unterschiedlichen Versorgungsangeboten erhalten. Dies soll durch arztgruppenspezifische und kassenindividuelle Vertragsabschlüsse, nicht durch (flächendeckende) Einzelverträge im Rahmen einer Flexibilisierung des Vertragsrechts erfolgen. Ziel ist nach eigenen Angaben ein Qualitätswettbewerb um das beste Versorgungskonzept (ebd.; BT 15/1174: 6; CDU/CSU 2003a: 2; Widmann-Mauz 2003b: 4924). Dazu sollen die Kassen mehr Verantwortung für die Entwicklung unterschiedlicher Versorgungsangebote erhalten (CDU/CSU 2002a: 43; 2002b: 7; BT 15/1174: 7). Da sich das Kollektivvertragssystem grundsätzlich bewährt hat[431], soll sich der Wettbewerb innerhalb des kollektiven Rahmens entwickeln. Es soll kein „Wettbewerb um Ärzte" entstehen, denn ansonsten besteht die Gefahr zu großer Einkaufsmacht seitens der Kassen (ebd.). Im eigens formulierten „Drei-Säulen-Modell"[432] mit dem Primat des kollektiven Rahmens sind Einzelverträge zwar vorgesehen, um Erfahrungen zu sammeln, aber nur im Bereich der

---

430 Um die Eigenverantwortung der Versicherten zu stärken, sollen auch Selbstbeteiligungen der Versicherten, Einschränkungen des Leistungskatalogs sowie Begrenzung des Arbeitgeberanteils eingeführt werden (u. a. BT 15/1174: 11; BT 15/652: 3; CDU/CSU 2003a: 2). Seitens der CDU kristallisiert sich im Laufe des Jahres 2003 mit dem Leipziger Parteitag 2003 die Kopfpauschale als zentrale Lösung für die Finanzierungsfrage der GKV heraus, die besonders seitens der CSU auf Kritik stößt.
431 Kollektivverträge gewährleisten die flächendeckende Qualitäts- und Leistungssicherung (u. a. Widmann-Mauz 2003b: 4924).
432 Die Basisversorgung findet weiterhin über Kollektivverträge statt (1. Säule). Versorgungsmodelle mit besonderen Qualitätsanforderungen erfolgen über Ausschreibungen durch die Gesamtvertragspartner (Kassen und KVen) (2. Säule). Direktverträge sind nur für sektorenübergreifende Versorgungsformen möglich (BT 15/1174: 8ff.).

IV (BT 15/1174: 7).[433] Die ärztliche Freiberuflichkeit muss in (neuen) Versorgungsmodellen Vorrang erhalten. Unterschiedliche Zugangsregelungen mit Besserstellung eines Versorgungsbereiches wie durch die strukturelle Förderung von Hausarztmodellen gefährden die Freizügigkeit und Gleichheit des Arztberufes (Merkel 2003b: 4203). Eine erzwungene Teilnahme an Hausarztmodellen (aufgrund der Praxisgebühr) oder anderen Versorgungsprogrammen stellt als Abkehr vom Prinzip der freien Arztwahl keine Option dar (BT 15/1174: 4). Grundsätzlich will die Union „[...] den Arzt des Vertrauens und ihn als Berater und Coach stärken [...], das muss aber nicht zwangsläufig der Hausarzt sein" (Widmann-Mauz 2003a: 4214). Der Wettbewerb unter den Leistungserbringern soll im Rahmen des Kollektivsystems gestärkt werden, nicht gegenüber den Kostenträgern ausgeweitet werden (BT 15/1174: 4). Ergänzend sollen Versicherte zur Steigerung der Transparenz über Behandlungskosten und Qualität zwischen Sachleistungs- und Kostenerstattungsprinzip wählen können. Zusammen mit Zuzahlungselementen[434] und größerer Wahlfreiheiten beim Umfang des Versicherungsschutzes sowie der -konditionen soll der Versicherte zum kostenbewussten Nachfrager werden (CDU/CSU 2002a: 43; 2003a: 2; 2003b: 10). In den Gestaltungsoptionen der Union stehen der Versicherte (der aktiv einbezogen werden soll) und seine Konsumentensouveränität im Zentrum des Wettbewerbs (von der Leyen 2003: 4926).

FDP Policy-Strom Analysefenster 2

Für die FPD stehen Gestaltungsoptionen zur Finanzierung und hier die Einführung von privatwirtschaftlichen bzw. kapitalgedeckten Finanzierungselementen sowie die Begrenzung des Leistungskataloges auf Kern- bzw. Pflicht- und Wahlleistungen[435] im Vordergrund (BT 15/1175: 1; BT 15/1526: 1f.; Gerhardt 2003a: 5463; BT 15/160: 12). Auf der Strukturebene der GKV stellt sich die Etablierung

---

433 Transparenz und Wettbewerb zusammen mit der Freiberuflichkeit des Arztes sind laut Union die besten Mittel, um Qualität und Wirtschaftlichkeit zu gewährleisten (CDU/CSU 2003a: 2; CDU/CSU 2002a: 43; BT 15/1174: 12). Daher gilt es auch, den Arztberuf attraktiver zu gestalten (Widmann-Mauz 2003a: 4215).

434 Wie einer durchgängigen prozentualen Selbstbeteiligung bei jeder Leistungsinanspruchnahme. Ergänzt um eine Abrechnungsbeleg ist dies notwendig, um einen Wettbewerb zu initiieren. Diese nach Ansicht der Union verhaltenssteuernden Elemente stellen eine Alternative zur strikt abgelehnten Praxisgebühr der SPD dar (BT 15/1174: 11).

435 Begrenzung der „Zwangsbeiträge" auf Kernleistungen als Grundlage für einen Wettbewerb. Ansonsten werden weder Wettbewerb noch Beitragsstabilität entstehen. Langfristig sind für die Liberalen die Stärkung des Arbeitsmarktes und die Senkung der Lohnnebenkosten am bedeutendsten. Ergänzend soll Qualität zu möglichst niedrigen Preisen realisiert werden (FDP 2001a: 5; FDP 2002: 14; BT 15/1526: 3).

eines Wettbewerbs im Sinne marktwirtschaftlicher Strukturen als dominierende Gestaltungsoption dar. Wiederholt werden im Verlauf des Gesetzgebungsprozesses die liberalen Hauptziele angeführt: „die Sicherung der freien Arztwahl der Patienten, die Therapiefreiheit der Ärzte und die Freiberuflichkeit" (BT 15/1526: 2). Für beide Bereiche muss grundlegend eine „mutige Steuerreform" erfolgen, um u. a. finanzielle Beteiligungen der Versicherten sowie einen funktionierenden Wettbewerb zu ermöglichen (hier und im Folgenden: u. a. ebd.; FDP 2001a: 5; BT 15/1175: 3; Gerhardt 2003a: 5466). Zur „Etablierung eines Marktes" gehören einzelne strukturelle reformpolitische Ansätze, die sich auf allen Akteursebenen verorten lassen. Übergeordnet fordert die FDP mehr Deregulierung, sodass der Staat lediglich die wettbewerblichen Rahmenbedingungen setzt. Der RSA muss im Kanon dessen ebenfalls abgeschafft werden. Nach Auffassung der FDP ist der Markt am besten geeignet, die Gesundheitsversorgung zu optimieren, und wird zu wirtschaftlichen sowie patienten- bzw. versichertengerechten Lösungen und in der Folge zu einem Qualitätswettbewerb führen (ebd.; FDP 2002: 12). Um die Erprobung und Etablierung neuer Versorgungsstrukturen zu ermöglichen, muss der bereits bestehende Kassenwettbewerb mittels einer flexibleren Tarifgestaltung gefördert werden. Dies soll zu einer Ausweitung der Wettbewerbsparameter (über Beitragssatz und Service hinaus) auf die Struktur des Versorgungsangebotes führen, u. a. in Form von Versorgungsmodellen und -tarifen, um kassenindividuelle Effizienzreserven erzielen zu können (FDP 2001a: 1; BT 15/1175: 2; BT 15/1526: 1f.). Davon abgeleitet erhält der Versicherte (als Nachfrager) eine zentrale Rolle (u. a. Gerhardt 2003a: 5466). Dieser soll mehr Wahlfreiheit, vorrangig in Bezug auf den individuellen Versicherungsumfang sowie die Wahl zwischen verschiedenen Tarifen, erhalten.[436] Prozentualen Selbstbeteiligungen wird eine Steuerungsfunktion zugesprochen, die der Praxisgebühr fehlt. Sie sollen daher für jede Leistungsinanspruchnahme gezahlt werden und zusammen mit dem Kostenerstattungsprinzip (das fortan dominieren soll) und weiteren Maßnahmen zu Transparenz, Kostenbewusstsein und Eigenverantwortung führen (FDP 2001b: 2; Gerhardt 20003b: 4209; BT 15/1526: 5). Der Versicherte soll als aktive „Nachfragemacht", auch in Bezug auf das Versorgungsangebot einer Krankenkasse, am Markt teilnehmen.[437] Versorgungsmodelle wie Hausarztmodelle werden als Gestaltungsoption positiv betrachtet, jedoch nur in Form von „Wettbewerbsmodellen" und somit auf freiwilliger Basis für alle Akteure (FDP 2001a: 5; Parr 2003: 4902). Freiberufliche Lösungen erhalten Priorität, auch da

---

436 „Ein funktionierender Wettbewerb setzt Wahlmöglichkeiten für den Einzelnen voraus. Er muss entscheiden, über Versicherungsart, Tarif, Arzt und Therapie" (BT 15/1175: 2).
437 Ergänzend müssen die Möglichkeiten zum Kassenwechsel erweitert werden.

diese am kostengünstigsten sind (BT 15/1175: 2; BT 15/1526: 1).[438] Der Wettbewerb zwischen den Leistungserbringern soll daher durch die Lockerung des Werbeverbotes sowie die Einführung des Kostenerstattungsprinzips ermöglicht werden (FDP 2002: 12; 2001a: 5; BT 15/1175: 4).[439] Einzelverträge stellen keine Option dar. Alle niedergelassenen Arztgruppen (egal welcher Fachrichtung) sollen im kollektiven Vertragsrahmen verbleiben.[440] Die staatliche Sonderstellung einer Gruppe wird abgelehnt. So sollen Verhandlungslösungen anstatt staatliche Vorgaben die Strukturen bestimmen. Dazu benötigen die Ärzte Anbietermacht gegenüber den Kassen. Durch Einzelverträge erhalten die Kassen nach Ansicht der Partei zu viel Macht und werden zu Monopolanbietern (Gerhardt 2003a: 5464; 2003b: 4209; BT 15/1526: 1).

7.2.2 Policy-Ströme verbandliche Ebene Analysefenster 2

AOK-BV Policy-Strom Analysefenster 2

Neben der langfristigen Sicherung der Finanzierung stellt sich die Ausweitung des Wettbewerbs als Instrument zur Qualitätssteigerung und zur Erschließung von Wirtschaftlichkeitsreserven als grundlegende Policy bzw. Kernforderung des AOK-BV dar (u. a. AOK-BV 2003a: 5; 2003d: 2). Zunächst soll der Vertragswettbewerb[441] ausgeweitet werden (ebd., AOK-BV 2003e, 2003g: 24; Weller 2003: 39). Der Schwerpunkt dieser Ausweitung wiederum soll aus „reformökonomischen" Gründen auf der Förderung der IV liegen (Becker 2003b: 14).[442] Wettbewerb wird als „versorgungspolitische Problemlösung" (AOK-BV 2002b: 6)

---

438 Die Einführung von Einzelverträgen und Gesundheitszentren sowie die Öffnung der Krankenhäuser gefährden freiberuflich tätige niedergelassene Ärzte. Eine Stärkung der Kassen hin zu monopolartigen Anbieterstrukturen bedroht die Freiberuflichkeit und Pluralität (BT 15/1526: 2).
439 Ergänzend sollen Budgets abgeschafft und feste Preise etabliert werden (BT 15/1526: 2).
440 Der freie Zugang zur Berufsausübung muss ebenso wie die Therapiefreiheit stets gewährleistet sein. Daher sind praxisorientierte Leitlinien zwar notwendig, sollen aber nur Empfehlungscharakter haben (FDP 2001a: 4).
441 Grundsätzlich verfolgt der AOK-BV nach eigenen Angaben die Devise: „Wo immer möglich soll der Vertragswettbewerb Vorfahrt bekommen" (AOK-BV 2004: 8). Dazu wurde eigens ein Gutachten in Auftrag gegeben, aus dem zehn Thesen als Forderungen für den Einstieg in den Vertragswettbewerb abgeleitet wurden. Wettbewerb wird als unverzichtbares Instrument zur Produktivitätssteigerung und Innovationsförderung in der Gesundheitsversorgung (AOK-BV 2003e: 39) und zum Abbau von Überkapazitäten angeführt (AOK-BV 2003b: 6).
442 Insbesondere bietet die IV Möglichkeiten für mehr Wettbewerb, auch für Mehr Wettbewerb im fachärztlichen Bereich über selektive Vertragsformen (AOK-BV 2003). Leistungsinhalte, Qualitätssicherung und Vergütung werden von den Vertragspartnern als Folge eines innovativen Suchprozesses geregelt. Dabei wird „Integrierte Versorgung als Hoffnungsträger" für die Gestaltung der GKV seitens des Verbandes verstanden (AOK-BV 2004: 17).

verstanden, sofern ein Wettbewerb[443] um effiziente Versorgungsstrukturen erfolgt (ebd.). In diesem Kontext werden Einzelverträge und hier besonders Direktverträge (ergänzend zum Kollektivvertragssystem) bei angemessener Budgetbereinigung als Wettbewerbselement angeführt (ebd.; AOK-BV 2003e: 39; 2003g: 24). Der Verband plädiert für einen geteilten Sicherstellungsauftrag[444] sowie die Lockerung des Kontrahierungszwangs gegenüber den Leistungserbringern, eine Abschaffung der Blockademöglichkeiten der KVen sowie die Neudefinition ihrer Aufgaben (AOK-BV 2003e: 39; 2002b: 10). Ergänzend wird eine Kompetenzerweiterung der Kassen inklusive des Wegfalls der Verpflichtung zum einheitlichen und gemeinsamen Handeln gefordert (Ahrens 2003a: 50; AOK-BV 2002b: 9). Ergänzend verlangt der Verband eine Organisationsreform der GKV, um Wettbewerbsverzerrungen abzuschaffen (Knieps 2003: 24).[445] Ferner bedarf es Anreizen für versorgungspolitisch steuernde Effekte bei allen Beteiligten. Jedoch werden keine Pflichtregelungen wie eine Pflicht zum Angebot eines Bonus für Versicherte gefordert, sondern kassenindividuelle Regelungen (Weller und Hass 2003: 22). Hausarztmodelle stellen sich für den AOK-BV in diesem Rahmen ebenfalls als Steuerungs- und Wettbewerbsinstrument dar. Hingegen erhalten sie eine geringere Bedeutung als IV und DMPs, die als „höherwertig" bewertet werden (AOK-BV 2003b: 15).[446] Dem Hausarzt als Lotse wird auch in diesen Versorgungsformen eine zentrale Funktion zugeschrieben (ebd.: 107; AOK-BV 2003f: 3). Der hausärztlichen Versorgung kommt für den Verband eine besondere Rolle bei der problemadäquaten Steuerung der Versorgungsprozesse zu. Daher sollte auch die Weiterbildung der Hausärzte gesichert werden.[447] Bevorzugt wird ein „wettbewerbliches Modell", um ihre Position zu stärken (AOK-BV 2002b: 10; 2003b: 110; Ahrens 2003b: 76).[448] Als wichtiger

---

443   Der zu verändernde ordnungspolitische Rahmen soll dabei so gestaltet sein, dass der Staat als Ordnungsgeber und Wettbewerbshüter statt als „Detailregulierer" agiert (AOK-BV 2004: 18).
444   Die Kassen erhalten das Recht auf Abschluss von Versorgungsverträgen (Direktverträge) (AOK-BV 2003b: 5).
445   Zu einer solchen Reform zählt der Verband die Gleichstellung aller Kassenarten sowie die zügige Einführung des Morbi-RSA (Weller und Hass 2003: 28). Kassenartenübergreifende Fusionen werden verbandsintern kontrovers diskutiert.
446   Andere Modelle und Versorgungsformen sollen nicht durch einen Hausarztbonus schlechtergestellt werden. Der „normale" unstrukturierte Hausarztbesuch soll nicht zur Reduzierung der Zuzahlungen führen und sodann (als niederschwelliges Angebot) DMPs oder IV-Modelle negieren (AOK-BV 2003b: 107; Ahrens 2003b: 67). Eine Praxisgebühr wird nicht als sinnvolles Steuerungsinstrument und somit nicht als Option wahrgenommen (Weller und Hass 2003: 22).
447   Auch wenn der Gesetzgeber hier bereits eine Verbesserung in die Wege geleitet hat, lässt deren Umsetzung in der Realität noch zu wünschen übrig. Die Sicherstellung von Qualifikationsmöglichkeiten für seine Rolle als „Lotse im System" ist ein Aspekt, den der Verband anführt (AOK-BV 2002: 10).
448   Bei Hausarzttarifen geht es um die Wahl der Versorgungsform, während die Wahl des Arztes offen bleibt. Daher stellt die Versorgungsform keinen Verstoß gegen die freie Arztwahl dar

Ansatz zur Stärkung der hausärztlichen Rolle wird ferner die Anpassung der hausärztlichen Honorierung angeführt (AOK-BV 2002b: 10). Wenngleich die letztlich durch das GMG eingeführten Gestaltungsoptionen als nicht ausreichend bewertet werden, werden die Regelungen zur HzV im Kern begrüßt (Weller 2003: 37).

Ersatzkassenverband Policy-Strom Analysefenster 2

Übergeordnet lassen sich die diskutierten Policies der Ersatzkassen in der Stärkung des Wettbewerbs zusammenfassen. Dieser soll als Qualitätswettbewerb Anreize für effiziente und effektive Angebots- und Versorgungsstrukturen bieten und eine Steuerung von Qualität, Preis und Menge ermöglichen (hier und im Folgenden: vdek 2002a: 9ff.; 2003a: 68f.; Mönig-Raane 2002a: 6). Grundlage bildet nach Ansicht der Ersatzkassen die Flexibilisierung des Vertragsgeschehens sowie der Leistungs- und Finanzierungsströme bei einheitlichen Leistungs- und Qualitätsstandards. Dazu muss laut Ersatzkassen das Organisationsrecht geändert werden, um bestehende Wettbewerbsverzerrungen abzubauen, während eine plurale Kassenlandschaft[449] erhalten bleibt. Ferner ist eine Abschaffung des einheitlichen und gemeinsamen Handelns der Krankenkassen vonnöten, insbesondere die Öffnung des Vertragsgeschehens auch auf Leistungserbringerseite (ebd. Ballast 2003: 116), ergänzt um eine Stärkung der Selbstverwaltung.[450] Eine teilweise Verlagerung der Sicherstellung auf die Kassen wird ebenso wie neue Honorarmodelle als sinnvoll erachtet.[451] Dazu bedarf es einer Lockerung des Kollektivvertragssystems, um die bestehenden direkten und indirekten Blockademöglichkeiten der KVen abzubauen und Sonder- und Selektivverträge zu ermöglichen. Diese sollen die Erprobung und Implementierung von Modellversuchen zulassen, die auch von den Versicherten gefordert werden (ebd.). Um eine Differenzierung zwischen den Kassen zu ermöglichen, soll außerdem der Kontrahierungszwang mit den Leistungserbringern abgeschafft werden. In diesem Kontext erhalten IV-Verträge einen besonderen Stellenwert (ebd.; vdek

---

(Ahrens 2003b: 67). Der Hausarzt soll aus Sicht der Kassen auch im Zuge der EMB-Reform (Anpassung der vertragsärztlichen Honorarordnung) gestärkt werden (AOK-BV 2003a: 23).

449 Kassen-Fusionen stellen keine Option dar, auch um z. B. eine Übermacht der AOKen zu verhindern.

450 Der Staat sollte sich auch zukünftig auf eine funktionale Rahmensetzung beschränken und den „Umsetzern" klare gesetzliche Aufträge und legitimierte Kompetenzen geben (Mönig-Raane 2002b: 448).

451 Vorstellbar ist die Einführung qualitätsorientierter Vergütungssysteme. Die Ersatzkassen verweisen auf das Konzept zur gemeinsamen Sicherstellung mit den Ärzten, das im Rahmen des Runden Tisches entwickelt wurde (vdek 2003a: 2).

2002a: 15ff.; 2003a: 6ff.). Zwar werden auch DMPs sowie HzV-Modelle als sinnvolle Gestaltungsoptionen angeführt, jedoch mit geringerer Bedeutung. Eine flächendeckende Versorgung durch Einzelverträge wird nicht angestrebt (vdek 2003a: 3). Der Verbleib von Hausarztmodellen im kollektivvertraglichen Rahmen wird als akzeptabel bewertet, sofern in anderen Bereichen Vertragswettbewerb entsteht. Grundsätzlich stellt für die Ersatzkassen die Neugestaltung der haus- und fachärztlichen Versorgung eine wichtige Policy dar. Die Stärkung des Hausarztes wird wiederholend konkret diskutiert (hier und im Folgenden: ebd.: 6; vdek 2002a: 24; Ballast 2003: 116; Pfeiffer 2003b: 79). Hausarztmodelle, als neue Angebotsform, sollen die Arzt-Patienten-Beziehung stärken. Auch soll die Steuerung des Patienten durch den Hausarzt erfolgen.[452] Dazu bedarf es neben einer Neugestaltung der Honorarverteilung und der Absicherung der Qualifizierung bzw. Weiterbildung eines Bedeutungsgewinns der Hausärzte innerhalb der KVen.[453] Hausarztmodelle sollen als Optionsregelung, nicht als „Zwangssystem", kombiniert mit Bonuselementen (sofern bestimmte Regelungen eingeführt werden), angeboten werden (ebd.; vdek 2003b: 261).[454] Um Versorgungsstrukturen weiterzuentwickeln erhält die IV mittels Selektivverträgen einen höheren Stellenwert.

KBV Policy-Strom Analysefenster 2

Im Vordergrund des Policy-Stroms stehen für die KBV die Vertragsstrukturen der GKV. Dazu hat sie bereits zu Beginn des Zeitfensters ein eigenes Konzept, das „Modell der flexiblen Vertragsstrukturen" (oder auch „differenzierten"), öffentlich diskutiert (u. a. KBV 2002: 85; 2003a: 18). Im Rahmen dessen soll neben der Weiterentwicklung der Versorgungsstrukturen eine Stärkung des Hausarztes erfolgen, indem freiwillige Hausarzttarife (Hausarztwahltarife) angeboten werden. Die Einführung eines verpflichtenden Primärarztsystems wird als Option strikt abgelehnt (hier rund im Folgenden: ebd.).[455] Das eigene Modell

---

452 Eine Stärkung der Rolle der Hausärzte sei auch sinnvoll, um dem Trend der zunehmenden Spezialisierung entgegenzuwirken (vdek 2002a: 24).
453 Allgemein werden die (ursprünglichen) Pläne der rot-grünen Regierung zur Stärkung der Hausärzte positiv aufgenommen (vdek 2003a: 71).
454 Grundsätzlich sehen die Ersatzkassen finanzielle Anreize für Versicherte u. a. aufgrund der Gefahr reiner Mitnahmeeffekte kritisch. Auch die Befreiung der Zuzahlungen sei problematisch, da sie zu Lasten anderer gehe. Die im Gesetzgebungsprozess diskutierte Praxisgebühr bzw. Selbstbeteiligung stellt ebenfalls keine Option dar, da für die bestehenden Strukturen keine Steuerungsfunktion gesehen wird (Pfeiffer 2003: 73; 2003c: 137; vdek 2003a: 13).
455 Diese werden negativ bewertet und mit der Gefahr der ‚Hollandisierung' in Verbindung gebracht. Im niederländischen System, einem Negativ-Beispiel für den Verband, behandeln Hausärzte nur noch ‚Bagatellen' und extreme Wartelisten sind entstanden (KBV 2002: 19).

sieht ein zweistufiges Vertragssystem auf kollektivvertraglicher Grundlage[456] mit Gesamtverträgen zwischen KVen und Krankenkassenverbänden vor. Zusätzlich können sektorenübergreifende zwei- oder dreiseitige Einzelverträge im Rahmen ausgeschriebener Versorgungsaufträge zwischen den Gesamtvertragspartnern geschlossen werden.[457] Im Nebeneinander von Kollektiv- und Einzelverträgen soll ein Wettbewerb zwischen den zwei Vertragsformen sowie ein ‚geregelter' Qualitätswettbewerb entstehen, in dem kooperative Versorgungsstrukturen ausdrücklich gestärkt werden sollen.[458] Differenzierte Versorgungsaufträge stellen sich für die KBV bspw. als freiwillige DMP-[459], IV- oder Hausarzttarife dar. Neben der Beibehaltung der kassenartenübergreifenden Zulassung für Vertragsärzte[460] bedarf es laut KBV ferner einer Umgestaltung der Versichertenkarte (u. a. Richter-Reichhelm 2003a: 37f.; KBV 2002c: 82). Ein Hausarzttarif als Satzungsleistung setzt auf Eigenverantwortung der Versicherten und kann auch mit finanziellen Anreizen kombiniert sein. Grundsätzlich soll nach Auffassung der KBV der Hausarzt im Versorgungssystem, mit Unterstützung der Fachärzte, eine zentrale Rolle spielen. Auch die Notwendigkeit einer qualifizierten hausärztlichen Medizin wird betont (u. a. KBV 2003a: 37).

Als Reaktion auf die rot-grünen Eckpunkte[461] erweitert die KBV im Juni 2003 gemeinsam mit anderen Ärzteverbänden und dem DHÄV das eigene Modell zum „Zwei-Tarife-Modell" für die Regelversorgung. Hierbei kann der Versicherte wählen zwischen einem Hausarzttarif mit Sachleistungsprinzip einerseits

---

456 Der kollektive Rahmen ermöglicht den Patienten Versorgungssicherheit (Hess 2003a: 50).
457 Durch gemeinsam ausgeschriebene Versorgungsaufträge, an denen Ärzte teilnehmen können, wenn sie Qualitätskriterien erfüllen. Die Qualitätsanforderungen, Versorgungsinhalte und Preise werden ebenfalls durch die Gesamtvertragspartner vereinbart. Vertragspartner können ausdrücklich auch Gruppen von Leistungserbringern sein (u. a. KBV 2003a: 18).
458 Grundsätzlich plädiert die KBV für die Vereinheitlichung der Vergütungsstrukturen und Qualitätsanforderungen für ambulante und stationäre Versorgung. Die Versicherten werden entscheiden, welche Form (ob Einzel- oder Kollektivverträge) sich durchsetzt. Auch entstehen eine bessere Verzahnung und mehr Wettbewerb. Dies soll zwischen den Kassenarten, nicht auf Einzelkassenebene erfolgen (u. a. KBV 2002: 85; 2003a: 18).
459 DMPs werden seitens der KBV aufgrund eines hohen bürokratischen Aufwands und der Gefahr der Verlagerung des Case-Managements auf die Kassen kritisch bewertet. IV-Verträge auf einer kollektivvertraglichen Grundalge werden im Laufe der Analyse verstärkt als Option dargestellt (KBV 2002: 48).
460 Damit ein Gleichgewicht aller Vertragsärzte ermöglicht wird. Die Unabhängigkeit des Arztes gilt als Voraussetzung für einen fairen Wettbewerb. Schließlich sei die Freiberuflichkeit auch die tragende Säule der GKV (KBV 2003a: 13).
461 Der Gesetzesentwurf der Union mit einem Drei-Säulen-Modell wird eher als Option wahrgenommen, während der rot-grüne Gesetzentwurf auf starke Ablehnung stößt (Hess 2003a: 50).

und einem Facharzttarif mit freier Arztwahl und freier Wahl der Versorgungsebene nach dem Kostenerstattungsprinzip andererseits (ebd.: 18).[462]
Weiterhin diskutiert die KBV Finanzierungsfragen und die Einführung evidenzbasierter Leitlinien (u. a. Richter-Reichhelm 2003c: 35) sowie eine Organisationsreform der KBV-Strukturen, um eine Modernisierung und stärkere Repräsentanz einzelner Gruppen zu erreichen (KBV 2003a: 37f.).[463]

DHÄV Policy-Strom Analysefenster 2

Nach Ansicht des DHÄV müssen Steuerungsregelungen im Fokus einer Gesundheitsreform stehen. Den Rahmen soll ein „zweistufiges Versorgungssystem" bieten, in dem die Primärversorgung (bzw. Basisversorgung) durch den Hausarzt (mit weitgehender Überweisungshoheit) und auf einer zweiten Versorgungsebene die fachärztliche Versorgung in Klinik und Praxis erfolgt (DHÄV 2002a: 2474; 2003c: 1578; 2003b: 10; Kossow 2003b: 69). Den Einstieg zur Umsetzung dieser Policy bietet die Einführung von Hausarztwahltarifen[464] (als freiwillige Wahltarife nach PKV-Vorbild), die mit versichertenbezogenen Bonuselementen[465] kombiniert werden. Die zentrale Aufgabe des Hausarztes liegt in seiner Lotsenfunktion, um den Patienten durch das Gesundheitssystem zu steuern und weiterführend Kosten zu senken (DHÄV 2002b: 1634).[466] Daneben stellen sich

---

462 Das Kostenerstattungsprinzip beim Facharzttarif sei eine sinnvolle Alternative zur Praxisgebühr. Eine Praxisgebühr in diesem Modell nicht vorgesehen, diese wirkt als Malus-Regelung oder „Straf-Zoll" (KBV 2003b: 5; KBV 2003a: 34; 2003d: 83). Eine generelle Eigenbeteiligung der Versicherten wird hingegen begrüßt (Richter-Reichhelm 2003b: 20). In einzelnen Versorgungsbereichen soll neben den Gesamtverträgen auch Vertragsfreiheit entstehen.
463 Besonders die Einführung des Verhältniswahlrechts sowie ein paritätisch besetzter Vorstand sollen künftig die adäquate Repräsentanz unterschiedlicher Gruppen in der KBV sicherstellen. Eine „Hausärzte-KV" stellt keine Option dar. Konkret soll eine Verhandlungsmandat für Haus- und Fachärzte sowie die Psychotherapeuten eingeführt werden, der Vorstand soll paritätisch besetzt werden und das Verhältniswahlrecht soll eingeführt werden (KBV 2003a: 17; 2003d: 86). Auch müssen die KVen gegenüber den Kassen ebenfalls als Körperschaften (fachübergreifend) bestehen bleiben. Für die ärztliche Vergütung werden Pauschalen für Hausärzte und Komplexgebühren bzw. Fallpauschalen für fachärztliche Leistungen angestrebt (KBV 2002: 38; 2003a: 14).
464 Die Ansätze des DHÄV widersprechen nach eigener Vorstellung nicht der freien Arztwahl, da es lediglich um die Wahl der Versorgungsebene geht (DHÄV 2003d: 1).
465 Verschiedene Anreizsysteme sollten erprobt werden. Zuzahlungen (wie die Praxisgebühr) und Selbstbehalte sowie weitere Anreize sind wichtige Steuerungselemente, die das wirtschaftliche Verhalten der Patienten stärken und die Bereitschaft zur Teilnahme an Hausarztmodellen steigern (Kossow 2003b: 69; DHÄV 2003b: 10).
466 Auch kann durch seine Stellung im Versorgungsgeschehen über ihn eine patientenbezogene Gesundheitsberichterstattung und davon abgeleitet eine datenfundierte Bedarfsabschätzung erfolgen. Grundlegend dafür ist die Abgrenzung und Definition der Aufgabengebiete der ver-

die weitere Anpassung des Vergütungssystems[467] sowie die Sicherung des Initiativprogramms zur Förderung der Weiterbildung in der Allgemeinmedizin als zentrale Ansätze dar, um den Nachwuchs zu sichern (DHÄV 2002a: 2474; DHÄV 2003b: 2: 7; DHÄV 2003c: 1578).[468] DMPs und andere Versorgungsmodelle haben sich für den Verband bislang nicht erfolgreich etabliert. Der DHÄV sieht eine Stärkung des Wettbewerbs u. a. durch unterschiedliche Versorgungsformen als sinnvoll an. Dies stellt aber nicht die bedeutendste Policy dar (DHÄV 2003b: 2; 2003c: 1578).

Als Reaktion auf die rot-grünen Reformpläne verfolgt der DHÄV mit der KBV und anderen Verbänden ein gemeinsames Konzept, das „Zwei-Tarife-Modell" mit Hausarzt-Sachleistungstarif und Facharzt-Kostenerstattungstarif (siehe Policy-Strom der KBV)[469], das im Rahmen des Kollektivvertragssystems durchgeführt wird (DHÄV 2003b: 10f.). Dabei betonen die Hausärzte, dass die Freiberuflichkeit aller Arztgruppen und ergänzend die Funktion der KBV als Körperschaft erhalten bleiben müssen. Daher wird ein übergreifendes Einzelvertragssystem abgelehnt (DHÄV 2003c: 1578; Weigeldt 2003: 26). Die Notwendigkeit einer Reform der KV-Strukturen hat für den DHÄV eine hohe Bedeutung, um die Position der Hausärzte zu stärken (u. a. DHÄV 2003b: 7).[470]

---

schiedenen Leistungserbringer. Die hausärztliche Dienststelle ermöglicht die adäquate Dokumentation (Kossow 2003a: 69; DHÄV 2002b: 1634).

467 Das die hausärztlichen Leistungen adäquat abdeckt. Dazu zählt der Verband Einzelleistungsvergütungen für besondere hausärztliche Leistungen. Weiterhin gilt es, die EBM-Reform weiterzuführen, da bisherige Ergebnisse als unzureichend bewertet werden (DHÄV 20003b: 4f.; 2003c: 1578).

468 Ferner brauchen die Hausärzte nach eigenen Angaben mehr Einfluss bei der Gestaltung der Fortbildungsmaßnahmen für den hausärztlichen Sektor, dies soll durch den BÄK übernommen werden, schließlich sind hier die Hausärzte nicht ausreichend vertreten (DHÄV 2003a: 1; 2003b: 3; DHÄV 2003d: 1).

469 Einzelverträge und Gesundheitszentren werden abgelehnt, denn sie gefährden die Nachwuchssituation (Weigeldt 2003: 26). Ein Angestelltenverhältnis für Allgemeinärzte in Hausarztpraxen bei Erhalt der Facharztpraxen ist sinnvoll, damit diese Allgemeinärzte das finanzielle Risiko der Freiberuflichkeit nicht voll tragen müssen (u. a. wichtig für Ärzte, die eine Familie planen) (ebd.; DHÄV 2003a: 3). Eine Verbreiterung der Beitragsbemessungsgrenze bzw. Beitragsgrundlagen wird einer Anhebung der Versichertenpflichtgrenze entgegengesetzt (DHÄV 2002b: 1634).

470 Grundsätzlich wird eine höhere Repräsentanz der Hausärzte in den Gremien der KVen gefordert. Ein verbindliches Verhältniswahlrecht und ein eigenes hausärztliches Verhandlungsmandat sowie die paritätische Zusammensetzung des Vorstandes werden dabei angeführt (Weigeldt 2003: 42). Bei einem eigenständigen Verhandlungsmandat für die Hausärzte erfolgen Vertragsabschlüsse formal weiter kollektiv über den Gesamtvorstand, beratende Fachausschüsse bleiben bestehen. Für die hausärztliche Versorgungsebene seien ärztliche Körperschaften sinnvoll. Daher sollen die KVen erhalten bleiben (ebd.; Mehl 2003: 25; DHÄV 2003a: 12; 2003c: 1578).

Ergänzend werden einzelne Reformansätze zur Finanzierung, zur Arzneimittelversorgung und -vergütung, ein einheitliches Preissystem für den stationären und ambulanten Sektor, die Definition von Gesundheitszielen, medizinischen Leitlinien und eine stärkere Orientierung an EbM sowie die Angleichung der Versorgungssituation in den neuen Bundesländern wiederkehrend thematisiert (u. a. DHÄV 2003b: 6; 2003d: 2; Kossow 2003a: 69).

7.3 Ist-Zustand der Politics-Ströme Analysefenster 2

7.3.1 Politics-Ströme parteipolitische Ebene Analysefenster 2

Parteiübergreifend Politics-Strom Analysefenster 2

Im September 2002 wird die rot-grüne Bundesregierung mit knapper Mehrheit und für die meisten Beobachter eher überraschend wiedergewählt (Roth 2003: 29ff.; von Alemann 2003: 43ff.). Aufgrund konstatierter Einnahmeprobleme der GKV wird parteiübergreifend großer Handlungsdruck für eine Gesundheitsreform wahrgenommen. Verschärfend wirkt ein im Februar 2003 von der EU-Kommission eingeleitetes Defizitverfahren, sodass fortan eine Haushaltskonsolidierung die zentralen politischen Maßnahmen bestimmt (u. a. Bandelow und Hartmann 2007: 337; Schmucker 2003: 409). Ergänzend wird der Handlungskorridor der Regierung durch die Landtagswahlen im Februar 2003 drastisch eingeschränkt.[471] Weitreichende Reformmaßnahmen sind nun nur durch aktive Beteiligung der Opposition zu realisieren (ebd.). Tatsächliche Konsensverhandlungen zwischen der Opposition und der Regierung beginnen erst mit der Absichtserklärung des SPD-geführten BMG zu wesentlichen Elementen des ursprünglichen Gesetzentwurfes. Obwohl am 18. Juni der Gesetzentwurf der Regierung und der Union sowie ein Antrag der FDP im Bundestag eingebracht werden, nimmt eine informelle Große Koalition erst zu diesem Zeitpunkt Gestalt an.[472] Die Einbezie-

---

471 Im Vermittlungsausschuss von Bundesrat und Bundestag herrscht nun ein Patt zwischen Union und SPD.
472 Frühzeitig geht Schmidt mit Gesprächsangeboten auf die Opposition zu. Die Unionsparteien signalisieren aber erst Gesprächsbereitschaft, nachdem Ende 2002 ein Strategiepapier aus dem Kanzleramt zur Reform der sozialen Sicherungssysteme veröffentlicht wird. Es kommt zur gemeinsamen Reformentwicklung, bei der das BMG seine Deutungshoheit über die Ausgestaltung des GMG, die es bis dahin innehat, abgibt (Bandelow und Hartmann 2007: 338). Zuvor einigte sich die Union nach internem Streit auf ein eigenes Reformkonzept, das ebenso wie ein Antrag der FDP am 18. Juni eingebracht wurde. Am gleichen Tag kommt es zur Einigung zwischen der Regierung und der Opposition, um gemeinsam ein Konzept für die Gesundheitsreform zu erarbeiten.

hung nicht-staatlicher Akteure in die Entwicklung des GMG erfolgt vorrangig vor Beginn der Konsensverhandlungen. Ein formales Konsensgremium wie bspw. ein Runder Tisch im Jahr 2001 wird hingegen nicht etabliert. Die Interessenvermittlung erfolgt fast ausschließlich in und zwischen den Parteien und hier insbesondere in abgeschotteten Chef- und Fachgesprächen (Pannowitsch 2012: 134; Bandelow und Hartmann 2007: 338).[473] Gleichwohl ist davon auszugehen, dass währenddessen der informelle Zugang nicht-staatlicher Akteure (partei- und akteurspezifisch im unterschiedlichen Umfang) gegeben ist.[474] Durch die informelle Große Koalition verzeichnen die Verbände und vor allem Bündnis/90 Die Grünen einen grundlegenden Bedeutungsverlust (u. a. Bandelow und Hartmann 2007: 345). Im September erfolgen die Beratungen sowie die Anhörung der nicht-staatlichen Akteure sowie die Verabschiedung des Gesetzes im Bundestag mit den Stimmen von SPD, Grünen und Union. Die FDP hat sich bereits nach Erstellung der gemeinsamen Eckpunkte im August distanziert (ebd.: 339).

SPD Politics-Strom Analysefenster 2

Bei der Bundestagswahl 2002 erhält die SPD ebenso wie die Union 38,5 Prozent. Ein ebenfalls geringer Vorsprung der Grünen (8,6 Prozent) vor der FDP (7,4 Prozent) (Bundeswahlleiter 2015: 23) ermöglicht eine rot-grüne Regierungsbildung, erneut mit Gerhard Schröder als Kanzler.[475] Zunächst besteht eine Mehrheit im Bundesrat. Nach verlorenen Landtagswahlen in Hessen und Niedersachsen im Februar 2003 verschiebt sich hingegen das Stimmenverhältnis zu Gunsten der Opposition. Das Ressort der Sozial- und Gesundheitspolitik wird in der rot-grünen Regierungskoalition sozialdemokratisch besetzt und dominiert. Bereits 2001, mit dem Rücktritt der grünen Ministerin Fischer, erfolgte der Ministerinnenwechsel: Mit Schmidt übernimmt die SPD das BMG.[476] Damit geht eine gewisse Neuausrichtung der gesundheitspolitischen Strategie einher, die sich

---

473 Ergänzend ist zu beobachten, dass die Regierung und Opposition zunehmend externe Experten einbeziehen, u. a. um Zeit für interne Verhandlungen zu gewinnen und eigene Konzepte zu legitimieren (Bandelow und Hartmann 2007: 350).
474 Dies zeigt sich exemplarisch in der Tatsache, dass im Ergebnis, entgegen vorheriger Ansätze, besonders die Versicherten und weniger die nicht-staatlichen Akteure durch das GMG belastet werden (u. a. Pannowitsch 2012: 134; Lepperhofer 2004: 191).
475 Trotz schlechter Umfrageergebnisse, aber mit einer hohen Beliebtheit Schröders (von Alemann 2003: 50).
476 Das BMG wird um den Bereich Sozialordnung erweitert und gewinnt dadurch an Einfluss (Manfred G. Schmidt 2007: 307). Gesundheitspolitisch beginnt die rot-grüne Regierung mit einem Vorschaltgesetz, das (ohne wesentliche Strukturveränderungen) die unmittelbaren Finanzierungsprobleme abmildern soll und dabei zu einer Nullrunde der Einnahmezuwächse seitens der Leistungserbringer führt (Bandelow und Hartmann 2007: 335).

vorrangig durch einen offeneren Umgang mit den verbandlichen Akteuren auszeichnet, teilweise aber auch inhaltlicher Natur ist (Hartmann 2003: 274, Bandelow 2006: 165). Entsprechend ist davon auszugehen, dass die Planungen zu einer solchen Strukturreform bereits im Vorfeld, zumindest seitens der Ministerin und des Ministeriums, erfolgten.[477] Zunächst erhält das BMG die Deutungshoheit über das GMG, nachdem eine weitreichende Reform durch die klare Trennung in eine Struktur- und eine Finanzreform ermöglicht werden soll.[478] Mit dem veränderten politischen Handlungsrahmen durch verschiedene politische Entwicklungen wurde diese klare Trennung zunehmend aufgelöst. Im März 2003 folgt durch den Bundeskanzler die Regierungserklärung zur Agenda 2010, mit der eine zunehmende neoliberale Richtung eingeschlagen wird, die innerhalb der Partei nicht unumstritten ist. Sie stellt eine sozialpolitische Korrektur mit dem Fokus auf eine einnahmenorientierte Politik, auch in der GKV, dar (Schmidt 2007: 296). Zur Agenda-Politik gehört auch die Reform des Gesundheitswesens, um den Beitragssatz zu senken. Dies widerspricht vorherigen Bestrebungen des BMG, nach denen Beitragssatzsenkungen vorrangig durch Strukturreformen erreicht werden sollten.[479] Damit erhöht der Bundeskanzler seinen Einfluss auf die Gesundheitspolitik deutlich. Der daraus resultierende Strategiewechsel und die damit verbundenen innerparteilichen Differenzen u. a. zwischen BMG und Kanzleramt schränken die Durchsetzungskraft der Partei weiter ein.[480] Entgegen der Strategie der Ministerin und des BMG, durch Modernisierung der Versorgungsstrukturen Effizienz- und Qualitätssteigerungen zu ermöglichen (scheinbar orientiert am SVR-Gutachten 2001/2002), soll sich die Reform durch mehr Wettbewerb und mehr Eigenverantwortung nun primär an Beitragssatz- und Lohnnebenkostensenkungen orientieren (u. a. Egle und Zohlnhöfer 2007: 519;

---

477 Obwohl dies mehrfach angekündigt wird, erfolgen nach der Gesundheitsreform 2000 keine weiteren großen Strukturreformen (neben Maßnahmen zur Anpassung des RSA 2001). Weiterhin integriert sich das GMG scheinbar in die programmatische Orientierung, die bereits mit der Gesundheitsreform 2000 eingeschlagen werden sollte. Auch spricht die SPD der Gesundheitspolitik bereits im Wahlkampf einen hohen Stellenwert zu (Bandelow und Hartmann 2007: 335).
478 Wobei die Erarbeitung einer nachhaltigen Finanzreform einer eigens einberufenen Expertenkommission (Kommission für die Nachhaltigkeit in der Finanzierung der Sozialen Sicherungssysteme) übertragen wird (Pannowitsch 2012: 240).
479 Durch Schröder werden politikfeldübergreifend Bemühungen zur Senkung der Lohnnebenkosten in den Fokus gerückt. Der im März vom BMG veröffentlichte Gesetzentwurf, der klar eine rote Handschrift trägt, greift teilweise inhaltlich sowie begrifflich die durch das SVR-Gutachten kursierenden Policies und Probleme auf und zielt vorrangig auf eine Strukturreform.
480 Ferner werden der Ministerin innerparteilich nicht genügend konzeptionelle Fähigkeiten für eine große Strukturreform zugeschrieben (Maelzer 2014: 209).

Bandelow und Hartmann 2007: 345; Maelzer 2014: 209).[481] Auch konstatieren externe Beobachter, dass es der SPD nicht möglich ist, ein genuin sozialdemokratisches Konzept zur Reform des deutschen Sozialstaates vorzulegen (Niedermayer 2003: 158). Über den Entwicklungsprozess des GMG hinweg ist schrittweise eine Erosion rot-grüner Gesundheitspolitik zu verzeichnen. Die Konsensverhandlungen im Sommer 2003 mit der Union und zunächst auch der FDP führen zu vermeintlich „erzwungenen Zugeständnissen" sowie Machtverlusten der Regierung (u. a. Bandelow und Hartmann 2007: 350).

Besondere Verhältnisse zu einzelnen verbandlichen Akteuren wie eine Allianz können nicht benannt werden. Dennoch weist der BMG-Entwurf deutliche Parallelen zu den Forderungen der Kassen und hier des AOK-BV auf.[482]

Bündnis 90/Die Grünen Politics-Strom Analysefenster 2

Trotz Schwierigkeiten während ihrer ersten Regierungsbeteiligung erzielen die Bündnisgrünen 2002 mit 8,6 Prozent der Stimmen ihr bislang bestes Ergebnis bei einer Bundestagswahl (Bundeswahlleiter 2015: 25). Grundsätzlich sind die Grünen Beobachtern zufolge in der zweiten rot-grünen Regierungsübernahme sowohl inhaltlich als auch organisatorisch deutlich besser aufgestellt als noch vier Jahre zuvor. Interne Reformen stärken die Strategiefähigkeit. Gleichwohl tauchen wiederkehrend innerparteiliche Konflikte[483] auf (Egle 2007: 98, Raschke 2004: 25).[484] Zwar entwickeln die Grünen durch die Übernahme des BMG 1998 zunehmend ein gesundheitspolitisches Profil, es zeigt sich aber bereits im Wahlkampf, dass Gesundheitspolitik nicht zu den Kernthemen der Grünen gehört (Niedermayer 2003: 32). Da das Gesundheitsressort weiterhin in den Händen der Sozialdemokraten liegt, fehlt zudem ausreichende Fachkapazität zur Entwicklung nachhaltiger Ziele und Strategien. Übergeordnet mangelt es an gesundheitspolitischer Kompetenz. Die Kernkompetenz liegt schlicht in anderen Bereichen (Bandelow und Hartmann 2007: 345). Vorangestellt versuchen sie sich über die

---

481 Diese Differenz, die wiederkehrend in die Öffentlichkeit getragen wird, wird auch als pragmatischer Politikstil bewertet, der den Reformprozess vorantreiben soll (Bandelow und Hartmann 2007: 345).

482 Auch lassen die sozialdemokratischen Zielsetzungen – Stärkung der Kostenträger, Einführung eines Wettbewerbs auf Leistungserbringerseite –eine engere Bindung an die Kassen erkennen.

483 Insbesondere ist hier der wiederkehrende Streit um die Trennung von Amt und Mandat zu nennen. Vier Personen übernehmen die Aufgaben der Parteiführung. Entsprechend erschwert wird auch die parteiinterne strategische Gesamtsteuerung (Egle 2007: 106).

484 2002 war es der Partei gelungen, ein neues Grundsatzprogramm zu verabschieden. Eine Profilierung in der Wirtschafts- und Sozialpolitik gelang ihr hingegen nicht. „Mit der Verabschiedung des neuen Programms konnten die Grünen in erster Linie ihre Vergangenheit verarbeiten, kaum jedoch einen Entwurf für die kommenden Jahre formulieren" (Egle 2007: 100).

Bürgerversicherung zu profilieren. Klare strukturelle Konzepte sowie Gestaltungsoptionen für das GMG weisen sie nicht auf. Die grüne Gesundheitspolitik ist in der Folge auch von der Agenda 2010 des großen Koalitionspartners geprägt. Viele darin eingebettete Maßnahmen stoßen hingegen intern bei vielen Mitgliedern auf Widerstand und führen zu programmatischen Konflikten mit der Kernklientel (Egle 2007: 106).[485] In sozialpolitischen Themenkomplexen können die Grünen zu keinem Zeitpunkt die politische Meinungsführerschaft gewinnen und spielen auch in der Gesundheitspolitik keine nennenswerte Rolle. Spätestens durch die große informelle Koalition verlieren sie ihr noch vorhandenes Macht- bzw. Einflusspotential (Egle 2007: 100ff., Bandelow und Hartmann 2007: 345; Raschke und Tils 2013: 108).

Union Politics-Strom Analysefenster 2

Bei der Bundestagswahl 2002 erhält die Union wie auch die SPD 38,5 Prozent der Zweitstimmen, kann aber aufgrund des fehlenden Koalitionspartners keine Regierungsmehrheit bilden. Nach Niedermayer (2003: 34) fehlen der Union klare Konzepte zur Reform des deutschen Sozialstaates. Mit Beginn der 15. Legislaturperiode versucht sie sich programmatisch in wirtschafts- und sozialpolitischen Fragen zu erneuern und ihre Reformkraft zu demonstrieren (Zohlnhöfer 2007: 127).[486] Die Folgezeit ist insbesondere seitens der CDU von einem starken neoliberalen Zeitgeist geprägt, der seinen Höhepunkt auf dem Leipziger Parteitag im Dezember 2003 (erst nach Verabschiedung des GMG) findet und als sogenannte neoliberale Wende bezeichnet wird (Raschke und Tils 2013: 333).[487] Dabei kommt es wiederkehrend zu Streit zwischen den Parteiführungen von CDU und CSU, sodass die Verhandlungsposition teilweise geschwächt wird. Interne Konflikte spiegeln sich vorrangig in unterschiedlichen Positionen im

---

485 Die Grünen versuchen, gesundheitspolitisch auf die Ziele Qualitätssicherung und Prävention zu setzen (Bandelow und Hartmann 2007: 345). Dennoch fordern sie, entgegen oft suggerierter Wahrnehmung, auch zunehmend den Wettbewerb (Hartmann 2003: 16).
486 Analog zur Expertenkommission der SPD (Rürup-Kommission) wird die Kommission „Soziale Sicherheit" zur Reform der sozialen Sicherungssysteme im Jahr 2003 eingesetzt.
487 Die Grundsatzrede von Merkel im Oktober 2003 legt zusammen mit den Beschlüssen des Leipziger Parteitags die Grundlage für die neoliberale Wende seitens der Union respektive vorrangig der CDU (CDU 2003: 10f.). Diese politische Richtung, die zwar sowohl seitens der Wähler als auch innerparteilich auf Kritik steht (Raschke und Tils 2013: 333, Schmid 2008: 76), hat sodann Einfluss auf die nachfolgenden Analysefenster. Auf dem Parteitag wird u. a. die Einführung der Kopfpauschale im Gesundheitswesen bzw. der Gesundheitsprämie verabschiedet, die aber von der CSU nicht mitgetragen wird (Zohlnhöfer 2007: 128). Ferner werden zahlreiche privatwirtschaftliche Elemente zur Ausgestaltung der GKV und der sozialen Sicherungssysteme allgemein befürwortet (CDU 2003: 10f.).

Bereich der Vertragsgestaltung zwischen den Leistungserbringern und den Finanzierungsträgern wider. Dies wird auch im Rahmen der Konsensverhandlungen zum Streitpunkt (Pannowitsch 2012: 127). Gleichwohl erhöht sich der strategische Spielraum der Opposition vor allem durch die Landtagswahlen. Mit eigener Mehrheit im Vermittlungsausschuss ist die Regierung von der Unterstützung der Opposition abhängig. Schließlich hat die Umsetzung der Gesundheitsreform einen außerordentlich hohen politischen Stellenwert für die Regierung und unterliegt u. a. aufgrund der wirtschaftlichen Lage einem grundlegenden Reformdruck (Schmucker 2003: 409). Auch kann die Union – in Antizipation eines zukünftigen Wahlsieges – durch ihre Beteiligung an einer großen Sachkoalition zum einen Reformwillen demonstrieren, wird aber zum anderen für unpopuläre Maßnahmen nicht verantwortlich gemacht (Zohlnhöfer 2007: 144; Bandelow und Hartmann 2007: 346). Für die Union stehen Finanzierungsfragen im gesundheitspolitischen Fokus. Diese stellen sich in den Konsensverhandlungen als Hauptkonfliktlinie gegenüber der SPD und intern dar (Bandelow und Hartmann 2007: 342). Dennoch gelingt es der Union, ihre Veto-Position durch die eingeschlagen Kooperationsstrategie sowie die Position im Bundesrat (als oppositionell geprägte Mehrheit) zu nutzen und den vorherigen Fokus des BMG zu ändern. Sie lenkt ihn in Richtung Finanzierungsfragen und setzt eigene programmatische Ziele um (ebd.: 351; Maelzer 2014: 209). Am Ende gilt das GMG als ein stark von der Union geprägter Kompromiss, sodass die Gesundheitspolitik als „weder rot noch grün" zu bezeichnen ist (Bandelow und Hartmann 2007: 343).[488] Daran anknüpfend schafft sie es auch, klientelpolitische Ziele zu integrieren: Vorrang der Interessen der Leistungserbringer sowie Schutz der ärztlichen Freiberuflichkeit.[489] Der Union wird eine starke Bindung an die Ärzteschaft zugeschrieben, die sich in ihren Positionen und Argumenten widerspiegelt (ebd.; Maelzer 2014: 194).

FDP Politics-Strom Analysefenster 2

Für die FDP stellt sich die Bundestagswahl 2002, in der sie lediglich 7,4 Prozent Stimmenanteil erlangt, als deutliche Niederlage dar (Bundeswahlleiter 2015:

---

488 Als Verhandlungsführer der Union gilt Horst Seehofer (Vertreter der CSU), der vorrangig mit den Gesundheitsexperten der SPD in Gespräche trat. Demgegenüber stand die CDU-Vorsitzende Merkel, die primär Kontakt zu Schröder aufnahm. Durch den Einfluss der Union erhalten Zuzahlungselemente einen breiteren Raum wie die Ausgliederung von Leistungen, Umfinanzierung sowie Selbstbeteiligung der Patienten.

489 Beispielhaft ist die Verhinderung der facharztspezifischen Praxisgebühr zu nennen, die vormals seitens Rot-Grün als Steuerungsinstrument angedacht ist und schließlich zu einem Finanzierungsinstrument umgewandelt wird.

25).[490] Die Folgezeit ist zunächst von Machtkämpfen in der Parteispitze und anschließend über Monate hinweg von der Möllemann-Affäre[491] geprägt (Zohlnhöfer 2007: 130; Vorländer 2004: 170). Auch programmatisch kann sich die FDP, die sich weiterhin eindeutig als Partei der Marktfreiheit positioniert, nicht profilieren. Schließlich entspricht die liberale Richtung der angestrebten Reformen ihren wirtschaftspolitischen Orientierungen, sodass eine weitreichende inhaltliche Konfrontation mit den Gesetzesplänen lediglich darauf zielen kann, dass die Reformen nicht weit genug gehen (Zohlnhöfer 2007: 131; Pannowitsch 2012: 203). Trotz der politischen Entwicklungen nach der Bundestagswahl und der Verschiebung der Verhältnisse zwischen Regierung und Opposition gelingt es der FDP nicht, nachhaltig und öffentlichkeitswirksam Einfluss geltend zu machen (Vorländer 2004: 171). Ihre programmatischen Forderungen zielen vordergründig auf den Erhalt der ärztlichen Statusinteressen. Aus der großen informellen Koalition bleibt die FDP weitestgehend ausgeschlossen. Sie kann ihre spezifischen klientelpolitischen Interessen (in Richtung der Leistungserbringer) nicht gezielt einbringen und die Vereinbarungen sind ihr nicht ausreichend wettbewerbsorientiert.[492] In der Folge distanziert sie sich im August 2003 von den im parteiübergreifenden Konsens erreichten Eckpunkten zum GMG (FDP 2003: 1).

7.3.2 Politics-Ströme verbandliche Ebene Analysefenster 2

Kassenverbände Politics-Strom Analysefenster 2

Der Wandel der gesetzlichen Krankenkassen von einer Verwaltung hin zu einer Dienstleistungsorganisation und einem aktiven Gestalter der (medizinischen) Versorgungsstrukturen schreitet weiter voran (Bode 2005: 191). Unter Bezugnahme verschiedener Versichertenbefragungen wird die Forderung nach mehr Wettbewerb und Gestaltungsspielraum sowohl für die Kostenträger untereinander als auch gegenüber den Leistungserbringern untermauert (z. B. Zok 2002: 30; Zok 2003: 71ff.). Auch wenn die Kassen selbstbewusster bei der Positionierung am (entstehenden, eingeschränkten bzw. regulierten) Markt auftreten, stehen sie vor der Herausforderung, dem Spannungsfeld zwischen Wettbewerb und

---

490 Ohne klare Koalitionsaussagen im Wahlkampf sowie durch das eigens anvisierte Ziel von 18 Prozent wird das letztliche Ergebnis als Niederlage wahrgenommen (Zohlnhöfer 2007: 130).
491 Machtkämpfe erfolgen zwischen Parteichef Westerwelle und seinem Stellvertreter Möllemann. Die Affäre richtet sich auf die Finanzierung eines von Möllemann 2002 in Nordrhein-Westfalen veröffentlichten Flugblatts (Vorländer 2004: 170).
492 Die FDP stellt sich u. a. gegen eine facharztspezifische Praxisgebühr und verteidigt wiederkehrend die ärztliche Freiberuflichkeit als klare Interessen der Leistungserbringer (z. B. BT 15/1175: 2f.).

staatlicher Aufsicht gerecht zu werden (Daubenbüchel 2001: 71ff.; Greß und Wasen 2001: 19). Weiterhin gelten die gegebenen Wettbewerbselemente, sowohl nach Auffassung der Wissenschaft und anderen Experten als auch aus Sicht der Kassen selbst als unzureichend. Das Verhältnis zwischen Kassen und Leistungserbringern ist auch in der 15. Legislaturperiode noch immer asymmetrisch. Vorrangig wird hier der zu geringe Spielraum bei der Vertragsgestaltung zwischen den Akteuren konstatiert (u. a. Gerlinger 2003: 30; Greß und Wasen 2001: 30; Hartmann 2003: 262; Cassel et al. 2006: 39). Eine nachhaltig veränderte Machtverlagerung zwischen Kassen und Leistungserbringern kann im Vorfeld des GMG nicht festgestellt werden. Gleichzeitig verschärft sich fortlaufend das Verhältnis der Kassen untereinander hin zu Verwerfungen innerhalb der Kassenlandschaft (Rebscher 2003: 6). Die Konkurrenzsituation zeigt sich u. a. im anhaltenden Verdrängungswettbewerb und der stetig sinkenden Anzahl an Kassen[493] (GKV-Spitzenverband 2015: 25). Dies spiegelt gleichzeitig die allgemeine Fragmentierung der Verbändelandschaft wider (Bandelow und Hartmann 2007: 347). Verschärfend wirken die konjunkturellen Rahmenbedingungen und die konstatierten Einnahmenprobleme. Neue Erkenntnisse zeigen eine zunehmende Wechselbereitschaft der Versicherten (Schwarze und Andersen 2001: 581; Andersen und Grabka 2006b: 21), der sich auch die Kassen bewusst werden. Der Wettbewerb stellt sich als Wettbewerb um Mitglieder und nicht um Qualität dar (u. a. aufgrund zu geringer Gestaltungsspielräume), in dem der Beitragssatz der primäre Wettbewerbsparameter ist (Greß und Wasen 2001: 30; Hartmann 2003: 262; Cassel et al. 2006: 39). Nichtsdestotrotz deutet sich mit Beginn des Zeitfensters ein Wandel im Präferenzprofil der Versicherten bei der Kassenwahl hin zur Forderung nach neuen Versorgungsformen an (Braun et al. 2008: 31; Andersen und Grabka 2006a: 174). Kritisch bleibt die Ausgestaltung des RSA, der trotz erster Anpassungen weiterhin seine Funktion verfehlt. Der Wettbewerb richtet sich fortführend auf gute Risiken richtet (Höppner et al. 2005: 15f.).[494]

Im Gesetzgebungsprozess beziehen die Kassenarten trotz der Konkurrenzsituation bei den grundlegenden Reformoptionen gleiche und über den Spitzenverband gemeinsame Positionen, die um wenige Einzelstellungnahmen ergänz werden (Pannowitsch 2012: 101).[495] Die verbandlichen Akteure und auch die Kassen werden vermeintlich in den Diskussionsprozess über die Ausgestaltung der Ge-

---

493 2003 sind es 324 Kassen, 1999 waren es noch 455 (GKV-Spitzenverband 2015: 25).
494 Entsprechend sind die Anreize für die Kassen, neue Versorgungsformen zu entwickeln, noch immer unzureichend. Schließlich besteht die Gefahr der Abwanderung von Versicherten bzw. der Gewinnung schlechter Risiken (Greß und Wasem 2001: 31). Die Kassen müssen weiterhin einheitlich und gemeinsam handeln. Kassenindividuelle Lösungen im Sinne eines Kassenwettbewerbs sind zusammen mit dem unzureichenden RSA nur schwer realisierbar (Jacobs et al. 2006: 25f.).
495 Einigkeit besteht über die Ablehnung einer Verpflichtung zum Angebot von Hausarztmodellen.

setzesentwürfe (auch neben dem formalen Rahmen) einbezogen. Eine tatsächliche Allianz zwischen den Kostenträgern und den Sozialdemokraten oder einer anderen Partei besteht aber nicht (Lepperhofer 2004: 190).[496] Schließlich gilt Schmidt als zurückhaltend in Bezug auf die Unterstützung nicht-staatlicher Akteure (Bandelow und Hartmann 2007: 346). Auch eine weitreichende Einflussnahme bei den Konsensverhandlungen kann nicht konstatiert werden. Gleichwohl erscheint der Zugang der Kassen als teilweise gegeben[497], denn vorrangig wurden die Versicherten und nicht die verbandlichen Akteure belastet (Pannowitsch 2012: 136; Lerpperhofer 2004: 191). Die ursprünglichen rot-grünen Reformpläne werden seitens der Kostenträger weitgehend positiver als das letztliche Reformgesetz bewertet. In erster Linie wird die noch eingeschränkt erfolgte Flexibilisierung im Vertragsrecht (Selektivverträge) als politischer Rückschlag wahrgenommen (Rebscher 2003: 329; AOK-BV 2003: 8). Gemein ist den gesetzlichen Kassen eine kritische Haltung gegenüber den KVen, den Ärztefunktionären allgemein sowie deren Positionen und Protesten (u. a. AOK-BV 2003: 46).[498] Grundsätzlich wird eine gemeinsame Konfliktlinie gegenüber der Ärzteschaft, auch in Bezug auf die inhaltlichen Forderungen, gefahren. Die Vertragslandschaft ist unübersichtlich. Es stehen keine verlässlichen, systematischen Angaben zur Verfügung um sie die Vertragslandschaft zu analysieren. Auffällig ist hingegen die anscheinende Affinität zu DMPs (aufgrund ihrer Koppelung an den RSA) und IV-Verträgen. Seit der Gesundheitsreform 2000 sind explizit Hausarztmodelle möglich. Dennoch wurde innerhalb der ersten Jahre nur eine einzige Pilotstudie (mit Diabetes- und Herz-Kreislauf-Patienten der AOK in Hessen) durchgeführt. Die hausärztliche Versorgung als Modellprojekte im Rahmen von Modellvorhaben ist deutlich weiter verbreitet (Höppner et al. 2005: 38). Allgemein erscheint der Stellenwert von Hausarztverträgen für die Kostenträger nicht klar zu bestimmen.

---

496 Zwar hat der Runde Tisch keinen unmittelbaren Einfluss auf die Entwicklung der Gesetzesentwürfe, dennoch kann davon ausgegangen werden, dass hier die Policies der einzelnen Akteure zumindest „offen" präsentiert und somit in einem gewissen Umfang eingebracht werden können. Beide Verbände bewerten diese Plattform im Nachhinein als gute Basis für einen solchen Prozess (Mönig-Raane 2003: 202; AOK-BV 2002: 7).
497 Anfängliche restriktive Regelungen für die Kassen, die den Anstieg der Verwaltungskosten begrenzen sollten, werden weniger strikt in der Gesetzesverabschiedung umgesetzt.
498 Kritik an der Ärzteschaft bezieht sich u. a. auf darauf, dass diese während des Wahlkampfs versuchen, die Umsetzung von DMPs zu blockieren, und unter den neuen Regierungsverhältnissen ihre Position anpassen (AOK-BV 2003: 46).

AOK-BV Politics-Strom Analysefenster 2

Der AOK-BV hat nach eigenen Angaben eine neue „Marktoffensive" gestartet, um Marktführer zu bleiben (AOK 2003a: 46).[499] Trotz kontinuierlicher Rückgänge haben die AOKen rund 25,4 Millionen Versicherte. Dies entspricht ca. 36,1 Prozent aller in der GKV Versicherten. Sie sind damit die größte Kassenart (BMG 2015b: 123). Dank erster Anpassungen des RSA stellen sich Probleme mit Einzelkassen weniger kritisch als in der Vergangenheit dar. Gleichwohl gilt die Versichertenstruktur im Vergleich zu anderen Kassenarten weiterhin als problematisch (Bode 2002: 38). Sowohl seine marktstrategische Ausrichtung als auch seine politischen Positionen untermauert der Verband mit besonderer Intensität durch repräsentative Befragungen des WIdO. Ergänzend beauftragt er für die Kernforderung „Flexibilisierung des Vertragswettbewerbs" ein Gutachten anerkannter Wissenschaftler.[500] Im Fokus der AOKen stehen, auch aufgrund des Gutachtens und des Ziel der Vertragsflexibilität, sodann IV-Verträge und teilweise DMPs. An Hausarztverträgen bzw. Arztnetzen wird weiter festgehalten, besonders in den südlichen AOKen, jedoch anscheinend mit einer geringeren Intensität. Schließlich werden auch die Kosten und Qualitätsvorteile weniger stark beworben. Aufgrund der hohen Anzahl an Versicherten, die über verschiedene Medien erreicht werden können, des schützende Netzes des AOK-Gesamtsystems und der systematischen Bündelung im AOK-BV sind die Machtressourcen als gut zu bewerten (Noweski 2012: 211).

Ersatzkassenverband Politics-Strom Analysefenster 2

Trotz Versichertenverlusten stellen die zwölf Ersatzkassen mit einem Marktanteil von 33,2 Prozent und rund 23,4 Millionen Versicherten die zweitgrößte Kassenart dar (BMG 2015b: 122f.). Entsprechend kann auf breite Machtressourcen zurückgegriffen werden. Weniger systematisch als beim AOK-BV, aber dennoch mit starker Intensität werden Versichertenumfragen durchgeführt, um die eigene Position entsprechend auszurichten und nach außen zu stärken. Die ursprünglichen Pläne von Rot-Grün (u. a. in Bezug auf kassenartenübergreifende Fusionsmöglichkeiten) sowie die anhaltenden Diskussionen um den RSA führen zu einem angespannten Verhältnis insbesondere gegenüber den AOKen. Nachdem

---

499 Im Jahresdurchschnitt 2003 liegt der Beitragssatz der AOKen mit 14,47 Prozent leicht über dem GKV-Wert (mit 14,31) und dem gemeinsamen Jahresdurchschnittswert der Ersatzkassen (BMG 2015b: 140).

500 „Vertragswettbewerb in der gesetzlichen Krankenversicherung zur Verbesserung von Qualität und Wirtschaftlichkeit der Gesundheitsversorgung" (Ebsen et al. 2003).

zur Reform 2000 die Position gegenüber den KVen weniger kritisch offen artikuliert wurde, wird nun klar Position u. a. zur Auflösung des Kollektivvertragssystems bezogen (Noweski 2012: 217). Die Ersatzkassen fordern nun ebenfalls strikt den Einzelvertragswettbewerb (Ballast 2003: 117) und haben bereits verschiedene Versorgungsmodelle geplant und umgesetzt. Welchen Stellenwert die unterschiedlichen Einzelvertragsmöglichkeiten allgemein und explizit Hausarztverträge erhalten, bleibt unklar.

Ärzteschaft Politics-Strom Analysefenster 2

Die Ärzteschaft zeigt sich (weiterhin) berufspolitisch zerstritten. Im Vordergrund stehen, trotz stetiger Reformierung des Honorarsystems (u. a. Reform des EBM), die innerärztlichen Verteilungskonflikte.[501] Die Heterogenität der Interessenlagen und die damit einhergehende Schwächung der ärztlichen Interessensvertretung schreiten seit nun mehreren Jahren weiter voran (u. a. Bandelow 2007: 277; Gerlinger 2002a: 17; Piepenburg 2003: 179ff.). Der Konflikt zwischen Haus- und Fachärzten wird verstärkt öffentlich ausgetragen. Trotz dieser intraprofessionellen Auseinandersetzungen erfolgt im Verlauf des Gesetzgebungsprozesses (nach anfänglicher Divergenz) eine gemeinsame Positionierung zur Sicherung der Freiberuflichkeit. Strategisch wird diese in der politischen Diskussion argumentativ mit der Gemeinwohlsicherung verknüpft. Nach anfänglichen Abweichungen spricht sich letztlich auch der DHÄV wie die KBV für den Erhalt oder zumindest die Sicherung des Sicherstellungsauftrages und des Kollektivvertragssystems (als Garanten der ärztlich hochwertigen Versorgung) aus.[502] Ergänzend vertreten die KBV und der DHÄV gemeinsam mit weiteren Ärzteverbänden im Verlauf des Gesetzgebungsprozesses ein gemeinsames Konzept (Zwei-Tarif-Modell) zur Vertragsgestaltung[503] als Alternative gegenüber dem rot-grünen Modell (u. a. DHÄV 2003a: 10; KBV 2003a: 10). Grundsätzlich scheinen die ärztlichen Verbände in den Diskussionsprozess um die Gesetzesentwürfe nicht nur im Rahmen der formalen Beteiligung einbezogen zu werden. Die Reichweite des Einflusses der einzelnen Gruppen kann, ebenso wie parteipolitische Bindungen, als unterschiedlich eingeschätzt werden.

---

501 Außerdem stellen sich Fragen der Weiter- und Fortbildung als kritisch dar.
502 Zu Beginn des Analysefensters ist eine (anteilige) Verlagerung des Sicherstellungsauftrags an Kassen Teil der Gestaltungsoption der Hausärzte. Erst im Zuge des Gesetzgebungsprozesses wird eine gemeinsame Position mit der KBV zumindest für die Vertragsgestaltung formuliert.
503 In diesem sollten zwar auch Einzelverträge realisiert werden, jedoch in einem deutlich geringeren Geltungsbereich als in dem Modell von Rot-Grün (z. B. KBV 2003b: 128f.).

KBV Politics-Strom Analysefenster 2

Neben den innerärztlichen Konfliktlinien stellt sich besonders die Kritik – die mittlerweile aus fast allen politischen Lagern kommt – am Sicherstellungsauftrag der KVen als Schwächung der Position des Verbandes dar. Schließlich stehen dadurch die bedeutendsten Machtressourcen der Ärzteschaft und so die ordnungspolitische Stellung der KBV zur Disposition. In der politischen Strategie wird mit Nachdruck sowohl auf Gemeinwohlrhetorik als auch auf die Bedeutung der professionellen ärztlichen Autonomie und Freiberuflichkeit zurückgegriffen. Um die Akzeptanz und Legitimation innerhalb der eigenen Mitgliedschaft zu stärken, werden verstärkt Fragen um die Erweiterung der öffentlich-rechtlichen Verbands- und Dienstleistungsfunktionen (u. a. in Bezug auf Organisations- oder Vertragsberatung für Vertragsärzte)[504] diskutiert. Durch diese Anpassung will die KBV bzw. wollen die KVen selbst aktiv am Einzelvertragsgeschehen beteiligt werden. Die bestehende Diskrepanz zwischen Einfluss- und Mitgliedschaftslogik soll dadurch vermeintlich eingeschränkt werden. Nachdem bereits zur Reform 2000 das Mittel öffentlich wirksamer Kampagnen starke Anwendung fand, werden als Reaktion auf das Vorschaltgesetz (Dezember 1999) eigene[505] sowie gemeinsam mit dem Bündnis Gesundheit 2000 (siehe Politics-Strom KBV Analysefenster 1) initiierte Informations- und Protestaktionen zum GMG angekündigt, aber nur teilweise durchgeführt. Ergänzend findet eine Imagekampagne mit Blick auf das Ansehen bzw. den Bekanntheitsgrad in der Bevölkerung statt, die bereits 2000 initiiert wurde (KBV 2002: 390). Durch die lückenlose Mitgliederrekrutierung greift die KBV auf beachtliche politische und finanzielle Machtressourcen[506] zurück. Neben wissenschaftlicher Expertise beteiligt sie sich laufend am Diskussionsprozess und verweist stets auf ihre vorhandene Diskussionsbereitschaft (KBV 2002: 23). Grundsätzlich ist der Einfluss auf die rot-grüne Regierung als gering zu bewerten. Im Zuge des Wahlkampfes zum Bundestag 2002 spekulierte die KBV offenkundig mit einem Regierungswechsel und knüpft an diesen klare Hoffnungen, die eigene ordnungspolitische Stellung im System

---

504 Einzelne Exit-Optionen für Vertragsärzte aus den Gesamtbeträgen wurden bereits durch die vorherige Gesundheitsreform geschaffen. Langfristig gefährdet dies die Mitgliederbasis und die Verbandslegitimation (Noweski 2012: 292; Bandelow und Schade 2009a: 101). Ärztegenossenschaften (als „Parallelorganisationen" zu den KVen) sollen den Kostenträgern in den Selektivvertragsverhandlungen gegenübergestellt werden. Im Rahmen dessen wird die Entstehung von MEDI-Verbünden unterstützt. Ergänzend will die KBV die Möglichkeiten einer KBV-Dienstleistungsgesellschaft („KBV-Consult") analysieren (KBV 2003b: 128).
505 Im Januar 2003 setzt die KBV bspw. die Protestaktion in den Arztpraxen „Dienst nach Vorschrift" um. Im Verlauf der Reformdiskussionen ebbte diese öffentliche Konfliktlinie aber ab.
506 Entsprechend der Multiplikator-Wirkung bei Patienten und ihrer Beteiligung am Runden Tisch, auf die sie wiederkehrend verweist.

der GKV zu erhalten oder sogar zu stärken.[507] Der ursprüngliche Gesetzentwurf von Rot-Grün wird als klare Bedrohung wahrgenommen. Mit dem letztlichen „Konsensgesetz" zeigt sich aber, dass die Ärzte ihre grundlegende Forderung (Erhalt des Sicherstellungsauftrages) weitestgehend durchsetzen konnten (u. a. Lepperhoff 2004: 191).[508] Im Rahmen des Reformvorhabens stehen weiterhin die Organisationsstrukturen der KVen offen zur Diskussion.[509] Die KBV sieht sich mit einer Vielzahl an Herausforderungen in der interessenspolitischen Arbeit konfrontiert, die auch die Stärke der Interessenvertretung beeinträchtigen.[510]

DHÄV Politics-Strom Analysefenster 2

Nach einer positiven Bilanz der vorherigen Legislaturperiode setzt der Hausärzteverband Hoffnung in die erneute rot-grüne Regierungsübernahme (Kossow 2002: 2474). Eine gewisse parteipolitische Bindung an die SPD kann konstatiert werden. Inwieweit tatsächlich z. B. persönliche Bindungen bestehen, ist unbekannt.[511] Mit einem Organisationsgrad von rund 23 Prozent[512] (bezogen auf alle Gebietsärzte für Allgemeinmedizin und Innere Medizin) vertritt der DHÄV eine nicht unbeträchtliche Anzahl an Kassenärzten. Um die Mitgliederbasis zu erwei-

---

507 Im Vorfeld der Bundestagswahl blockieren sie die Umsetzung von DMPs aufgrund eines antizipierten Regierungswechsels. Entsprechend groß war die Enttäuschung über die rot-grüne Regierungsübernahme. Die gesundheitspolitischen Reformvorhaben von Rot-Grün wird grundlegend abgelehnt. Besonders heftig kritisiert wurde zudem die durch das Vorschaltgesetz verordnete Nullrunde der Kassenärzte (KBV 2002: 13). Klientelpolitische Bindungen bestehen überwiegend mit der Union und der FDP. Die zwei Parteien positionieren sich deutlich zugunsten der Gestaltungsoptionen der KBV und lehnen die Ausweitung von Selektivverträgen ab. Obwohl die Union der KBV im Vorfeld der parteiübergreifenden Konsensverhandlungen Gesprächsangebote unterbreitet, kann der FDP eine stärkere Positionierung gegenüber der KBV zugesprochen werden.
508 Entsprechend bewertet auch die KBV selbst das abschließende Gesetz als Erfolg der verbandlichen Interessenspolitik (KBV 2003b: 42ff.).
509 Dabei geht es vorrangig um die Sicherstellung der adäquaten Handlungsfähigkeit des Verbandes, wenngleich auch die Stärkung der Repräsentanz einzelner Mitgliedergruppen in den Gremien und den Entscheidungen der KVen diskutiert wird.
510 Offene Kritik wird am AOK-BV geübt. Dieser würde zu sehr den Gesetzgebungsprozess beeinflussen (KBV 2003b: 33).
511 Aufgrund des offenen Wahlausgangs äußert der Vorsitzende Kossow zur Bundestagswahl jedoch keine Wahlempfehlung, wie es bspw. 1998 der Fall war.
512 Eigene Berechnung nach den Mitgliederangaben in der Lobbyliste des deutschen Bundestages für das Jahr 2003. Nach dieser und der deutschen Ärztestatistik der Ärztekammern (BÄK 2003) besteht der Verband aus 12.000 Mitgliedern (Bundesanzeiger 2003: 193). Der Organisationsgrad bezieht auf die Mitglieder im DHÄV im Verhältnis zur Summe der Gebietsärzte für Innere Medizin und Allgemeinmedizin. Nicht offizielle Angaben gehen von bis zu 20.000 Mitgliedern aus. Der Verband selbst erteilt darüber keine Auskunft.

tern und größere Akzeptanz zu schaffen, wurde aus dem BDA 2002 der DHÄV (DHÄV 2002: 2474).[513] Demgegenüber sieht sich der Verband mit innerärztlichen Auseinandersetzungen konfrontiert. Vorangestellt Konfliktlinien mit anderen Fachverbänden und hier insbesondere mit dem BDI[514], aber auch mit der KBV treten zutage (ebd.). Auf das Mittel öffentlich wirksamer Proteste greifen die Hausärzte (allgemein sowie im Vergleich mit anderen Ärzteverbänden) kaum zurück. Im Gegenteil werden Aktionen der KBV sogar öffentlich kritisiert (DHÄV 2003b: 670). Grundsätzlich halten die Hausärzte ihre Stellung und die Repräsentanz ihrer Interessen in den Organen der ärztlichen Selbstverwaltung (vorrangig KBV und BÄK) noch immer für unzureichend. Dies wird zunehmend von verschiedenen anderen Akteursgruppen wahrgenommen.[515] Die Hausärzte wollen selbst gestaltend an der kassenärztlichen und auch der einzelvertraglichen Versorgung teilnehmen (formale Beteiligungsmöglichkeiten[516]). Die bislang bestehenden formalen Bedingungen erlauben dies nicht. Die im GMG diskutierten IV- und HzV-Verträge stellen eine deutliche Erweiterung der Möglichkeiten laut dem Verband dar.

Inwiefern der Verband und seine Interessen in den Entscheidungsprozess einbezogen werden, ist unklar. Die formalen Wege über Stellungnahmen wurden genutzt. Trotz der relativ guten Machtressourcen wird das abschließende Ergebnis der Reform als Enttäuschung wahrgenommen (DHÄV 2003c: 2469).[517]

---

513 Dadurch sollen neben den Allgemeinmedizinern alle hausärztlich orientierten Internisten berufspolitisch integriert werden.
514 Im Vordergrund steht der Konflikt um Regelungen zur Aus- und Weiterbildung (DHÄV 2003b: 670).
515 Entsprechend erscheint eine Stärkung im Reformvorhaben möglich.
516 Sowohl innerhalb der KBV mit einem eigenen Verhandlungsmandat als auch im Verband an sich im Rahmen von Einzelverträgen.
517 Offenkundig wurden zu große Hoffnungen in die Reform gesetzt, da dem Verband u. a. ie gesetzlichen Neuerungen im Bereich der HzV und der IV dem Verband aber erste

8 Analyse Zeitfenster 3 (2005-2007)

8.1 Ist-Zustand des Problemstroms Analysefenster 3

8.1.1 Problemströme parteipolitische Ebene Analysefenster 3

Große Koalition Problemstrom Analysefenster 3

Lediglich im Gesetzestext zum WSG und den dazugehörigen Entwürfen wird die hausärztliche Versorgung von der Großen Koalition thematisiert, dabei aber nicht problematisch dargestellt (BT 16/3950: 16ff.).[518] Die Problemwahrnehmungen der zwei Parteien fokussieren andere Bereiche. Einen dominanten Stellenwert in beiden Problemströmen erhält die Finanzierungsebene der GKV (SPD 2005: 54; CDU/CSU 2005: 26; CDU/CSU und SPD 2005: 103). Einnahmeprobleme und die allgemeinen Herausforderungen (demographischer Wandel und der medizinisch-technische Fortschritt) werden als herausragende (zukünftige) Problemfaktoren wahrgenommen (CDU/CSU und SPD 2005: 100).[519] Die Folgerungen aus der Bedeutungszuschreibung dieser Problematik stellen sich hingegen unterschiedlich dar. Die Union geht von teilweise unvermeidbaren und wesentlich höheren Kostensteigerungen durch den demographischen Wandel aus (Widmann-Mauz 2006a: 302; 2006b: 15; CDU/CSU 2004: 1). Die Sozialdemokraten sehen ebenfalls einen demographiebedingten steigenden Finanzbedarf, u. a. um die Versorgungsstrukturen anzupassen. Eine automatische Kostenexplosion sehen sie jedoch nicht. Vielmehr sind die Versorgungsstrukturen mangelhaft auf die Bedarfe einer älterwerdenden Bevölkerung angepasst sind (SPD 2004: 6f.).[520] Für beide Parteien gelten steigende Beitragssätze und Lohnnebenkosten

---

[518] Wenn im Policy-Strom eine Sicherung der HzV gefordert wird, kann natürlich angeführt werden, dass sie im Umkehrschluss als Problembereich (z. B. im Sinne einer Gefährdung, unzureichende aktuelle Stellung) wahrgenommen wird.

[519] Besonders der demographische Wandel führt zu bedeutenden Einnahmeeinbußen und gleichzeitig zu einem zusätzlichen Finanzbedarf auf der Versorgungsebene.

[520] Die Einnahmeprobleme ergeben sich laut der SPD durch gewandelte Erwerbs- und Einkommensstrukturen. Davon abgeleitet bewertet sie die Beitragsarten kritisch. Die sinkenden Lohnquoten, die sowohl von den Erwerbsstrukturen als auch vom demographischen Wandel beeinflusst werden, werden von der SPD als vordergründige Schwäche des Gesundheitssystems

als problematisch. Im Fokus der Union steht die Gefährdung des Wachstumsziels (Einfluss der Beitragssätze auf den Arbeitsmarkt im Standortwettbewerb) (Widmann-Mauz 2006a: 302; CDU/CSU 2004: 1).[521] Auf Ebene der Versorgungsstrukturen nimmt die Koalition Effizienz-, Qualitäts- und Versorgungsdefizite wahr, die sich u. a. in Über- und Unterversorgung sowie variierender, teilweise unzureichender Versorgungsqualität niederschlagen (BT 16/3950: 20ff.; CDU/CSU und SPD 2006a: 30f.; CDU/CSU 2004: 4; CDU/CSU 2004: 6; Widmann-Mauz 2006a: 302; 2007: 8024). Die Sozialdemokraten, die sich ebenfalls zunehmend am Wachstumsziel orientieren, binden auch das Qualitäts- und Solidaritätsziel an ihre Reformbemühungen. Grundsätzlich schreiben sie Strukturproblemen sowie deren Einfluss auf die Ausgabenseite einen deutlich höheren Stellenwert zu als die Union (SPD 2004: 2; Ferner 2006: 5990; Schmidt 2007a: 806).[522] Als Ursachen führt die Große Koalition in erster Linie einen mangelhaften Wettbewerb auf verschiedenen Ebenen an. Sowohl die Krankenkassen als auch die Leistungserbringer verfügen über zu wenig Gestaltungsspielraum, insbesondere im Vertragsgeschehen, um hierüber u. a. die Versorgung zu gestalten (SPD 2004: 2f.; Reimann 2006a: 197; Widmann-Mauz 2006a: 302).[523] Zum einen zeigt sich dies in bestehenden „Anbieterkartellen" und Vertragsmonopolen, z. B. in Form der KVen. Es existieren zu wenige Einzelvertragsmöglichkeiten und auch die Leistungserbringer werden abseits des Kollektivvertragssystems nur unzureichend in das Vertragsgeschehen einbezogen. Zum anderen sind die Strukturen zu sehr auf Risikoselektion ausgerichtet. Dies führt zu Qualitätseinbußen und blockiert einen Wettbewerb um wirtschaftliches Handeln und/oder gute Versorgungsstrukturen (SPD 2004: 2f.; CDU/CSU 2004: 6f.; Widmann-Mauz 2007: 8024; Spahn 2007a: 7491). In diesem Zusammenhang wird weiterführend, primär von der SPD ein „unzureichender" RSA (besonders mit Blick auf Morbiditätskriterien) angeführt (Reimann 2007a: 8033; Friedrich 2007: 8041).[524] Im Problemstrom der Sozialdemokraten taucht weiterhin ein verzerrter Wettbewerb zwischen GKV und PKV auf, der sich ebenfalls in starker Risikose-

---

wahrgenommen (SPD 2004: 20; SPD 2005; Reimann 2007a: 8034; 2007b: 5981 Schmidt 2007a: 807).

521 Durch die zu starke gegenseitige Abhängigkeit der Arbeits- und Gesundheitskosten ist der Wirtschaftsstandort Deutschland gefährdet. Die Krankenversicherungsbeiträge und damit die Lohnnebenkosten bedingen schließlich aus ihrer Sicht einen Arbeitsplatzabbau, der wiederum erneut zu steigenden Lohnnebenkosten führt (CDU/CSU 2004: 1).

522 Zwar nennt die Union ebenfalls wiederkehrend Effizienzprobleme und erhebliche Unwirtschaftlichkeiten, die Folgen des demographischen Wandels wiegen hingegen für sie stärker (Zöller 2007: 8011; CDU/CSU 2004: 7).

523 Weiterhin verfügen die Ärzte in der Ausübung bzw. Gestaltung ihres Berufs über zu wenige Freiheiten. Diese Thematik findet in einem eigenen Gesetz Beachtung (Vertragsarztrechtsänderungsgesetz – VÄndG).

524 Die Union benennt dieses Problem lediglich in ihrer Rolle als Koalitionspartner.

lektion zu Gunsten der PKV niederschlägt (Reimann 2006b: 5; SPD 2004: 21). Auch eine wachsende Anzahl an Nichtversicherten ist sehr präsent (Schmidt 2007b: 7487). Besondere Aufmerksamkeit erhalten seitens der SPD ebenfalls die Strukturen der Selbstverwaltung. Im Fokus der Kritik steht ein attestiertes ineffizientes Handeln der Kassen respektive der Kassenverbände (Schmidt 2006a: 5970; 2007a: 807; Reimann 2007a: 8033). In Abgrenzung zur Union ist neben der größeren Bedeutung von Strukturproblemen eine unzureichende Qualitätsorientierung in vielen Bereichen der GKV charakteristisch für die Wahrnehmung der Sozialdemokraten (SPD 2004: 49; Reimann 2006b: 5). Auf Ebene der Versicherten werden von beiden Parteien unzureichende Wahlmöglichkeiten, u. a. in Bezug auf Versorgungsangebote sowie monetäre Wahltarife gesehen (CDU/CSU und SPD 2005: 103; Widmann-Mauz 2006a: 303; 2006c: 5983; CDU/CSU 2004: 6). Ein Mangel an monetären Wahltarifen wird von den Konservativen deutlich höher bewertet, die ergänzend unzureichende Selbstverantwortung, Eigenbeteiligung und Kostenbewusstsein seitens der Versicherten nennen. Verschärft wird dies aus Sicht der Union durch bestehende Rationierungen und Leistungskürzungen in der Versorgung (u. a. Budgets) (Widmann-Mauz 2006a: 302; 2007: 8026; Faust 2006: 5989). Dieses wiederum beeinträchtigt die Zufriedenheit der Ärzte und determiniert ein Nachwuchsproblem (Faust 2007: 8040). Diesen drohenden Ärztemangel nimmt die SPD weniger deutlich wahr.

Bündnis 90/Die Grünen Problemstrom Analysefenster 3

Die hausärztliche Versorgung sowie die Rolle des Hausarztes werden von Bündnis 90/Die Grünen nicht explizit als problematischer Sachverhalt dargestellt. Nach Ansicht der Partei weist das deutsche Gesundheitssystem weitreichende Strukturdefizite sowohl auf der Einnahmen- als auch auf der Ausgabenseite auf (hier und im Folgenden BT 16/1928: 2; Bündnis 90/Die Grünen 2006: 1f.; BT 16/4218: 4; Bender 2006a: 199). In der Folge wird die solidarische Finanzierungsbasis als gefährdet wahrgenommen. Im Fokus der Problemwahrnehmungen stehen für die Partei ein unzureichender Wettbewerb um Qualität und Wirtschaftlichkeit auf verschiedenen Ebenen, der weite Bereiche des Gesundheitswesens beeinflusst.[525] Bestehende „verkrustete Strukturen" und „Gesundheitskartelle"[526]

---

525 Zusammenfassend sieht die Partei demnach das Finanzierungs-, Solidaritäts- und Qualitätsziel gefährdet.
526 Hierbei beziehen sich die Grünen auf die Leistungserbringer und die Kostenträger, da die Vertragsärzte über die KVen in den jeweiligen Bundesländern die Kollektivverträge mit den Kassen schließen, die wiederum „einheitlich und gemeinsam" agieren müssen. Dennoch wird besonders das Vertragsmonopol der KVen als Hemmnis für mehr Wettbewerb kritisiert.

(sowohl auf der Anbieter- als auch auf der Kostenträgerseite) werden als ursächlich angeführt. Das dominierende Kollektivvertragssystem blockiert Einzelverträge und führt zusammen mit falschen oder fehlenden Anreizen zu Effizienz- und Qualitätsdefiziten (Bündnis 90/Die Grünen 2006: 1; BT 16/1928: 2; BT 16/4218: 6). Unter diesen Rahmenbedingungen fehlt nach Parteisicht ein Kassenwettbewerb, der Versorgungsangebote fokussiert und dadurch die Versorgungsstrukturen verbessert (BT 16/4218, 3). Den erweiterten Versorgungsanforderungen durch den demographischen Wandel, den medizinisch-technischen Fortschritt und gesellschaftliche Entwicklungen, die nicht als Automatismus mit einer Kostenexplosion einhergehen, können die bestehenden Strukturen des Gesundheitssystems nicht angemessen gerecht werden (Bender 2006b: 3650; BT 16/1928: 1). Ergänzend bedingen ein unzureichender RSA (besonders mit Blick auf Morbiditätskriterien) sowie die Teilung des Versicherungsmarktes zwischen GKV und PKV und die darin existierende Sonderstellung der PKV einen verzerrten Wettbewerb (BT 16/4218: 3; BT 16/1928: 1). Diese Sachverhalte führen zusammen mit weiteren Faktoren zu einer geminderten Versorgungsqualität und Stabilität der Finanzierungsbasis, welche die Einnahmen-, aber auch auf die Ausgabenseite beeinflusst (ebd.; Bender 2006a: 200; Künast 2006: 5978).[527] Laut den Grünen erfährt die Prävention vor dem Hintergrund des demographischen Wandels eine unzureichende Stellung in der Gesundheitsversorgung (u. a. BT 16/4218: 7; Künast 2006b: 3555).

FDP Problemstrom Analysefenster 3

Die hausärztliche Versorgung sowie die Rolle des Hausarztes werden von der FDP nicht als problematisch wahrgenommen. Lediglich in den Kontext der schlechten Arbeitsbedingungen von Ärzten allgemein werden die Hausärzte mit einbezogen. Der Problemstrom der FDP wird im Zeitfenster durch die attestierte finanzielle Instabilität und einen bestehenden, weiterwachsenden Kostendruck dominiert. Preistreibend wirken zum einen der demographische Wandel und der medizinisch-technische Fortschritt (als unausweichliche Einflussgrößen) (FDP 2004: 1; BT 16/1997: 3; FDP 2006a: 1; 2006b: 2; BT 16/4217: 6; Thomae 2004: 1). Zum anderen steigen die Kosten durch falsches haushaltspolitisches Regie-

---

Schließlich sind die Kassen auch einem Kontrahierungszwang unterworfen (Bündnis 90/Die Grünen 2006: 1; BT 16/1928: 3; BT 16/4218: 6).
527 Die Ausgestaltung der Einnahmenbasis (u. a. werden gewandelte Erwerbsstrukturen nicht angemessen berücksichtigt) ist laut Partei neben haushaltspolitischen Maßnahmen vorrangig für die (strukturelle) Einnahmeschwäche des Systems verantwortlich (Bender 2006: 200; BT 16/4247: 24; BT 16/4218: 4).

rungshandeln[528] (FDP 2006b: 1; BT 16/1997: 1f.; BT 16/4217: 7) und das „kaputte System" selbst (Westerwelle 2006: 1). Strukturprobleme auf Ebene des Finanzierungssystems der GKV führen zu steigenden Beitragssätzen und gefährden den Arbeitsmarkt und so das Wachstumsziel.[529] Die Bindung der Beitragssätze an die Arbeitskosten erhält sehr viel Aufmerksamkeit von der Partei (FDP 2004: 1; Thomae 2004: 1; Bahr 2006: 5971; BT 16/1997: 2ff.; BT 16/4247: 28; BT 16/4217: 7; 2006b: 2f.). Strukturprobleme auf der Versorgungsebene (die weniger stark als die Finanzierungsprobleme wahrgenommen werden) zeigen sich in einem unzureichenden Wettbewerb sowohl auf der Versicherungs- als auch auf der Leistungsanbieterseite (hier und im Folgenden: BT 16/1997: 3f.; BT 16/4217: 8; FDP 2004: 2; 2006a: 1; 2006b: 2f.). Gestaltungs- und Wahlfreiheit sind auch auf Seiten der Versicherten mangelhaft. Auf allen Ebenen bestehen unzureichende Anreize zum Angebot und zur Entwicklung effizienter Versorgungslösungen. Dies führt zu Ineffizienzen und beeinträchtigt die Versorgungsqualität sowie die Ausgabensituation. Ergänzend wirken das bestehende Sachleistungsprinzip sowie eingeschränkte Wahlmöglichkeiten der Versicherten (u. a. Versicherungsumfang) negativ auf die Transparenz von Preisen und Leistungen sowie auf die Eigenverantwortung der Versicherten. Die langjährige Kostendämpfungspolitik, die u. a. mit Budgetierung, Reglementierung und Bürokratie einhergeht (die u. a. ihren Ausdruck in eingeschränkter Therapiefreiheit finden), verschärft die Situation weiter (BT 16/1997: 3; BT. 16/4217: 6; FDP 2004: 4; 2006b: 2).

8.1.2 Problemströme verbandliche Ebene Analysefenster 3

Kassenverbände Problemstrom Analysefenster 3

Im Problemstrom der zwei Kassenverbände kursieren sowohl Probleme im Bereich der Einnahmen- als auch der Ausgabenseite (hier und im Folgenden: u. a. Pfeiffer 2005: 326; 2006a: 2; VdAK 2006: 270; Weller 2005a: 25; 2006a: 33; 2006b: 27; SpiBu 2005: 2ff.; 2006a: 3ff.).[530] Im Fokus stehen strukturelle Defizi-

---

528 Dazu zählen Maßnahmen in anderen Politikfeldern wie die Mehrwertsteuererhöhung und die Übernahme versicherungsfremder Leistungen innerhalb der GKV.
529 Zu diesen Strukturproblemen zählen vorangestellt die Umlagefinanzierung sowie eine zu starke Lohn- und somit Konjunkturabhängigkeit, die sich wechselseitig beeinflussen. Ein Strukturproblem auf der Ausgabenseite ist mangelnder Wettbewerb (FDP 2004: 1; 2006b: 1; BT 16/1997: 2ff.; BT 16/4217: 1ff.).
530 So öffnet sich die Schere zwischen Einnahmen und Ausgaben kontinuierlich. Die Einnahmenprobleme werden v. a. durch politische Eingriffe sowie falsche haushaltspolitische Verteilungen verursacht (u. a. Weller 2006c: 6; Pfeiffer 2005: 326; 2006d: 135).

te, die sich in Qualitäts- und Effizienzproblemen und weiterführend in wachsenden Ausgaben niederschlagen. Es besteht grundlegend das Problem der Über-, Unter- und Fehlversorgung. Dabei ist besonders die sektorale Trennung ineffizient und wenig patientenorientiert. In weiten Teilen der Versorgung bestehen Steuerungsprobleme oder ungenutzte Steuerungspotentiale. Als ursächlich wird hier vorrangig die unzureichende Nutzung wettbewerblicher Mechanismen angeführt. Neben der unzureichenden Einbeziehung der Leistungserbringer, bestehen für die Kassen zu wenige Wettbewerbsfelder, um sich mit kassenspezifischen Leistungen profilieren respektive neue, innovative Versorgungslösungen entwickeln zu können. Daneben werden die Leistungserbringer nicht genügend in den Wettbewerb einbezogen (u. a. SpiBu 2005a: 9f.; Jacobs 2005: 14; von Stackelberg 2006: 14; Mönig-Raane 2005: 302).[531] Für die Kassenverbände besteht kein Ärztemangel, sondern ein Verteilungsproblem, das sich ebenfalls sowohl in Unter- als auch Überversorgung manifestiert (vdek 2006a: 58; SpiBu 2005a: 2).[532] Ergänzend stellt die Ausgestaltung des RSA einen weiteren Problembereich dar. Grundlegend sehen beide Verbände eine unzureichende Morbiditätsorientierung. Das Ausmaß des Problems ist kassenspezifisch (mit starker Dominanz beim AOK-BV) unterschiedlich stark ausgeprägt. Auch das Verhältnis zur PKV erhält viel Aufmerksamkeit, gerade mit Blick auf die Gefahr von Risikoselektion (u. a. Weller und Velter 2005: 16; Partsch 2006: 47; Weller 2006a: 32; SpiBu 2007: 2).[533] Im Bereich der Selbstverwaltungsstrukturen betonen die Kassenverbände einheitlich, dass das System angesichts der komplexen Aufgaben erfolgreich ist. Blockaden entstehen jedoch durch Interessensgegensätze mit den

---

531 Weder ein Kassen- noch ein Vertragswettbewerb sei möglich. Die Bereiche, in denen wettbewerbliche Elemente bislang Einzug gehalten haben, wie z. B. Selektivverträge, sind ebenfalls aufgrund unzureichender Bereinigungsregelungen und Anschubfinanzierungen sowie Vertragsfreiheit und Bindung an den RSA mangelhaft gestaltet. Lediglich im Bereich der IV sind solche Elemente gesetzlich eingeführt worden, jedoch auch hier nicht wettbewerbsadäquat (Jacobs und Schulze 2006: 36f.; Ballast 2006: 333f.). Die Kassen stehen „monopol- und kartellartig organisierten Leistungserbringern gegenüber" und auch der Kontrahierungszwang verhindere einen Wettbewerb unter den Ärzten (Weller 2005a: 25).

532 Zwar konstatieren beide Verbände eine Unterversorgung für einzelne Facharztgruppen in spezifischen Regionen (Hausärzte in ländlichen Regionen und den neuen Bundesländern), gleichzeitig wird aber auch eine weitverbreitete Überversorgung konstatiert. Dies wird durch die KBV nicht adäquat bearbeitet (AOK-BV 2007: 33). Daneben gilt die ärztliche Berufsausübung als zu unflexibel. Individuelle, regionale Lösungen sind im bestehenden Organisationsmodell nicht möglich (u. a. Pfeiffer 2006c: 51).

533 Dabei führen ein unfairer Wettbewerb respektive grundsätzlich falsche Rahmenbedingungen insbesondere zur Risikoselektion und zur Abwanderung von GKV-Versicherten in die PKV (u. a. Weller 2006c: 6; Mickley und Meesters 2006: 227).

Leistungserbringern (Ahrens 2006: 12; Pfeiffer 2006b: 13; 2006c: 451; Mickley 2006: 219).[534]
Einzig der AOK-BV nimmt die Stellung der hausärztlichen Versorgung respektive des Hausarztes problematisch wahr. „[D]ie steuernde Rolle des Hausarztes in Deutschland ist im internationalen Vergleich unterentwickelt" (Stock 2005a: 18). Dies führt zu Qualitätsdefiziten und Ressourcenverschwendung (ebd.). Falsche gesetzliche Rahmenbedingungen u. a. im Bereich der Honorierungssystematik und eine starke Facharztlastigkeit hemmen nach Auffassung des Verbandes die Rolle der hausärztlichen Versorgung (ebd.; Stock 2005b: 3).[535] Ferner stellen sich die bestehenden Möglichkeiten zur HzV-Vertragsgestaltung als negativ und unattraktiv für die Kassen dar. U. a. durch die fehlende Bereinigung besteht die Gefahr der Doppelvergütung (Jacobs und Schulze 2006: 38).

Beide Verbände nehmen es hingegen als problematisch wahr, dass Nachweise über relevante Einsparungen durch die HzV fehlen (SpiBu 2006a: 110).

Neben einer kritischen Finanzsituation dominieren im Problemstrom der Kassenverbände im Zeitfenster die Reformbemühungen der Großen Koalition, die vollständig als „Bedrohung"[536] wahrgenommen werden und somit viel Aufmerksamkeit binden (u. a. ebd.: 4).

KBV Problemstrom Analysefenster 3

Für das Analysefenster attestiert die KBV dem Gesundheitswesen vordergründig eine Finanz- und davon abgeleitet eine Honorarmisere, die eine Vielzahl weiterer Probleme bedingt. Der mit dem GMG 2004 neugeschaffene (Vertrags-)Wettbewerb ist verbunden mit einer unzureichenden gesetzlich vorgegebenen Beteiligung der KVen ursächlich für viele zentrale Problembereiche (KBV 2006a: 17; 2007: 4; Köhler 2005a: 2; 2005b: 349; 2006: 3300; Deutscher Ärztetag 2006: 4). Im Fokus stehen die vorhandenen Regelungen zur IV (hier und im Folgenden: Köhler 2005a: 2; KBV 2005a: 7; 2005b: 7; 2006b: 5ff.).[537] Jegliche Einzelver-

---

534 Ersatzkassenspezifisch stehen historisch gewachsene Vergütungsunterschiede zwischen den verschiedenen Kassenarten (unterschiedlich hohe Punktwerte) ebenfalls im Fokus der Problemwahrnehmung (u. a. vdek 2006b: 4).
535 Durch Einführung der Praxisgebühr durch das GMG 2004 nimmt der AK-BV jedoch eine Verringerung des Problems wahr (Partsch 2005: 16).
536 Beispielsweise ist von „Verstaatlichung, Zentralisierung und Vereinheitlichung der Steuerung des Gesundheitswesens" (SpiBu 2006a: 4) die Rede. Dabei besteht die Gefahr der Einheitskrankenversicherung, die auch die Existenz der einzelnen Verbände gefährden würde (ebd.: 5).
537 Den Ausschluss der KVen aus dem Vertragsgeschehen (außerhalb der Gesamtverträge) bewertet der Verband als unfairen Vertragswettbewerb und somit als Kernproblem. Grundsätzlich führen Sonderstellungen von Versorgungsbereichen zu Wettbewerbsverzerrungen. Insbesondere wird die IV in ihrer rechtlichen Ausgestaltung kritisiert. Mangelnde Transparenz aufgrund

tragsmöglichkeiten gefährden perspektivisch den Sicherstellungsauftrag und in der Folge die flächendeckende, qualitativ hochwertige Versorgung sowie die ärztliche Freiberuflichkeit.[538] Durch einen Ausschluss vom Vertragsgeschehen können die KVen ihrer Funktion als Interessenvertretung nicht ausreichend nachkommen (KBV 2006b: 19). Verschärft wird diese Situation durch ungleiche Wettbewerbsbedingungen gegenüber dem stationären Sektor (Köhler 2005a: 4; KBV 2006b: 10).[539]

Für den Bereich der hausärztlichen Versorgung wird von der KBV kein spezifisches Problem aktiv benannt. Der Themenbereich hat sich nach Ansicht des Verbandes positiv entwickelt (KBV 2006e: 2; Köhler 2006a: 1420).

Allgemeine Probleme der Ärzteschaft sind auch bei den Hausärzten vorzufinden. Die laut Verband vorherrschende „chronische Unterfinanzierung" (KBV 2006c: 9) sowie Probleme im Bereich der Honorierung und die bestehende Budgetierung verursachen u. a. Qualitätseinbußen und Versorgungslücken.[540] Der Arztberuf wird u. a. dadurch zunehmend unattraktiv, denn Umsatzsteigerungen bleiben aus und die Arbeitsbedingungen verschlechtern sich. Dies bedingt eine starke Unzufriedenheit der Ärzte, die zukünftig und bereits aktuell gebietsspezifisch zu einem flächendeckenden Ärztemangel führt: Es mangelt an Nachwuchs und Ärzte wandern ab (ebd.: 10; Köhler 2006c: 20; KBV 2006a: 28; 2006b: 42).[541]

HzV-Verträge in einer Einzelvertragslogik werden ebenso kritisch bzw. bedrohlich wie alle anderen Einzelvertragsoptionen wahrgenommen.

---

fehlender Offenlegungspflichten der Verträge, eine fehlende Anschlussregelung nach Auslaufen der Anschubfinanzierung sowie nicht praktizierbare Budgetbereinigungen der Anschubfinanzierung werden moniert (u. a. Köhler 2005a: 3f.; 2005c: 5).

538 Im Sinne einer „Gefahr der Zersplitterung der Versorgungslandschaft" durch Einzelverträge. Die Einschränkung der Freiberuflichkeit erfolgt z. B. aufgrund der Vorgaben in den Verträgen u.a. durch die Kassen. Auch Budgetierungen und andere Vorgaben durch den Gesetzgeber schränken die Freiberuflichkeit ein (Köhler 2006c: 8; KBV 2006a: 15).
539 Nach Ansicht der KBV hat der stationäre Sektor politisch geschützte Vorteile gegenüber dem ambulanten Bereich, die um die Öffnungsklausel des § 116b SGB V sowie Möglichkeiten im Rahmen von DMP ergänzt werden (Köhler 2005a: 4; KBV 2006b: 10).
540 Neben einer grundlegend unzureichenden Vergütung ärztlicher Leistungen sind u. a. die Abrechnungsstrukturen zu intransparent und kompliziert (Köhler 2006c: 12; KBV 2006d: 1; 2006b: 4; 2006a: 16). Dadurch sind die KVen „per Gesetz zum Mangelverwalter geworden" (Köhler 2006a: 1421).
541 Denn auch die vertragsärztliche Berufsausübung ist zu unflexibel, u. a. mit Blick auf besondere Versorgungsbedarfe und die Bedarfe der Ärzte (Köhler 2006c: 2).

DHÄV Problemstrom Analysefenster 3

Zwar bewertet der DHÄV die Finanzierungssystematik des Gesundheitswesens als kritisch[542], gleichwohl wird der Problemstrom des Verbandes im Analysefenster von Strukturproblemen dominiert (hier und im Folgenden: Kötzle 2005: 2; DHÄV 2006a: 1ff.; 2006b: 1ff.). Diese manifestieren sich vorrangig in Effizienzproblemen auf der Ausgabenseite und sind in verschiedenen Bereichen ausfindig zu machen. Im Fokus dieser Wahrnehmung steht die unkoordinierte Versorgung durch Spezialisten, die die Versorgungslandschaft prägt und eine unzureichende Steuerung und Koordinierung der Versorgung durch den Hausarzt blockiert. Trotz gesetzgeberischer Maßnahmen gilt die notwendige Stärkung der hausärztlichen Versorgung im Gesundheitssystem bislang als nicht hinreichend umgesetzt.[543] Aufgrund der Unterfinanzierung hausärztlicher Leistungen (als dominierendes Problem, besonders im Verhältnis zu fachärztlichen Leistungen) sowie einer negativen Stellung des Hausarztberufes im Versorgungsgeschehen droht ein Mangel an Hausärzten, der bereits teilweise existiert. Besonders kritisch wird die Situation für die Hausärzte in den neuen Bundesländern sowie im Kontext von Weiterbildung und Qualifikation wahrgenommen (ebd.; Kötzle 2006a: 41; Kötzle und Mehl 2006: 1042).[544] Als weiterer Kernbereich im Problemstrom der Hausärzte stellt sich (trotz erweiterter Regelungen u. a. durch das GMG) die unzureichende Selbstbestimmung der Hausärzte innerhalb der ärztlichen Körperschaften (sowohl in der KBV und den KVen als auch in der BÄK) dar (DHÄV 2006c: 2; 2006d: 8; Kötzle 2006a: 41; 2006b: 6; 2007: 2).

Verschärft wird diese Situation durch unzureichende Entwicklungsmöglichkeiten von wettbewerbsorientierten Versorgungsstrukturen. Nach Ansicht des Verbandes bietet lediglich die IV erste Ansatzmöglichkeiten, aber auch diese werden als unzureichend bewertet. Dies liegt zum einen an der Beeinträchtigung durch korporatistische Entscheidungsstrukturen, Gesamtverträge und Sektorengrenzen und zum anderen an den unzureichenden Beteiligungsmöglichkeiten

---

542 Hierzu möchte sich der Verband hingegen nicht positionieren, da er seine Sachkompetenz in Strukturfragen sieht (DHÄV 2006a: 1).
543 Die klaren Trennungsvorgaben der Versorgungsbereiche wurden beispielsweise immer wieder durch die Selbstverwaltung umgangen (DHÄV 2006a: 6).
544 Dies führt nach Auffassung des Verbandes zu Qualitätseinbußen, Leistungsausweitungen und somit zu strukturbedingten Beitragssatzerhöhungen. Sowohl die Politik als auch die fachärztlich dominierten Vertreterversammlungen der KVen benachteiligen die Hausärzte gegenüber den Fachärzten – nicht nur beim Einkommen, aber hier zeigt sich besonders stark (Kötzle 2006b: 5). Der alte sowie der neue EBM (EBM 2000plus) sind falsch berechnet. Neben Unübersichtlichkeiten in den Verteilungssystematiken werden „technische" Leistungen gegenüber hausärztlichen Betreuungs- und Gesprächsziffern zu hoch bewertet (ebd.; Kötzle 2005: 6; DHÄV 2006a: 2; 2006d: 6).

einzelner Verbände neben und im kollektivvertraglichen Rahmen (DHÄV 2006a: 5f.; 2006b: 1; 2006d: 5; Kötzle und Mehl 2006: 1042).[545] Der bestehende HzV-Paragraph (§ 73b, SGB V) stellt sich für die Hausärzte negativ dar, da den Kassen zu viel Kontrolle über die teilnehmenden Ärzte gegeben wird (Mehl 2006: 38; Kötzle 2005: 8; DHÄV 2006e: 9f.).[546] Schließlich wird ferner darauf verwiesen, dass kein Qualitätsproblem vorherrscht (Mehl 2006: 38).

8.2 Ist-Zustand der Policy-Ströme Analysefenster 3

8.2.1 Policy-Ströme parteipolitische Ebene Analysefenster 3

Große Koalition Policy-Strom Analysefenster 3

Im Zentrum des gemeinsamen Policy-Stroms der Koalitionsparteien stehen im Analysefenster Fragen zur Finanzierung der GKV und hieran gebunden die Senkung der Lohnnebenkosten[547] (SPD 2004: 2f. 2005: 54; Reimann 2006a: 198; CDU/CSU 2004: 1f.; CDU/CSU und SPD 2005: 103; Widmann-Mauz 2006a: 302; Straubinger 2007: 8042). Um dieses Ziel zu erreichen, liegen ursprünglich zwei konträre Gestaltungsoptionen vor. In den gemeinsamen Verhandlungen verständigen sich die Parteien auf die Einführung eines Gesundheitsfonds, der

---

545 Bislang bestehen lediglich im Bereich der IV Möglichkeiten, am Vertragsgeschehen teilzunehmen. Verträge nach § 73 b SGB V (verabschiedet im GMG) werden negativ bewertet, da die Kassen festlegen können, welche Hausärzte als „besonders qualifiziert" eingestuft werden und teilnehmen dürfen. Dies führt nach Ansicht des Verbandes zur Spaltung der Hausärzte und zu einer „Einkaufsmacht" der Kassen. Ein reines Einzelvertragswesen stellt schließlich keine Option für den Verband dar (z. B. Kötzle und Mehl 2006: 1043).

545 HzV-Verträge strebt der Verband lediglich im Rahmen von IV-Verträgen (nach § 140) an. Verträge nach § 73 stellen keine Option dar, da sie die Ärzteschaft durch die unsachgemäße Forderung nach Qualifikation spalten und den Kassen erlauben, Vorgaben zu diktieren. Die bestehenden Vertragsmöglichkeiten gelten für den Verband weiterhin als unzureichend.

546 Indem die Kassen mit „besonders qualifizierten Hausärzten" Verträge schließen können, können sie bestimmen, welche Ärzte als ausreichend qualifiziert eingestuft werden. Laut Verband führt dies dazu, dass die Kassen versuchen, durch diese Verträge „[...] die Hausärzteschaft in Gute und Schlechte zu spalten und mit überbordenden Qualitätssicherungsmaßnahmen zu drangsalieren" (Kötzle 2005: 8).

547 Die SPD legt hier ihren Schwerpunkt zwar ebenfalls auf die Beitragssatzstabilität zur Entlastung der Lohnnebenkosten, ergänzt dies aber um eine Beibehaltung des Leistungskatalogs sowie eine hohe Versorgungsqualität für die Versicherten (SPD 2005: 54; Reimann 2006b: 5; 2006c: 5908; Ferner 2007: 7496). Die Union fokussiert darüber hinaus eine grundsätzliche Abkoppelung der Arbeit und sozialen Leistungen respektive der Beiträge zur GKV, um eine Unabhängigkeit von demographischen und gesellschaftlichen Entwicklungen zu ermöglichen (CDU/CSU 2004: 1; 2005: 27; Widmann-Mauz 2006a: 302; Zöller 2006: 5973).

um weitere Elemente[548] ergänzt wird (CDU/CSU und SPD 2006a: 20). Sowohl der Morbi-RSA als auch eine Belastungsobergrenze für den Zusatzbeitrag werden auf Verlangen der SPD in das WSG aufgenommen (BT 16/4247: 27; Reimann 2007a: 8034; SPD 2004: 49).[549] Die parteispezifisch präferierten Gestaltungsoptionen Bürgerversicherung auf sozialdemokratischer und Kopfprämie auf konservativer Seite konnten sich aufgrund ihrer gegenseitigen Unvereinbarkeit nicht durchsetzen.

Wenngleich beide Seiten dem Fonds-Modell lediglich einen Kompromisscharakter zuschreiben, soll es laut der Koalition neben seiner Finanzierungsfunktion als Instrument zur Stärkung des Wettbewerbs im Gesundheitssystem fungieren (Reimann 2006a: 198; Schmidt 2006a 5968; Widmann-Mauz 2006a: 302; Spahn 2007a: 7491). Beide Parteien streben im Analysefenster eine Intensivierung des Wettbewerbs, insbesondere im Vertragsgeschehen an (hier und im Folgenden: SPD 2004: 21; Reimann 2006b: 5; 2006c: 5980; Schmidt 2006a: 5969; Spahn 2007a: 7491; CDU/CSU 2005: 103). Entsprechend wird neben Finanzierungsfragen eine Vielzahl von Strukturveränderungen im Policy-Strom der Parteien respektive der Koalition diskutiert. Ein Einzelvertragswettbewerb soll den Versicherten größere Wahlfreiheiten durch ein breites, kassenspezifisch unterschiedliches Versorgungsangebot bieten und so als zentrales Element zur Steigerung von Qualität und Wirtschaftlichkeit beitragen. Gemein ist den Koalitionsparteien, dass sie den Sicherstellungsauftrag nicht aushöhlen wollen und die Gesamtverträge nicht zur Disposition stehen. Wie eine solche Wettbewerbs-Intensivierung zu ermöglichen ist, wird parteispezifisch mit teilweise unterschiedlichen und konträren Policies verbunden. Schließlich dominieren bei den zwei Akteuren verschiedene Wettbewerbsverständnisse. Für die Sozialdemokraten zielt der Wettbewerb auf die Optimierung der Versorgungsstrukturen im Sinne eines Qualitätswettbewerbs (SPD 2004: 49; Reimann 2006a: 198, 2006b: 5; Reimann 2007a: 8034; Schmidt 2007a: 8008).[550] Die Union fokussiert demgegenüber stärkere Eigenleistungen respektive Eigenverantwortung seitens der Versicherten im Kontext eines Preiswettbewerbs zwischen den Kassen (Spahn 2007b: 8036; CDU/CSU 2004: 1; Widmann-Mauz 2006: 302). Wenngleich im Analysefenster zunehmend auch für die Konservativen qualitätsbezogene Aspek-

---

548 Wie einen einheitlichen, durch den Gesetzgeber fixierten Betragssatz, mögliche kassenspezifische Zusatzbeiträge oder Rückerstattungen, Steuerzuschüsse sowie die Erweiterung des bisherigen RSA um Morbiditätskriterien (CDU/CSU und SPD 2006a: 20ff.; BT 16/3950: 2f.).
549 Die Unionsparteien lehnen einen RSA eigentlich ab, da er in ihrem Verständnis Wettbewerbsanreize für die Kassen verringert und damit den Preiswettbewerb beeinträchtigt (siehe vorheriges Analysefenster, im aktuellen Analysefenster wird die Thematik kaum offen diskutiert).
550 Ziel ist es, Kostensteigerungen und Leistungskürzungen für die Versicherten zu vermeiden (u. a. SPD 2004: 49).

te an Bedeutung gewinnen[551], wird von der SPD ein deutlich größeres Effizienzpotential wahrgenommenen bzw. diskutiert[552] (SPD 2004: 13; Reimann 2006a: 198; Ferner 2006: 5990). Übergreifend sprechen sich beide Parteien für deregulierende bzw. dezentralisierende Ansätze aus, u. a. für die Verlagerung von Kompetenzen und Zuständigkeiten. Stärker vollzieht dies die Union. Die SPD sieht kontrastierend sogar regulative Elemente als notwendige Ergänzung an.[553]

Erweiterte Gestaltungsmöglichkeiten für die Kassen und der Einbezug der Leistungserbringer durch eine Lockerung des kollektivvertraglichen Rahmens und eine Neujustierung der Rolle der KVen sollen den Vertragswettbewerb ermöglichen (u. a. SPD 2004: 21; Reimann 2006a: 198, 2006b: 5; Schmidt 2006a: 5968; CDU/CSU 2004: 7; Widmann-Mauz 2006a: 302). Für beide Parteien stellen sich Einzelverträge, so auch Verträge zur HzV, als ein wettbewerbliches Element dar, durch das Kassen ihren Versicherten Wahlmöglichkeiten bieten können.[554] Für die Union steht hier die Wahlmöglichkeit im Fokus. Neue, spezifische Versorgungsformen sollen aus ihrer Sicht die Versorgungsstrukturen optimieren. Für die SPD sollen Einzel- bzw. Direktverträge u. a. zur IV und HzV (als zentrale Elemente der Versorgungsstrukturen wie die verbesserte Koordinierung der Versorgung und Überwindung der Sektoren) den Anforderungen einer älterwerdenden Bevölkerung gerecht werden. Wenngleich die Gestaltungsoptionen zur HzV im Rahmen des WSG zwischen den zwei Parteien nicht öffentlich ausgehandelt werden (mit Ausnahme der Beteiligung der KVen als Vertragspartner[555]), sind die konkreten Gestaltungsoptionen zur HzV im WSG vordergründig

---

551 Ergänzend bewertet die Union die bestehenden Effizienzreserven als bedeutend geringer als die SPD, die bspw. auch die ärztliche Vergütung qualitätsorientiert gestalten will.
552 Zwar existieren auch nach Annahme der Union Effizienzreserven (CDU/CSU 2004: 7), aber ihr zufolge dürfe sich „[...] von einer gesteigerten Effizienz [...] nicht zu viel erhofft werden [...]" (Widmann-Mauz 2006b: 15).
553 Hierzu zählen beispielsweise der Risikostrukturausgleich, die Versicherungspflicht, der SpiBu, die verpflichtende Einführung von HzV-Verträgen etc.
554 Die Union betont, dass sie, anders als in der Koalition vereinbart, weitere Vertragsoptionen zulassen würde, vom Koalitionspartner eingeschränkt wird und somit vom Koalitionspartner (SPD) eingeschränkt wird (Widmann-Mauz 2006a: 302).
555 Zwar betont die Union, dass sie zur Einführung der Wettbewerbsstrukturen das Monopol der KVen brechen will. Dennoch ist sie es, die dafür sorgt, dass im Rahmen der Hausarztverträge auch für die KVen die Möglichkeit zur Vertragsbeteiligung Einzug in das Gesetz erhält (Seehofer 2005: 3). Im ersten Gesetzentwurf vom Oktober 2006 (BT 16/3100) (dieser erscheint maßgeblich durch die SPD und durch das sozialdemokratisch geführte BMG geprägt zu sein) tauchen die KVen unter § 73b, 4 SGB V nicht als möglicher Vertragspartner auf. Im Gesetzentwurf vom Dezember 2006 BT (16/3950) werden nach koalitionsinternen Verhandlungen sowie Äußerungen von Unionsmitgliedern explizit die KVen und deren Dienstleistungsgesellschaften nach § 77a als mögliche Vertragspartner aufgenommen. Zöller betonte im November 2006 auf einer Fachveranstaltung der KBV, dass die KVen als Vertragspartner bei Selektivverträgen auftreten dürfen müssen (Zöller 2006: 2914). Demgegenüber bewertet die SPD die Vertragsteilnahme der KVen an Einzelverträgen im Verlauf des Analysefensters kritisch (z. B.

8.2 Ist-Zustand der Policy-Ströme Analysefenster 3

bei der SPD zu verorten (u. a. SPD 2004: Schmidt 2006b: 973; 2006b: 5968; 2007a: 8007; Ferner 20007: 7496; BT 16/4247: 27). Die Optionen zur HzV werden von der Union, hier vermutlich verstärkt durch die Forderungen der CSU (siehe Politics-Strom) als Koalitionspartner (mit Einschränkungen in der tatsächlichen Ausgestaltung) mitgetragen oder zumindest akzeptiert. Im Strom der Union ist die HzV kaum vorzufinden. Wenn sie (positiv) diskutiert wird, erfolgt dies vorrangig in der Möglichkeit als eine Vertragsform neben anderen.

Um die Vertragsstrukturen zu optimieren, sind die Sozialdemokraten ferner bereit, einen gesetzlichen Rahmen mit Pflichten und Freiräumen für die Akteure zu schaffen. Schmidt betont: „[D]amit die Bürgerinnen und Bürger Nutznießer dieser Veränderungen werden, verpflichten wir die Krankenkassen, ihren Mitgliedern Hausarzttarife anzubieten" (Schmidt 2006a: 5968).[556] Demnach sollen die einzelvertraglichen Möglichkeiten der HzV nun auch in Abgrenzung zu den Gesamtverträgen[557] gestärkt und um eine höhere Verbindlichkeit sowie weitere konkretisierende Inhalte ergänzt werden (BT 16/3950: 16ff.).[558] Auf der einen Seite soll eine Abgrenzung zu den Gesamtverträgen (u. a. durch Budgetbereinigung und Festlegung der Vertragsteilnehmer) erfolgen. Auf der anderen Seite wird es zum obligatorischen Angebot der Kassen ernannt. Die HzV bleibt sowohl für die Versicherten als auch die Leistungserbringer ein „Einschreibemodell" (BT 16/3100; BT 16/4247). Ergänzend betonen beide Parteien die hohe Bedeutung der freien Arztwahl (SPD 2004: 12; Zöller 2006: 5973; CDU/CSU und SPD 2006a: 44). Weiterhin unterstreicht die Union, dass sie ein Primärarztsystem klar ablehnt (Widmann-Mauz 2006a: 302).

Einig ist sich die Koalition, dass der wettbewerbliche Ordnungsrahmen durch ein anderes Gesetzesvorhaben (VÄG) flankiert werden soll. Beitragen soll dazu u. a. die Flexibilisierung der ärztlichen Tätigkeit, indem die erforderlichen

---

Schmidt 2006b: 973). Daneben lassen sich finanzielle Begünstigungen (Vergütung der HzV über spezifische Versichertenpauschalen) der SPD zuschreiben (ebd.).
556 Ferner zeigt sich in den Erklärungen nach § 31 Grundordnung bei den Abgeordneten beider Fraktionen, dass die HzV in ihrer verpflichtenden Form nicht kritisiert wird. SPD-Abgeordnete äußern sich sogar positiv (BT 16/80: 8105ff.), Unions-Abgeordnete thematisieren die HzV nicht.
557 Dass die Kassen vorgeben können, wer besonders qualifiziert ist, soll ebenso wie die inhaltliche Niederlegung der HzV in den Gesamtverträgen aufgegeben werden (BT 16/3100: 28).
558 Zunächst sollen die KVen als Vertragsteilnehmer vollständig ausgeschlossen werden. Auf Initiative der Union wird dann aber eine direkte Beteiligung ermöglicht, indem die KVen als durch Kassenärzte „ermächtigt" teilnehmen können. Gleichwohl besteht anscheinend Konsens darüber, dass die Verträge für die Kassen obligatorisch sind und u. a. qualitative Mindestanforderungen und Finanzierungsaspekte gesetzgeberisch vorgegeben werden. Neben der HzV werden weitere Versorgungsformen wie die IV einzelvertraglich gestärkt. Die Förderung der IV hat bei beiden Parteien einen hohen Stellenwert für die Versorgung (Widmann-Mauz 2007: 8025; CDU/CSU 2004: 7; CDU/CSU und SPD 2005: 105; 2006b: 1; Spahn2007b: 8037; SPD 2004: 12; Schmidt 2006b: 973; Ferner 2007: 7496).

berufsrechtlichen Rahmenbedingungen geschaffen werden (Widmann-Mauz 2006c: 5934; Faust 2006: 5985; Schmidt 2006a: 5970).

Neben versorgungsbezogenen Wahltarifen sollen die Versicherten verstärkt auch zwischen monetären Tarifen (Selbstbehalt- und Kostenerstattungstarife) wählen können. Hier will die Union, entgegen dem Koalitionspartner, grundsätzlich mehr Tarifmöglichkeiten etablieren, um einen Preiswettbewerb zu initiieren (CDU/CSU und SPD 2006a: 13ff.; SPD 2004: 6; Spahn 2007a: 7492; Widmann-Mauz 2006a: 302).

Demgegenüber ist eine Organisationsreform der Kostenträger, zur Schaffung transparenterer GKV-Strukturen im Fokus der SPD, ebenso wie eine Versicherungspflicht für alle und die „Integration" der PKV in das Versicherungssystem bzw. in den Versicherungsmarkt zu verorten (Reimann 2006b: 5; SPD 2004: 21; Schmidt 2006a: 5968; 2007b: 7487).

Bündnis 90/Die Grünen Policy-Strom Analysefenster 3

Der Policy-Strom von Bündnis 90/Die Grünen wird von Reformansätzen sowohl auf der Finanzierungs- als auch auf der Strukturebene durch die Etablierung der „grünen Bürgerversicherung"[559] bestimmt (hier und im Folgenden: Bündnis 90/Die Grünen 2005: 37; 2006: 3; BT 16/4218: 4; BT 16/1928: 3). Die Schaffung respektive die Weiterentwicklung einer (solidarischen) Wettbewerbsordnung stellt für die Partei die zentrale Gestaltungsoption dar, für die entsprechende Rahmenbedingungen geschaffen werden müssen. Hierzu zählt die grundlegende Ausweitung des Wettbewerbs auf die Leistungserbringer mittels Ablösung des Kollektivvertragssystems durch die sukzessive Etablierung von Einzel- bzw. Direktverträgen (u. a. Abschaffung des „Vertragsmonopols" der KVen, des Kontrahierungszwangs der Kassen, Entkoppelung von den Gesamtverträgen) (ebd.; Bender 2006: 199). Über die dann entstehenden neuen wettbewerblichen Vertragsbeziehungen sollen innovative Versorgungsangebote entsprechend einer Pluralität optimierter Versorgungsformen (u. a. Versorgungsverträge und -modelle) mit weitreichenden Wahlmöglichkeiten für die Versicherten entstehen (Bündnis 90/Die Grünen 2006: 3; BT 16/4247: 29; BT 16/4218: 7; Künast 2007: 8017). Ferner sollen weitere Akteure wie Patienten- und Selbsthilfeorganisationen als Vertragspartner in den Vertragswettbewerb einbezogen werden (Bündnis 90/Die Grünen 2006: 2). Um die Qualität und Wirtschaftlichkeit zu steigern,

---

559 Das Konzept sieht eine Zusammenführung der GKV und der PKV sowie eine Erweiterung der Einnahmen auf alle Einkunftsarten vor, ergänzt um wettbewerbliche Strukturen. Die Grundversorgung soll weitestgehend einheitlich sein, um einen allgemeinen Zugang für alle Versicherten zu gewährleisten (Bündnis 90/Die Grünen 2004: 1ff.; BT 16/4218: 4).

8.2 Ist-Zustand der Policy-Ströme Analysefenster 3   219

sollen für alle Beteiligten Anreize geschaffen werden. Dieser Versorgungs- und Qualitätswettbewerb soll bestehende Effizienzpotentiale (deren Existenz ausdrücklich betont wird) freisetzen und u. a. monetäre Belastungen der Versicherten verhindern (Bündnis 90/Die Grünen 2006: 2; BT 16/1928: 2; BT 16/4218: 7). Ergänzend bedarf es nach Auffassung der Grünen der Einführung eines zielgenauen Morbi-RSA (BT 16/4218: 7).[560]

Die Sicherung der hausärztlichen Versorgung wird im Wahlprogramm aufgeführt, aber ohne Darstellung konkreter Maßnahmen (Bündnis 90/Die Grünen 2005: 36). Im Verlauf des Analysefensters wird die HzV von den Grünen nicht weiter diskutiert. So ist davon auszugehen, dass sie ebenfalls als „Wettbewerbsmodell" (neben anderen Versorgungsformen im Einzelvertragssystem) realisiert werden soll. Die IV steht bei der Partei im Fokus der konkreten Gestaltungsoptionen, ergänzt um den Einbezug nicht-ärztlicher Gesundheitsberufe (ganzheitlicher Versorgungsansatz) sowie die Beseitigung der Kollektivverträge bzw. der KVen als Vertragsteilnehmer (ebd.; BT 16/4218: 6; Bender 2006a: 200; Künast 2007: 8087; Bündnis 90/Die Grünen 2004: 6; 2006: 2). Kernthemen im Policy-Strom sind ferner Prävention und Gesundheitsförderung (Bündnis 90/Die Grünen 2004: 1; 2005: 39; Künast 2006b: 3555; BT 16/4218: 4). Der Gesetzentwurf der großen Koalition stellt für die Grünen keine Option dar, da u. a. keine Stärkung des Wettbewerbs und keine Klärung der Finanzierungsfrage der GKV erfolgt (BT 16/4218: 1).

FDP Policy-Strom Analysefenster 3

Ein schrittweiser Systemwechsel hin zu einem kapitalgedeckten, marktwirtschaftlichen Gesundheitssystem dominiert die Diskussionen der FDP im Policy-Strom. Das neue System soll das Kostenerstattungsprinzip, eine Pflicht zur Versicherung, Basisversorgung sowie weitreichende Wahlfreiheit für alle Akteure aufbauen. Grundlage bilden primär Reformen auf der Finanzierungsebene sowie die Etablierung privatwirtschaftlicher Elemente (hier und im Folgenden: FDP 2004: 5; 2005a: 9f.; 2005b: 12f. BT 16/4217: 10f.; FDP 2006b: 2f.).[561] Neben

---

560 Andernfalls müssen die Kassen befürchten, mit besonderen Verträgen „schlechte Risiken" anzulocken, die zu hohen Leistungsausgaben führen, ohne dass es dafür einen Ausgleich gibt (Bündnis 90/Die Grünen 2006: 3; BT 16/4218: 7).
561 Die gesetzlichen Kassen werden in private Unternehmen (mit privatrechtlicher Organisation, der Status der Körperschaft öffentlichen Rechts entfällt) überführt und stehen untereinander sowie mit den privaten Versicherern (aus der heutigen PKV) im Wettbewerb. Es besteht demnach nur noch ein System (FDP 2005a: 316; Niebel 2006: 1; BT 16/4217: 3f.).

dem Kostenerstattungsprinzip[562] werden „flexible Vertragsstrukturen" gefordert. Bestehende kollektivvertragliche Regelungen bleiben erhalten, werden aber (als Grundlage des Wettbewerbsmodells der FDP) um Vertragsbeziehungen zwischen Leistungserbringern und Kassen ergänzt bzw. teilweise ersetzt. Über die Basisversorgung hinaus sollen individuelle, flexible Verträge zwischen Leistungsanbietern und Kostenträgern ein Höchstmaß an Freiheit und Eigenverantwortung auf verschiedensten Akteurs-Ebenen ermöglichen. Die Vertragsfreiheit zwischen Anbieter- und Kostenträger wird unterstrichen. Dabei soll explizit auch der Wettbewerb auf Seiten der Leistungsanbieter gestärkt werden.[563] Darüber hinaus sollen Versicherte Wahlmöglichkeiten erhalten. Eine freie Wahl mit Blick auf den Versicherer, den Umfang des Versicherungsschutzes in Form von Wahltarifen sowie den Leistungserbringer soll erhalten bleiben. So wird die freie Arztwahl wiederholt als Notwendigkeit betont (ebd., BT 16/1997: 2; FDP 2006a: 1).

Vorstellbar sind für die Partei verschiedene Tarif-Varianten, sowohl monetäre als auch versorgungsbezogene Wahltarife. Dazu zählt beispielsweise auch die hausärztliche Versorgung (ebd., Thomae 2004: 1). Hausarzttarife und andere Versorgungsmodelle sollen gleichberechtigt im Rahmen vielfältiger Wahltarife und Verträge zwischen Leistungserbringern und Kostenträgern als Wettbewerbsoption bzw. Wettbewerbsmodell angeboten werden. Weder die HzV noch der Hausarzt erhalten eine Sonderrolle. Verpflichtende Angebote werden abgelehnt (FDP 2006b: 2f.BT 16/4217: 4f.). Durch diesen Wettbewerb erhalten nach Auffassung der FDP alle Beteiligten (Leistungserbringer, Kostenträger und Versicherte) Anreize, sich wirtschaftlich zu verhalten. Durch die individuellen Verträge und Tarife im Wettbewerb sollen die Behandlungsabläufe und -strukturen optimiert werden (ebd.; BT 16/1997: 3; FDP 2006a: 1; 2006b: 2).[564] Zusammengefasst führt dies nach Ansicht der Partei zu Freiheits-, Effizienz- und Qualitäts-Gewinnen. Die Partei verfolgt also ein Finanzierungs- und ansatzweise ein Qualitätsziel (BT 16/4217: 4; FDP 2006a: 1; 2005c: 35). Flankiert durch ein reformiertes Steuersystem führt dies zu Arbeitsmarktentlastungen (Wettbewerbsziel) (BT 16/1997: 3; FDP 2004: 4; 2006b: 2). Das WSG wird als Gestaltungsoption grundlegend abgelehnt und in seiner Tendenz eher als Wettbewerbshemmnis bewertet (BT 16/4217: 1ff.). Da die KBV in ihrer Grundfunktion und die ärztliche Freiberuflichkeit nicht hinterfragt werden, wird die durch die Große Koaliti-

---

562 Die Kostenerstattung setzt dabei Höchstpreisregelungen voraus, damit ergänzend individuelle Verträge zwischen Leistungsanbietern und Kostenträgern als attraktive tarifliche Angebote geschaffen werden können (BT 16/4217: 3; Thomae 2004: 1).
563 Was dies für die Leistungserbringer sowie v. a. die KVen bedeutet, wird nicht konkret beschrieben (BT 16/1997: 3). Die Möglichkeit zur subsidiären Vertragsgestaltung zwischen KVen und Ärzten beizubehalten, wird diskutiert und befürwortet (FDP 2006b: 4).
564 Schließlich konkurrieren die Krankenversicherer als Unternehmen mit optimierten Lösungen um ihre Kunden (FDP 2006a: 1; BT 16/4217: 4).

on anvisierte Sonderstellung der HzV respektive der Hausärzte ebenso wie einzelne Einzelvertragsregelungen kritisch bewertet.[565] Ferner wird wiederkehrend die Bedeutung der freien Arztwahl konstatiert, weshalb sich nur freiwillige Hausarzttarife als Option darstellen (FDP 2004: 2; FDP 2005b: 12; Thomae 2004: 1).

8.2.2 Policy-Ströme verbandliche Ebene Analysefenster 3

Kassenverbände Policy-Strom Analysefenster 3

In der 16. Wahlperiode diskutieren die Spitzenverbände weitestgehend gleiche Policies zur Gestaltung der ambulanten Versorgung und bringen diese auch gemeinsam in den Prozess ein (u. a. SpiBu 2006a).[566] Abweichungen bestehen im Gestaltungsbereich des RSA[567] und der ärztlichen Vergütung. Gemeinsam werden eine übergreifende Finanzreform und gleichermaßen weitreichende strukturelle Reformen diskutiert, die in erster Linie auf die konsequente Einführung eines Wettbewerbs zielen müssen.[568] Wettbewerb vorrangig über Einzelverträge bzw. Direktverträge (also vollständig ohne KV-Beteiligung) ist für die Kassen ein wesentliches Instrument zur Versorgungssteuerung sowie zur Steigerung von Qualität und Effizienz (SpiBu 2005a: 5f.; Weller 2005b: 6; Mönig-Raane 2005: 302; Ballast 2006: 334; Pfeiffer 2005: 326). Der AOK-BV stellt sich als Fürsprecherin zur Abschaffung der Gesamtverträge dar (u. a. Jacobs und Schulze 2006: 36). Die Policies der Ersatzkassen gehen ebenfalls in diese Richtung, wenn auch weniger stark ausgeprägt (Ballast 2006: 333f.). Daran orientiert sollen die Rahmenbedingungen angepasst und der Gestaltungsspielraum der Kassen für Ein-

---

565 Die KBV wird nach Ansicht der FDP durch die geplanten Regelungen geschwächt, da Fachärzte aus dem Kollektivvertragssystem aussteigen und die Hausärzte zu einer zu großen Konkurrenz werden. In der Folge können die Kassen Nachfragemonopole entwickeln (BT 16/4217: 5).
566 Einheitliche Positionen werden u. a. durch gemeinsame Stellungnahmen bezogen. Die Policies, die durch den AOK-BV und die Ersatzkassen diskutiert und öffentlich vertreten werden, zeigen mit wenigen Abweichungen in spezifischen Themenbereichen starke Überschneidungen. Auf die Abweichungen wird in der Darstellung des Stroms am Ende eingegangen. Diese Darstellung bezieht sich auf eine Zusammenschau der Policies der zwei Verbände und nicht aller Spitzenverbände.
567 Der AOK-BV fordert deutlich stärkere Anpassungen der Ausgleichspekte im RSA, die über die Forderungen der Spitzenverbände und der Ersatzkassen hinausgehen (SpiBu 2006a: 4f.). Daher reicht der Verband zusammen mit zwei weiteren Kassenarten eine spezifische Stellungnahme zum RSA in den Reformprozess und in den Ausschuss für Gesundheit ein (AOK-BV und KBS 2006: 2f.).
568 Die Spitzenverbände lehnen hingegen einen vollständigen Systemwechsel als Policy ab. Einigkeit besteht über den Erhalt der grundlegenden Selbstverwaltungsstrukturen.

zelverträge erweitert werden (u. a. ebd.; Ahrens 2005: 34). Dazu zählt u. a. die Einbeziehung der Leistungserbringer als konkurrierende Anbieter in den Wettbewerb, die Flexibilisierung des Kollektivvertragssystems und dem folgend eine Lockerung des Sicherstellungsauftrages sowie die punktuelle Abschaffung des Kontrahierungszwangs.[569] „Suchprozesse" sollen die Entwicklung von Innovationen anstoßen, die zu kassenspezifischen Produkten führen (Ballast 2006: 336). Vertragspartner sollen einzelne Leistungserbringer oder Gruppen von Leistungserbringern sein, nicht jedoch die KBV respektive die KVen, auch nicht mittelbar über Dienstleistungsgesellschaften der KBV (u. a. ebd.; Becker 2006: 14f.; Weller 2005a: 25; SpiBu 2006a: 4: 110). Orientiert an den bestehenden Regelungen zur IV[570] sollen auch für andere Einzelvertragsmöglichkeiten wie die HzV klare gesetzliche Regelungen zur Bereinigung der Gesamtvergütung ohne das Einvernehmen der KVen und eine (erhöhte) Anschubfinanzierung[571] übergreifend eingeführt werden. Dabei sind auch Veränderungen im Sicherstellungsauftrag hinzunehmen (SpiBu 2005a: 12; 2006a: 4: 110; Raffauf 2005: 454).

Pflichtleistungen sowie eine verpflichtende HzV oder Bonuszahlungen werden abgelehnt. Dies würde einen Effizienzwettbewerb hemmen, zumal bislang kein monetärer Mehrwert nachweisbar ist (SpiBu 2006a: 4: 110; Partsch 2006: 38). Die Ersatzkassen kritisieren an einer solchen verpflichtenden Regelung außerdem, dass diese von kleineren Kassen nicht umsetzbar ist (Ballast 2006: 336). Einigkeit besteht darin, dass HzV-Optionen als Wettbewerbsmodelle geregelt sein müssen.[572] Es soll zu einem Wettbewerb zwischen Hausarztverträgen und anderen Modellen kommen. Verpflichtungen stellen einen Wettbewerbswiderspruch dar (SpiBu 2006a: 4: 110; Partsch 2006: 38; Raffauf 2005: 454). Die HzV gilt lediglich als eine von mehreren Möglichkeiten, wobei DMP und vorrangig IV einen höheren Stellenwert erhalten (u. a. Ahrens 2005: 34; Willenborg 2006: 34f.; Pfeiffer 2006f: 251). Der Hausarzt kann in diesen Ver-

---

569 Mit Übertragung der Vertragskompetenz an die Kassen und ihre Verbände bei größerer Vertragsfreiheit. Die Vertragspartner gestalten die Leistungsinhalte. Die gesetzgeberischen Vorgaben werden reduziert (Weller 2006c: 6).
570 Die IV erhalten einen enormen Stellenwert und „Vorbildcharakter". Eine Integration der HzV in diese Verträge wird von den Kassen befürwortet, da hier die Zusatzkosten gesetzlich aufgefangen werden, u. a. mittels Anschubfinanzierung und Budgetbereinigung. Ohne diese finanziellen Regelungen stellen sich HzV-Verträge als Add-on-Zahlung für die Kassen dar. Auch eine verpflichtende, flächendeckende Einführung wird mit Zusatzkosten verbunden (Jacobs und Schulze 2006: 38).
571 Solange die Angebote sich selbst finanzieren. Dabei müssen die Kassen beachten, dass innovative Versorgungsangebote Zeit und wenig Regulierung benötigen. Dies bestätigen u. a. die Erfahrungen mit IV-Verträgen (SpiBu 2005a: 9; 2006a: 5; Ballast 2006: 33).
572 Ferner kann eine Verpflichtung dazu führen, dass die Kassen den Leistungserbringern gegenüber Zugeständnisse machen müssen, da sie auf deren Mitwirken angewiesen sind (Partsch 2006: 38).

sorgungsmodellen seine Steuerungsfunktion ausüben. Gleichwohl können auch Fachärzte diese Rolle übernehmen und zum „Arzt des Vertrauens" werden (Daul und Stenzel 2006: 18). Des Weiteren wird die Notwendigkeit der Weiterentwicklung des RSA angeführt, um Risikoselektion zu vermeiden (Weller 2006c: 6; Weller und Velter 2005: 16; Raffauf 2005: 455; SpiBu 2006a: 4).[573] Die Forderungen und der Stellenwert der HzV sind für die AOKen wesentlich weitreichender als für die Ersatzkassen. In der Folge werden spezifische hausärztliche Honorierungsregelungen im Rahmen einer Honorarreform befürwortet. Die Ersatzkassen wollen den Hausärzten und auch keiner anderen Arztgruppe eine Sonderrolle im Honorarsystem zuschreiben, um Verteilungskämpfe zu vermeiden (Pfeiffer 2006e: 251).[574]

Ergänzend besteht Einigkeit darüber, dass Anpassungen einzelner Rahmenbedingungen gegenüber der PKV notwendig sind, um einen fairen Wettbewerb zwischen den Systemen zu ermöglichen (SpiBu 2007: 2; Becker 2006: 16).[575]

KBV Policy-Strom Analysefenster 3

Im Vordergrund der diskutierten Policies der KBV stehen in der 16. Legislaturperiode die Steigerungen der kassenärztlichen Honorare sowie die Beteiligung der KBV bzw. der KVen am Vertragswettbewerb bei Erhalt der Gesamtverträge (KBV 2006c: 9). Um eine nach Sicht des Verbandes angemessene Vergütung der Kassenärzte zu ermöglichen, benötigt das GKV-System zum einen grundlegend „mehr Geld"[576] (Köhler 2005a: 7; 2006c: 973) und zum anderen eine Vergütungsreform[577] (u. a. ebd.; Köhler 2006c: 12; KBV 2006a: 1; 2006c: 2; 2006d: 4). Für den hausärztlichen Bereich soll ein von den Hausärzten entwickeltes Honorarkonzept umgesetzt werden (u. a. KBV 2006e: 3; 2006g: 15). Honorar-

---

573 Schließlich steigern manche Programme die Attraktivität für schlechte Risiken, sodass solche Programme für die Kassen negativ bewertet werden (Jacobs und Schulze 2006: 38).
574 Für die Ersatzkassen steht im Rahmen einer Vergütungsreform vielmehr die Angleichung der historisch bedingt unterschiedlich hohen Punktwerte bei den verschiedenen Kassenarten im Vordergrund (Minn 2006: 6).
575 Dabei gilt zu betonen, dass der AOK-BV einen Wettbewerb zwischen GKV und PKV nicht anstrebt. Als sinnvoller bezeichnet der Verband eine Beteiligung der PKV an der solidarischen Finanzierung der GKV (Weller 2006c: 6). Beide Verbände fordern eine klare Abgrenzung der zwei Systeme (VdAK 2006: 270).
576 Daher werden auch Ansätze zur Verbreiterung der Einnahmenbasis der GKV und der Erhalt der PKV in ihrer bestehenden Form diskutiert und befürwortet (Köhler 2006d: 12; KBV 2006f: 1; Deutscher Ärztetag 2006: 6).
577 Hin zu einer morbiditätsbezogenen Vergütung ohne Budgets, sondern mit festen Preisen und spezifischen Pauschalen (getrennt nach Haus- und Fachärzten) sowie mit Zuschlägen u. a. für Qualitätsnachweise (Köhler 2006f: 12).

steigerungen, ergänzt um flexiblere Formen der Berufsausübung[578], sind notwendig, um den Arztberuf allgemein, unabhängig von der Facharztzugehörigkeit, attraktiver zu gestalten und auf diese Weise die medizinische Versorgung zu gewährleisten (Köhler 2005a: 3; Köhler 2006c: 2; KBV 2006a: 5; 2006d: 4).

Neben diesem allgemeinen Gestaltungsbereich diskutiert die KBV insbesondere die Weiterentwicklung der Gesamtverträge. Dabei sollen die Grundstrukturen mit ärztlichen Körperschaften und dem Kollektivvertragssystem erhalten bleiben. Erfolgen soll dies durch die Etablierung wettbewerblicher Elemente (hier und im Folgenden: KBV 2006a: 6). Gefordert werden neue „kollektive" sowie „differenzierte Zusatzverträge". Das bedeutet Direktverträge in einzelnen Versorgungsbereichen, jedoch mit der Möglichkeit der direkten oder zumindest mittelbaren Beteiligung der KVen über Dienstleistungsgesellschaften, die Consults (hier und im Folgenden: Köhler 2005a: 3f.; 2005b: 3; KBV 2005b: 349).[579] Der Verband will dadurch einen „Vertragssystemwettbewerb" ermöglichen. Neue Versorgungskonzepte sollen Effizienzsteigerungen und erweiterte Wahlmöglichkeiten für Versicherte schaffen.

Eine Sonderstellung einzelner Vertragsoptionen wie eine Verpflichtung der Kassen zum Angebot von HzV-Verträgen (nach § 73b SGB V) stellt sich für die KBV ebenso wie mögliche Anschubfinanzierung als Wettbewerbsverzerrung und somit nicht als Option dar (ebd., KBV 2006b: 5ff.).[580] IV-Verträge werden in der bestehenden Form kritisiert, in Ihrer Grundausrichtung hingegen als Policy aufgenommen. Diese sollen als neuer Versorgungsbereich (neuer Paragraph 73d) kollektivvertraglich mit den KVen als feste Vertragspartner geändert werden.[581] HzV-Optionen sollen in dieser Systematik ebenfalls vereinbart werden. In Form von Selektivverträgen werden sie entsprechend der grundsätzlichen Kritik gegenüber dieser Vertragsformen abgelehnt (hier und im Folgenden: Köhler 2005a: 3f.; 2005b: 3; KBV 2005b: 349). Weitere Gestaltungsoptionen für den hausärztlichen Bereich werden nicht diskutiert.

---

578 Mehr Gestaltungsspielräume für die Berufsausübung der einzelnen Vertragsärzte wie die Möglichkeit der Teilzeitarbeit und der Anstellung. Entsprechend wird das VÄG, abgesehen von einzelnen Kritikpunkten, grundsätzlich positiv aufgenommen. Die Berufszufriedenheit der Ärzte hängt maßgeblich von der Vergütung ab (KBV 2006f: 3).

579 Eine Beteiligung der KVen oder zumindest die Möglichkeit ist nach Ansicht des Verbandes notwendig, um der Funktion der Interessenvertretung der Ärzteschaft gerecht werden zu können (KBV 2006b: 19).

580 Grundsätzlich sollten Sondertarife wie die HzV-Verträge dem Sicherstellungsauftrag zugewiesen werden. Damit wäre eine Bereinigung nicht notwendig. Ergänzend bedarf es Offenlegungspflichten für die Vertragsinhalte, um u. a. Bereinigungen der Gesamtvergütungen (sofern diese bestehen bleiben) zu ermöglichen.

581 Vorteilhaft sei, dass eine Bereinigung nicht notwendig ist und eine schnelle und sinnvolle Umsetzung mit weniger Bürokratie erfolgen kann. Auch sollen dadurch Wettbewerbsverzerrungen gegenüber dem stationären Sektor ausgeglichen werden (Köhler 2005a: 3f.; 2005b: 3).

Grundlegend und zur Realisierung des Wettbewerbs soll auch das Aufgabenfeld der KVen erweitert werden, in dem den Consults eine klare Rechtsgrundlage für Beratungs- und Dienstleistungsaufgaben sowie die Beteiligung an Verträgen (wie bspw. HzV-Verträgen) geschaffen wird. Weitere Reformen des Kollektivvertragssystems werden nicht als Option gesehen.

DHÄV Policy-Strom Analysefenster 3

Der DHÄV spricht sich sowohl für eine weitreichende Finanz- als auch grundlegende Strukturreformen mit besonderem Fokus auf die Ausgabenseite aus (hier und im Folgenden: Kötzle 2005: 2; 2006c: 2; Kötzle und Mehl 2006: 1043; DHÄV 2006a: 2ff.).[582] Die angestrebte Strukturreform muss nach Auffassung des Verbandes auf die Etablierung eines flächendeckenden, aber für die Versicherten freiwilliges Hausärztesystem (kein verpflichtendes Primärarztsystem) und einen gestärkten Vertragswettbewerb zielen. So können strukturell zu erschließende Effizienzreserven gewonnen werden. Die hausärztliche Versorgung, die die (Mengen-)Steuerung der Patientenversorgung ermöglicht, stellt nach Ansicht des Verbandes die wirtschaftlichste Form der Versorgung dar (Kötzle 2006a: 41). Um sie zu realisieren, hat der DHÄV ein eigenes Reformkonzept entwickelt, das neben der Stärkung des Hausarztes vorrangig einen Vertragswettbewerb ermöglichen soll, indem der Gesamtvertrag auf Leistungserbringerseite geöffnet wird (u. a. DHÄV 2006a: 2f.). Ergänzend sollen Ansätze zur Steigerung der Attraktivität des Hausarzt-Berufes und so zur Sicherung der Nachwuchssituation realisiert werden (u. a. DHÄV 2006e: 2). Dazu zählen u. a. konkrete, deutliche Honorarverbesserungen, die monetäre Sicherung der Weiterbildung (Fortführung des Initiativprogramms) und insbesondere Änderungen der ärztlichen Selbstverwaltungsstrukturen zur Stärkung des „Selbstbestimmungsrechts" der Hausärzte (Kötzle 2006a: 7; DHÄV 2006e: 3).[583]

Ein „Mehrtarifsystem" bildet die Basis des Konzepts des Verbandes. Es besteht aus einem Standard- und einem Hausarzttarif, zwischen dem die Versi-

---

582 Für die künftige Finanzierung wollen die Hausärzte keine Gestaltungsoptionen vorgeben. Sie betonen hingegen, dass eine Finanzreform ohne Strukturreform unzureichend ist (Kötzle 2005: 2; DHÄV 2006: 1). Ein grundlegender Systemwechsel stellt sich für die Hausärzte nicht als Option dar. So soll auch die PKV erhalten bleiben (Kötzle 2006b: 8).

583 Im KV-System sowie anderen Gremien der Ärzteschaft. Dies soll u. a. durch ein eigenes Verhandlungsmandat für die Hausärzte sowie eine grundlegende Reform der KVen und der Selbstverwaltung erfolgen. Als Ideal strebt der Verband eine Bundeshausärzte-KV an. Eine Abschaffung der KBV oder der KVen wird nicht gefordert, jedoch sollten sich die Tätigkeiten der KVen künftig verstärkt auf Verwaltungs- und Dienstleistungsaufgaben beschränken (u. a. DHÄV 2006e: 2; Kötzle und Mehl 2006: 1044).

cherten frei wählen können (hier und im Folgenden: DHÄV 2006a: 2ff. 2006b: 1f.; 2006e: 2). Der Standardtarif erfolgt unter der „alten Kollektivvertragsphilosophie" im Kostenerstattungsprinzip mit Selbstbeteiligung. Hausarzttarife als „freier Vertragsbereich", zu dessen Angebot die Kassen flächendeckend verpflichtet werden, können sich in ihrer Ausgestaltung (u. a. im Leistungsumfang) unterscheiden. Sie basieren auf dem Sachleistungsprinzip und der Überweisungshoheit des Hausarztes bei Erhalt der freien Arztwahl.[584] Die bereits bestehenden Möglichkeiten zur IV werden als bislang einziger freier Vertragsbereich positiv bewertet und im eigenen Konzept integriert. Ziel ist die Weiterentwicklung und Flexibilisierung der IV zur Regelversorgung unter grundlegender Beteiligung von Hausärzten (ebd.).[585] Alle Policies sollen sich grundlegend an der ärztlichen Freiberuflichkeit orientieren (ebd.; Kötzle und Mehl 2006: 1042).

Im Verlauf des Gesetzgebungsverfahrens „beschränken" bzw. fokussieren sich die Hausärzte auf die strukturellen Forderungen, Erhöhung des hausärztlichen Honorars, „Weiterentwicklung der HzV und IV" sowie die Schaffung von „Selbstbestimmungsrechten" für die Hausärzte im KV-System bzw. in allen ärztlichen Selbstverwaltungsorganen (DHÄV 2006g: 1).

8.3 Ist-Zustand der Politics-Ströme Analysefenster 3

8.3.1 Politics-Ströme parteipolitische Ebene Analysefenster 3

Große Koalition Politics-Strom Analysefenster 3

Nach einer weiteren verlorenen Landtagswahl im Mai 2005 kündigt Bundeskanzler Schröder vorgezogene Bundestagswahlen an. Trotz prognostizierter Mehrheiten für eine schwarz-gelbe Regierung reicht die letztliche Stimmenverteilung nur für eine Große Koalition zwischen Union und SPD, sofern eine der

---

584 Angeboten werden diese als veränderte HzV-Verträge nach § 73 b und/oder nach §§ 140a-f, modifizierte Möglichkeiten zu IV-Verträgen sollen dadurch geschaffen werden. U. a. ohne verpflichtenden sektorenübergreifenden Bezug, je u. a. mit Budgetbereinigung der Gesamtverträge und einer Anschubfinanzierung (fest etabliert als „drittes Budget" und erhöht um 5 Prozent) sowie mit freiverhandelbaren Vertragsinhalten. Dies erfolgt ohne KV-Beteiligung – auch nicht mittelbar über Dienstleistungsgesellschaften –, dafür aber mit eigenständiger Vertragshoheit der Hausärzte oder anderer Mitbewerber (Einzelärzte und/oder Gruppen von Ärzten) in zweiseitigen Verträgen mit den Kassen.
585 HzV-Verträge strebt der Verband lediglich im Rahmen von IV-Verträgen (nach § 140) an. Bisherige Vertragsmöglichkeiten nach § 73b SGB V stellen keine Option dar, da sie die Ärzteschaft durch die unsachgemäße Forderung nach Qualifikation spaltet und die Kassen zum „Diktat" von Vorgaben befähigen. Die bestehenden Vertragsmöglichkeiten gelten für den Verband weiterhin als unzureichend.

großen Volksparteien an der Regierungsbildung beteiligt sein soll (Hirscher 2006: 115). Mit 35,2 Prozent für die Union und 34,2 Prozent für die SPD (Bundeswahlleiter 2015: 23) übernehmen die Christdemokraten mit Angela Merkel als Bundeskanzlerin das Kanzleramt. Bei der Ressortverteilung erhält die SPD, mit Schmidt in Kontinuität seit 2001 an der Spitze des Ministeriums, das BMG. Entsprechend den Mehrheitsverhältnissen im Bundestag und -rat weisen beide Parteien eine ähnlich große (Veto-)Macht auf. In der Folge sind bereits die Koalitionsverhandlungen von Kompromissen und der Suche nach (kleinsten) gemeinsamen Nennern geprägt.

Aufgrund der Unvereinbarkeit der zwei konträren gesundheitspolitischen Grundkonzepte „Kopfpauschale" (Union) und „Bürgerversicherung" (SPD) sowie weiterem gesundheitspolitischem Dissens ergibt sich lediglich ein auf vagen Zielformulierungen basierender Koalitionsvertrag. Auch im weiteren Reformverlauf fehlt es an Kontinuität und Deutlichkeit in den gesundheitspolitischen Zielvorstellungen der Koalition (Paquet und Schroeder 2009: 14ff.; Bandelow und Schade 2008: 107ff.). Mit Blick auf die bestehenden Mehrheitsverhältnisse im Bundestag und -rat ist Schwarz-Rot auf keine Unterstützung aus der Opposition angewiesen (Bandelow und Schade 2008: 86). Die Prognosen über das Reformpotential einer Großen Koalitionen (im Sinne weitreichender Reformpolitik) sind recht widersprüchlich und sowohl optimistisch als auch pessimistisch (u. a. aufgrund starker Kompromisszwänge, Stärke gegenüber anderen Veto-Kräften etc.) (Bukow und Seemann 2010: 26f.). Andere, vorangestellt nichtstaatliche Akteure können aus dem Reformprozess ausgegrenzt werden (ebd.).

Gleichzeitig weist die Koalition dem Gelingen der Gesundheitsreform für ihr weiteres Bestehen sowie zur Demonstration politischer Handlungsfähigkeit große Bedeutung zu. Sie ist sich einig, dass die Lobby keinen Einfluss auf den Gesetzgebungsprozess erhalten soll (Paquet und Schroder 2009: 14f.). In der Folge wird die Reform zur „Chefsache" erklärt (Bandelow und Schade 2008: 106). Im Vordergrund stehen Finanzierungsfragen[586] sowie die strategischen Schritte. Diese inhaltlichen Leitlinien der Reform werden zunächst im „Siebener Gremium" verhandelt, das aus Vertretern der Parteispitze besteht.[587] Eine Struk-

---

586 Die Finanzierungsfrage spielt für die Koalition eine dominierende Rolle, Strukturfragen werden auf das BMG verlagert. Mit dem Gesundheitsfonds einigt sich das Gremium auf eine Kompromisslinie zwischen Kopfpauschale und Bürgerversicherung in der Finanzierungsfrage. Diese ist zwar in der Parteispitze recht unumstritten, stellt sich aber im Verlauf als größte innerparteiliche Kontroverse dar und führt wiederkehrend zu öffentlich artikulierter Kritik. Im weiteren Verlauf ergeben sich in Strukturfragen vorrangig der Morbi-RSA und die PKV als Hauptkonfliktlinien (Paquet und Schroeder 2009: 19f.).
587 Bestehend aus Kanzlerin Merkel, Vizekanzler Müntefering, den Fraktionsvorsitzenden der SPD (Struck) und Union (Kauder), CSU-Chef Stoiber, SPD-Chef Platzeck (ab Mai 2006 Beck als Nachfolger) sowie CSU-Landesgruppenchef Ramsauer. Die strikten Vorgaben durch die

turreform soll die bereits zum GMG verhandelten Elemente aufnehmen und fortführen (Bandelow und Schade 2008: 114). Die Federführung zur Formulierung des WSG und hier insbesondere der Strukturreform obliegt sodann dem SPD-geführten BMG und somit Schmidt (ebd.). Die Reform wird im besonderen Maße von einer Art „Bündnis" zur Gesetzesgestaltung zwischen Schmidt und Merkel geprägt (u. a. ebd.: 103; Paquet 2009c: 34ff.).[588] Der Prozess bis zur Verabschiedung des Gesetzes dauert mit fast eineinhalb Jahren außergewöhnlich lang und wird letztlich stark von Streit und Kompromissen (sowohl zwischen den Koalitionären als auch parteiintern) beeinflusst. Es verwundert nicht, dass die Ergebnisse des WSG eher kritisch bewertet werden, insbesondere da keine nachhaltige Sicherung der Finanzierungsfrage erfolgt. Nichtsdestotrotz werden einzelne Strukturveränderungen von externen Akteuren auch positiv bewertet (Paquet und Schroeder 2009: 14ff.).

SPD Politics-Strom Analysefenster 3

Trotz einer schlechten Leistungsbilanz der Wählerschaft für Rot-Grün gelingt es der SPD 2005, eine weitreichende Wahlniederlage abzuwehren. Sie kann sich, wenn auch ohne Übernahme des Kanzleramts, in der dritten Wahlperiode in Folge an der Regierungsbildung beteiligen (Brettschneider et al. 2007: 107).[589] Gesundheitspolitisch entscheidend ist die Übernahme des BMG, mit Schmidt als erneuter Ministerin. Durch weitere Gegebenheiten innerhalb der Partei sowie in der Koalition können sich Schmidt und das BGM, das unmittelbar nach der Neuwahl handlungsfähig ist, zum federführenden Machtzentrum innerhalb der Partei und der Koalition zu gesundheitspolitischen Fragen für die Strukturreform entwickeln (Paquet und Schroeder 2007: 20f.).[590] Da auf Policies, die bereits

---

Parteispitzen lassen sich als Besonderheit des Reformprozesses ausmachen. Erst danach sollen Fachpolitiker einbezogen werden. Die Eckpunkte werden anschließend durch die Koalitionsrunden sowie unter Beteiligung von Schmidt und dem BMG ausgehandelt (Paquet und Schroeder 2009a: 21).

588 Einigkeit besteht mit Blick auf die grundsätzliche Reformausrichtung sowie die Formulierungsübernahme der Gesetzesentwürfe durch das BMG (Paquet 2009c: 37).

589 Mit dem Wahlprogramm zur Bundestagswahl 2005 (dem „Wahlmanifest") schlagen die Sozialdemokraten einen Strategiewechsel mit linken Akzenten ein (Niedermayer 2007: 27). Auch die Bürgerversicherung als Korrektur der Agenda 2010 stellt sich hierbei als vermeintlicher Grund für die zurückgewonnene Zustimmung der Wählerschaft dar (Schroeder 2009: 80). Geprägt ist die SPD von einer Krise gegenüber der Wählerschaft aber auch innerhalb der Partei, die sowohl den Wahlkampf als auch die weitere Politik beeinflusst (Niedermayer 2007: 119f.).

590 Die Fraktionsarbeitsgruppe stellt sich als schwach dar. Neben fehlender fachlicher Kompetenz ist sie in ihren Positionen selbst gespalten und kann daher keine konzeptionellen Vorschläge entwickeln und somit keinen relevanten Einfluss ausüben. Lediglich die konträren Forderungen

zum GMG vom Ministerium entwickelt wurden, zurückgegriffen werden kann, prägt und koordiniert das BMG die SPD-Positionen maßgeblich und kann weiterhin die Arbeit der Koalitionsrunde dominieren. Ferner können durch die dominierende Rolle die Verbände sowie andere Akteure in der Gesetzesformulierung weitestgehend ignoriert werden (Paquet 2009c: 49). Wenngleich die Sozialdemokraten weitreichende Zugeständnisse machen müssen, vorangestellt das Bürgerversicherungs-Modell keine Umsetzung findet, ist die Reform besonders mit Blick auf verschiedene Strukturfragen sozialdemokratische geprägt (Schroeder 2009a: 86f.). Bereits durch die vorherigen Legislaturperioden ist bekannt, dass Schmidt und das BMG besonders an den Organisationsstrukturen der Kassen sowie der KVen und den Facharztstrukturen Kritik hegen und demgegenüber der HzV eine große Bedeutung zuschreiben (ebd.; siehe Politics Analysefenster 1 und 2).

Union Politics-Strom Analysefenster 3

Mit Merkel als Kanzlerin übernimmt die Union im Analysezeitraum das Bundeskanzleramt. Gleichwohl gelingt es ihr damit nicht, die Ressourcen zur konzeptionellen Arbeit gegenüber dem BMG auf SPD-Seite aufzuwiegen (u. a. Neumann 2009: 94).[591] Wenngleich das Konfliktmanagement sowie die Richtungsvorgabe der Reform auf die Parteispitze und vor allem auf das Kanzleramt verlagert werden, schafft es die Union nicht, ein eigenes Machtzentrum zu bilden (ebd.; Paquet 2009c: 38). Zwar prägt die Kanzlerin den Diskurs innerhalb der Union und das Kanzleramt tritt selbst in den Koalitions- und Gesetzesverhandlungen auf, jedoch beschränkt sich dies vorrangig auf die Durchsetzung einzelner Punkte wie die Kopfpauschale respektive der Kompromiss zum Gesundheitsfonds und der Erhalt der PKV (ebd.).[592] Bereits das Wahlprogramm der CDU fußt vorrangig auf der Gesundheitsprämie, die als gewisse Fortführung der durch den Leipziger Parteitag 2003 eingeleiteten neoliberalen Wende zu verstehen ist (Schmid 2008: 77).

---

der Parlamentarischen Linken begrenzen den Handlungsspielraum des BMG respektive der SPD gegenüber dem Koalitionspartner. So nimmt Schmidt durch ihr langjähriges politikfeldbezogenes Erfahrungswissen und die Verständigung mit der Kanzlerin auch SPD-intern die Führungsposition ein (Schroeder 2009a: 84f.; Bandelow und Schade 2009b: 72f.).

591 Durch den Regierungswechsel muss das Kanzleramt neuorganisiert werden und bleibt in der entscheidenden Phase der Reform ohne Leitung. Im gesamten Verlauf gelingt es ihm nicht, den Diskussionsprozess nennenswert durch Vorschläge oder Initiativen zu beeinflussen (Neumann 2009: 94; Paquet 2009c: 36).

592 Für Merkel gelten lediglich einzelne Punkte (Gesundheitsfonds, Erhalt der PKV, Vereinfachung der Organisationsstrukturen der Selbstverwaltung und der Kassen) als relevant, sodass das BMG bzw. Schmidt weitreichende Definitionsmacht über das Gesetz erhält (Paquet 2009c: 37).

Bei den Verhandlungen um die Gesetzesformulierungen und weiterer Detailfragen kann die Union, vertreten durch die Führung der Fraktionsarbeitsgruppe, keine Verhandlungsstärke gegenüber dem Koalitionspartner entwickeln.[593] Erschwerend wirkt das Auftreten der B-Länder, die im Verlauf des Gesetzgebungsprozesses verstärk als Vetospieler auftreten und mit Blockaden im Bundesrat drohen. Auch der CSU wird eine einflussreiche Position mit konträren gesundheitspolitischen Ausrichtungen zur CDU und selbstbewussten Forderungen im Reformprozess zugesprochen (u. a. Bandelow und Schade 2009a: 93). Obwohl in der Großen Koalition Einigkeit über den weitestgehenden Ausschluss von klientelischen Interessen besteht, gilt für die Union daher zu betonen, dass sie zwischen den Stühlen der CDU und der CSU sitzt. Dies schlägt sich zum einen in geschwächten Verhandlungspositionen nieder und zum anderen in konträren Unterstützungslinien, da vermeintlich unterschiedliche klientelische Bindungen bestehen. Die Tatsache, dass es die Union ist, die es den KVen ermöglicht, als Vertragspartner bei Selektivverträgen aufzutreten, verweist auf die Beziehungen zwischen der CDU und der Ärzteschaft bzw. der KBV. Demgegenüber bestehen mittlerweile (anscheinend) klientelische Bindungen zwischen CSU und dem DHÄV. Dies wird hingegen erst nach Verabschiedung des WSG deutlich. Über das Bundesland Bayern stellt die CSU im August 2007 im Bundesrat einen Gesetzesantrag, dem Hausarztstärkungsgesetz (HStG) (BR 527/07) zur Stärkung des DHÄV[594]. Ferner wird unterstützt die Partei öffentlich den Verband während des Gesetzgebungsprozesses zum GKV-Org WG 2008 (u. a. Paquet 2011: 24) findet.

Bündnis 90/Die Grünen Analysefenster 3

Nachdem die Wahlergebnisse von Bündnis 90/Die Grünen in den Jahren zuvor recht positiv ausfielen, stellt sich die Situation 2005 für die Partei sowohl auf landes- als auch auf bundespolitischer Ebene eher negativ dar. Auch das Bundestagswahlergebnis von 8,1 Prozent fällt eher schlecht aus und eine Beteiligung an einer Koalition, egal welcher Couleur, ist nicht möglich (Niedermayer 2006:

---

593 Eine fehlende Führungsperson, unterschiedliche Ziele und Policies zwischen den Schwesterparteien und den einzelnen Fachpolitikern sowie unzureichender gesundheitspolitischer Sachverstand schwächen ihre Verhandlungsposition ebenso wie der Wegfall des alternierenden gesundheitspolitischen Sprechers Seehofer (u. a. Paquet und Schroeder 2009: 26).
594 Im HStG werden u. a. die unzureichende Stellung der hausärztlichen Versorgung im Versorgungsgeschehen sowie die Stellung der Hausärzte innerhalb der Selbstverwaltung respektive der ärztlichen Körperschaften moniert. Neben honorarpolitischen Aspekten sollen die Hausärzte im Vertragsgeschehen eine Besserstellung erfahren (BR 527/07).

131).[595] Rot-Grün droht aufgrund einer schlechten Leistungsbilanz seitens der Wählerschaft abgewählt zu werden.[596] Aufgrund mangelnder Koalitions-Alternativen bleibt den Grünen im Wahlkampf dennoch nur die Möglichkeit, sich als Koalitionspartner der Sozialdemokraten zu positionieren (Roth und Wüst 2006: 45). Im Bundestagswahlkampf beziehen die Grünen erstmals neben den klassischen grünen Themen auch zu arbeits-, sozial- und gesundheitspolitischen Fragen Stellung.[597] Nichtsdestotrotz fehlt es ihnen an einer klaren Zielperspektive und programmatischen Profilierung (Haas 2008: 123).

Auch zusammen mit der „marktwirtschaftlichen Wende" respektive einer stärkeren wettbewerblichen Orientierung und der damit verbesserten Anschlussfähigkeit an die Programmatiken anderer Parteien können sie im Reformprozess des WSG keinen Einfluss geltend machen (u. a. Brandhorst 2009: 105; Niedermayer 2007: 38f.). Durch die Große Koalition ist das Veto-Potential der Opposition grundsätzlich deutlich geschwächt. Weiterhin sind die Grünen an keiner Landesregierung beteiligt. Somit bleiben u. a. Anträge im Bundestag ohne Bedeutung (z. B. BT 16/1928).

FDP Politics-Strom Analysefenster 3

Trotz 9,8 Prozent der Stimmen und einer guten Positionierung im Vorfeld der Bundestagswahl 2005 auf dem Wählermarkt und der klaren Koalitionsaussage zur Union und somit der Hoffnung auf Leihstimmen als „Funktionspartei"[598] reicht die letztliche Stimmenverteilung nicht für eine schwarz-gelbe Mehrheit (u. a. Hirscher 2006: 107f.).

Wie die gesamte Opposition während des Bestehens der Großen Koalition kann auch die FDP keinen relevanten Einfluss ausüben (u. a. Bandelow und Schade 2009b: 72; Paquet 2009: 45). Schließlich ist auch die Anschlussfähigkeit der gesundheitspolitischen Programmatik der Liberalen hin zu einem System-

---

595 Eine Koalitionsbildung mit der SPD scheitert aufgrund der Mehrheitsverhältnisse, mit anderen Parteien aufgrund programmatischer Unterschiede.
596 Bundes- und landespolitische Entwicklungen wie die Visa-Affäre um Außenminister Fischer und das daran gebundene Krisenmanagement führen zu einer deutlichen Wahlniederlage. Die anschließende parteipolitische Arbeit ist überdies zunächst durch zu bearbeitende Führungsfragen eingeschränkt (Niedermayer 2006: 131).
597 Dieses Feld ist für die Grünen vom Konzept der Bürgerversicherung sowie der Thematik Prävention geprägt. Eine tatsächliche Programmdebatte auch mit Blick auf gesundheitspolitische Positionen erfolgt erst im Herbst 2006 auf dem „Zukunftskongress" der Grünen (Haas 2008: 110f.).
598 Die FDP sollte wieder als Funktionspartei für die Union fungieren, schließlich war bereits das Wahlprogramm von Union und FDP auf einen gemeinsamen Wahlerfolg ausgerichtet (Hirscher 2006: 84).

wechsel mit Übertragung des PKV-Modells auf das gesamte Gesundheitswesen (u. a. BT 16/4247: 28) sowohl gegenüber der Regierung als auch der Opposition zu gering (u. a. Bandelow und Schade 2009b: 72; Paquet 2009c: 45). Die FDP ist an den Gesetzesverhandlungen nicht beteiligt, kann eigene Anträge u. a. im Bundestag (z. B. BT 16/1997) nicht durchsetzen und ein starkes Oppositionsbündnis entsteht nicht.[599] Aufgrund der nicht notwendigen Beteiligung der FDP am Reformprozess müssen klientelische Bindungen der Partei (u. a. gegenüber der Ärzteschaft) nicht berücksichtigt werden (Neumann 2009: 101). Abschließend bewertet die Partei das WSG weitestgehend negativ und bezeichnet es als ein Gesetz, das den Wettbewerb verhindert (FDP 2006a: 1f.).

8.3.2 Politics-Ströme verbandliche Ebene Analysefenster 3

Kassenverbände Politics-Strom Analysefenster 3

Unabhängig von der Reichweite des GMG führt die daran gebundene Lockerung des Vertragssystems mit erweiterten Möglichkeiten für Einzelverträge dazu, dass das Kollektivvertragssystem zunehmend erodiert (Paquet 2009b: 127). Sowohl die Kassenverbände als auch die Einzelkassen wurden durch das GMG gestärkt, sodass eine weitere Machtverschiebung zwischen KVen und Kassen zu konstatieren ist. Ein Machtgleichgewicht ist nach externer Einschätzung dennoch nicht vorherrschend (Deppe 2005: 77).[600] Trotz einer gegenüber 2003 verbesserten finanziellen Situation besteht für die Kassen aufgrund einer bestehenden Schuldenlast kein Spielraum für Beitragssatzsenkungen. Ergänzend wird nun auch von denen anderen Kassen und nicht nur den Ersatzkassen zunehmend eine Systemkonkurrenz gegenüber der PKV wahrgenommen. Das Handlungsfeld wandelt sich von einem Wettbewerb auf dem Kassenmarkt hin zum Versicherungsmarkt (Höppner et al. 2005: 29). Die Kassen stehen vollständig in Konkurrenz zueinander und wollen u. a. über individuelle Versorgungsformen und -verträge wie HzV, IV und DMPs im Wettbewerb bestehen, denn die Anzahl an Kassen verringert sich weiter[601] (u. a. Gerlinger 2009b: 41; Bandelow und Schade 2009b: 64). Studien bestätigen, dass Versicherte nicht mehr nur den Beitragssatz als Wechselanreiz wahrnehmen. Vermehrt entwickelt sich ein Interesse an differen-

---

599 In der Folge kann die FDP trotz klarer gesundheitspolitischer Positionen, wenn auch mit besonderem Blick auf Finanzierungsfragen, keinen Einfluss geltend machen und ist auch für die Lobby als Anlaufstelle nicht von Bedeutung.
600 Die KVen verfügen noch immer über viele Sonderstellungen (u. a. im Vertragsgeschehen und in Zulassungsfragen) (Deppe 2005: 75).
601 Der Konzentrationsprozess schreitet weiter voran. Im Jahr 2005 existierten 267 Einzelkassen, im Jahr 2003 waren es noch 324 (GKV-Spitzenverband 2015: 25).

zierten Versicherungsprodukten.[602] Obgleich zunehmend und vorrangig durch das GMG Möglichkeiten zur Angebotsdifferenzierung bestehen, sind sich die Kassen und Experten einig, dass der Kassenwettbewerb durch Dysfunktionalitäten eingeschränkt wird. Diese bestehen u. a. im unzureichenden RSA, Anreizen zur Risikoselektion und einem stark vorgegebenen Leistungskatalog (u. a. Höppner et al. 2005: 8ff.; Andersen und Grabka 2006b: 19).[603] So wird auch von einem Pseudowettbewerb gesprochen (Cassel 2007: 700).

Durch das GMG sind die Kassen zum Angebot von Hausarztverträgen verpflichtet. Wenngleich seitdem die Anzahl solcher Verträge gestiegen ist, sind verlässliche Aussagen über das tatsächliche HzV-Angebot nicht möglich (weder allgemein noch nach Kassenart). Mittlerweile wird das tatsächliche Einsparpotential durch HzV-Verträge deutlich skeptischer bewertet. Es ist offen, inwiefern HzV-Verträge für die einzelnen Kassen tatsächlich als Wettbewerbsparameter Anwendung finden (Höppner et al. 2005: 39). Ferner steht die HzV scheinbar in Konkurrenz zu IV-Verträgen und DMPs, die für die Kassen ebenfalls als Wettbewerbsparameter, aber auch als Instrument zur Qualitätssteigerung genutzt werden können (ebd.).

Aus Perspektive der Kassenverbände ist für das Analysefenster von Bedeutung, dass die wachsende einzelvertragliche Kompetenz der Einzelkassen diese unabhängiger von den Verbänden macht und ihr Selbstverständnis als einzelwirtschaftlich handelnde Unternehmen, die zueinander in Konkurrenz stehen (auch innerhalb einer Kassenart), befördert. Mehr Wettbewerb auf kassenindividueller Ebene führt somit zu einem Erosionsprozess innerhalb der Kassenverbände (z. B. Gerlinger 2009a: 40; Bode 2005: 191; Kumpmann 2012: 263). Die Kassenverbände stehe bereits u. a. aufgrund der nach Meinung unterschiedlicher Akteure überholten Kassenartengliederung mit Blick auf die Effizienz der Kassen- bzw. Kassenverbandsstrukturen zunehmend zur Disposition.[604] Die allge-

---

602 „Der potentielle Markt für den Beitragssatzwettbewerb stagniert (oder auch: schrumpft), der potentielle Markt für Versorgungs- bzw. Qualitätsoptionen wächst deutlich" (Andersen und Grabka 2006b: 26).
603 Aufgrund eines weiterhin unzureichenden RSA stehen die Versichertenmerkmale im Fokus des Kassenwettbewerbs, obwohl ein Kontrahierungszwang zu Risikoselektion besteht (Höppner et al. 2005: 59). Es hat sich gezeigt, dass der RSA in Deutschland die Merkmale Morbidität und Einkommen unzureichend berücksichtigt. Damit besteht für Kassen ein deutlicher Anreiz zur Risikoselektion. Gleichzeitig bindet Risikoselektion Ressourcen und zementiert Beitragssatzunterschiede. Lediglich im Bereich der IV und der HzV besteht, wenn auch nur eingeschränkt, ein Vertragswettbewerb. Einzelverträge spielen, aufgrund der kollektivwirtschaftlichen Strukturen noch immer eine Nebenrolle. Auch das Leistungsangebot ist durch den vorgegebenen Leistungskatalog zu 95 Prozent gesetzlich festgelegt (ebd.: 8ff.).
604 Neben der zunehmenden Kritik an der allgemeinen Leistungsfähigkeit der Selbstverwaltung monieren vorrangig der linke Flügel der SPD sowie das SPD-geführte BMG die Kostenträger (Paquet 2009b: 127).

meine Missachtung der Regierung nicht-staatlicher Akteure im Reformverlauf wird in dieser Akteurskonstellation besonders sichtbar (Bandelow und Schade 2008: 132).

Im gesamten Zeitfenster arbeiten die Spitzenverbände der Krankenkassen zusammen und veröffentlichen lediglich mit Ausnahme weniger Einzelthemen gemeinsame Stellungnahmen[605] (Pannowtisch 2012: 105). Um Einfluss im Gesetzgebungsprozess geltend zu machen, betreiben die Spitzenverbände, dies ist eher ungewöhnlich, verstärkt Öffentlichkeitsarbeit (u. a. Speth 2009: 232). Zwar verfügen sie über weitreichende Zugangswege zu einer großen Anzahl an Versicherten (u. a. über Mitgliederzeitschriften) (Gerlinger 2009a: 48), jedoch werden die Kassenverbände vom BMG mit der Begründung der Zweckentfremdung von Versichertengeldern aufsichtsrechtlich eingeschränkt (Paquet 2009c: 44). Erschwerend für die verbandliche Interessensvertretung wirkt, dass die Einzelkassen zunehmend höhere Bereitschaft zeigen, Eigeninteressen individuell, unabhängig von den Verbänden im politischen und medialen Raum zu artikulieren (Paquet 2009b: 127).[606] Die geringen Einflussmöglichkeiten im Rahmen des Gesetzgebungsprozesses spiegeln sich u. a. auch im ungewöhnlichen Bündnis mit verschiedenen nicht-staatlichen Akteuren (u. a. auch der KBV) wider.[607] Den Kassenverbänden und abgeschwächt den Einzelkassen droht im Analysefenster durch die Reformmaßnahmen des WSG die Entmachtung. Daher gelten nach Paquet und Schroeder (2009: 22) die Kassenverbände als klare Verlierer der Reform.[608]

---

605 2005 wird die erste gemeinsame gesundheitspolitische Positionierung der Spitzenverbände veröffentlicht und bereits vor Veröffentlichung der Eckpunkte im Juni 2006 wird die erste gemeine Stellungnahme zur Reform bekannt gegeben. Vermeintlich aufgrund antizipierter Bedrohungen der Verbandsstrukturen. Die Abweichungen in den Einzelstellungnahmen beziehen sich auf die ärztliche Vergütung sowie die Ausgestaltung des RSA.

606 Um die Position der Verbände weiter zu schwächen, übt das BGM Einfluss auf ausgewählte Einzelkassen aus. Beispielsweise werden einzelne Kassenvorstände gewonnen, sich öffentlich positiv zum Gesundheitsfonds zu äußern. Die Einzelkassen schreiben den Teilverbänden ebenfalls nur noch bedingt die Fähigkeit zu, die Interessen zu vertreten (Paquet 2009c: 43; 2009b: 127).

607 Im Rahmen dessen wird eine gemeinsame Resolution („Gegen eine Verstaatlichung und Vereinheitlichung") verfasst (ABDA et al. 2006). Obwohl die Kassen und ihre Verbände die Kritik teilen und die Streikaktionen der KBV unterstützen, beteiligen sich die Spitzenverbände an der Allianz zwischen Kostenträger und Leistungserbringer. Gemeinsam ist ihnen die Ablehnung des Gesundheitsfonds sowie die antizipierte Bedrohung durch verstärkten staatlichen Einfluss (z. B. ebd.: 1)

608 Insbesondere der Verlust der Finanzautonomie aufgrund des kasseneinheitlichen Beitragssatzes, die Einführung des SpiBu sowie die weitere Stärkung der Einzelkassen, wenngleich sie auch versuchen, dem Gesetz Chancen zu entnehmen, v. a. durch die Selektivvertragsmöglichkeiten (Paquet und Schroeder 2009: 22). Manche Einzelkassen haben hingegen das Gefühl, Gewinner zu sein (Paquet 2009b: 127).

AOK-BV Politics-Strom Analysefenster 3

Die AOKen stellen im Jahr 2005 trotz stetig rückläufiger Mitgliederzahlen mit rund 25,29 Millionen Versicherten und damit rund 35,9 Prozent aller GKV-Versicherten die größte Kassenart dar (BMG 2015b: 123f.). Der noch immer unzureichende RSA stellt sich besonders für die AOKen aufgrund ihrer Versichertenstruktur mit vielen Einkommensschwachen und morbiden Versicherten als nachteilig dar (Cassel et al 2006: 20f.). Der AOK-weite Durchschnittsbeitrag lag 2005 bei 13,89 (BMG 2015b: 140) und somit über dem GKV-Durchschnitt. Gleichwohl sollen individuelle Versorgungsangebote, sowohl DMP, IV als auch Hausarztmodelle, dafür sorgen, dass die AOKen ihre führende Marktposition behaupten können. Es sind vorrangig die südlichen AOKen, die den Hausarztmodellen einen hohen Stellenwert einräumen (u. a. AOK-BV 2006a: 14ff.). Die AOK-Bayern und AOK-Baden-Württemberg haben bereits viele Hausarztmodelle (mittlerweile der 2. Generation) entwickelt und implementiert (AOK-BV 2006b: 13). Nichtsdestotrotz hat im gesamten AOK-System die HzV bzw. die hausärztliche Versorgung an Bedeutung verloren. Bedingt wird dies durch die gewachsene Skepsis gegenüber dem Kosten-Nutzen-Verhältnis der HzV sowie die Möglichkeiten, die an IV-Verträge und DMPs geknüpft sind.

Die verbandlichen Forderungen u. a. zur Ausweitung des Einzelvertragswettbewerbs werden durch eigene Versichertenbefragungen und (Evaluations-) Studien vorrangig durch das WIdO sowie in Auftrag gegebene Gutachten namhafter Wissenschaftler (Ebsen et al. 2003 und Cassel et al. 2006) untermauert. Zwar stehen im AOK-System die 17 Einzelkassen nicht in unmittelbarer Konkurrenz zueinander, doch zeigen sich auch hier Einzelpositionen sowie spezifische Zielsetzungen und Strategien (Paquet 2009b: 129). Durch den Systemcharakter der AOKen sowie ihre wissenschaftliche Expertise (u. a. durch das WIdO) und die große Anzahl an Versicherten können die Machtressourcen als relativ gut bewertet werden. Dennoch konnte auch der AOK-BV nur geringen Einfluss im Gesetzgebungsprozess geltend machen.

Ersatzkassenverband Politics-Strom Analysefenster 3

Die elf Ersatzkassen versichern im Jahr 2005 als zweitgrößte Kassenart zusammen rund 23,38 Millionen Menschen. Dies macht rund 33,2 Prozent aller GKV-Versicherten aus. Der gemeinsame durchschnittliche Beitragssatz liegt mit 13,79 Prozent 0,59 Prozent über dem GKV-weiten Satz (BMG 2015b: 123ff.). Zwischen den Ersatzkassen, die bundesweit geöffnet sind, treten die Unterschiede der Einzelkassen und ihre Konkurrenzsituation zunehmend zutage (u. a. Paquet

2009b: 129). Die Ersatzkassen wollen sich mittels innovativer Versorgungsverträge am Markt behaupten. Einen Schwerpunkt legt der Verband in seiner Außendarstellung auf IV-Angebote (u. a. Mönig-Raane 2005: 19). Neben den sehr unterschiedlichen Machtressourcen der Einzelkassen stellt sich vor allem ihr Portfolio im Bereich der Versorgungsangebote (respektive deren Schwerpunkte) sehr heterogen und unübersichtlich dar. Viel Aufmerksamkeit erhält das bundesweit und somit bis dato einzigartige Hausarzt- und Hausapothekenmodell auf Basis eines IV-Vertrags zwischen der Barmer GEK, der HÄVG (mit Unterstützung durch den DHÄV) und der Hausapotheke. Dies stellt ein HzV-Modell auf Grundlage eines IV-Vertrages (gemäß §§ 140 a ff. SGB V) dar.

Ärzteschaft Politics-Strom Analysefenster 3

Die Interessenlandschaft innerhalb der Ärzteschaft hat sich durch die vorangegangenen Reformen weiter ausdifferenziert. Neben dem bereits lange existierenden Konflikt bei der Honorarverteilung entwickelt sich anscheinend durch die erweiterten Möglichkeiten für Einzelverträge ein innerärztlicher Konflikt um Vertragsabschlüsse (u. a. Gerlinger 2009a: 42). Neben der KBV gewinnen andere, neuere Gruppierungen an Einfluss und Handlungsmacht im Vertragsgeschehen, sofern sie konzeptionell und organisatorisch die Anforderungen von Einzelverträgen erfüllen können. Hierzu zählen im Analysefenster vorrangig der DHÄV und MEDI-Verbünde (z. B. Paquet 2009b: 148; Bandelow und Schade 2009a: 98).[609] Mit dem GMG erfolgte eine Reform der KVen. Durch diese soll u. a. der KV-Vorstand mit zwei hauptamtlichen Vertretern besetzt werden, von denen nun auch einer aus dem Lager der Hausärzte stammen muss. Dennoch oder gerade deshalb stellt sich die Lage innerhalb der Ärzteschaft weiter recht heterogen dar. Die Honorarverteilung bleibt die Hauptkonfliktlinie zwischen den Arztgruppen (u. a. Beck 2004: 134). Nach Bandelow (2007: 282) ist das Verhältnis zwischen den Ärzteverbänden von einer Mischung aus Konkurrenz und Kooperation geprägt. Veränderte Rahmenbedingungen haben das Drohpotential bzw. die Konfliktfähigkeit der gesamten Ärzteschaft geschwächt. Dennoch sind die Ärzte u. a. aufgrund der Bedeutung medizinischer Leistungen und der ärztlichen Multiplikatoren-Möglichkeiten durch viele Patienten- und Versichertenkontakte weiterhin einflussreich. Neben der innerärztlichen Konkurrenz kämpfen die Ärzteverbände zunehmend auch mit anderen Interessensgruppen um politischen Einfluss (ebd.: 278).

---

609 Diese stehen bislang nur ansatzweise in Konkurrenz zu den KVen. Es zeigt sich aber, dass sich dies zunehmend verändert (z. B. Bandelow und Schade 2008: 127).

KBV Politics-Strom Analysefenster 3

Die KBV bzw. die KVen sind von den allgemeinen Entwicklungen im korporatistischen Ordnungsgefüge, der deutlich begrenzten politischen Veto-Stärke (u. a. auch aufgrund der starken Großen Koalition und der fehlenden Unterstützung durch die FDP) sowie unmittelbar durch die (organisatorischen) Veränderungen in Folge des GMG in ihrer Handlungsfähigkeit betroffen (u. a. Beck 2004: 134f., Paquet 2009b: 127). Das GMG fordert die KBV dazu auf, Effizienzsteigerungen zu realisieren (Bandelow 2007: 281).[610] Als Reaktion auf diese Wandlungen sowie um weiteren (möglichen) Entwicklungen entgegenzuwirken, strebt der Verband seit Anfang 2005 eine strategische Neuausrichtung[611] hin zu einer Dienstleistungs- oder Managementgesellschaft an. Dabei soll u. a. das KV-System künftig für Ärzte, Patienten und Kostenträger als bevorzugter Dienstleistungsort im Wettbewerb platziert werden. In der Folge formuliert die KBV ebenfalls Anspruch auf die Entwicklung eigener Versorgungsmodelle sowie die Beteiligung an Selektivverträgen (u. a. KBV 2005: 9; Gerlinger 2009a: 41).[612] Durch die Einzelvertragsmöglichkeiten stehen schließlich die KVen ebenfalls im Wettbewerb untereinander, um Qualitätssteigerungen zu erbringen. Die KVen gehen weiterhin davon aus, dass durch Einzelverträge dem Gesamtvertragssystem Ressourcen entnommen werden (von Stillfried und Gräf 2009: 169). Will die KBV Einfluss bewahren und der Diskrepanz zwischen Einfluss- und Mitgliedschaftslogik entgegenwirken, muss sie sich „anpassen". Im Analysefenster stellen sich die KBV und die KVen als bislang strukturkonservative korporatistische Akteure nun ebenfalls dem Wettbewerbsgedanken (Cassel 2007: 701). Schließlich sind immer mehr einzelne Vertragsärzte bereit, das System der KVen zu verlassen (KBV 2006: 18f.; Bandelow und Schade 2008: 99).

---

610 Neben der grundsätzlichen Kritik an der Effektivität der Selbstverwaltung werden die KVen vorangestellt mit Blick auf die KV-interne Honorarverteilung (unter den verschiedenen Facharztgruppen) kritisiert. Da dies zu immer größeren Spannungen innerhalb der Ärzteschaft führt, kommt die Kritik sowohl von Seiten der Politik als auch aus der Ärzteschaft selbst. Der Sicherstellungsauftrag dominiert zwar noch immer den Großteil der Versorgung, dennoch erodiert die Ressource des Tauschkorporatismus kontinuierlich (Paquet 2009b: 149; Bandelow 2007: 274).

611 Untermauert durch eine repräsentative Mitgliederbefragung (vertragsärztliches Referendum) zur künftigen Organisationsausrichtung des Verbandes. Dabei wurde auch die kassenärztliche Akzeptanz des Kollektivvertragssystems abgefragt. 73 Prozent sprachen sich für die KVen aus, wenn auch mit dringend notwendigen Verbesserungen (KBV 2006: 18f.). Dieses Ergebnis bedeutet aber ebenfalls, dass eine Großzahl der Kassenärzte bereit ist, die KV zu verlassen.

612 Neben den körperschaftlichen Aufgaben sollen künftig als Anpassung die politischen Leitbilder einer wettbewerblichen Ausrichtung, Dienstleistungs- und Kundenorientierung im Vordergrund stehen. Die Beteiligung an Versorgungsverträgen soll unmittelbar durch die KVen erfolgen oder aber durch die Etablierung einer KBV-Consult, um unternehmerisch agieren zu können. Wenngleich die KBV an den noch recht selten bestehenden Selektivverträgen selbst beteiligt ist, kann sich dies durch die anstehende Reform ändern.

Ihre bislang stärksten Machtressourcen (Sicherstellungsauftrag und Kollektivvertragssystem) schwinden stetig und sind durch das WSG weiter bedroht. Erschwerend wirkt, dass ihre Interessen im Politikprozess kaum beachtet werden. In der Folge setzen der Verband und weite Teile der restlichen Ärzteschaft (u. a. mit Ausnahme des DHÄV) auf öffentlich wirksame (Protest-)Aktionen. Die KBV beteiligt sich nach anfänglicher Zurückhaltung ebenfalls an den allgemeinen bundesweiten Ärzteprotesten.[613] Durch den Pflichtmitgliedschaftscharakter ist die KBV schließlich im Jahr 2005 das offizielle Interessenvertretungsorgan von rund 126.250 Kassenärzten (BÄK 2005).

Neben der Formulierung der Fundamentalopposition gegenüber der Regierung (z. B. KBV 2006: 31) verdeutlicht die eher ungewöhnliche Allianz mit anderen nicht-staatlichen Akteuren zur Demonstration der gemeinsamen Ablehnung der geplanten Reformmaßnahmen die geringen Einflussmöglichkeiten auf den Reformverlauf sowie die antizipierten Bedrohungen.[614] Besonders aufgrund des weiteren Bedeutungsverlustes des Vertragsmonopols durch das WSG bewertet Paquet (2009b: 127) die KVen (neben den Kassen respektive ihren Verbänden) als Verlierer der Reform. Wenngleich die Kassenärzte durch die Einflussnahme auf die Union sicherstellen können, sich als Vertragspartner an der (künftigen) HzV (nach § 73b) beteiligen können, war auch die Unterstützung aus diesem politischen Lager gering (u. a. ebd.).

DHÄV Politics-Strom Analysefenster 3

Die Hausärzte wollen am Vertragsgeschehen aktiv mitwirken. Die bereits erweiterten Handlungsspielräume sind weiterhin recht eingeschränkt. Seit dem GMG hat sich der Verband strukturell und konzeptionell rapide weiterentwickelt und einzelne Versorgungsverträge geschlossen wie exemplarisch gemeinsam mit der Barmer GEK den ersten bundesweiten IV-Vertrag nach § 140a-f SGB V (als Hausarzt- und Hausapothekenmodell).[615] Als Vertragspartner fungiert die

---

613 Zunehmend werden Lobbying und Öffentlichkeitsarbeit sowie die Mobilisierung der Mitglieder und Unterstützer kombiniert, um Einfluss geltend zu machen (Speth 2009: 235). Im Vergleich mit den Aktionen aus dem Jahr 2003 erhalten die Proteste im Analysefenster einen noch umfangreicheren Charakter. In Streiks bei der „Sonder-Vertreterversammlung" der KVen wird eine Fundamentalopposition gegenüber der Regierung formuliert (KBV 2006: 31).
614 Im Verlauf des Gesetzgebungsprozesses wird wiederkehrend deutliche Kritik an den Kassen geäußert wird. U. a. wird deren Bereitschaft, als Vertragspartner zu agieren, kritisiert (von Stillfried und Gräf 2009: 160). Dennoch wird im Oktober 2006 gemeinsam mit weiteren Verbänden eine gesundheitspolitische Resolution verabschiedet (ABDA et al. 2006).
615 Die Verträge werden über die eigens eingerichtete Hausärztliche Vertragsgemeinschaft abgeschlossen. Ferner wurden landesweite Verträge mit einzelnen AOKen geschlossen.

HÄVG, die grundsätzlich viele Managementressourcen bündelt. Ziel ist es, sich nachhaltig als Vertragspartner zu etablieren. Derartige Verträge sind hingegen innerhalb der Ärzteschaft bzw. nach Ansicht anderer Verbände stark umstritten. Schließlich kommt auch bei ihnen der Verteilungskonflikt um Verträge zur Geltung (Bandelow und Schade 2008: 127).[616] HzV-Verträge nach § 73b SGB V werden nicht realisiert, da diese nach eigener Ansicht die Hausärzte schwächen (die Kassen können in der Vertragsgestaltung zu viel Einfluss geltend machen).[617] In anderen Bereichen haben die Hausärzte keine formale Möglichkeit, an Verträgen beteiligt zu werden. Ein Verhandlungsmandat innerhalb der KVen, also eine formale Beteiligung an den Gesamtverträgen besteht ebenfalls nicht. In der Folge formuliert der Verband seinen Zuspruch, das Kollektivvertragssystem weiter zu lockern (DHÄV 2006a: 2).

Obwohl auch die Hausärzte keinen unmittelbaren Einfluss im Gesetzgebungsprozess geltend machen können, äußert einzig der DHÄV teilweise Zustimmung zu den Plänen des BMG (Paquet 2009c: 49). Ende 2006 wird als einzige Protestaktion ein nationaler Hausärztetag durchgeführt. Eine Beteiligung an den allgemeinen Ärzteprotesten sowie anderen Allianzen werden mit öffentlicher Kritik abgelehnt.[618] Die Hausärzte sehen in verschiedenen Bereichen und seitens unterschiedlicher Akteure ihre Interessen nicht angemessen berücksichtigt. Auch die formale Machtverschiebung durch das GMG im KBV-Vorstand bewertet der Verband als unzureichend (Bandelow und Schade 2008: 127).[619] Ferner bestehen unterschiedliche Konfliktlinien gegenüber anderen Ärzteverbänden, vorangestellt dem BDI (Bandelow 2007: 281).[620]

---

616 Konflikte müssen sie sowohl mit dem BDI als auch mit der KBV sowie den MEDI-Verbünden austragen. Neben dem tradierten Streit mit der KBV setzt sich auch der Streit mit dem BDI bereits seit mehreren Jahren stetig fort.
617 Verträge nach § 73b SGBV werden durch die Gestaltungsvorgaben der Kostenträger als „Bedrohung" wahrgenommen. Der Schwerpunkt liegt für den Verband auf IV-Verträgen, da hier, auch aufgrund der Anschubfinanzierung, der größte Handlungsspielraum wahrgenommen wird (z. B. Kötzle 2005: 8).
618 Die Fundamentalblockade gegen die Regierungskoalition durch die restliche Ärzteschaft wird scharf kritisiert. Der bayrische Hausärzteverband gilt als besonderer Gegner des KV-Systems und hat sich mit der AOK-Bayern zu einer strategischen Allianz zusammengeschlossen.
619 Der vormalige Vorsitzende des DHÄV wird Vorstandsmitglied der KBV, aber bereits nach einem Jahr durch ein Misstrauensvotum wieder abgewählt. Ob diese Machtverschiebung primär zur Stärkung der demokratischen Mitwirkungsmöglichkeiten der Mitglieder beitrug und nicht nur zur Verbesserung der Handlungsfähigkeit der Vorstände, gilt es zu hinterfragen (Bandelow 2007: 281). Eine unzureichende Repräsentanz hausärztlicher Interessen sieht der Verband sowohl bei den KVen und der KBV als auch bei der BÄK. Im Verlauf wird auch die Forderung nach einer eigenen Hausärzte-KV immer deutlicher.
620 Kritik kommt vom NAV-Virchow-Bund, den MEDI-Verbünden und vor allem von den KVen, u. a. aufgrund des IV-Vertrags mit der Barmer EK (DHÄV 2006b: 2).

Trotz geringer Bündnismöglichkeiten (lediglich mit einzelnen Kassen) wachsen die Machtressourcen des Verbandes weiter, schließlich kann der Verband nach eigenen Angaben deutliche Mitgliederzuwächse verzeichnen. Im Jahr 2006 wächst die Anzahl an Mitgliedern im DHÄV auf 32.000 Hausärzte, was einem Organisationsgrad von 57 Prozent[621] entspricht (Kötzle und Mehl 2006: 1043). Diese Mitgliederzuwächse und die die ersten Selektivverträge verstärken das Selbstbewusstsein des Verbandes.

---

621 Eigene Berechnung nach den Mitgliederangaben des DHÄV und der deutschen Ärztestatistik der Ärztekammern (BÄK 2005). Der Organisationsgrad bezieht sich auf das Mengenverhältnis der Mitglieder im DHÄV und den Gebietsärzten für Innere Medizin und Allgemeinmedizin. In der Lobbyliste des deutschen Bundestages für das Jahr 2005 ist der Verband mit 12.000 Mitgliedern gelistet (Bundesanzeiger 2005: 193). Im Jahr 2005 sollen es nach Verbandsangaben 23.000 Mitglieder gewesen sein (Kötzle und Mehl 2006: 1043). Laut der Bekanntmachung der öffentlichen Liste über die Registrierung von Verbänden und deren Vertreter vom 30. April 2005 repräsentiert der DHÄV hingegen nur rund 12.000 Hausärzte (Bundesanzeiger 2005: 193).

Teil V – Ergebnisse

9 Ergebnisanalyse – Bildung von Zeitdiagnosen und Synopsen

Die erfassten Stromausprägungen der acht Akteure werden im Folgenden mit Blick auf das Erkenntnisinteresse analytisch in Beziehung zueinander gesetzt. In den dafür formulierten 27 Zeitdiagnosen (je Akteur und Zeitfenster sowie drei übergreifende) erfolgt eine analytische, teils zusammenfassende Darstellung der gegebenen Stromausprägungen während der Öffnung der drei definierten Policy Windows. Diese Zeitdiagnosen liefern Informationen über vorherrschende (Akteurs-)Konstellationen, Hintergründe und Zusammenhänge. Diese wiederum geben ein Verständnis über gesundheitspolitische Entscheidungen und akteursspezifische Positionierungen zur HzV und somit zur Entwicklung der Versorgungsform. Jedem Zeitfenster wird die spezifische Perspektive (als die Zeitdiagnose) der Akteure vorgestellt. Handlungsleitend sind die Forschungsfragen und die Strukturmerkmale des MS-Ansatzes. Einleitend werden zunächst die übergeordneten Problemperspektiven benannt, die ebenfalls das Ergebnis der weiteren analytischen Auseinandersetzung mit den Kapiteln 6 bis 8 sind.

Die weiterführende analytische Gegenüberstellung der Zeitdiagnosen bildet die Grundlage zur Formulierung der „Synopsen". Diese setzen die erlangten Erkenntnisse in konkrete Beziehung zum Erkenntnisinteresse bzw. den Forschungsfragen der Untersuchung (Kapitel 5.1).

Die Zeitdiagnosen und Synopsen setzen sich fast vollständig aus den Erkenntnissen der Kapitel 6 bis 8 zusammen. Um einen besseren Lesefluss zu ermöglichen, wird darauf verzichtet die einzelnen Quellenverweise jedes Mal erneut zu benennen. Für Verweise und Quellen sei daher auf die entsprechenden Kapitel sowie das Quellenverzeichnis ab Seite 385 verwiesen. Überdies soll daran erinnert werden, dass die Zeitdiagnosen als eine zusammenfassende, analytische Darstellung der zwei „subjektiven" Ströme (Problem- und Policy-Strom) zu verstehen sind, die um den Politics-Strom ergänzt wird. Daher sind die folgenden Rekonstruktionen der akteursspezifischen Positionierungen nicht objektivierbar. Die Darstellung ist aus Sicht der Verbände und der Parteien zu verstehen. An dieser Stelle soll dennoch daran erinnert werden, dass die Zeitdiagnosen systematisch erfasst und erstellt wurden.

9.1 Zeitdiagnose Analysefenster 1

Die Schaffung eines Primärarztsystems[622] wird akteursübergreifend nicht als Policy-Option für die ambulante Versorgung wahrgenommen oder sogar deutlich abgelehnt.[623] Gleichwohl schreiben die rot-grüne Bundesregierung, die Kassen und der DHÄV sowie teilweise die KBV (diese jedoch mit geringerem Stellenwert) der hausärztlichen Versorgung eine zentrale Steuerungsfunktion zu, um das Versorgungsgeschehen zu vernetzen und zu koordinieren. Nach ihrer Auffassung kann durch die hausärztliche Tätigkeit die Versorgungsqualität gesteigert werden. Mögliche Effizienzsteigerungen sowie Einsparpotentiale in Verbindung mit der hausärztlichen Versorgung benennen hingegen nur Rot-Grün, der AOK-BV sowie die Hausärzte. Die Ersatzkassen diskutieren diese Bereiche nicht. Diese vier Akteure sind es auch, die die Stärkung des Hausarztes im gesamten Zeitfenster als wesentliche Gestaltungsoption diskutieren. Im Policy- sowie im Problemstrom ist ihre Positionierung mit Blick auf die hausärztliche Versorgung, aber auch in vielen weiteren gesundheitspolitischen Fragestellungen weitgehend kongruent. Die Ersatzkassen beziehen erst im Verlauf des Gesetzgebungsprozesses Stellung für die bereits durch die anderen Akteure (vorrangig die Bundesregierung) diskutierten Policies zur hausärztlichen Versorgung.

9.1.1 Übergeordnete Problemperspektiven und Handlungsbedarfe im Analysefenster 1

Die fünf Akteure SPD, Grüne, Ersatzkassenverband, AOK-BV und DHÄV nehmen vordergründig Strukturprobleme und Defizite auf der Ausgabenseite für das gesamte GKV-System wahr. Wenngleich zwar ebenfalls externe Faktoren wie gesellschaftliche Herausforderungen und eine kritische Einnahmeseite von Bedeutung sind, erhalten Strukturprobleme auf verschiedensten Ebenen einen hohen Stellenwert in der Problemwahrnehmung. Diese Probleme bedingen nach Auffassung der Akteure Effizienz- und Qualitätsdefizite, die wiederum mit Kostensteigerungen, Finanzierungsproblemen und Beitragssatzgefährdungen verwoben sind. Die wahrgenommenen Strukturprobleme zeichnen sich u. a. durch Steuerungsdefizite (Ressourcen- und Patientensteuerung), Kooperations- und Koordinierungsprobleme im Versorgungsgeschehen (hier erhält besonders die

---

622 Gekennzeichnet durch eine hausärztliche Basisversorgung mit Überweisungshoheit des Hausarztes.
623 Die Zeitdiagnose setzt sich fast vollständig aus den Erkenntnissen des Kapitels 6 zusammen. Verweise und Quellen können daher auf Seite 111ff. eingesehen werden.

9.1 Zeitdiagnose Analysefenster 1

sektorale Trennung einen besonderen Stellenwert) sowie strukturelle Überkapazitäten (Über-, Unter- und Fehlversorgung) aus.[624]

Die Wahrnehmung der Stellung des Hausarztes im Versorgungsgeschehen sowie die damit einhergehend eingeschränkten Umsetzungsmöglichkeiten seiner Koordinierungsfunktion fügen sich in die allgemeinen Strukturprobleme, deren wechselseitige Beziehung wiederkehrend von den Akteuren thematisiert wird. In Verbindung mit der defizitären Stellung des Hausarztes werden weitere Sachverhalte (gesetzliche Rahmenbedingungen, Facharztdominanz, die Höhe und Ausgestaltung der (haus-)ärztlichen Honorare, Repräsentanz der Hausärzte in der KBV, Ausgestaltung der Versichertenkarte) kritisch bewertet. In die Thematik „unzureichender Wettbewerb" im Problemstrom wird die hausärztliche Versorgung nur teilweise eingeordnet. Gleichwohl werden von den Kassen und Rot-Grün in den Diskussionen um den Vertragswettbewerb und die Erweiterung des Angebotes neuer Versorgungsformen auch Hausarztmodelle thematisiert. Außer für die gesamte Ärzteschaft wird akteursübergreifend, auch seitens FDP und Union, der bestehende Wettbewerb im Gesundheitswesen als weitreichendes Problem formuliert. Besondere Aufmerksamkeit erhält in der Wettbewerbsdiskussion die Ausgestaltung respektive die Liberalisierung des Vertragsrechts.

Allgemein wird im Kontext der hausärztlichen Versorgung also wahrgenommen, dass bereits existierende gesetzliche Grundlagen[625] (u. a. im Bereich der Strukturverträge und Modellvorhaben) nicht ausreichend umgesetzt werden. Das Problemausmaß wird akteursspezifisch jedoch differenziert bewertet: Rot-Grün sowie die Kassen sehen sowohl Probleme im Wettbewerb zwischen den Kassen (Ausmaß des Kassenwettbewerbs, u. a. geprägt von Risikoselektion) sowie zwischen den Kassen und den Leistungserbringern. Letztere werden demnach unzureichend in das Vertragsgeschehen einbezogen.[626] Rot-Grün, die Kassen und auch die Hausärzte betonen, dass die Möglichkeiten zum Angebot von Hausarztmodellen, Strukturverträgen oder Modellvorhaben unzureichend sind.

---

624 Die Tabelle 10 bis Tabelle 13 im Anhang geben ohne Anspruch auf Vollständigkeit eine Übersicht über die „Gesamtheit" kursierender Probleme und diskutierter Policies im Kontext des Politikfeldes während des Zeitfensters. Ergänzend erfolgt eine Abschätzung und Einordung der unterschiedlichen Themen aus der Perspektive der acht Akteure. Die HzV wird dabei gesondert aufgelistet. Entstanden sind diese Tabellen durch die systematische, kategorienbezogene Analyse der Materialien.
625 Ergänzt durch ökonomische Fehlanreize in verschiedensten Bereichen.
626 Besonders die Veto-Möglichkeiten der KVen respektive der KBV (Vertragsmonopol) sowie das Kollektivvertragssystem und das Ausmaß der Gestaltungsmöglichkeiten für die Kassen im Versorgungsgeschehen (u. a. durch die Etablierung von Versorgungsangeboten) werden wiederkehrend vordergründig bei Rot-Grün als Problem artikuliert und als Ursache u. a. der Qualitäts- und Effizienzdefizite angeführt. Die Kassen, FDP, Union und die KBV sehen hier im Bereich der Wahlmöglichkeiten für die Versicherten eher Defizite hinsichtlich der monetären Wahltarife.

Wenngleich bspw. die Etablierung eines Hausarztsystems in den Niederlanden auch die Aufmerksamkeit der deutschen Gesundheitspolitik erhalten haben dürfte (u. a. Groenewegen und Greß 2003: 73), erfährt die Thematik als tatsächlich relevante Option für die deutsche Versorgungssituation nur eingeschränkt Beachtung. Das unmittelbar vor dem Zeitfenster veröffentlichte SVR-Gutachten, das Einfluss auf den Reformverlauf hätte haben können (SVR 1997), beschäftigt sich ebenfalls nur indirekt mit der hausärztlichen Versorgung.[627]

Außerhalb vertragsrechtlicher Fragestellungen werden mehrere einzelne Lösungsansätze zur konkreten Stärkung der hausärztlichen Versorgung diskutiert. Diese erscheinen weitestgehend für Rot-Grün, die Kassen sowie die Hausärzte, wenn auch mit unterschiedlichen Akzenten, als tragbar. Sowohl die Kassen als auch der DHÄV äußern sich besonders zu Beginn des Gesetzgebungsprozesses zwar positiv, die verabschiedeten Maßnahmen zur hausärztlichen Versorgung werden hingegen eher kritisch bewertet. Vorrangig der AOK-BV und die Hausärzte schätzen diese für eine Stärkung des Hausarztes als unzureichend ein und besonders die Ersatzkassen befürchten ein Übermaß an Bürokratie und Transaktionskosten. Entsprechend der Wahrnehmungen im Problemstrom werden Ansätze im Bereich der Honorarsystematik, der Repräsentanz innerhalb der KBV, der finanziellen Sicherung der Weiterbildung in der Allgemeinmedizin etc. diskutiert. Die erörterten Policies im Bereich der Vertragsgestaltung für die hausärztliche Versorgung stellen sich hingegen überaus kontrovers dar. Sie spiegeln die allgemeine Divergenz im Kontext der Etablierung eines Vertragswettbewerbs wider, die teils auch innerhalb des beschriebenen Lagers existiert.

9.1.2 Perspektiven von SPD und Bündnis90/Die Grünen im Analysefenster 1

Bei den Sozialdemokraten erhalten übergeordnet Forderungen nach Einzelverträgen einen sehr breiten Raum. Vertragswettbewerb stellt sich nach eigenen Aussagen als Kernelement des gesundheitspolitischen Versorgungskonzepts dar.

---

[627] Allgemein wird diesem Gutachten kein starker Einfluss zugeschrieben. Es wurde von der schwarz-gelben Vorgängerregierung mit spezifischem (anderem) inhaltlichen Fokus in Auftrag gegeben: Das Gutachten betrachtete das Gesundheitswesen und dessen Wirtschaftlichkeitspotential. Es sollte entsprechend die am Wachstumsziel orientierten Reformen von Schwarz-Gelb vorbereiten und war nicht nach rot-grünen Themen ausgerichtet (u. a. Brede 2006: 212).Das letzte Gutachten, das sich verstärkt mit der hausärztlichen Versorgung und deren Ausweitung in der GKV-Versorgung auseinandersetzte, erschien bereits 1995, sodass es aufgrund der zeitlichen Distanz in den Strömen der Akteure nur sehr wenig präsent war.

Neu zu etablierende IV-Verträge[628] sowie die Neujustierung der bestehenden Regelungen zu Modellvorhaben (die Erweiterung der Vertragsteilnehmer ist hier von besonderer Bedeutung) sollen die Umsetzung dieses Konzepts ermöglichen. In beiden Vertragsbereichen erhält auch die hausärztliche Versorgung einen besonderen Stellenwert (u. a. Hausarztmodelle mit monetären Teilnahmeanreizen). Die hausärztliche Versorgung als eigenständige Versorgungsform, in „eigenen" einzelvertraglichen Regelungen, wird ebenso wie Hausarztverträge als Teil der Regelversorgung nicht als Policy diskutiert. Vertragsgestaltungsoptionen sind vielmehr in den bereits statuierten Möglichkeiten sowie der neuen Vertragsform zur IV zu verorten. Mit dem Versichertenbonus werden ein wettbewerbliches Element sowie die Stärkung des Versorgungsbereiches anvisiert. Die sozialdemokratischen Ansätze zur Stärkung der hausärztlichen Versorgung liegen sowohl in der Vertragspolitik als auch in anderen Bereichen, im Sinne von „Einzelpolicies". Neben den damit verbundenen Zielen einer stärkeren Steuerung sowie Effizienzsteigerungen (schließlich haben niedrige Lohnnebenkosten deutlich an Bedeutung gewonnen[629]) lassen sich diese Ansätze im Kontext der sozialdemokratischen Kritik an den KVen und ihrer Funktion respektive ihrer Sonderstellung einordnen. Die SPD kann damit als schärfste Kritikerin der KBV und der Facharztlastigkeit bewertet werden.[630] Die kritische Wahrnehmung der Stellung der hausärztlichen Versorgung sowie die Forderungen nach ihrer Stärkung lassen sich entsprechend aus dieser Kritik ableiten.

Die Grünen reihen sich in diese Kritik ein. In der Folge wollen sie ebenso wie die Sozialdemokraten die Handlungsmöglichkeiten der Kostenträger in der Vertragspolitik erweitern und auch die Leistungsanbieter in den Wettbewerb einbeziehen und den Kassenwettbewerb stärken.[631] Gleichwohl erhalten sowohl einzelne Policies als auch Problemwahrnehmungen einen anderen Stellenwert als beim Koalitionspartner. Die stärkere Kritik an der Technisierung und Spezialisierung der Medizin sowie deren allgemeine Überschätzung seien hier nur beispielhaft für den Problemstrom genannt. Zwar nehmen die Grünen im Verlauf

---

628 KV sollen als Vertragspartner nicht grundsätzlich ausgeschlossen werden, stehen jedoch als Adressat für IV-Verträge nicht im Vordergrund. Ursprünglich sah die SPD auch die Möglichkeit, die KVen vollends auszuschließen. Diese Option wurde aber rasch nicht weiter verfolgt.
629 Diese sind von niedrigen Beitragssätzen (Beitragssatzstabilität) abhängig und werden während des Zeitfensters aus Sicht der SPD besonders durch eine problematische Krankenhaus-Finanzierung, als größtem Ausgabenblock, bedroht. Entsprechend wird diesem Bereich viel Aufmerksamkeit gewidmet.
630 Wenngleich sie bspw. die Abschaffung des Sicherstellungsauftrages lediglich zu Beginn des Analysefensters als Policy diskutiert und später nicht weiterverfolgt.
631 Grundsätzlich ist zu konstatieren, dass die Grünen, für die Gesundheitspolitik noch ein recht neues Terrain darstellt, weitreichende Positionen und entsprechende Policies des großen Koalitionspartners übernehmen. Auch die Reform des RSA erfolgt schließlich erst in einer anschließenden Reform im Jahr 2001.

ebenfalls eine befürwortende Haltung gegenüber dem Wettbewerb im Vertragsgeschehen ein (ebenfalls orientiert an der SPD) ein, doch bleibt dem gegenüber eine ausgewiesene Skepsis bestehen. Die Ausweitung des Vertragswettbewerbs wird entsprechend deutlich weniger als Option wahrgenommen. Aufgrund des „ganzheitlichen" Versorgungsansatzes mit einer ausgeprägten Patientenorientierung sowie der Kooperation einzelner Versorgungsbereiche nimmt die IV einen höheren Stellenwert als die hausärztliche Versorgung ein, die aber in den IV-Verträge ein wesentliches Kernelement für die Partei darstellt. Hausarztmodelle in Form von Einzelverträgen außerhalb des kollektiven Rahmens werden ebenso wie IV-Verträge im Verlauf zwar befürwortet (schließlich wird auch das Vertragsmonopol der KVen problematisiert), jedoch mit entsprechender Zurückhaltung.

Beide Parteien betonen den Aspekt der Freiwilligkeit der hausärztlichen Versorgung allgemein sowie für die Verträge. Verpflichtende Elemente werden nicht diskutiert. Letztlich werden sowohl in der IV als auch in der hausärztlichen Versorgung durch Rot-Grün Wettbewerbselemente etabliert (u. a. Einzelvertragsmöglichkeiten und Versichertenbonus), der kollektivvertragliche Schutz bleibt aber bestehen.[632] Durch die einzelnen Maßnahmen zur Stärkung der hausärztlichen Versorgung zielt Rot-Grün auf die Durchsetzung des bereits seit Anfang der 1990er Jahre bestehenden gesetzlichen Auftrags der Selbstverwaltung, den Hausarzt als erste Anlaufstelle für den Versicherten im Versorgungsgeschehen zu platzieren. Dazu ist die Koalition bereit, den gesetzlichen Handlungsrahmen der Selbstverwaltung stärker vorzuschreiben, denn schließlich hat die Selbstverwaltung es bislang nicht vermocht, den Hausarzt wie von der Politik intendiert zu positionieren.[633] Diese Bereitschaft gesetzgeberischer Eingriffe durch die Koalition zeigt sich in anderen Bereichen jedoch noch viel weitreichender, etwa in der Etablierung des SpiBu, der Vorgabe des einheitlichen Beitragssatzes etc.[634] Demgegenüber soll die Selbstverwaltung (vorrangig die Kassen) stärker daran mitwirken, Ausgaben zu begrenzen, z. B. indem sie die Versorgungsstrukturen im Sinne eines Wettbewerbs um verbesserte Versorgungsstrukturen optimieren. Geschehen soll dies in einem anderen ordnungspolitischen Rahmen, tendenziell weg vom Korporatismus respektive dem kollektiven Rahmen hin zu Wettbewerb, aber auch staatlichen Eingriffen. Dazu soll zunächst das (Vertrags-)Verhältnis zwischen Kostenträger und Leistungserbringer, u. a.

---

632 Die KVen können selbst als Vertragsteilnehmer in den Verträgen auftreten und grundsätzlich bleiben einzelne Regelungsbereiche im Bereich der Gesamtverträge bestehen bzw. ist hier das Einvernehmen der KVen notwendig.
633 Die Ursachen des Scheiterns werden bekanntermaßen je nach Perspektive unterschiedlich, vorrangig bei den Kassen und/oder den KVen verortet.
634 Ausgabenbudgetierung, verpflichtende Einführung eines Qualitätsmanagements auf Seiten der Leistungserbringer etc.

mittels der Regelungen in IV-Verträgen und Modellvorhaben, weiter austariert werden, indem die Kassen gestärkt werden (z. B. Gerlinger 2003: 126). Die hausärztliche Versorgung wird von Rot-Grün irgendwo zwischen Wettbewerbsmodell (Modellvorhaben, IV-Verträge, Versichertenbonus sowie unter der Prämisse der Freiwilligkeit auf allen Akteursebenen), Selbstverwaltung (Rahmenvereinbarung) und gesetzgeberischen Vorgaben respektive Verpflichtungen (u. a. Trennung der Honorare und Dokumentationspflicht) platziert. Mit der Weiterentwicklung von Modellvorhaben (Hausarztmodellen) sowie der Einführung von IV-Verträgen sollen mehrere Ziele realisiert werden. Dazu zählt sowohl die Stärkung der Krankenkassen gegenüber den Leistungserbringern (Ausweitung der Vertragskompetenzen), die Initiierung eines Qualitätswettbewerbs um effiziente Versorgungsstrukturen (Erweiterung des Kassenwettbewerbs über Preis- und Serviceleistungen hinaus[635]) als auch die grundlegende Stärkung der hausärztlichen Versorgung. Welches Ziel dabei von den Koalitionären am stärksten gewichtet wird, ist nur schwer einschätzbar, zumal sich die Ziele respektive Instrumente wechselseitig beeinflussen.

Zusammenfassend verfolgt Rot-Grün verschiedene gesundheitspolitische Ziele. Sowohl das Finanzierungs- als auch das Solidaritäts- und Qualitätsziel beeinflussen die Ausrichtung ihrer Reformbemühungen. So sollen durch die Anpassung der Versorgungsstrukturen und Vertragsbeziehungen Wirtschaftlichkeitspotentiale erschlossen und Beitragssatzstabilität bei Erhalt des Leistungskatalogs ermöglicht werden. In diese Logik reiht sich nach rot-grüner Argumentation auch die Etablierung der hausärztlichen Versorgung ein. Der Weg zur Angleichung der Wettbewerbsbedingungen bzw. des wettbewerblichen Rahmens erscheint auf vielen Ebenen zurückhaltend und uneinheitlich.[636]

Trotz starker, parteiübergreifender Wettbewerbsrhetorik im gesamten Politikfeld bzw. bei allen politischen Lagern erscheint diese Zurückhaltung erklärungsbedürftig. Neben der schlichten Tatsache unterschiedlicher Wettbewerbsverständnisse (Preis- vs. Qualitätswettbewerb zwischen Regierung und Opposition) sind nach dem Theorem der Pfadabhängigkeit wettbewerbliche und staatliche Elemente schwer bis gar nicht im bestehenden Gesundheitssystem mit seiner bisherigen Entwicklung bzw. Ausrichtung im Vergleich zu korporatistischen Ansätzen zu etablieren (Hartmann 2003: 272). Antizipierte Widerstände gegen-

---

635 Jedoch spart Rot-Grün an besonderen (monetären) Anreizen für die Kassen. Lediglich die Versicherten (Teilnahmebonus) und teils die Leistungserbringer (u. a. besondere Vergütung) werden zur Teilnahme an solchen Verträgen motiviert. Bereits an dieser Stelle ist somit zu hinterfragen, welchen Stellenwert der Kassenwettbewerb tatsächlich einnehmen soll.
636 Auch die fehlende Anpassung des RSA als wesentliches Element zur Anpassung der wettbewerblichen Beziehungen zwischen den Kassen. Gleichwohl kann dies auch auf Mehrheitsverhältnisse im Bundesrat zurückgeführt werden, da die Opposition entsprechenden Regelungen nicht zugestimmt hätte.

über dem Reformverlauf können folglich bereits Einfluss auf die Policy-Formulierung der Regierung haben. Schließlich ist der Problemstrom deutlich auf wettbewerbliche Elemente und Strukturveränderungen ausgerichtet (wenngleich vorrangig bei der SPD). Grundsätzlich dürften antizipierte Widerstände aufgrund der Blockade-Position der Opposition sowie weiter Teile der Verbändelandschaft, die auch öffentlich artikuliert werden, die Reichweite der diskutierten Policies beeinflussen. Andererseits kann auch die hohe Bedeutung, die die Koalition der Rolle des Hausarztes im Versorgungsgeschehen zuschreibt, erklärend wirken, sodass eine (stark) wettbewerbliche Konzeption des Versorgungsbereichs eine gesicherte, anvisierte Stärkung gefährden würde. Die heterogene Ausrichtung der Policies zur Stärkung der hausärztlichen Versorgung auf unterschiedliche Regularien lässt auch vermuten, dass die rot-grüne Regierung schlicht bewusst und/oder unbewusst unterschiedliche Steuerungsstrategien miteinander verknüpfen will, die tatsächliche Wirkung und Folgenabschätzung dessen aber hohe Kontingenz aufweisen oder im Sinne von Ambiguität grundsätzlich mehrdeutig und entsprechend schwer einschätzbar sind. Ergänzend ist auch die Rolle der Grünen im Politikprozess zu berücksichtigen. Zwar ist die SPD gegenüber den Grünen der klar stärkere gesundheitspolitische Akteur, gleichwohl untersteht das BMG und so eine entscheidende Ressource mit Fischer als Ministerin den Grünen, die erst im Verlauf des Gesetzgebungsprozesses eine wachsende Affinität zu einer wettbewerblichen Ausrichtung entwickeln. Erschwerend wirkt auch die grundsätzlich schwache Position der gesamten Koalition im Politcs-Strom.

Rot-Grün steht für eine (politische) Förderung der hausärztlichen Versorgung. Einzelvertragliche Regelungen werden dazu (nur) ansatzweise diskutiert, einzelne Maßnehmen erhalten einen höheren Stellenwert. Materielle und ideelle Motive können für die Parteien als handlungsleitend benannt werden. Mit der hausärztlichen Versorgung werden das Finanzierungs-, Qualitäts- und Solidaritätsziel in Verbindung gebracht.

9.1.3 Perspektiven der Kassenverbände im Analysefenster 1

Beide Kassenverbände fordern grundsätzlich die Ausweitung der Einzelvertragsmöglichkeiten respektive die Flexibilisierung der Vertragspolitik bei Einbeziehung der Leistungsanbieter, um neue Versorgungsmodelle und -verträge zu etablieren.[637] Dabei gilt jeweils die Prämisse der Freiwilligkeit. Der Grad der Etablierung von Versorgungsmodellen allgemein sowie explizit von Hausarztmodellen in der Versicherungslandschaft ist ebenso unklar wie die Frage, inwiefern Versicherte Wahlfreiheit tatsächlich fordern. Wenngleich bestätigt wird, dass die Mobilität der Versicherten zunimmt, stellt der Beitragssatz den primären Einflussfaktor dar (u. a. Braun et al. 2008: 38). Einzelvertraglich gestaltete Hausarztmodelle werden von den beiden Verbänden nicht selbst in den Politikprozess eingebracht, sondern lediglich aufgenommen (Einzelverträge bzw. Versorgungsmodelle an sich werden bereits diskutiert). Der AOK-BV positioniert sich klar positiv gegenüber Hausarztmodellen und nimmt sie in die eigenen Forderungen auf. Allgemein ist er ein aktiver Fürsprecher der hausärztlichen Versorgung. Er schreibt ihr ein hohes Potential zur Effizienz- und Qualitätssteigerung zu. Neben dem hohen Stellenwert in der Vertragsdiskussion werden ergänzend viele Einzel-Policies vom Verband selbst entwickelt bzw. diskutiert. Die grundsätzlich offensive Haltung gegenüber dieser Versorgungsform lässt sich auch auf die bereits weitreichende Erprobung von Arztnetzen zurückführen. Zusammen mit den Strukturen des AOK-Systems konnten die einzelnen AOKen Erfahrungswerte sammeln und Strukturen für eine künftige Ausweitung aufbauen.[638]

Die Ersatzkassen lehnen die hausärztliche Versorgung u. a. in Form von einzelvertraglichen Hausarztmodellen nicht ab. Sie weisen ihr eine Sonderstellung[639] zu, bewerten sie aber skeptisch. Ihr Interessensschwerpunkt liegt stärker auf der IV[640], in die der Hausarzt jedoch integriert werden soll. Grundsätzlich

---

637 Beide treten nicht für die vollständige Abschaffung des Kollektivvertragssystems ein. Die neuen Vertragsmöglichkeiten sollen u. a. eine verbesserte Ressourcen- und Patientensteuerung ermöglichen und somit die Versorgungsqualität und Effizienz steigern. Es sind gerade auch die Kassen, die die Notwendigkeit von Erfahrungswerten im Bereich neuer Versorgungsmodelle fordern.
638 Grundsätzlich sind Risiken einzelvertraglicher Regelungen außerhalb des Schutzes des Kollektivvertrags und gegenüber neuen, unbekannten Versorgungsformen im AOK-System gut abgesichert (u. a. Bode 2002: 6f.). Gleichwohl werden z. B. Bonuszahlungen u. a. aufgrund der Gefahr von Risikoselektion kritisch bewertet.
639 Eine Sonderstellung z. B. in Form von Bonuszahlungen, die Fehlanreize setzen können und deren Refinanzierungsfähigkeit ungewiss ist.
640 Seitens des AOK-BV erscheint eine tatsächliche Gewichtung zwischen IV-Verträgen und Hausarztmodellen eher schwierig vorzunehmen. Gleichwohl stellen sich Hausarztmodelle oder die hausärztliche Versorgung im Rahmen von IV-Verträgen für beide Akteure als zentraler Ansatz zur Steigerung wettbewerblicher Steuerung dar. Die IV-Verträge nicht mehr zwischen den Kassenverbänden (auf Ebene der Kassenarten) und den KVen, sondern zwischen den Einzelkassen und den KVen aus Sicht des Gesetzgebers geschlossen werden sollen, gehen die Regelungen der IV-Verträge mit einer Schwächung der Kassenverbände einher. Der System-Charakter der AOKen ist wesentlich stärker ausgeprägt als der „Zusammenhalt" der Ersatzkassen, die eine stärkere Heterogenität in den Einzelkassen aufweisen, sodass Verträge auf Ebene der Einzelkassen hier eine andere Bedeutung erhalten.

stehen für den Verband Sonderrollen einzelner Versorgungsformen wettbewerblichen Zielen entgegen bzw. müssen Vertragsformen wissenschaftlich gut begründet sein. Es müssen Erfahrungswerte vorhanden sein, bevor sie eingeführt werden.[641] Explizit durch die hausärztliche Versorgung sehen sie weiterhin die Gefahr der Einschränkung der freien Arztwahl, wenngleich diese Diskussionen nur einen geringen Stellenwert einnehmen. Die Ersatzkassen stehen im besonderen Maße in Konkurrenz zur PKV um die freiwillig Versicherten (z. B. Gerlinger 1997: 183). Es erscheint vor dem Hintergrund der Untersuchungsergebnisse fraglich, inwiefern die Kassenart hausärztliche Versorgungsmodelle als attraktiv für ihre Klientel bewertet.[642] Die AOK hat demgegenüber bereits in der vorherigen Wahlperiode Hausarztmodelle als Strategie zur Mitgliedergewinnung genutzt. Sie legte den Fokus auf Versorgungsqualität, die durch die hausärztliche Versorgung ermöglicht werden soll.

Im Fokus beider Ströme stehen neben der Ausweitung von Vertragsbeziehungen für beide Kassenverbände Maßnahmen zur Anpassung der allgemeinen wettbewerblichen Bestimmungen zwischen den Kassen bzw. Kassenarten, u. a. eine RSA-Reform und eine bedrohliche Krankenhausfinanzierung sowie organisationsrechtliche Aspekte. In der Folge ist davon auszugehen, dass das Ausmaß der Forderungen von erweiterten Vertragsmöglichkeiten teilweise hinter den allgemeinen Forderungen nach einer Anpassung der aktuellen Rahmenbedingungen des Kassenwettbewerbs an Reichweite einbüßen muss. Schließlich werden diese auch aus der Wissenschaft als unzureichend moniert. Ergänzend nimmt die IV als ganzheitlicher Ansatz, in dem auch die hausärztliche Versorgung vertreten sein sollte, einen prominenten Platz in den kursierenden Policies ein. Durch sie sollen der Wettbewerb gestärkt und die Versorgungsstrukturen verbessert werden. HzV und IV konkurrieren so um Aufmerksamkeit, nicht nur bei den Kassen, sondern auch bei den anderen Akteuren. Darüber hinaus stellen das bis dato existierende und bestimmende Kollektivvertragssystem sowie der Sicherstellungsauftrag einen gesicherten Rahmen auch für das Handeln der Kostenträger und insbesondere der Kassenverbände dar. Ein Wegfall dieses traditionellen Ordnungsrahmens geht in der Folge auch mit Unsicherheit und Ungewissheit

---

641 Ob die hausärztliche Versorgung tatsächlich Kosteneinsparungen realisieren kann, thematisieren die Ersatzkassen nicht. Monetäre Bonuszahlungen sehen sie somit kritisch, auch vor dem Hintergrund, dass diese Zahlungen erst durch Einsparungen, die es wissenschaftlich zu belegen gilt, ermöglicht werden müssen und überdies Fehlanreize bei den Versicherten setzen können. Die Ersatzkassen betonen ferner die Notwendigkeit zur gesetzlichen Förderung von Modellprojekten sowie das Generieren von notwendigen Erfahrungswissen für jegliche neuen Versorgungsformen, unabhängig von der hausärztlichen Versorgung.

642 Inwiefern die Versichertenklientel (Gutverdienende) der Ersatzkassen eine vorgeschriebene Einschränkung der freien Arztwahl in Kauf nehmen), erscheint fraglich. Es ist eher davon auszugehen, dass sie an anderen innovativen Modellen interessiert sind (Gerlinger 1997: 183).

einher und kann sogar langfristig die Existenz der Verbände (die bislang Vertragspartner waren) in Frage stellen. Gegenüber der hausärztlichen Versorgung in einzelvertraglichen Regelungen nehmen die Ersatzkassen also eine eher zurückhaltende Position ein, während der AOK-BV dem Thema offensiver gegenübertritt. Doch beide Verbände verfolgen mit ihren Standpunkten materielle und institutionelle Ziele. Insgesamt spiegeln die Grundausrichtungen des Problem- und Policy-Stroms beider Verbände ihre sich (noch) wandelnde Rolle als zunehmend unternehmerisch handelnde Akteure innerhalb des Gesundheitswesens, wider (u. a. Niedermeier und Müller 2001: 86; Gerlinger 1997: 176).[643] Die Forderungen nach der übergreifenden Etablierung von Wettbewerbselementen[644] mit Liberalisierung des Vertragsrechts, in die sich auch die hausärztliche Versorgung fügt, werden stets vor dem Hintergrund der wahrgenommenen Strukturprobleme respektive deren Verbesserung diskutiert. Die Etablierung neuer Vertragsformen sowie Verträge mit hausärztlichem Bezug werden argumentativ als Instrument zur Qualitäts- und Effizienzsteigerung (Orientierung am Qualitätsziel) herangezogen, um letztlich Kosten zu senken und Leistungskürzungen zu vermeiden, im Sinne des solidarischen GKV-Systems (solidarische Finanzierung).

Die Stärkung der hausärztlichen Versorgung verbinden sie mit der Stärkung der eigenen Position auf verschiedensten Ebenen, vordergründig im Tenor mit Forderungen nach einer Stärkung des Vertragswettbewerbs bzw. Kassenwettbewerbs. Die Reichweite der eigenen Forderungen im Bereich des Vertragsgeschehens kann auch als Ausdruck des positiven Standings gegenüber der Regierungskoalition verstanden werden.

> Beide Kassenverbände befürworten zusammenfassend die (politische) Förderung von hausärztlichen Versorgungsformen im Rahmen von Einzelverträgen. Hausärztliche Versorgung wird teilweise als Wettbewerbsparameter (nur leicht ausgeprägt und stärker beim AOK-BV als bei den Ersatzkassen) wahrgenommen. Sowohl materielle und institutionelle als auch ideelle Motive sind handlungsleitend.

---

643 Das sich noch im Umbau befindende Regulierungssystem der GKV fordert schließlich die Kassenverbände dazu auf, ihre Wettbewerbsfähigkeit im Nebeneinander verschiedener Kassenarten zu erhöhen, die in Konkurrenz um Mitglieder stehen (z. B. Greß und Wasem 2001: 19).
644 Wie die Liberalisierung des Vertragsrechts mit Stärkung der Kassen gegenüber den Leistungserbringern bei Anpassung der allgemeinen Rahmenbedingungen.

9.1.4 Perspektive des DHÄV im Analysefenster 1

Die stärkste Kritik respektive Problemwahrnehmung gegenüber den bestehenden Strukturen der hausärztlichen Versorgung sowie die weitreichendsten Policies zur Stärkung der Stellung des Hausarztes formuliert der DHÄV. Rekurrierend auf die Ausprägung des Politics-Strom und seine Verbandsziele ist dies logisch zu erklären. Hier sind vorangestellt institutionelle und materielle Ziele, u. a. die Interessen bzw. Besserstellung der Mitglieder, Mitgliederzuwächse und die Erhöhung des eigenen Einflusses im Vertragsgeschehen handlungsleitend. Mit Blick auf die künftige Gestaltung des Vertragsgeschehens nimmt der Verband eine gewisse Sonderrolle ein: Als einziger Akteur fordert er die Etablierung eines Hausarzttarifs in der Regelversorgung mit monetären Teilnahmeanreizen. Sie dient also als Basis-Regelversorgung in der Ausprägung einer eigenständigen Versorgungsform, jedoch ausdrücklich nicht in einem einzelvertraglichen Rahmen, sondern in dreiseitigen-Verträgen mit obligatorischer Beteiligung der Hausärzte als Vertragspartner. Einzel- und Selektivverträge werden mit einseitiger Stärkung der Kassenverbände und so als Bedrohung wahrgenommen.

Damit einhergehend positionieren sie sich, ebenso wie die restliche Ärzteschaft und die KBV, für die ärztlichen Standesinteressen[645], wenngleich auch die Organisationsstrukturen der KVen und die Repräsentanz der Hausärzte innerhalb dieser enorme Aufmerksamkeit im Policy- und Problemstrom erhalten. Dies mag auf den schützenden Charakter des Kollektivvertragssystems, auch für (mögliche) künftige Hausarztverträge, sowie auf die Anschlussfähigkeit der Forderungen des Verbandes (u. a. dreiseitige Verträge) an die bestehenden traditionellen Strukturen zurückzuführen sein. Der Verband weist schlicht (noch) nicht ausreichend Vertrags- und Gestaltungskompetenz auf. Als Interessensorganisation gewinnt er zwar zunehmend an Stärke und weist vermeintlich gute Beziehungen zur SPD auf, seine Stellung im bestehenden Selbstverwaltungssystem ist aber (noch) als schwach zu bewerten. Entsprechend „strategisch" ist die Ausrichtung der eigenen Policies. Ein Primärarztsystem wird im Verlauf des Analysefensters aufgrund der antizipierten Widerstände abgelehnt und es erfolgt eine Betonung der Freiwilligkeit.[646] Klar ist jedoch, dass die Hausärzte, auch mit Forderung des eigenen Verhandlungsmandats, selbst aktiv am Vertragsgeschehen teilnehmen wollen, jedoch nicht in einem wettbewerblichen Rahmen. Inwieweit der Verband

---

645 Den Erhalt der Autonomie der ärztlichen Profession sowie die Sicherung des Kollektivvertragssystems, die KVen als Körperschaften sowie grundsätzlich die kassenärztliche Stellung im korporatistischen Gefüge. Auch stellen wettbewerbliche Elemente, besonders im hausärztlichen Bereich, keine Option für den Verband dar.

646 Der Erhalt des kollektiven Rahmens und der KVen ist neben der Anschlussfähigkeit auch als strategischer Zug im Sinne möglicher Kooperationen mit der noch immer starken KBV zu bewerten.

neben seinen institutionellen Zielen auch das Qualitätsziel sowie das Ziel der Finanzierbarkeit verfolgt oder ob es sich schlicht um strategische Ausrichtungen handelt, ist schwer abzuschätzen. Gleichwohl werden diese Forderungen im Kontext der wahrgenommenen Struktur- und davon abgeleitet Effizienz- und Qualitätsdefizite diskutiert, sodass folglich auch Finanzierungs- und Qualitätsziele verfolgt werden.

Der DHÄV fordert die hausärztliche Versorgung als (politische) Unterstützung, jedoch nicht im Rahmen von Einzelverträgen. Der Fokus liegt auf (Einzel-) Maßnahmen (Honorarsystematik und Repräsentanz der Hausärzte). Institutionelle, materielle und ideelle Interessen und Motive sind handlungsleitend.

9.1.5 Die Perspektiven von Union, FDP und KBV im Analysefenster 1

Der Problemstrom der KBV sowie des schwarz-gelben Lagers wird übergreifend durch Finanzierungsaspekte bzw. Einnahmeprobleme dominiert. Qualitäts- und Strukturprobleme werden nur vereinzelt wahrgenommen. Diese sind wiederum auf restriktive finanzielle Gegebenheiten wie die bestehende Kostenexplosion zurückzuführen. Dabei wird auch die Auffassung vertreten, dass eine hohe Qualität mit hohen Kosten einhergeht. Überdies werden die (finanziellen) Probleme des GKV-Systems vorrangig auf exogene Faktoren zurückgeführt und durch das Regierungshandeln weiter verschärft. Erschließbare Wirtschaftlichkeitsreserven sind kaum bis nicht vorhanden. Das gesamte Reformvorhaben wird als Bedrohung u. a. der ärztlichen Tätigkeit und der Autonomie der ärztlichen Profession und in der Folge der qualitativ hochwertigen Versorgung betrachtet. Ergänzend wird der rot-grünen Regierungskoalition Facharztfeindlichkeit[647] vorgeworfen.

Im Kontext der hausärztlichen Versorgung wird die freie Arztwahl, ebenfalls als wesentliches Grundelement der qualitativ hochwertigen Versorgung, als gefährdet dargestellt. Der gemeinsame Tenor liegt auf der Erweiterung privatwirtschaftlicher Finanzierungselemente. Der unzureichende Wettbewerb[648], den auch Union und FDP konstatieren, wird nur teilweise in Verbindung mit der Ausgestaltung des Vertragsrechts gebracht. Sowohl für die KBV als auch das konservativ-liberale Lager stellt die hohe (bestehende) Qualität der ärztlichen

---

647 Schließlich können auch die Pläne der rot-grünen Regierung zur Etablierung von IV-Verträgen als Einzelverträge und die Öffnung der Krankenhäuser als Einschnitte der bisherigen Position der KVen verstanden werden. Dies bestimmt folglich besonders für die KBV das politische Handeln im Zeitfenster.
648 Der Kassenwettbewerb, der zunehmend als sinnvoll erachtet wird, existiert nur unzureichend, da die Versicherten zu wenig einbezogen werden.

Versorgung von sich heraus ein wichtiges Regulierungselement für die medizinische Versorgung dar.

Die KBV thematisiert grundsätzlich kaum Wettbewerbsprobleme, gegenteilig wird Wettbewerb als Gefahr wahrgenommen, besonders wenn die Kassen zu stark einzelwirtschaftliche Interessen verfolgen. Demgegenüber benennt sie einzelne Aspekte im Bereich der ärztlichen Tätigkeit als problematisch. Diese sind hingegen weitestgehend arztgruppenübergreifend (drohender Ärztemangel, zu niedrige Honorare bzw. ausbleibende Honorarsteigerungen, daraus resultierender innerärztlicher Druck, Rationierungen, Bürokratie, gestärkte Rolle der Kassen etc.) und lediglich vereinzelt im hausärztlichen Bereich zu verorten.[649] Die Stellung des Hausarztes an sich wird nicht kritisch bewertet, gleichwohl wird vereinzelt Verbesserungsbedarf attestiert (u. a. im Bereich der Weiterbildung und teilweise der Vergütung).

Die KBV wird im Zeitfenster mit vielen Geschehnissen konfrontiert, die die eigenen Machtressourcen (weiter) schwächen bzw. erstmalig schwächen können.[650] Die Gefahr der Diskrepanz zwischen Einfluss- und Mitgliederlogik wird zunehmend wahrgenommen. Ergänzt um die geringe Bedeutung, die die KBV Strukturproblemen zuschreibt, zielen Policies und politische Forderungen vorrangig auf Maßnahmen zur Sicherung und Stärkung der eigenen Position im ordnungspolitischen Gefüge (Status-quo-Erhalt bzw. Stärkung der kassenärztlichen Selbstverwaltung gegenüber dem Kassenwettbewerb). Sie werden durch honorarpolitische Besserstellungen für die Ärzteschaft ergänzt (institutionelle und materielle Interessen).

Einzelne Policies zur Stärkung der hausärztlichen Versorgung werden nicht selbst formuliert, jedoch akzeptiert bzw. im Verlauf befürwortend aufgenommen. Grundlegend wird die allgemeine Stärkung des Hausarztes, seiner Funktion, seines Honorars etc. diskutiert, jedoch stets im Gleichklang mit einer Aufwertung der gesamten Vertragsärzteschaft. Die exklusive Aufwertung einer (spezifischen) Arztgruppe wird von der KBV abgelehnt.[651] Der Verband sieht sich wiederkehrend der Kritik ausgesetzt sieht, die Interessen der Hausärzte unzureichend in ihrer Verbandspolitik zu repräsentieren, negiert diese Kritik jedoch. Daher

---

649 In erster Linie eine unzureichende Umsetzung bestehender Regelungen durch die Kassen sowie die Ausgestaltung der Chipkarte allgemein und deren Missbrauchsmöglichkeiten erhalten hier einen hohen Stellenwert.
650 Wie die zunehmende Infragestellung des Kollektivvertragssystems, wachsende Konkurrenz gegenüber dem stationären Sektor, unzureichende Honorarzuwächse, wachsende Gestaltungsmöglichkeiten der Kassen etc.
651 Bonuszahlungen wären im Rahmen von Hausarztmodellen z. B. nur akzeptabel, wenn sie einen tatsächlichen monetären Mehrwert ermöglichen. Auch darf die Risikoselektion nicht gestärkt werden.

wäre eine Positionierung gegen die hausärztliche Versorgung bzw. den Hausarzt sowie dessen Aufwertung strategisch gefährlich. In vielen Themenbereichen und besonders in ihren Problemsichten sowie diskutierten Policies zur (künftigen) Ausgestaltung des Vertragsgeschehens weist die KBV eine hohe Kongruenz mit den Positionen von Schwarz-Gelb auf. Hausarztverträge bzw. -modelle sowie die grundlegende Weiterentwicklung kooperativer Versorgungs- und Praxisformen werden, sofern die Beteiligung der KVen sichergestellt wird (zweiseitige Verträge im Kollektivvertragssystem), befürwortet.[652] Die Liberalisierung der Vertragsbeziehungen wird argumentativ stets mit einer Bedrohung des Sicherstellungsauftrages und so der Sicherstellung der qualitativ hochwertigen Versorgung sowie u. a. mit einem Übermaß an Bürokratie und dem Verlust der freien Arztwahl in Verbindung gebracht. Diese sowie weitere Positionierungen von Union und FDP lassen sich auf klientelpolitische Bindungen zur Ärzteschaft und ihren Interessen zurückführen. Zwar fordern sie zum einen die Ausweitung wettbewerblicher Elemente, vorrangig in Form monetärer Wahltarife und teilweise durch das Angebot (neuer) Versorgungsformen als Ausdruck des Subsidiaritätsprinzips, zum anderen stehen sie aber einer wettbewerblichen Öffnung der Vertragsbeziehungen entgegen, sodass die Rolle der KVen gesichert bleibt.

Die KBV fordert hausärztliche Versorgungsformen als (politische) Unterstützung, jedoch nicht durch Privilegierungen gegenüber der fachärztlichen Versorgung und besonders nicht im Rahmen von Einzelverträgen. Materielle und institutionelle Ziele sind handlungsleitend. Lediglich argumentativ werden auch ideelle Interessen verfolgt.

Trotz der starken Kongruenz der drei Akteure in allen Stromausprägungen ist der Handlungsbedarf, den Union und FDP für den Bereich der hausärztlichen Versorgung wahrnehmen noch geringer als bei der KBV. Sie nehmen keine defizitäre Stellung und keine besondere Rolle der hausärztlichen Versorgung, die z. B. zu Kosteneinsparungen beitragen könnte, wahr. Entgegen dem Potential zu Kosteneinsparungen werden Hausarztmodelle mit einer Gatekeeping-Funktion und der Tendenz zu erhöhten Kosten und erhöhter Bürokratie assoziiert.[653] Die Ver-

---

652 Dabei gilt zu konstatieren, dass die KBV erst im Verlauf des Analysefensters diese als eigene Gestaltungsoption aufnimmt. Zuvor wurden sie zwar geduldet, aber scharf kritisiert. Bestehende rechtliche Regelungen (u. a. Strukturverträge) sind ausreichend, müssen jedoch umgesetzt werden. Dies scheitert bislang an den gesetzlichen Vorgaben und an den Kassen als Gesamtvertragspartner.
653 Unnötige Erstkontakte zum Hausarzt sowie unnötige Dokumentationspflichten führen zu diesen Kosten.

sorgungsform steht daher ebenfalls dem Wachstumsziel entgegen. Die Aufwertung einer spezifischen Arztgruppe stellt somit keine Option dar. Ferner würde dies Wettbewerbsprinzipien und so dem Kassenwettbewerb, der sich noch weiter entfalten muss, entgegenstehen. Grundsätzlich sollen neue Versorgungsmodelle durch die Selbstverwaltung im Rahmen der bestehenden vertraglichen Strukturen (Modellvorhaben und Strukturverträge) und so bei Erhalt des kollektivvertraglichen Rahmens sowie unter der Prämisse der Freiwilligkeit auf allen Ebenen entwickelt werden. Die spezielle Rolle der Selbstverwaltung wird besonders von der Union betont. Gemeinsamkeit herrscht bei den drei Akteuren darin, dass sie weniger staatlichen Einfluss fordern.

Der Fokus der zwei Parteien liegt auf dem Finanzierungsziel (Konsolidierung der GKV) sowie dem Wachstumsziel (Stärkung der Gesundheitsbranche und des Arbeitsmarktes, beides wird nach Auffassung der schwarz-gelben Opposition durch steigende Beitragssätze gefährdet). Aufgrund der geringen Bedeutung von Struktur- und Qualitätsdefiziten sowie der Verlagerung von Problemlösungsstrategien auf die Selbstverwaltung und den Kassenwettbewerb, initiiert durch die schwarz-gelbe Vorgängerregierung, formulieren sowohl Union als auch FDP keine eigenen versorgungsbezogenen Konzepte. Neben diesen handlungsleitenden Wahrnehmungen dürfte auch die Ausprägung der Politics-Ströme erklärend wirken, nach denen beide Parteien kaum auf gesundheitspolitische Konzepte zurückgreifen können. Daher bestimmen Finanzierungsfragen das gesundheitspolitische Agieren der beiden Parteien und hier ebenso wie bei der KBV die Etablierung von privatwirtschaftlichen Finanzierungselementen. Eigene gesundheitspolitische Programmatiken sind sonst nicht zu benennen. Eine Orientierung an Qualitäts- und Solidaritätszielen erfolgt nur im geringen Maße. Sowohl in Finanzierungs- als auch in Strukturfragen betonen beide Parteien die Notwendigkeit der Orientierung an Prinzipien der Subsidiarität (u. a. in Form von Wahlfreiheit, Eigenverantwortung, Wettbewerb). Argumentativ stehen die Aufwertung der hausärztlichen Versorgung bzw. die Reformansätze der Regierung den zwei Parteien im Zeitfenster diesen Prinzipien entgegen.

Grundsätzlich wird kein Bedarf für Strukturreformen wahrgenommen, Einzelverträge werden allgemein abgelehnt und eine Stärkung der Hausärzte wird akzeptiert, wenn sie im Einklang mit einer Stärkung der gesamten Ärzteschaft erfolgt. Ideelle Ziele spielen kaum eine Rolle. Vielmehr können die Bestrebungen auf ideologische und ordnungspolitische Vorstellungen zurückgeführt werden.

> Beide Parteien lehnen eine (politische) Förderung der hausärztlichen Versorgung ab, dies sowohl grundsätzlich als auch im Rahmen von Einzelverträgen. Eine Stärkung der Hausärzte wird im Einklang mit einer Stärkung der gesamten Ärzteschaft akzeptiert. Materielle Interessen und der Schutz des Wachstums- und Finanzierungsziels sind handlungsleitend. Ideelle Ziele spielen kaum eine Rolle.

9.1.6 Abschließende Betrachtung, Rückbezug zum Multiple-Streams-Ansatz Analysefenster 1

SPD und Grüne verlieren im Verlauf des Analysefensters aufgrund der Veto-Stärke der Opposition im Bundesrat an Durchsetzungskraft. Sie behalten aber in einzelnen Bereichen Definitionshoheit und ermöglichen die gesetzliche Verabschiedung verschiedener von ihnen diskutierter Policies zur Stärkung der hausärztlichen Versorgung.[654] Die Verbände werden zwar nicht vollständig aus dem Politikprozess herausgehalten, haben aber nur einen geringen Einfluss. Klientelische Bindungen sind zwischen den Kassen und den Hausärzten mit Rot-Grün und zwischen der KBV und Schwarz-Gelb ausfindig zu machen. Tabelle 1 und 2 (getrennt nach Makro- und Mesoebene) geben eine Übersicht über die Akteure, ihre Positionen zur hausärztlichen Versorgung sowie die dahinter stehenden Motive, Interessen und gesundheitspolitischen Ziele für das erste Analysefenster. Neben den politischen Machtverhältnissen ist der Politics-Strom von der wachsenden Bedeutung der Wettbewerbslogik für die Ausgestaltung des GKV-Systems geprägt. Lediglich die Ärzteschaft stellt sich klar gegen eine wettbewerbliche Ausrichtung. Insgesamt wird der Strom von einer unklaren Wettbewerbskonzeption geprägt. Neben akteursspezifisch unterschiedlichen Ausrichtungen, Qualitäts- versus Preiswettbewerb, dominiert weiterhin der traditionell bestehende korporatistische Ordnungsrahmen in den Überzeugungen der Akteure, wenngleich dieser an Bedeutung verliert. Wettbewerb herrscht bislang nur zwischen den Kassen und wird aus wissenschaftlichen und politischen Reihen sowie seitens der Kassen selbst verstärkt als verzerrter Wettbewerb wahrgenommen.

---

654 Ermöglicht wird dies durch die Trennung des Reformvorhabens in zwei konsensfähige Gesetze im Vermittlungsausschuss. Auf der Strecke bleibt dabei zwar u. a. das geplante Globalbudget (als wesentliches Element des Reformvorhabens), das die staatlich anvisierte Ausgabenbegrenzung flankieren sollte und gleichzeitig den Hauptkritikpunkt der Ärzteschaft und von Schwarz-Gelb darstellte. Ansätze zur hausärztlichen Versorgung können sich hingegen durchsetzen. Oftmals wird die Gesundheitsreform 2000 als Beispiel für eine gescheiterte (Struktur-)Reform angeführt.

Auch wird der Politics-Strom übergreifend durch die zunehmende Bedeutung gesellschaftlicher Herausforderungen und einen allgemein wahrgenommenen Kostendruck sowie davon abgeleitet Beitragssatzstabilität (Finanzierbarkeit) als gesundheitspolitische Zielgröße geprägt. Gleichwohl stehen weitere gesundheitspolitische Ziele sowie Problemwahrnehmungen und deren Ursachen einer gemeinsamen Reformlinie entgegen. Diese fehlende Grundausrichtung der Parteien, aber auch der kollektiven Akteure schlägt sich auf die einzelnen und übergeordneten Policies nieder, sodass sich unterschiedliche Akteurs-Lager herausbilden.[655]

---

[655] Besonders für die hausärztliche Versorgung, aber auch für weite Bereiche des gesamten Reformvorhabens lassen sich zwei Lager (Rot-Grün und die Kassenverbände einerseits sowie FDP, Union und die KBV andererseits) ausfindig machen. Der DHÄV nimmt eher eine Sonderrolle ein.

Tabelle 3: Positionen zur hausärztlichen Versorgung sowie die dahinter stehenden Motive, Interessen und gesundheitspolitischen Ziele Analysefenster 1 auf der Makroebene

Partei	Position zur hausärztlichen Versorgung	Motive, Interessen und gesundheitspolitische Ziele im Kontext der hausärztlichen Versorgung
Rot-Grün	- (politische) Förderung der hausärztlichen Versorgung wird angestrebt - in vertragsrechtlichen und anderen Themenbereichen - Einzelvertragsoptionen stehen bereits zur Diskussion, jedoch nicht als eigenständige Versorgungsform - „Wettbewerbsmodell" wird nicht primär verfolgt (obligatorische Elemente) - Förderung der hausärztlichen Versorgung erfolgt vorrangig durch andere (Einzel-) Maßnahmen (besonders seitens der SPD)	- Die SPD verfolgt sowohl das Finanzierungs- als auch das Qualitätsziel (Finanzierungsziel vorrangig seitens der SPD) - die Erfüllung des Qualitätsziels soll das Finanzierungsziel positiv beeinflussen - beide Ziele ermöglichen die Orientierung am Solidaritätsziel - (Qualitätssteigerung und -sicherung ohne Kostensteigerungen, Erhalt des Leistungskatalogs) - Stärkung der Kostenträger gegenüber den Leistungserbringern, Rollenwandel der Leistungserbringer, Teilhabe der Versicherten (teilweise) - hausärztliche Versorgung als Elemente zur Rationalisierung der Versorgungsstrukturen (Steigerung von Effizienz und Qualität) → materielle und ideelle Interessen und Motive sind handlungsleitend
Schwarz-Gelb	- (politische) Förderung der hausärztlichen Versorgung wird abgelehnt - allgemein und im Rahmen von Einzelvertragsoptionen - Stärkung der Hausärzte wird im Einklang mit einer Stärkung der gesamten Ärzteschaft akzeptiert	- Verletzung des Finanzierungs- und des Wachstumsziels (u. a. Kostensteigerungen, ausbleibende Honorarsteigerungen für die Fachärzte) - Orientierung an materiellen Motiven (Wählerstimmen der Fachärzte und somit klientelische Bindungen, keine Besserstellung der Hausärzte) - allgemein kein Bedarf für Strukturreformen, -veränderungen ↑↑ ideelle Motive spielen kaum eine Rolle ↑↑ materielle Interessen und Motive sind handlungsleitend

(Quelle: Eigene Darstellung)

Tabelle 4: Positionen zur hausärztlichen Versorgung sowie die dahinter stehenden Motive, Interessen und gesundheitspolitischen Ziele Analysefenster 1 auf der Mesoebene

Akteur	Position zur hausärztlichen Versorgung	Motive, Interessen und gesundheitspolitische Ziele im Kontext der hausärztlichen Versorgung
AOK-BV und Ersatzkassen	- (politische) Förderung von hausärztlichen Versorgungsformen im Rahmen von Einzelverträgen (besonders seitens der AOK) - Förderung der hausärztlichen Versorgung durch weitere (Einzel-)Maßnahmen (besonders seitens der AOK)	- Erweiterung vertragspolitischer Handlungsspielräume gegenüber den Leistungsanbietern - Erweiterung der eigenen Einfluss- und Gestaltungsmöglichkeiten (Einfluss auf die Versorgungssituation) - Erweiterung der Möglichkeiten zur Ressourcen- und Patientensteuerung sowie Qualitäts- und Effizienzsteigerungen - hausärztliche Versorgung als Wettbewerbsparameter (bislang nur leicht ausgeprägt, stärker beim AOK-BV als bei den Ersatzkassen) ↑ institutionelle, materielle (wirtschaftliche) und ideelle Interessen und Motive

KBV	- (politische) Unterstützung der hausärztlichen Versorgung wird akzeptiert/befürwortet
	- nicht im Rahmen von Einzelverträgen
		- Einzel- und Selektivverträge werden übergreifend negativ bewertet
		  ◦ sie schwächen die Möglichkeiten der kassenärztlichen Interessenvertretung allgemein und innerhalb des Verhandlungssystems
		  ◦ sie gefährden die Autonomie der ärztlichen Profession (Diktat der Kassen)
		- die exklusive Aufwertung einer einzelnen Arztgruppe wie der Hausärzte geht mit der Schwächung anderer Arztgruppen einher (bei bereits bestehendem innerärztlichen Druck)
		- verpflichtende Regelungen zur hausärztlichen Versorgung werden mit erhöhter Bürokratie und steigenden Transaktionskosten in Verbindung gebracht
		- kein Bedarf für Strukturreformen
		- es besteht keine ausreichende Begründung zur Besserstellung bzw. Aufwertung der hausärztlichen Versorgung
		↑ institutionelle und materielle Motive, ideelle Interessen und Motive werden nur argumentativ angeführt

DHÄV DHÄV	- (politische) Unterstützung der hausärztlichen Versorgung wird gefordert - nicht im Rahmen von Einzelverträgen - Förderung der hausärztlichen Versorgung erfolgt vorrangig durch andere (Einzel-)Maßnahmen mit dem Fokus auf Honorarsystematik und Repräsentanz der Hausärzte	- Aufwertung der Stellung des Hausarztes (Prestige- und Einkommenssteigerungen für die Verbandsklientel) - Schaffung/Erweiterung vertragspolitischer Handlungsspielräume, Schaffung/ Erweiterung eigener Einfluss- und Gestaltungsmöglichkeiten (Einfluss auf die Versorgungssituation) durch die Gruppe der Hausärzte - Erhalt übergeordneter standespolitischer Interessen der Ärzteschaft - Qualitäts- und Effizienzsteigerungen ↑ institutionelle und materielle, teilweise ideelle Interessen und Motive

(Quelle: Eigene Darstellung)

FDP, Union und die KBV nehmen gemeinschaftlich eine klare Abwehrhaltung gegenüber einzelvertraglichen Regelungen allgemein und im Kontext der hausärztlichen Versorgung sowie einer Privilegierung der hausärztlichen Versorgung respektive des Hausarztes ein. Ein Problembewusstsein (wenn auch nicht sehr ausgeprägt) gegenüber der Stellung der hausärztlichen Versorgung existiert hingegen nur seitens der KBV. Gemein ist ihnen weiterhin, dass sie keine Struktur- oder Qualitätsdefizite für den ambulanten Sektor wahrnehmen. SPD, Grüne, DHÄV und der AOK-BV (die Ersatzkassen sind zurückhaltender) definieren die hausärztliche Versorgung als deutlich weitreichenderes Problem.

Die Ausrichtung des Problemstroms, im Sinne einer Veränderung der hausärztlichen Versorgung ist zusammenfassend bei vielen Akteuren und dem politisch leicht dominierenden Lager positiv. Die im Zeitfenster starke Opposition kann demgegenüber kein Problem mit Blick auf die hausärztliche Versorgung und weiterführend Struktur- oder Qualitätsdefizite definieren. Gleichwohl zeigt der Problemstrom zusammenfassend in Richtung Veränderungen im Themenbereich hausärztliche Versorgung. Zwar liegen auch im Policy-Strom auf Seiten vieler Akteure Lösungsvorschläge und passende Policies vor. Diese erscheinen jedoch recht divergent und teilweise widersprüchlich.

Als eigenständige Versorgungsform, innerhalb der Regelversorgung bis hin zur Basisversorgung, wird die hausärztliche Versorgung nur vom DHÄV diskutiert. Dieser verfügt allerdings nicht über ausreichend Durchsetzungskraft. Ein Primärarztsystem stellt für keinen Akteur eine Policy dar.

Übergeordnet werden viele Einzelpolicies (u. a. Aspekte der Weiterbildung und Bestimmung von Zuständigkeiten im Versorgungsprozess) außerhalb vertragsrechtlicher Ansätze erörtert, die anschlussfähig erscheinen und die Stellung der hausärztlichen Versorgung stärken sollen. Diese Policies sind zumindest unter den fünf Akteuren (SPD, Grüne, DHÄV, Kassenverbände) sowie teilweise der KBV nur in einzelnen Punkten konfliktbehaftet. Im Bereich der Vertragsgestaltung zur hausärztlichen Versorgung kursieren unterschiedliche und sich teilweise widersprechende Konzepte, deren Anschlussfähigkeit und Umsetzbarkeit grundsätzlich im Einzelnen aber gegeben erscheinen. Gemein ist allen Akteuren (bis auf die Ärzteschaft), dass sie zwar die alten korporatistischen Strukturen teilweise in Frage stellen, anschlussfähige und nachhaltige Strukturveränderungen hingegen nicht anbieten. Schließlich schwanken die Gestaltungsoptionen der Akteure zwischen Verbindlichkeit, Selbstverwaltung und Wettbewerb und sind entsprechend in die gegebenen Strukturen mehr oder weniger zu etablieren.

Aufgrund der Kräfteverhältnisse im Politics-Strom gelingt es Rot-Grün, eine Vielzahl ihrer Policies im Gesetzgebungsprozess durchzusetzen. Dabei gilt jedoch zu hinterfragen, inwieweit diese bereits als eingeschränkte Policies, aufgrund der Anpassung u. a. an antizipierte Widerstände, Anschlussfähigkeit und

Ungewissheit, zu verstehen sind. Ergänzend scheinen Ziele aus anderen Bereichen des Gesetzgebungsprozesses wie die Lockerung des Vertragsmonopols der KVen oder die Übertragung von Steuerungsaufgaben an die Selbstverwaltung bzw. die Kassen einen enormen Einfluss auf den Policy-Output zur hausärztlichen Versorgung zu haben, wenngleich dieser nur schwer in seiner tatsächlichen Stärke abzuschätzen ist. Exemplarisch hätte auch eine noch stärkere im kollektiven Rahmen und der Regelversorgung verankerte Konzeption der hausärztlichen Versorgung als Policy diskutiert werden können (wie es z. B. für die Hausärzte der Fall ist). Die Diskussion zur Stärkung erfolgte schließlich im Bereich der Modellvorhaben (Ansätze eines Wettbewerbsmodells).

Ob die Versicherten im Sinne des Zeitgeistes[656] im Politcs-Strom orientiert am MS-Ansatz ein Primärarztsystem akzeptieren würden, ist für das Analysefenster nur schwer abschätzbar, da u. a. Studien für diesen Zeitraum unzureichend vorliegen. Für den deutschen Versorgungskontext weist die Diskussion um die Einführung von Hausarztmodellen noch eine recht junge Geschichte auf. Demgegenüber stellt die freie Arztwahl ein traditionelles Merkmal des deutschen Systems dar. Im Bereich der freien Kassenwahl zeigt sich hingegen, dass die Versicherten bislang noch eine recht geringe Mobilität aufweisen, sodass die Forderungen nach wettbewerblichen Elementen in der GKV seitens der Versicherten noch schwach ausgeprägt sein dürften (siehe Kapitel 6.3.2). Die analysierten politischen Akteure vertreten einheitlich die Auffassung, die freie Arztwahl[657] als wesentliches Element zu erhalten, und betonen ferner die Notwendigkeit freiwilliger Regelungen. In diesem Kontext dürften aber auch strategische Aspekte wirken, wie antizipierte Widerstände und Anpassungsfähigkeit an bestehende Grundeinstellungen, andere Akteure und (Bündnis-)Partner. Zwar wird von vielen und besonders von den durchsetzungsstarken Akteuren eine weitreichende Wettbewerbsrhetorik verfolgt, jedoch verstecken sich dahinter unterschiedliche Wettbewerbskonzeptionen. Besonders diese sowie die Bereitschaft der einzelnen Akteure, die bestehenden ordnungspolitischen Strukturen zu verändern, beeinflussen die diskutierten Policies nachhaltig. Diese Veränderungsbereitschaft hängt wiederum stark von den Partikularinteressen der einzelnen Akteure ab und diese befinden sich mit Blick auf den Politics-Strom des Zeitfensters, besonders bei den verbandlichen Akteuren, im Wandel. In diese Wahrnehmung lässt sich auch die uneinheitliche Ausrichtung der Ströme in Richtung „Festhalten an alten Strukturen und Machtverhältnissen gegenüber

---

656 Im Sinne der Frage, ob der Zeitgeist auf ein Primärarztsystem ausgerichtet ist. Die Kassen-Wechselbereitschaft ist bspw. noch gering ausgeprägt, nimmt aber zu. „Wettbewerbs- und Kunden-Gedanken" scheinen bei den Versicherten noch kaum vorhanden zu sein (z. B. Marstedt 1999: 41; Schwarze und Andersen 2001: 581).
657 Wobei auch ein Primärarztsystem diese nicht vollständig einschränken müsste.

Modernisierung der Versorgungsstrukturen und Vertragsbeziehungen sowie die Etablierung von Wettbewerb" einordnen.

Politische Entrepreneure, als Individualakteure, können durch die Analyse für das Zeitfenster nicht benannt werden. Auf der Mesoebene ist es besonders der DHÄV, der die hausärztliche Versorgung, weiter als im Gesetzgebungsprozess diskutiert, voranbringen will. Seine Fähigkeit, als politischer Unternehmer zu agieren, ist hingegen unzureichend. Der AOK-BV tritt zwar als starker Fürsprecher auf und verfügt über politisch weitreichende Bindungen.[658] Ein klarer handlungsleitender Einfluss in diesem Themenbereich lässt sich für ihn hingegen nicht konstatieren. Am stärksten treten die SPD und ihr Koalitionspartner als politische Unternehmer im Sinne einer Stärkung der hausärztlichen Versorgung auf. Inwiefern sogar ein Primärarztsystem als Policy für die Partei zur Diskussion steht, ist schwer einzuschätzen, eine Affinität zu einem solchen bestand hingegen. Auch wenn ein einheitliches Gesamtkonzept zu fehlen scheint, können die einzelnen Ansätze, nicht nur die diskutierten sondern auch die verabschiedeten Maßnahmen, als weitreichend bezeichnet werden. Schließlich verfügt die Regierung über entsprechenden politischen Einfluss im Politikfenster und kann so den Policy-Output teilweise lenken.

Ein einheitlicher Trend zur Stärkung der hausärztlichen Versorgung und spezifisch in Form von Einzelverträgen ist in keinem Strom ausfindig zu machen. Besonders monetäre Anreize, als neues Element in der vertragsärztlichen Versorgung erhalten eine hohe Aufmerksamkeit in den Strömen aller Akteure.

Abschließend gilt zu konstatieren, dass die Strömungen im Politics-Strom (das ordnungspolitische Gefüge des Gesundheitssystems und der gesellschaftliche Zeitgeist) und im Policy-Strom der einzelnen Akteure sowie akteursübergreifend bereits recht konvergent erscheinen. Eine problematische Wahrnehmung auf breiter Front führte hingegen zu politischen Veränderungen. Im Ergebnis bleibt die hausärztliche Versorgung als zentrales Element der Gesundheitsversorgung im Schutz des kollektivvertraglichen Rahmens bestehen und wird außerhalb dessen ansatzweise in wettbewerbliche Bereiche übertragen.

9.2 Zeitdiagnose Analysefenster 2

Ein Primärarztsystem mit Gatekeeping-Funktion beim Hausarzt wird von keinem Akteur offen gefordert.[659] Die ursprünglichen Gestaltungsoptionen der Sozial-

---

658 Die Übereinstimmung zwischen den Policies des AOK-BV und denen der Regierungskoalition ist sehr beachtlich.
659 Die Zeitdiagnose setzt sich fast vollständig aus den Erkenntnissen des Kapitels 7 zusammen. Verweise und Quellen können daher auf Seite 145ff. eingesehen werden.

demokraten sowie vermeintlich auch des grünen Koalitionspartner[660] und des DHÄV für die hausärztliche Versorgung weisen hingegen (wenngleich unterschiedliche Konzeptionen verfolgt werden) wesentliche Charakterzüge eines solchen Systems auf. Beide Ansätze würden der hausärztlichen Versorgung weitestgehend den Stellenwert einer Basisversorgung für den ambulanten Sektor ermöglichen.[661] Diese Akteure sowie die Kassenverbände (die Ersatzkassen mit einem geringeren Stellenwert) schreiben wie auch im vorherigen Analysefenster der hausärztlichen Versorgung eine zentrale Steuerungsfunktion zu, um das Versorgungsgeschehen zu vernetzen und zu koordinieren. Durch die hausärztliche Versorgung können Qualitäts- und Effizienzsteigerungen ermöglicht werden. Diese Akteure sind es auch, die, wenn auch im unterschiedlichen Ausmaß, die grundsätzliche Stellung des Hausarztes im Versorgungsgeschehen (gegenüber einer Facharztdominanz) als schwach bewerten sowie eine daraus resultierende Einschränkung der Lotsenfunktion wahrnehmen.

Die stärkste Präsenz hat diese Thematik im Problemstrom der Hausärzte und der Sozialdemokraten. Sie und teilweise auch der AOK-BV problematisieren die Honorarsystematik durch eine unzureichende Vergütung der hausärztlichen Versorgung, kritisieren die bestehenden gesetzlichen Regelungen (diese sind für alle fünf Akteure von Bedeutung) und noch weitere Einzelaspekte am stärksten. Ergänzend spricht sich die KBV für eine Stärkung der hausärztlichen Versorgung aus, jedoch stets im Einklang mit einer Stärkung der gesamten Ärzteschaft. Schließlich werden die von ihr konstatierten Probleme weitestgehend nicht spezifisch für den hausärztlichen Versorgungsbereich, sondern für die gesamte Ärzteschaft benannt. Im Vergleich zum ersten Analysefenster positioniert sich die Union positiver gegenüber der hausärztlichen Versorgung und deren Bedeutung für das Gesundheitssystem. Als Fürsprecherin kann sie aber weiterhin nicht eingeordnet werden. Die FDP bleibt bei einer ablehnenden Haltung, besonders wenn es um die Frage einer Sonderstellung der Hausärzte geht. Im Bereich einzelner Policies sowie in der Frage (neuer) Vertragsgestaltungsmöglichkeiten für die hausärztliche Versorgung stellt sich die Diskussion als sehr divergent dar.

---

660 Es gilt im weiteren Verlauf zu diskutieren, inwiefern Bündnis 90/Die Grünen als kleinerer Koalitionspartner die Policies der SPD übernommen hat oder ob es sich schlicht um kongruente Vorstellungen handelt.

661 Gleichwohl mit Wahlmöglichkeiten seitens der Versicherten, jedoch mit monetären Belastungen und mit Vertragsgestaltungsmöglichkeiten für die Kassen.

9.2.1 Übergeordnete Problemperspektiven und Handlungsbedarfe im Analysefenster 2

Die übergeordneten Problemwahrnehmungen sind im Vergleich zum zweiten Analysefenster vorrangig auf der Makroebene kongruenter geworden. Neben der starken Präsenz der allgemeinen aktuellen und zukünftigen Herausforderungen für das GKV-System werden übergreifend Finanzierungsdefizite in allen Problemströmen wahrgenommen, die mit einer krisenhaften Finanzsituation sowie der Gefährdung des Arbeitsmarktes durch steigende Beitragssätze einhergehen. Ergänzend werden von allen Akteuren nun auch Strukturprobleme für verschiedene Bereiche[662] benannt. Diese erhalten jedoch seitens der schwarz-gelben Opposition sowie der KBV weiterhin einen deutlich geringeren Stellenwert und werden von ihnen im Kontext unterschiedlicher Aspekte diskutiert. Sie nehmen zwar ein höheres Potential für Effizienz- und Qualitätssteigerungen und so einen größeren Bedarf für strukturelle Veränderungen als noch im ersten Analysefenster wahr. Die erschließbaren Effizienzreserven werden hingegen deutlich geringer und die Notwendigkeit privatwirtschaftlicher Finanzierungselemente deutlich höher eingeschätzt als von den restlichen Akteuren. Dabei gilt zu betonen, dass aus Sicht der FDP die Fülle an Strukturproblemen und deren Bedeutung u. a. für die Finanzsituation weitaus geringer ausfällt als bei den übrigen Akteuren.[663] Gemeinsam ist den drei Akteuren wie auch in der vorherigen Legislaturperiode, dass sie die Policies der Regierung als starke Bedrohung wahrnehmen, u. a. mit Blick auf die Autonomie der ärztlichen Profession und in der Folge der qualitativ hochwertigen Versorgung. Als Argumentationsgrundlage wird Gemeinwohlorientierung angeführt.[664]

Auch bei Rot-Grün gewinnen Reformansätze auf der Einnahmenseite sowie privatwirtschaftliche Elemente einen zunehmend höheren Stellenwert. Handlungsleitend für die Koalition sind hingegen weiterhin Strukturprobleme und ihre Bedeutung für eine Fehlversorgung und die Ausgabenprobleme. Ähnlich gilt dies für die Kassenverbände und den DHÄV. Dies ist weiterhin sehr divergent gegenüber den anderen drei Akteuren. So lassen sich entlang dieser Wahrnehmungen (Präsenz von Strukturproblemen und Effizienzreserven) als auch bei den

---

662 Einigkeit besteht insbesondere über den Problembereich der sektoralen Trennung.
663 Die prekäre Finanzsituation führen die drei Akteure auf eine „Kostenexplosion", vorrangig bedingt durch nicht beeinflussbare externe Entwicklungen zurück.
664 Die Tabelle 14 bis Tabelle 17 im Anhang geben ohne Anspruch auf Vollständigkeit eine Übersicht über die „Gesamtheit" kursierender Probleme und diskutierter Policies im Kontext des Politikfeldes während des Zeitfensters. Ergänzend erfolgt eine Abschätzung und Einordung der unterschiedlichen Themen aus der Perspektive der acht Akteure. Die HzV wird dabei gesondert aufgelistet. Entstanden sind diese Tabellen durch die systematische, kategorienbezogene Analyse der Materialien.

Positionierungen gegenüber der Bedeutung der hausärztlichen Versorgung (Bereitschaft zur Stärkung des Versorgungsbereiches) die gleichen zwei Lager wie im ersten Analysefenster identifizieren, wenngleich eine stärkere Durchlässigkeit zu konstatieren und die Positionierung der KBV nicht eindeutig zuzuordnen ist. Der veränderte Blick auf Strukturprobleme und strukturelle Anpassungen kann, neben anderen Ursachen, auf das 2001 erschienene und mehrfach zitierte SVR-Gutachten zurückgeführt werden. Dieses hat die Strukturproblematik zum primären Gegenstand (SVR 2002).[665]

Gemein ist allen Akteuren (die Ärzteschaft nimmt hier erneut eine Sonderrolle ein), dass sich Beitragssatzstabilität und Effizienzsteigerungen als zentrale Ziele herausbilden. Die Ausweitung des Wettbewerbs wird (nun auch ansatzweise von der Ärzteschaft) als bedeutendes Instrument zur Zielerreichung im Sinne eines zentralen Steuerungselements angeführt. Ein unzureichender Wettbewerb wird schließlich übergreifend als entscheidendes Problem wahrgenommen. Demgegenüber ist aber auch ein gewisses Festhalten an bestehenden ordnungspolitischen, hier korporatistischen Regulierungslogiken wahrzunehmen. Ergänzend werden, besonders durch die Sozialdemokraten, Tendenzen verstärkter staatlicher Steuerung deutlich. Die vertretenen Policies allgemein und die Frage nach der Wettbewerbskonzeption (zumal kein einheitliches Wettbewerbsverständnis vorzufinden ist) stellen sich sehr kontrovers dar. Diese Kontroverse und die unterschiedlichen ordnungspolitischen Vorstellungen schlagen sich auch auf Diskussionen um die hausärztliche Versorgung nieder. Initiiert durch den rot-grünen Gesetzentwurf für die Gesundheitsreform findet die Diskussion abermals besonders im Rahmen der Vertragsgestaltung sowie verstärkt des Wettbewerbs statt.[666] Durch Konsensverhandlungen wird die hausärztliche Versorgung (weg von der Regelversorgung mit einer gewissen Sonderstellung) nun unter der Prämisse der hausarztzentrierten Versorgung (HzV) konkret als (verpflichtende) Einzelvertragsoption geführt.

9.2.2 Perspektiven von SPD und Bündnis 90/Die Grünen im Analysefenster 2

Mit Beginn des Analysefensters zeigen die zwei Koalitionsparteien eine klare Positionierung zur Fortführung der begonnenen Versorgungsstrukturreform, die

---

665 Zwar verweist nur das Lager, das Strukturprobleme und Effizienzreserven konstatiert, auf die Ergebnisse des Gutachtens, gleichwohl dürfte es auch die Positionierung der anderen Akteure beeinflussen.
666 Auch wenn dieser die hausärztliche Versorgung als Regelversorgung im Kollektivvertragssystem darstellt.

9.2 Zeitdiagnose Analysefenster 2

mit der weiteren Flexibilisierung der Vertragsbeziehungen einhergeht.[667] Die Bereitschaft, der hausärztlichen Versorgung (als Novum) im Kontext dessen eine deutliche Sonderstellung einzuräumen, lässt sich vorrangig bei den Sozialdemokraten verorten, die (zumindest zu Beginn des Analysefensters) über weitreichende Definitionsmacht im Reformprozess verfügen. Die SPD wäre anscheinend sogar bereit für ein Primärarztsystem gewesen. Aufgrund des zu hohen Risikos[668] und der zu geringen Durchsetzungskraft der Partei wurde aber nur die „sanfte" Variante, die HzV, angestrebt. Wenngleich die Grünen sowohl im Policy- als auch im Problemstrom andere Akzente setzen, verfolgen beide Parteien gleiche gesundheitspolitische Ziele, vorrangig Qualitäts- und Finanzierungsziele in Verbindung mit dem Solidaritätsziel.[669] Es ist davon auszugehen, dass die Grünen den Einzelvertragswettbewerb weitreichender, mit sukzessiver Abschaffung des gesamten kollektiven Rahmens und flankiert durch IV-Verträge, als Einzelvertragsoption konzipiert hätten.[670] Wenngleich auch die SPD die IV als Kernstück der eigenen Gesundheitspolitik betrachtet, schreibt sie der hausärztlichen Versorgung anscheinend eine größere Bedeutung zu als die Grünen.

Die Fortführung der begonnenen Reformmaßnahmen setzt zwar grundsätzlich auf den (weiteren) Ausbau des Wettbewerbs, ergänzend verfolgt die Koalition aber differenzierte ordnungspolitische Vorstellungen. Neben der Einführung von Wettbewerbsmechanismen charakterisieren ebenfalls der Erhalt von korporatistischen Regulierungsmechanismen sowie (neue) staatliche Vorgaben den Policy-Strom. Da die bisherigen strukturellen Anpassungen die Versorgungs- und Finanzsituation nicht nachhaltig verbessert haben, zielt dieser Instrumentenmix auf Qualitäts- und Wirtschaftlichkeitssteigerungen (u. a. Gerlinger 2009a: 35). Dabei soll der Bereich der hausärztlichen Versorgung von

---

667 Fokussiert werden die Bekämpfung der Trennung der Versorgungssektoren und die verbesserte Kooperation und Koordinierung des Versorgungsgeschehens durch die Stärkung der Lotsenfunktion des Hausarztes. Dabei erhalten ergänzend nun auch Finanzierungsfragen und die Beitragssatzstabilität einen deutlich höheren Stellenwert als im ersten Analysefenster.
668 Das Risiko ist auf verschiedenen Ebenen zu verorten, zum einen mit Blick auf die tatsächliche Versorgungssituation und deren (qualitative) Ausgestaltung, denn es fehlt Evidenz über den tatsächlichen Mehrwert der hausärztlichen Versorgung, sowie zum anderen mit Blick auf den Verlust von Wählerstimmen.
669 Die sich in ähnlichen Reformvorstellungen und so in den „Kompromisspositionen" u. a. eines gemeinsamen Gesetzesentwurfes niederschlagen.
670 Da diese durch den ganzheitlichen Versorgungsansatz auch dem Anspruch der Aufwertung nicht-ärztlicher Berufsgruppen gerecht werden sollte. Die Grünen agieren als stärkste Kritiker mit Blick auf die Technisierung der Medizin sowie die fachärztliche Dominanz. Stattdessen werden ganzheitliche Versorgungsansätze angestrebt. Im vorherigen Analysefenster hat sich die Partei der (von den Sozialdemokraten vorgegebenen) Kritik am Gesamtvertrag angeschlossen und sich in der Folgezeit klar zu einem übergreifenden Wettbewerbsmodell positioniert, jedoch ist die Definitionsmacht zum GMG bei der SPD zu verorten.

Wettbewerbsmechanismen (entsprechend dem ersten Gesetzentwurf der Koalition) verschont werden und im „sicheren" Kollektivvertragssystem verbleiben. Demgegenüber soll im fachärztlichen Versorgungsbereich ein Einzelvertragswettbewerb zur Stärkung der Kostenträger in einem bis dato nicht existierenden Rahmen, mit entsprechend veränderten gesetzlichen Vorgaben, etabliert werden. Im Sinne eines Qualitätswettbewerbs sollen neue Versorgungsformen entwickelt werden, aber nicht in einem reinen Wettbewerb, sondern durch staatliche Vorgaben und weitere Regulative (u. a. die Inhalte von Verträgen).[671] Auch der stärkere Einbezug von Individualakteuren und ihrer Interessen u. a. durch finanzielle Anreize zeigt sich vorrangig nicht im hausärztlichen Bereich, sondern im fachärztlichen Bereich, in Einzelverträgen. Im hausärztlichen Bereich soll aber als Novum die Praxisgebühr, vorrangig als Steuerungsinstrument, eingeführt werden. Die Policies zur hausärztlichen Versorgung sind entsprechend nur im Zusammenspiel mit den Policies aus anderen Reform- und Versorgungsbereichen zu bewerten, die vorrangig das Finanzierungs- und Qualitätsziel verfolgen. Dies bezieht sich sowohl auf das unmittelbare Einsparpotential, das die zwei Parteien der hausärztlichen Versorgung zuschreiben, als auch auf die grundsätzliche Möglichkeit der Kostensenkung durch effiziente Versorgungsstrukturen. Hier bildet die HzV wie die IV ein Element von mehreren. Dem Einsparpotential liegen die Annahmen zugrunde, dass die hausärztliche Versorgung auf der einen Seite die Steigerung der Versorgungsqualität ermöglicht und auf der anderen Seite Qualitätssteigerungen direkt mit Effizienzsteigerungen zusammenhängen.[672] Zwar hält die Regierung im Kontext der hausärztlichen Versorgung als

---

671 Die staatliche Rahmensetzung wird konkretisiert. Dies zeigt sich u. a. in Vorgaben im Bereich der Qualitätssicherung, der möglichen Vertragspartner, finanziellen Anreizen sowie dem eingeschränkten finanziellen Handlungsrahmen u. a. durch Budgets und der Betonung des Grundsatzes der vorgegebenen Beitragssatzstabilität (siehe BT 15/1170; Kapitel 3.1). Außerhalb des Gesetzgebungsprozesses erhält schließlich auch der Morbi-RSA eine sehr hohe Bedeutung bei beiden Parteien. Um auch in der HzV der Qualität einen hohen Stellenwert zu ermöglichen, müssen die Qualitätsmerkmale der Verträge über die der einfachen hausärztlichen Versorgung hinausgehen, um ein weiteres regulatives Element zu schaffen.

672 Qualitätssteigerungen stehen somit nicht in Verbindung mit höheren Kosten. Eine Diskussion um das Festhalten am Leistungskatalog bleibt aus, schließlich ist die Koalition zu finanziellen Einschnitten bereit. Ergänzend gilt es aus der Sicht der Koalitionäre schließlich auch einen Facharzttrend sowie Fehlversorgungen (u. a. Verteilungsproblem der Ärzte, es besteht kein Ärztemangel, Doppel- und Unterversorgung werden ebenso wie die blockierende Haltung der KVen bei der Entwicklung von Modellvorhaben konstatiert) entgegenzuwirken. Beide Parteien nehmen den Wettbewerb und besonders die Monopolstellung der KVen als Hemmnis zur Entwicklung neuer Versorgungsformen sowie die Facharztdominanz als unzureichend wahr. Zusammen mit anderen Faktoren werden diese Punkte für bestehende Fehlversorgungen verantwortlich gemacht.

Regelversorgung[673] am Solidaritätsziel fest, in anderen Bereichen der Reform werden hingegen Privatisierungsschritte verfolgt. Auch der Ausbau des Wettbewerbs zwischen Einzel- und Kollektivvertragssystem sowie die damit verbundene Diversifizierung des Versorgungsangebotes können als Abkehr vom Solidaritätsziel diskutiert werden, da die Versicherten unterschiedliche Zugangsmöglichkeiten erhalten.

Die Koalition strebt kein Wettbewerbsmodell für die hausärztliche Versorgung an. Stattdessen soll diese sogar im tradierten Kollektivvertragssystem verbleiben. Mit diesem Festhalten an den bestehenden Vertragsstrukturen widerspricht die Koalition der bisherigen Position der SPD (siehe erstes Zeitfenster) gegenüber dem Vertragsrecht und auch der gewachsenen Kritik der Grünen an den Kollektivverträgen sowie der Rolle der KVen. Zum Ausdruck kommt hier die vermeintlich neuentdeckte Skepsis gegenüber einer vollständigen Aufhebung des Sicherstellungsauftrags. Ausgelöst wird diese Skepsis, so ist anzunehmen, u. a. durch die neue Ministerin Schmidt sowie durch die bestehende Kontingenz und Ambiguität, die laut dem MS-Ansatz Entscheidungen charakterisieren, und durch den politischen Willen, die hausärztliche Versorgung nachhaltig zu stärken. Dies lässt sich weiterhin auf wahrgenommene oder antizipierte Fehlsteuerungen durch Wettbewerbsmechanismen zurückführen (u. a. Gerlinger 2004: 505). Denn für beide Parteien zeigen etwa das Ausmaß der Risikoselektion durch die Kassen, die Fehlversorgung und die identifizierten Verteilungsprobleme innerhalb des Problemstroms eine sehr hohe Präsenz.

Der Verbleib des Hausarztes im traditionellen Ordnungsgefüge kann, zusammen mit dem finanziellen Anreiz der Praxisgebühr sowie weitere monetäre Anreize (wie die Möglichkeit von Teilnahmeboni für Versicherte), die Verbindlichkeit bzw. Sicherung der hausärztlichen Funktion ermöglichen. Gleichwohl wird durch die parallele Forderung des Einzelvertragswettbewerbs auch kein primärärztliches Versorgungssystem angestrebt. Im neuen, wenn auch eingeschränkten Rahmen bleibt die freie Arztwahl grundlegend erhalten. Der Rückbezug auf bestehende Strukturen kann mit antizipierten Widerständen und der Anschlussfähigkeit der neuen Policy nach dem MS-Ansatz in Verbindung gebracht werden. Obwohl gerade die Policies für den fachärztlichen Bereich aufgrund der Folgen für die Ärzteschaft bzw. die KVen grundsätzlich zu Widerstand führen mussten, wie er letztlich von der Opposition und anderen Akteuren auch ausgeübt wurde. Grundsätzlich sowie rekurrierend auf den Politics-Strom

---

673 Jeder Patient erhält die gleiche Versorgung und mittels der Überweisung durch den Hausarzt den kostenfreien Zugang zur fachärztlichen Versorgung. Das Ausscheren ist entweder durch die Praxisgebühr oder aber durch die Einschreibung in neue Versorgungsformen möglich. Diese Punkte sind mit Blick auf das Solidaritätsziel kritisch zu hinterfragen, da schließlich der direkte Zugang zum Facharzt mit monetären Belastungen für Versicherte einhergeht.

lässt sich die Stärkung des Hausarztes primär nicht auf klientelistische Motive zurückführen. Gleichwohl lassen sich Parallelen zu den Positionen des DHÄV und in Ansätzen der Kassen respektive des AOK-BV[674] nicht verneinen. Zwar kann der ursprüngliche Ansatz der Koalition dem Interesse der Kassen an der Ausweitung des Selektivvertragssystems im gewissen Maße gerecht werden, jedoch erscheinen auch hier klientelistische Motive als eher zweitrangig.

> Rot-Grün steht für eine (politische) Förderung der hausärztlichen Versorgung, sowohl als Einzelvertragsform als auch im Kollektivvertragssystem. Ein Wettbewerbsmodell wird (besonders seitens der SPD) nicht primär verfolgt. Materielle und ideelle Motive können für die Parteien als handlungsleitend benannt werden.

9.2.3 Perspektiven der Kassenverbände im Analysefenster 2

Auch die Positionierungen der Kassenverbände zur hausärztlichen Versorgung sind vor dem Hintergrund der Ausweitung des Vertragsgeschehens und der (Weiter-)Entwicklung des Kassenwettbewerbs zu betrachten. Schließlich dominieren für beide Akteure im zweiten Zeitfenster deutlich stärker als im ersten Gestaltungsfragen mit Blick auf die Flexibilisierung bzw. Liberalisierung des Vertragsrechts[675]. Ziel ist ein echter Kassen- sowie Qualitätswettbewerb[676], der zur Entwicklung neuer und effizienter Versorgungsstrukturen beiträgt und so dem Qualitäts- und Finanzierungsziel gerecht wird. Diese Haltung ist auf ihr sich weiter wandelndes Selbstverständnis hin zu unternehmerischer Marktorientierung und das Bestreben, die Versorgungsstrukturen aktiv zu gestalten, zurückzuführen (z. B. Bode 2003: 436; 2005: 191). Mit Blick auf den Politics-Strom geht es dabei neben der Stellung im ordnungspolitischen Gefüge zunehmend um die eigenen unternehmerischen Interessen, also die Stellung im Wettbewerb (ebd.), sodass materielle und institutionelle Motive handlungsleitend sind und die Policies zur hausärztlichen Versorgung bestimmen. Ergänzend wirkt die ver-

---

674 Zwar wollte die Koalition, vorrangig die SPD, ebenfalls die bestehende unzureichende Repräsentanz der Hausärzte in der KBV deutlich stärken. Die vom DHÄV geforderte obligatorische Beteiligung der Hausärzte in Vertragsverhandlungen für den hausärztlichen Bereich wurde hingegen nicht verfolgt.
675 Als Ausweitung von einzelvertraglichen Möglichkeiten und die Teilung des Sicherstellungsauftrages. Insgesamt wirken die Forderungen der Ersatzkassen mit Blick auf einen übergreifenden Vertragswettbewerb moderater als beim AOK-BV.
676 In dem Versicherte frei zwischen einzelnen Versorgungsmodellen wählen können. Monetäre Wahltarife werden hingegen eher kritisch bewertet.

meintlich gute Positionierung gegenüber der rot-grünen Regierung verstärkend auf das Ausmaß der eigenen Forderungen.

Für beide Verbände gilt die IV nicht nur als „Schlüssel" zum Einstieg in die Flexibilisierung der Vertragsgestaltung, sondern als entscheidender Ansatz für die zukünftige Ausgestaltung der Versorgung. Ebenso wie DMPs nimmt sie vergleichend mit der HzV als Versorgungsform, unabhängig von der Kassenart, über das gesamte Zeitfenster einen höherwertigen Status ein. Innerhalb dieser bereits bestehenden (bzw. noch weiter zu entwickelnden) sowie anderer Versorgungsformen soll die hausärztliche Versorgung aus Sicht beider Akteure die anvisierte Stärkung erfahren.

Ergänzend werden besonders von dem AOK-BV, der wiederkehrend für die Stärkung der hausärztlichen Versorgung (politisch) eintritt, „Einzelpolicies"[677] diskutiert. Diese befurworten auch die Ersatzkassen, positionieren sich jedoch eher zurückhaltend. Der Gesetzentwurf von Rot-Grün und die Trennung der Versorgungsbereiche in zwei Vertragssysteme werden zusammen als geeigneter Einstieg in die Vertragsfreiheit bewertet. Der Verbleib der hausärztlichen Versorgung im (verpflichtenden) Kollektivvertragssystem bis hin zur Basisversorgung wird dabei akzeptiert. Vor diesem Hintergrund werden die geänderten Reformpläne durch die schwarz-roten Konsensverhandlungen äußerst kritisch bewertet. Zwar werden auch die Regelungen für die neu einzuführenden Hausarztmodelle betrachtet, die Hauptkritik richtet sich aber auf den Rückschlag im erhofften Einstieg in die Vertragsfreiheit. In der Folge werden Hausarztmodelle (nun nach § 73 b SGB V, als HzV) vor dem Hintergrund eines noch immer angestrebten (Vertrags-)Wettbewerbs moniert. In den eigenen wettbewerblichen Bestrebungen sollen Hausarztmodelle als Optionsregelung bzw. als Satzungsleistung (für alle Akteure) in Form von Einzelverträgen (nicht als Pflichtangebot) realisiert werden.[678] Durch die weiteren Reformentwicklungen wird der hohe Stellenwert der IV, grundsätzlich und in Relation zur HzV für die Kassen enorm erhöht.[679] Im Kontext der hausärztlichen Versorgung sind die Positionen mit Blick auf die vertragliche Gestaltung weitestgehend kongruent. Lediglich die

---

677 Dazu zählen neben anderen die Sicherung der Weiterbildung und Honorierung und ein Bedeutungsgewinn der Hausärzte innerhalb der KVen respektive der KBV.
678 Beide Verbände lehnen die Verpflichtung der Kassen zum Angebot von Hausarztmodellen, den monetären Versichertenbonus und weiterführend die Praxisgebühr ab.
679 Schließlich sollen hier gesetzliche Regelungen geschaffen werden, die es den Kassen ermöglichen, tatsächlich in den Vertragswettbewerb und die Entwicklung von Innovationen, u. a. durch die erweiterten Einzelvertragsmöglichkeiten, einzutreten. Geschehen soll dies durch die finanziellen Anreize oder Ausgleiche (Bereinigung der Gesamtvergütung, Anschubfinanzierung, eigenständige Gestaltung der Vergütung etc.) sowie den Ausschluss der KVen als Vertragspartner, auch wenn seit Inkrafttreten der Bestimmungen zur IV und DMPS die Kassen bislang nicht von den neuen Handlungsspielräumen in der Vertragspolitik Gebrauch gemacht haben.

Bedeutung, die die Ersatzkassen Erfahrungswerten bzw. Empirie für alle neuen Versorgungsformen zuschreiben, ist stärker ausgeprägt und der grundsätzlich wahrgenommene „Mehrwert" der hausärztlichen Versorgung ist deutlich geringer. Jedoch kristallisiert sich bei beiden Verbänden eine gewisse Skepsis gegenüber dem tatsächlichen Einsparpotential der HzV und so der Rolle der hausärztlichen Versorgung im Kontext von Effizienzsteigerungen heraus, wenngleich die Qualität nicht abgestritten wird.

Mit Blick auf den Politics-Strom kann der AOK-BV u. a. als Marktführer mit seinem bundesweiten AOK-Netz sowie den weitreichenden Erfahrungen mit neuen Versorgungsmodellen wie Arztnetzen[680] auf eine günstige Ausgangsposition für einen (flächendeckenden) Vertragswettbewerb zurückgreifen. Arztnetze stellen bereits ein festes Element im Versorgungsangebot der AOKen dar. Zwar haben auch die Ersatzkassen bereits spezifische Versorgungsmodelle entwickelt und bieten diese an. Im Vergleich zu den Ersatzkassen können die AOKen sich dennoch, auch mit Blick auf die hausärztliche Versorgung, selbstbewusster positionieren (u. a. Paquet 2011: 12). Bei ihnen gewichten gesetzliche Vorgaben zur Erprobung neuer Versorgungsformen stärker. Verpflichtende HzV-Verträge stehen den Wettbewerbsbestrebungen entgegen und werden ferner (wie auch monetäre Bonuszahlungen) mit Kostensteigerungen sowie der Abkehr vom Solidaritätsziel in Verbindung gebracht.[681] Sie stehen damit auch dem Finanzierungsziel[682] entgegen.

Im Fokus der zwei Verbände stehen Forderungen der Vertragsfreiheit (Einbeziehung der Leistungserbringer). Die wahrgenommenen Wettbewerbsverzerrungen[683] zwischen den Kassen sind weniger dominant als im ersten Analysefenster, spielen aber gerade bspw. in Form des RSA eine besondere Rolle bei der Frage nach dem Angebot neuer Versorgungsformen und besonders der HzV. Wenn neue Versorgungsformen nicht zur Risikoselektion genutzt und nicht primär Versicherte mit unterdurchschnittlicher Morbidität angesprochen werden sollen, ist eine Anpassung des RSA notwendig. Ansonsten laufen die Modelle

---

680 Als „Vorgänger" der nun eingeführten Hausarztmodelle.
681 Eine Pflicht führt zum „willkürlichen" Angebot und Bonuszahlungen müssen refinanziert werden. Einsparungen sind aber bislang nicht bewiesen. Ferner können sie bei gesunden Versicherten zu Mitnahmeeffekten führen. Dies würde dem Steuerungseffekt der HzV, dem Solidaritäts- und Finanzierungsziel entgegenstehen.
682 U. a. aufgrund fehlender Budgetbereinigung, eines unzureichenden RSA und fehlender Erfahrungswerte setzen die Kassen die Entwicklung und Implementierung von HzV-Verträgen mit zusätzlichen Kosten und Vergütungen für die Leistungserbringer in Verbindung (Add-on-Verträge).
683 Wenngleich u. a. die Gestaltung des RSA für den AOK-BV weiterhin sehr problematisch erscheint.

Gefahr, aufgrund der Attraktivität gegenüber schlechten Risiken für die Kassen als Angebot nicht in Frage zu kommen (u. a. Höppner et al. 2005). Die HzV als Satzungsleistung zu etablieren, ist für beide Verbände tragbar, jedoch nur vor der Prämisse, dass keine (Wettbewerbs-)Vorteile gegenüber anderen Versorgungsformen entstehen.[684] Grundsätzlich wird ein Wettbewerbsmodell mit der HzV als Wettbewerbsparameter gefordert. Wenngleich dies nicht offen diskutiert wird, ist anzunehmen, dass die HzV auch aufgrund der Konkurrenz zur PKV als Wettbewerbsmodell ausgestaltet werden soll, insbesondere seitens der Ersatzkassen.

Ferner pochen die Kassen auf die Unabhängigkeit von der KBV und den KVen. Die Ärzteschaft soll möglichst wenig Einfluss bei Einzelverträgen erhalten.[685] Wenn im Gegenzug in anderen Bereichen weitreichende Einzelvertragsmöglichkeiten geschaffen werden, ist auch ein Verbleib der HzV im Kollektivvertragssystem für die Verbände tragbar. Daneben werden argumentativ Qualitäts- und Effizienzsteigerungen angeführt, die sich am Solidaritätsziel und Gemeinwohlerhalt orientieren. Letztlich soll der solidarische Gestaltungs- und Finanzierungsrahmen der GKV gewährleisten bleiben.

> Beide Kassenverbände befürworten grundsätzlich die (politische) Förderung von hausärztlichen Versorgungsformen im Rahmen von Einzelverträgen. Primär sind materielle und institutionelle Motive handlungsleitend; ideelle Interessen sind noch immer präsent haben aber an Bedeutung verloren.

9.2.4 Perspektive des DHÄV im Analysefenster 2

Der DHÄV nimmt erneut eine Sonderstellung ein. Auf der einen Seite entsprechen viele Forderungen denen der restlichen Ärzteschaft und der KBV. Auf der anderen Seite zeigt sich besonders vom Politics- und Problemstrom ausgehend, dass die Hausärzte wie auch im ersten Analysefenster eigene Positionen beziehen und sich dabei weiter von der körperschaftlichen Standesvertretung emanzipieren. Neben dem Primat der Freiberuflichkeit und des Kollektivvertragssystems vereinen die beiden Ärzteverbände berufsständische Aspekte.[686] Demgegenüber

---

684 Positiv wird die Möglichkeit bewertet, an die Verträge Qualitätskriterien zu binden, um die Attraktivität der Modelle zu erhöhen und dem Charakter als Wettbewerbsparameter gerecht zu werden.
685 Dies ist hingegen bei HzV-Verträgen nicht gegeben. Somit erscheinen andere Modelle attraktiver. Ferner fehlt es an Bereinigungen u. a. mit Blick auf die Bürokratie. Die Budgetbereinigung ist erstens unpraktikabel und ermöglicht zweitens den KVen, weiterhin an den Verträgen beteiligt zu sein.
686 Die ablehnende Haltung gegenüber einer zu starken Ausweitung von Einzelvertragsoptionen sowie das Interesse an einer Stärkung der Kassen, dem Schutz der Freiberuflichkeit im kollek-

sind die Problemwahrnehmungen divergent, zumal sich die Hausärzte in vielerlei Hinsicht gegenüber den Fachärzten und der KBV übervorteilt sehen. In der Folge werden die Beziehung der beiden Akteure zueinander und ihre akteursspezifischen Positionen nachhaltig beeinträchtigt. Die vom Verband wahrgenommenen Strukturprobleme und Policies sind kongruent mit denen von Rot-Grün und den Kassenverbänden, hingegen mit deutlicher Abgrenzung im Vertragsrecht, denn Einzelverträge werden abgelehnt. Ferner stellt sich der Verband erneut als stärkster Kritiker an den bestehenden Rahmenbedingungen für die hausärztliche Versorgung dar.[687] Die Hausärzte streben kein Wettbewerbsmodell an, sondern eine Regelversorgung oder sogar Basisversorgung im kollektiven Rahmen unter Vertragsteilnahme der Hausärzte.

So werden die Reformansätze von Rot-Grün trotz weitreichender Pläne für die hausärztliche Versorgung nur ansatzweise getragen bzw. teilweise als Bedrohung wahrgenommen. Diese Positionierung des DHÄV zwischen den Lagern lässt sich auf materielle und institutionelle Interessen zurückführen. Ergänzend ist davon auszugehen, dass ideologische Vorstellungen wirken. Letztere beziehen sich auf die Überzeugung des Verbandes, dass die hausärztliche Versorgung ein Höchstmaß an effizienter und qualitativer Patientenversorgung ermöglichen kann und so langfristig auf die gesundheitspolitischen Ziele Qualität und Finanzierbarkeit ausgerichtet ist. Inwiefern hier auch das Solidaritätsziel zum Tragen kommt, bleibt unklar.[688]

Das Festhalten am „übergreifenden" Kollektivvertragssystem mit dreiseitigen Verträgen und der Ablehnung der rot-grünen Reformpläne lässt sich vor dem Hintergrund verschiedener Aspekte diskutieren. Das traditionelle System der Gesamtverträge bietet seit Dekaden einen schützenden Rahmen der ärztlichen Freiberuflichkeit und damit professionelle Autonomie. An diese sind weiterhin Statuselemente sowie materielle Sicherheit gebunden (z. B. Lepperhof 2004: 191).[689] Einzelverträge und/oder ein Systemwettbewerb bedeuten dagegen

---

tiven Vertragsrahmen und dem Erhalt der ärztlichen Körperschaften vereint die zwei Ärzteverbände ebenso wie die Forderung nach einer Verbesserung der ärztlichen Arbeitsbedingungen und Honorare. Jedoch werden die letzten beiden Aspekte mit besonderem Nachdruck für die Hausärzte vertreten. Hier sehen sich die Hausärzte gegenüber den Fachärzten schlechter gestellt. Auch in anderen Bereichen wie der Bedarfsplanung herrscht eine zu starke Facharztdominanz und innerhalb der KBV und ihren Körperschaften sieht sich der Verband unzureichend repräsentiert.

687 Erneut sind die Forderungen zur Aufwertung dieser am weitreichendsten (sodass viele „Einzelpolicies" diskutiert werden).

688 Wenngleich es zu hinterfragen gilt, inwiefern dies nicht nur als strategische Argumentation zu verstehen ist.

689 Entsprechend erhält der kollektive Rahmen arztgruppenübergreifend einen hohen Stellenwert, den auch die Interessenvertretungsarbeit des DHÄV (im Sinne der Mitgliederinteressen) wahren muss.

weitreichende Unsicherheit (z. B. Noweski 2012: 223). Aufgrund fehlender gesetzlicher Einzelvertragsmöglichkeiten kann der Verband bislang auf keine eigenständige Vertragskompetenz zurückgreifen. Demgegenüber sieht Rot-Grün keine obligatorische Beteiligung der Hausärzte vor, weder an den künftigen Verhandlungen zu den Gesamtverträgen noch im neuen Hausarztsystem. Die direkte Teilnahme am Vertragsgeschehen stellt sich neben Honoraraspekten als Kernforderung des Verbandes dar. Denn damit sind weitreichende Machtressourcen und Interessensdurchsetzungsstärke verbunden. Auch die abschließend neu eingeführte HzV (§ 73 b SGB V) wird, u. a. aufgrund des optionalen Charakters und des Spielraums, den die Kassen im Rahmen der Verträge erhalten, abgelehnt.[690] Kontrastierend zur KBV werden die abschließenden Entwicklungen in der IV positiv aufgenommen[691], schließlich können die Hausärzte hier als direkter Vertragspartner mitwirken. In der Folge sehen sie sich als große Verlierer der Reform, zumal mit der erneuten Regierungsübernahme durch Rot-Grün eine positive Ausgangslage wahrgenommen wurde und verglichen mit dem abschließenden Reformergebnis der Gesetzentwurf weit positiver wirkte.

Der DHÄV fordert aktiv die (politische) Unterstützung von hausärztlichen Versorgungsformen, jedoch nicht im Rahmen von Einzelverträgen. Institutionelle, materielle sowie teilweise ideelle Interessen und Motive sind handlungsleitend.

9.2.5 Perspektiven von Union und FDP im Analysefenster 2

Die konservativ-liberale Opposition verfolgt in ihrem gesundheitspolitischen Handeln vorrangig das Finanzierungs- und das Wachstumsziel.[692] Neben weitreichenden Gestaltungsoptionen auf der Einnahmeseite (besonders in Form privatwirtschaftlicher Elemente) werden anders als im ersten Analysefenster auch strukturelle Policies diskutiert. Eine ähnliche Tendenz ist für die KBV zu konstatieren. Als wesentliches (Steuerungs-) Instrument gilt für Schwarz-Gelb weiterhin der Wettbewerb, insbesondere als Preiswettbewerb, der an den Prinzipien Freiheit und Subsidiarität orientiert ist. Der Fokus liegt hierbei auf einem Kas-

---

690 Es besteht keine Garantie auf Vertragsabschluss und die Kassen können nach eigenen Kriterien definieren, welche Hausärzte „besonders qualifiziert" sind.
691 Zwar handelt es sich um Einzelvertragsoptionen, doch in diesen kann der DHÄV teilnehmen. Der hausärztlichen Versorgung wird in diesen neuen Versorgungsmodellen ein hoher Stellenwert zugeschrieben. Hier teilt der Verband die Position der Kassen.
692 Verbunden mit niedrigen, stabilen Sozialversicherungsbeiträgen. Zunehmend, wenn auch in einem deutlich geringeren Ausmaß als die anderen Ziele oder in Relation zu den anderen Akteuren, erhalten Effizienz- und Qualitätssteigerungen eine wachsende Bedeutung.

senwettbewerb sowie dem stärkeren Einbezug der Versicherten als Nachfrager durch mehr Wahlfreiheit.[693] Dabei gilt es u. a., die freie Arztwahl als Grundelement zu erhalten. Im Vertragsgeschehen sollen zwar zunehmend auch Wettbewerbsmechanismen etabliert werden. Das Kollektivvertragssystem und die Selbstverwaltung sollen dabei aber stets Vorrang behalten, um die Freiberuflichkeit der Leistungserbringer und den Erhalt der qualitativ-hochwertigen Versorgung zu gewährleisten. Als Argument dafür wird eine Gemeinwohlorientierung angeführt.[694] Beide Parteien (stärker ausgeprägt bei der FDP) fordern im skizzierten Rahmen weitreichende Deregulierungen.[695] Der entstehende Gesundheitsmarkt bzw. Wettbewerb wird um finanzielle Anreize für Leistungserbringer und Versicherte ergänzt. Dies wird automatisch Qualitätsverbesserungen und Effizienzsteigerungen und zumindest teilweise die Überwindung der sektoralen Trennung ermöglichen. Abgesehen von der Skepsis gegenüber einem weitreichenden Wettbewerb stellen sich die Positionen der KBV sehr ähnlich dar.

Ihre Ziele stellen die drei Akteure in keinen Zusammenhang mit Reformmaßnahmen im Bereich der hausärztlichen Versorgung bzw. der Stellung des Hausarztes. Laut ihrer Wahrnehmung gehen mit einem Primärarztsystem sogar verschiedene Gefahren einher. Etwa werden die freie Arztwahl (dies im Übrigen grundsätzlich durch Einzelverträge) und die Eigenverantwortung des Versicherten eingeschränkt. Auch erfolgen vermeidbare Arztkontakte, die zu Kostensteigerungen führen und den angestrebten Wettbewerb blockieren. Die schlichte (ob monetäre oder strukturelle) Privilegierung eines einzelnen Versorgungsbereichs steht allgemein dem Wettbewerb entgegen[696], denn sie verletzt das Finanzierungs- und teilweise das Wachstumsziel.

Die Position der Parteien ist sowohl auf ordnungspolitische als auch auf klientelpolitische Motive zurückzuführen. Die ablehnende Haltung gegenüber der Lockerung des Kollektivvertragssystems steht im Gleichklang mit der Ärzte-

---

693 Die Policies konzentrieren sich auf den Umfang des Versicherungsschutzes sowie monetäre Wahltarife.
694 Ergänzend werden Steuerungsdefizite vorrangig auf Preis- und Leistungssteuerung und nicht auf die Versorgungssteuerung bezogen. Die Qualität der ärztlichen Versorgung wird per se als hochwertig angesehen. Die Arzt-Patienten-Beziehung stellt daher von sich aus ein wichtiges Regulierungselement der medizinischen Versorgung dar (siehe auch Beck 2004: 134).
695 Mit dem Leipziger Parteitag der CDU im Jahr 2003 hat eine neoliberale Wende in der Politik der Union Einzug gehalten, die mit ökonomischen Zielsetzungen verbunden ist.
696 Die komplette Auslagerung der fachärztlichen Versorgung in ein System von Einzelverträgen, wie es Rot-Grün vorsieht, bei Erhalt der hausärztlichen Versorgung im Kollektivvertragssystem werden in der vorangestellten Logik von Schwarz-Gelb und der KBV abgelehnt und als Bedrohung wahrgenommen.

schaft und ist ein Hinweis auf klientelische Bindungen.[697] Im letztlich verabschiedeten Reformgesetz, das maßgeblich durch den Einfluss der Union modifiziert wird, fallen die Einzelvertragsmöglichkeiten deutlich geringer aus.[698] Dabei gilt zu konstatieren, dass besonders die FDP als vermeintlich stärkere Vertreterin der kassenärztlichen und hier besonders der fachärztlichen Interessen fungiert. Denn auch das Konsensmodell der Großen Sachkoalition wird von der Partei abgelehnt. Dabei sind u. a. die neuen Einzelvertragsmöglichkeiten zu weitreichend und die Besserstellung der hausärztlichen Versorgung (im neuen § 73 b SGB V) steht den oben genannten Positionen entgegen. Weiterhin benennt die Union im Verlauf des Prozesses auch die besondere Koordinierungsfunktion des Hausarztes, jedoch wird entsprechend der Position der FDP betont, dass der Facharzt gleichermaßen diese Funktion einnehmen kann.[699] Argumentativ wird im gesamten Reformverlauf auf die Gefährdung der ärztlichen Freiberuflichkeit und des Sicherstellungsauftrages verwiesen, erneut verstärkt bei der FDP, stets übereinstimmend mit der KBV und in diesem Punkt sogar mit dem DHÄV.

Das einzige Problem, das Schwarz-Gelb im Bereich der hausärztlichen Versorgung wahrnimmt, bezieht sich auf einen (drohenden) Ärztemangel. Ursächlich sind schlechte Arbeitsbedingungen der gesamten Ärzteschaft, vorrangig bedingt durch weitreichende staatliche Eingriffe. Der Ärztemangel wird argumentativ mit Forderungen u. a. nach der Sicherung der ärztlichen Freiberuflichkeit verbunden und diese wiederum mit dem Schutz des Gemeinwohls verknüpft. Das konservativ-liberale Lager sowie teilweise die KBV verorten die hausärztliche Versorgung als eine Art Wettbewerbsmodell, jedoch als ein Versorgungsangebot neben anderen. Die hausärztliche Versorgung erhält keine Sonderstellung und soll nicht als Einzelvertragsoption möglich sein. Sie wird in einem noch weiterzuentwickelnden Gesundheitsmarkt, aber mit kollektivem Vertragsrahmen positioniert. Mit ihren Zugeständnissen im Zeitverlauf gelingt es

---

697 Schließlich würde genau diese Lockerung den eigens angestrebten Wettbewerb „befeuern". Viele weitere Policies sowie Problemwahrnehmungen der Opposition und der KBV sind weitestgehend kongruent.
698 Lediglich in IV-Verträgen sind weitreichende Einzelvertragsmöglichkeiten erhalten geblieben. Ebenfalls wird eine facharztspezifische Praxisgebühr im Sinne des Finanzierungsziels von einem Steuerungs- zu einem Finanzierungsinstrument umgewandelt. Auch bewerten sie die Policies der Regierungskoalition als zu starke Eingriffe in das GKV-System und in die Freiberuflichkeit der Ärzteschaft.
699 Primärversorgung im entsprechenden Wettbewerbsrahmen (ohne Sonderstellungen, bei Erhalt der Gesamtverträge) und unabhängig von der gebietsärztlichen Zuordnung des ärztlichen Lotsen erscheint somit tragbar. Zumindest erhält die IV, sofern vertragsrechtliche Modifikationen erfolgen, eine positive Bewertung.

der Union, auch eigene Policies vorrangig in anderen Reformbereichen (u. a. Finanzierungsaspekte) durchzusetzen.[700]

> Eine (gesonderte) Stärkung der hausärztlichen Versorgung lehnt Schwarz-Gelb grundlegend und unabhängig von der Vertragsform ab. Die beiden Parteien hegen dabei jedoch insbesondere eine Abneigung gegenüber Einzelvertragsoptionen, die bei der FDP stärker ausgeprägt ist. Materielle und institutionelle Interessen sind handlungsleitend. Ideelle Ziele spielen kaum eine Rolle. Vielmehr sind ideologische respektive ordnungspolitische Vorstellungen (markt- und einzelwirtschaftliche Orientierung bzw. Liberalisierung, besonders seitens der FDP) von Bedeutung.

9.2.6 Perspektive der KBV im Analysefenster 2

Die KBV sieht übergeordnet noch stärker als im ersten Analysefenster die eigenen Machtressourcen schwinden. Die Rolle der KVen wird erneut in einem hohen Maße (besonders mit Blick auf den Kollektivvertragsrahmen) in Frage gestellt. Entsprechend verwundert es nicht, dass der Verband die diskutierten Policies der Regierungsparteien als weitreichende Bedrohungen wahrnimmt und in der Interessensvertretung verstärkt auf Konfrontation setzt. Erschwerend wirkt, dass auch die Union und die FDP, die zwar weiterhin den Interessen der Kassenärzte nahe stehen, gleichzeitig Bereitschaft zeigen, die Vertragsbeziehungen zu liberalisieren bzw. zu lockern.[701] In der Folge richten sich die Aktivitäten und Policies der KBV auf den Schutz der bestehenden Machtressourcen bzw. die Schadensbegrenzung (institutionelle Ziele)[702] sowie sofern möglich auf materielle Ziele, nämlich die Interessen der Mitglieder. Gleichwohl stellen diese Ziele zunehmend widersprüchliche Anforderungen dar, denn es besteht eine Diskrepanz zwischen Einfluss- und Mitgliederlogik. Im Fokus steht die Verhinderung einzelvertraglicher Regelungen und somit eine gewisse Beibehaltung des vorherigen Status quo.

Durch die vorherigen ordnungspolitischen und gesetzlichen Entwicklungen sowie die politischen Gegebenheiten muss die KBV davon ausgehen, dass eine totale Blockade der Liberalisierung des Vertragsgeschehens ins Leere laufen

---

700 Die Union hingegen trägt durch ihren Einfluss in den Konsensverhandlungen die erweiterten Einzelvertragsmöglichkeiten sowie die Verankerung der HzV inklusive gesetzlicher Regelungen.
701 Schließlich verändern sich erst im Zeitverlauf die parteipolitischen Machtverhältnisse zugunsten des konservativ-liberalen Lagers und so der KBV.
702 Waren es im ersten Analysefenster noch stärker Aufwertungen der KBV-Position.

wird. Zwar positioniert sie sich klar gegen Einzelvertragsmöglichkeiten, stellt aber auch ein eigenes Konzept mit Einzelvertragsmöglichkeiten vor.[703] Neben deutlichen Protesten versucht sie argumentativ die Vorteile der Gesamtverträge und Risiken einer zu starken Einkaufsmacht der Kassen darzustellen. Diese Argumentationslinie, die sie sowohl mit der konservativ-liberalen Opposition und dem DHÄV fährt, stellt ebenfalls die Gefährdung der Freiberuflichkeit in den Fokus. Die gemeinsam getragene Ablehnung von Einzelverträgen sowie Entwicklungen im Zeitfenster führen dazu, dass der DHÄV und die KBV nach anfänglicher unabhängiger Positionierung der Hausärzte letztlich ein gemeinsames Konzept anbieten, das sich jedoch ebenfalls nicht durchsetzen kann.

Die Kritik der KBV an den Plänen der Bundesregierung richtet sich in der Folge primär gegen die Bestrebungen, Einzelverträge im fachärztlichen Bereich zu etablieren, und somit nicht gegen die hausärztliche Versorgung in der kollektivvertraglichen Regelversorgung, wenngleich auch hier u. a. die angedachte Sonderstellung kritisiert wird. Schließlich werden noch immer keine Qualitätsprobleme der ärztlichen Versorgung wahrgenommen und diese bzw. die Arzt-Patientenbeziehung stellt bereits ein wichtiges Regulierungselement dar. Im Konsensmodell der großen Sachkoalition werden zwar die Hausarztmodelle argumentativ mit Gefahren und Risiken, nämlich erneut den Sonderstellungen und dem wachsenden Einfluss der Kassen in Verbindung gebracht.[704] Der Fokus auf der Gefahrenwahrnehmung liegt hingegen auf der IV mit den neuen Einzelvertragsmöglichkeiten sowie finanziellen Anreizen. Auch wenn das verabschiedete GMG durch die Union weniger negativ für die KBV ausfällt, sehen sich die Kassenärzte dennoch als große Verlierer der Reform.

Obwohl die KBV (neben dem Ärzte- bzw. Hausärztemangel) keine spezifischen Probleme für die hausärztliche Versorgung wahrnehmen kann, nimmt sie einzelne Policies zur Stärkung der hausärztlichen Versorgung auf. Diese sind jedoch nicht als Zugeständnis zu verstehen, da sie stets im Einklang mit einer Stärkung der Vertragsärzte allgemein stehen. So betont die KBV bspw. auch die qualitative Steuerungsfunktion des Hausarztes, schreibt aber den Fachärzten die gleiche Funktion zu. Da die Verbandspolitik der KBV und die Repräsentanz einzelner Arztgruppen im Verband weiterhin kritisiert werden, erfolgt aus strategischen Gründen keine deutliche Positionierung gegen die hausärztliche Versorgung. Zwar werden, u. a. durch das eigene Kompromissmodell, strukturelle

---

703 Schließlich erwähnt sie nun auch, dass sie ebenfalls gestalterisch an der Entwicklung neuer Versorgungsformen teilnehmen will, dazu bedarf es der Vertragsteilnahme.
704 Besonders der verpflichtende Charakter zum Angebot seitens der Kassen und die Möglichkeit monetärer Anreize werden kritisiert. Da die „Privilegierung" eines einzelnen Versorgungsbereichs grundlegend abgelehnt wird, will der KBV freiwillige Hausarztmodelle (für alle Akteure), die im kollektiven Vertragsrahmen bzw. unter Beteiligung der KVen zu schließen sind.

Aspekte zunehmend bedeutend, dennoch sind es Fragen der Einnahmeseite, die in den Strömen der KBV dominieren (Wachstums- und Finanzierungsziel). So fordert die KBV wie auch im ersten Analysefenster weiterhin die (politische) Unterstützung hausärztlicher Versorgungsformen, jedoch nicht im Rahmen von Einzelverträgen und nicht durch gesetzliche Sonderstellungen. Die Motive zu dieser Position stellen sich ebenfalls gleich dar.

> Die KBV fordert die (politische) Unterstützung von hausärztlichen Versorgungsformen, jedoch nicht durch Privilegierungen gegenüber der fachärztlichen Versorgung und nicht im Rahmen von Einzelverträgen. Dabei sind primär institutionelle und materielle Motive handlungsleitend.

9.2 Zeitdiagnose Analysefenster 2

Tabelle 5: Positionen zur hausärztlichen Versorgung sowie die dahinter stehenden Motive, Interessen und gesundheitspolitische Ziele Analysefenster 2 auf der Makroebene

Partei	Position zur hausärztlichen Versorgung	Motive, Interessen und gesundheitspolitische Ziele im Kontext der hausärztlichen Versorgung
Rot-Grün	- (politische) Förderung der hausärztlichen Versorgung wird angestrebt sowohl als Einzelvertragsform als auch im Kollektivvertragssystem - ein „Wettbewerbsmodell" wird nicht primär verfolgt (besonders seitens der SPD) - die Grünen stehen für einen stärkeren Wettbewerbscharakter	- die SPD verfolgt sowohl das Finanzierungs- als auch das Qualitätsziel - für die Grünen steht das Qualitätsziel im Vordergrund, jedoch in Verbindung mit dem Finanzierungsziel - beide Parteien wollen dadurch die Orientierung an Solidaritätsziel ermöglichen - HzV-Verträge als Einstieg in einen Vertragssystemwettbewerb oder in einen Einzelvertragswettbewerb sowie die Modernisierung der Versorgungsstrukturen - Fokus auf IV-Verträge - HzV-Verträge zur Rationalisierung der Versorgungsstrukturen (Steigerung von Effizienz und Qualität) - Stärkung der Kostenträger gegenüber den Leistungserbringern; Rollenwandel der Leistungserbringer, Teilhabe der Versicherten ↑ materielle und ideelle Motive sind handlungsleitend
Schwarz-Gelb	- eine (privilegierte) Stärkung der hausärztlichen Versorgung wird grundlegend abgelehnt - Stärkung der hausärztlichen Versorgung wird unabhängig von der Vertragsform abgelehnt (jedoch größere Abneigung gegenüber Einzelvertragsoptionen) - die Union akzeptiert hingegen im Verlauf des Analysefensters eine Förderung (nicht als Einzelvertragsoption)	- beide Parteien sehen das Finanzierungs- und Wachstumsziel gefährdet (Schwerpunkt bei der FDP) - die Union bestätigt die positive Funktion der hausärztlichen Versorgung - die Union will in anderen Reformbereichen Einfluss geltend machen (Kompromissbereitschaft, taktische und institutionelle Motive) - die FDP spricht sich öffentlich nicht gegen die hausärztliche Versorgung aus, äußert sich aber auch nicht positiv - nur geringer Bedarf für Strukturreformen und -veränderungen - Verlagerung auf Selbstverwaltung, Wettbewerbselemente und die Konsumentensouveränität der Versicherten ↑ materielle bzw. klientelistische Interessen und Motive sind handlungsleitend ↑ ideelle Motive spielen kaum eine Rolle ↑ ideologische Motive sind explizit für die FDP von Bedeutung

(Quelle: Eigene Darstellung)

Tabelle 6: Positionen zur hausärztlichen Versorgung sowie die dahinter stehenden Motive, Interessen und gesundheitspolitischen Ziele Analysefenster 2 auf der Mesoebene

Akteur	Position zur hausärztlichen Versorgung	Motive, Interessen und gesundheitspolitische Ziele im Kontext der hausärztlichen Versorgung
AOK-BV und Ersatzkassen	– (politische) Förderung von hausärztlichen Versorgungsformen wird befürwortet (höherer Stellenwert beim AOK-BV) – als Wettbewerbsmodell (Satzungsleistung), im Rahmen von Selektivverträgen (keine Verpflichtungen) – Förderung der hausärztlichen Versorgung erfolgt vorrangig durch andere (Einzel-) Maßnahmen (besonders seitens der AOK)	– Erweiterung vertragspolitischer Handlungsspielräume gegenüber den Leistungsanbietern – Erweiterung der eigenen Einfluss- und Gestaltungsmöglichkeiten (Einfluss auf die Versorgungssituation) – Einstieg in einen Einzelvertragswettbewerb (Abschaffung der Gesamtverträge) – Erweiterung der Möglichkeiten zur Ressourcen- und Patientensteuerung sowie Qualitäts- und Effizienzsteigerungen – hausärztliche Versorgung als Wettbewerbsparameter – IV erhält höhere Bedeutung – DMP erhalten teilweise größere Bedeutung ↑ institutionelle und materielle (wirtschaftliche), teilweise ideelle Interessen und Motive

KBV	– (politische) Förderung von hausärztlichen Versorgungsformen wird befürwortet
	– keine Privilegierungen gegenüber der fachärztlichen Versorgung
	– nicht im Rahmen von Einzelverträgen, Beteiligung der KVen
		– Einzel- und Selektivverträge werden übergreifend negativ bewertet
		  ○ sie schwächen die Möglichkeiten der kassenärztlichen Interessenvertretung allgemein und innerhalb des Verhandlungssystems
		  ○ sie gefährden die Autonomie der ärztlichen Profession (Diktat der Kassen) und die freie Arztwahl
		– die exklusive Aufwertung einer einzelnen Arztgruppe wie der Hausärzte geht mit der Schwächung anderer Arztgruppen einher (bei bereits bestehendem innerärztlichem Druck)
		– verpflichtende Regelungen zur hausärztlichen Versorgung werden mit erhöhter Bürokratie und Transaktionskosten in Verbindung gebracht
		– es besteht keine ausreichende Begründung zur Besserstellung bzw. Aufwertung der hausärztlichen Versorgung
		– kaum Bedarf für Strukturreformen
		↑ institutionelle und materielle Motive sind primär von Bedeutung, ideelle Interessen und Motive werden vorrangig argumentativ angeführt

DHÄV	– (politische) Unterstützung von hausärztlichen Versorgungsformen wird gefordert – nicht im Rahmen von Einzelverträgen – Förderung der hausärztlichen Versorgung erfolgt vorrangig durch andere (Einzel-) Maßnahmen mit dem Fokus auf Honorarsystematik und Repräsentanz der Hausärzte	– Aufwertung der Stellung des Hausarztes (Prestige- und Einkommenssteigerungen für die Verbandsklientel) – Schaffung/Erweiterung vertragspolitischer Handlungsspielräume Schaffung/Erweiterung eigener Einfluss- und Gestaltungsmöglichkeiten in der medizinischen Versorgung (Einfluss auf die Versorgungssituation) durch die Gruppe der Hausärzte – Erhalt übergeordneter standespolitischer Interessen der Ärzteschaft – Qualitäts- und Effizienzsteigerungen ↑ institutionelle und materielle, teilweise ideelle Interessen und Motive

(Quelle: Eigene Darstellung)

9.2.7 Abschließende Betrachtung, Rückbezug zum Multiple-Streams-Ansatz Analysefenster 2

Zwar werden die Policy- und Problemströme im Zeitfenster besonders durch den Gesetzentwurf der Koalitionsparteien geprägt, doch aufgrund der sich im Verlauf wandelnden politischen Kräfteverhältnisse gelingt es Rot-Grün nicht, die ursprünglich diskutierten Policies zur Stärkung der hausärztlichen Versorgung gesetzlich zu verankern. Im Vergleich zum ersten Analysefenster sind die angestrebten Veränderungen in ihrem strukturverändernden Charakter für das GKV-System jedoch deutlich weitreichender (u. a. durch die Etablierung eines Systems aus Einzelverträgen). Die Umsetzung der angestrebten Veränderungen hätte starken Einfluss auf die Machtressourcen einzelner Akteure. Wenn auch vermutlich von der Koalition nicht angestrebt, jedoch durch ihren Gesetzentwurf initiiert sowie durch den allgemeinen Trend zu mehr Wettbewerb allgemein und davon abgeleitet zu einem Vertragswettbewerb befeuert, dominieren sodann in den Diskussionen der Akteure vertragsrechtliche Policies zur Stärkung der hausärztlichen Versorgung. Einzelne Policies, mit Blick auf Honorierungsfragen, Weiterbildung, Repräsentanz der Hausärzte innerhalb der KVen etc., hatten übergeordnet eine geringere Bedeutung, wurden aber weiterhin und erneut vorrangig nur bei einzelnen Akteuren diskutiert und führten teilweise zu konkretem Policy-Output. Tabelle 5 und Tabelle 6 (getrennt nach Makro- und Mesoebene) geben eine Übersicht über die Akteure, ihre Positionen zur hausärztlichen Versorgung sowie die dahinter stehenden Motive, Interessen und gesundheitspolitischen Ziele für das erste Analysefenster.

Übergreifend lässt sich verglichen mit dem ersten Zeitfenster (vgl. Kapitel 9.1) eine gewachsene Reformbereitschaft konstatieren. Neben der zunehmenden Wahrnehmung struktureller Defizite (auch bedingt durch das SVR-Gutachten 2000/2001) wird allseits Reformdruck wahrgenommen, der u. a. durch die finanzielle Situation entsteht. Das SVR-Gutachten wird wiederholt von dem zu Strukturreformen bereiten Lager rezipiert. Es verweist u. a. auf die unzureichende Vernetzung der Versorgungsbereiche und Kooperation zwischen den Leistungserbringern. Eine Verbindung zwischen dieser Diagnose und der hausärztlichen Versorgung wird aber nicht von allen dem Lager zugehörigen Akteuren gleichermaßen stark hergestellt.

Des Weiteren sind in den drei Strömen aller acht Akteure Wettbewerbsaspekte zunehmend präsent. Diese Aspekte haben sodann auch Auswirkungen auf den hausärztlichen Versorgungsbereich, aber nicht in Richtung einer gemeinschaftlich getragenen Konzeption. Bereits in der Frage, in welchen übergeordneten Ordnungsrahmen sich das GKV-System fügen soll, stehen sich die Vorstellungen der einzelnen Akteure diametral gegenüber. Auch für die hausärztliche

Versorgung liegt keine einheitliche Konzeptionierung vor. Schließlich werden grundlegend die Funktion und die Bedeutung der hausärztlichen Versorgung (wie im ersten Analysefenster), je nach Perspektive, heterogen bewertet. Ergänzend sind die Erfahrungswerte zu Hausarztmodellen oder Arztnetzen und somit das Wissen über das tatsächliche Potential einer hausärztlichen Versorgungwenig aussagekräftig. Das liegt aus Sicht der Akteure und aus Sicht der Wissenschaft u. a. an der bislang geringen Umsetzung in der Praxis.[705] Im Verlauf des Zeitfensters werden sowohl wettbewerbliche Modelle zur Ausgestaltung der hausärztlichen Versorgung diskutiert als auch (jedoch in der Unterzahl) Modelle, die in ihrer Tendenz zu einem Primärarztsystem neigen. So verwundert es nicht, dass der abschließende Policy-Output, die Formulierung des § 73 b SGB V mit der Einführung der HzV als Satzungsleistung, sowohl wettbewerbliche als auch regulative und korporatistische Elemente sowie daran anknüpfend eine modifizierte Praxisgebühr vereint und lediglich von der Großen Sachkoalition (Union, SPD und Grüne) als Konsensergebnis getragen wird. Diese Konzeption vereint einzelne Elemente des ursprünglich von der SPD anvisierten Modells[706], bleibt in ihrer Reichweite zur Stärkung der hausärztlichen Versorgung aber deutlich dahinter.

Auf der Makroebene ist zwar lagerübergreifend eine gewachsene Bereitschaft zu strukturellen Veränderungen zu konstatieren. Das Verständnis und die Reichweite struktureller Veränderungen sind hingegen ebenso wie die Wettbewerbsvorstellungen divergent. Ergänzend sind auch die Vorstellungen über den Einfluss des Staates und die Rolle der Selbstverwaltung für die Ausrichtung der Reformmaßnahmen konfliktbehaftet. Dies schlägt sich in der Folge auch auf die Ausgestaltung der hausärztlichen Versorgung nieder. Strukturfragen beziehen sich bspw. für Schwarz-Gelb auf die Weiterentwicklung der Versorgungsstrukturen, die in den Verantwortungsbereich der Selbstverwaltungsakteure und der einzelnen Versicherten verlagert werden, welche auf einem zu etablierenden Gesundheitsmarkt agieren sollen. Das bedeutet einen Rückzug des Staates und die Zunahme von Deregulierung. Dabei zeigen Union und FDP nur eine gemäßigte Bereitschaft, bestehende Standesinteressen der Ärzteschaft (mit Blick auf Veränderungen im Bereich des Kollektivvertragssystems) zu beschneiden oder die traditionellen Machtverhältnisse (Haus- vs. Facharzt) auszutarieren. Die zwei Parteien verfügen über keine eigenen konkreten Gestaltungskonzeptionen für die Versorgungsstrukturen innerhalb der GKV-Strukturen. Sie legen weiterhin ihren

---

705 Erschwerend wirkt die Tatsache, dass der Stand der Umsetzung solcher Modelle als unübersichtlich bezeichnet werden kann, da u. a. nur eine eingeschränkte Dokumentations- und Evaluationspflicht vorliegt.

706 Aus dem freiwilligen Versorgungsangebot „Hausarztsystem" (auf allen Akteursebenen) wurde die HzV, die als Pflichtleistung seitens der Kassen einzuführen ist. Dafür wurde die hausärztliche Versorgung nicht als „Basisversorgung" mit dem Steuerungsinstrument der Praxisgebühr (die in ein Finanzierungsinstrument umgewandelt wird) etabliert.

Reform-Fokus auf die Einnahmeseite und Finanzierungs- und Wachstumsziele. Rot-Grün hingegen zielt auf das Finanzierungs- und Qualitätsziel und davon abgeleitet das Solidaritätsziel mittels der Etablierung eines Qualitätswettbewerbs[707]. Die Bereitschaft, dafür Interessen der verbandlichen Akteure zu verletzen bzw. traditionelle Machtverhältnisse auszugleichen, ist ebenfalls ausgeprägter.

Welchen Einfluss unterschiedliche gesundheitspolitische Ziele auf die Ausgestaltung der Policies haben werden, ist am Beispiel der Praxisgebühr sichtbar: War sie seitens der SPD als Steuerungsinstrument für das Versorgungsgeschehen (Qualitätsziel) gedacht, stellt sie sich für Schwarz-Gelb primär als monetäre Einnahmequelle (Finanzierungs- und Wachstumsziel) dar.

Auf der Mesoebene sind zunehmend materielle und institutionelle Interessen die entscheidenden Faktoren, die die Bereitschaft zur Adaption einzelner Policies zur HzV beeinflussen. Aufgrund des neu gesteckten Handlungsrahmens und des gewandelten Selbstverständnisses (besonders auf Seiten der Kassen und des DHÄV) werden zwar Gemeinwohlorientierung (seitens der Ärzteschaft) und Solidaritätsaspekte (seitens der Kassenverbände) argumentativ angeführt. Grundsätzlich ist hingegen die Steigerung der eigenen Machtressourcen bzw. die Stellung im ordnungspolitischen Gefüge verbandsübergreifend relevant. Das Vertragssystem stellt im Kontext dessen eine entscheidende Stellgröße dar. Entsprechend sind die Policies der verbandlichen Akteure auf Erhalt und/oder Sicherung statt auf Wandel und Weiterentwicklung ausgerichtet. Das Instrument monetärer Anreize erhält vorrangig durch die Thematik einer obligatorischen Praxisgebühr einen hohen Stellenwert. Diese wird lediglich vom DHÄV und der Regierungskoalition als Steuerungsinstrument befürwortet.

Die sich diametral gegenüberstehenden Reformansätze im Bereich der vertraglichen Ausgestaltung der hausärztlichen Versorgung sind eine logische Folge der gewachsenen Interessenpluralität der verbandlichen Akteure, die nicht mehr im einheitlichen (sicheren) korporatistische System agieren (Noweski 2004: 26; Gerlinger 2014: 38; Bandelow und Schade 2009a: 93). Gleichzeitig sind ihre Kompetenzen bislang sehr heterogen und teilweise unzureichend auf die Erfordernisse des neuen Ordnungsgefüges angepasst.

Zusammenfassend ist die Ausrichtung der Problemströme der acht Akteure zwar auf einer übergeordneten Ebene kongruent, etwa mit Blick auf die Finanzsituation, Effizienzprobleme etc. (siehe u. a. Tabelle 16 im Anhang auf OnlinePlus). In Einzelaspekten sind die Problemströme aber umso heterogener, da (insbesondere auf der verbandlichen Ebene) die Partikularinteressen auseinanderdriften. Die Ausrichtung des Problemstroms in Richtung einer veränderten hausärztlichen Versorgung ist in der Gesamtschau im Vergleich zum ersten Ana-

---

[707] Dieser soll zur Modernisierung der Versorgungsstrukturen führen. Zu dessen Realisierung sollen verschiedene Steuerungsinstrumente etabliert werden.

lysefenster weniger intensiv, aber dennoch bei einem Großteil der Akteure ausgeprägt. Ergänzend werden Strukturprobleme in Richtung der Veränderung der Versorgungsstrukturen weitreichend aufgenommen. Die sektorale Trennung und Finanzierungsfragen erhalten mehr Aufmerksamkeit. Besonders die SPD, die (zumindest zu Beginn) über weitreichende Definitionsmacht verfügt, verortet die hausärztliche Versorgung in ihrem Problemstrom.

Eine gemeinsame Ausrichtung der Policy-Ströme ist für das Zeitfenster nicht zu konstatieren, sogar die übereinstimmende Ausrichtung der Ströme der zwei Koalitionsparteien erscheint fraglich. Es kursieren zwar verschiedene Policies, besonders mit Blick auf die vertragliche Ausgestaltung der hausärztlichen Versorgung, deren Konzeption aber nicht oder nur teilweise miteinander vereinbar ist. Erklären lässt sich dies mit unterschiedlichen Zielen, die mit der hausärztlichen Versorgung verfolgt werden, bzw. mit den Zielen und der divergenten Funktionszuschreibung, die mit einer Stärkung der hausärztlichen Versorgung nicht in Einklang zu bringen sind. Weiterhin erhalten andere Themenbereiche wie die sektorale Trennung und daran gebunden die IV oder DMPs deutlich mehr Aufmerksamkeit. Überdies lässt sich die hausärztliche Versorgung für viele Akteure in den Themenbereich IV oder übergeordnet neue Versorgungsformen integrieren, sodass die Reformbereitschaft weiter eingedämmt wird. Ergänzend schlägt sich (mit Blick auf den Policy-Strom) die fehlende Einigkeit der Akteure in anderen Gestaltungsbereichen des Gesundheitssystems auf die Ausgestaltung der HzV nieder.

Rekurrierend auf den Politics-Strom ist der Zeitgeist im Vergleich zum vorherigen Zeitfenster zunehmend auf wettbewerbliche Konzeptionen der Versorgungs- und Vertragsgestaltung ausgerichtet. Besonders seitens der Kassen ist dies zu beobachten, die das ursprüngliche Modell von Rot-Grün aufgrund der Einstiegsmöglichkeiten in den Wettbewerb (wenn auch nicht im hausärztlichen Bereich) befürworten. Hier verweisen sie auf Studien sowie eigene Umfragen, die diesen Wunsch auch seitens der Versichertenschaft benennen. Diese zeigen, dass sich der Kassenwettbewerb wandelt. Demgegenüber argumentiert Schwarz-Gelb, dass das diskutierte Modell einem Wettbewerb entgegensteht, schließlich vertreten sie einen anders ausgerichteten wettbewerblichen Ordnungsrahmen.

Mit den (gesundheits-)politischen Entwicklungen im Zeitfenster sowie der gestärkten Veto-Macht der Opposition geht die Bereitschaft zur stärkeren Etablierung von privatwirtschaftlichen Elementen, auch mit eingeschränkteren Veränderungen, in den Vertragsmöglichkeiten einher. Dabei sind es nicht nur die unterschiedlichen Wettbewerbsvorstellungen, die eine gemeinsame Position zur HzV erschweren, sondern auch Fragen um das Verhältnis staatlicher Steuerung, Wettbewerb sowie die Rolle der Selbstverwaltung sowie der Individualakteure innerhalb dessen. Im besonderen Maße wird deutlich, dass die hausärztliche

9.2 Zeitdiagnose Analysefenster 2

Versorgung und eine Veränderung dieser nicht ohne die anderen Versorgungs- und Systembereiche der GKV betrachtet und verstanden werden kann. Gegenüber der starken Kritik an einem Primärarztsystem (als Basisversorgung, mit dem Hausarzt im Zentrum) werden durch die Thematik der IV Ansätze der Primärversorgung anscheinend positiver bewertet. Auch aus wissenschaftlicher Perspektive wird die IV als Kernstück des GMGs betrachtet. Dies geschieht jedoch entlang der Positionen zur IV der einzelnen Akteure und unter Berücksichtigung der daran gebundenen Gestaltungsfragen mit unterschiedlicher Intensität.

Weiterhin wird deutlich, dass die Problemsichten die Policies und/oder die strategische Argumentationsgrundlage beeinflussen. Beispielhaft ist hier der tatsächliche oder vermeintliche Ärztemangel zu nennen, der zunehmend in die Diskussion um die Ausgestaltung der hausärztlichen Versorgung integriert wird. Dieser wird je Akteur unterschiedlich wahrgenommen und unterschiedlich in die Diskussion eingebracht.[708]

Durch die kompromissorientierte Problemlösung in der Großen Sachkoalition stellen sich die Veränderungen im Bereich der hausärztlichen Versorgung letztlich als deutlich weniger weitreichend dar.[709] Gleichwohl muss konstatiert werden, dass der Policy-Output als bedeutende Veränderung für die Entwicklung der hausärztlichen Versorgung zu verorten ist. Inwiefern sich die neuen gesetzlichen Regelungen implementieren lassen und tatsächlich zur Stärkung der hausärztlichen Versorgung beitragen, erscheint angesichts der breiten Ablehnung seitens der verbandlichen Akteure als eher fraglich. Dennoch hat die Thematik, besonders durch die ursprüngliche Policy der SPD im Zeitfenster, eine sehr hohe Aufmerksamkeit erhalten, nicht nur unter den politischen Akteuren, sondern auch in der öffentlichen Wahrnehmung. Weiterhin lässt sich erkennen, dass andere Themen im Bereich der Versorgungsstrukturen eine dominantere Rolle einnehmen. Hier ist besonders die IV zu nennen.

Auch für dieses Zeitfenster kann anhand der Untersuchung kein politischer Entrepreneur auf der Individualebene benannt werden. Auf der Mesoebene agiert der DHÄV zwar als stärkster Befürworter, sein politischer Einfluss ist aber unzureichend, um als Entrepreneur zu gelten. Seitens des AOK-BV erscheint der politische Einfluss nicht weitreichend und die Thematik nicht als wichtig genug. Die

---

708 So wird er von einem Lager (KBV und Schwarz-Gelb) als dominierendes Problem genannt, das durch die schlechten Arbeitsbedingungen entstanden ist, und von dem anderen Lager (Rot-Grün und den Kassen) als ein Beweis für strukturelle Defizite angeführt. Weiterhin beeinflusst der Grad der wahrgenommenen Strukturprobleme die Bereitschaft zu strukturellen Reformen.
709 Weniger weitreichend als zum einen von vielen Akteuren im Zeitfenster als Policy akzeptiert worden wäre (besonders seitens der Kassen) und zum anderen als von den Initiatoren (Rot-Grün) ursprünglich angedacht war.

SPD kann hingegen sowohl als Agenda-Setter als auch als politischer Entrepreneur für die Stärkung der hausärztlichen Versorgung verstanden werden.[710]

9.3 Zeitdiagnose Analysefenster 3

Die Etablierung eines Primärarztsystems wird akteursübergreifend nicht als eigene Policy diskutiert.[711] Grundsätzlich hat die Thematik der hausärztlichen Versorgung im Vergleich zu den vorherigen Analysefenstern an Aufmerksamkeit eingebüßt. Gleichwohl wird die HzV aus vertragsrechtlicher Perspektive erneut auf eine erweiterte, selektivvertragliche Ebene manövriert. Stellt sich die HzV im Rahmen des GMG noch als zusätzliches Angebot mit Add-on-Charakter innerhalb der Regelversorgung dar, wird sie mit Verabschiedung des WSG durch den verpflichtenden, flächendeckenden Charakter (wenn auch nicht vollends) zur eigenständigen Versorgungsform, die weitestgehend unabhängig von den kollektivvertraglichen Regelungsstrukturen ist (z. B. Paquet 2011: 40). Diese Konzeption ist stark umstritten, ebenso wie die damit verknüpften Erwartungen.

Bereits in den Problemströmen der betrachteten Akteure werden die HzV bzw. einzelne Aspekte der hausärztlichen Versorgung offensiv nur von zwei Akteuren konkret als Problem definiert: dem DHÄV und dem AOK-BV.[712] Gleichwohl findet sie in angrenzenden Sachverhalten, die konkret als problematisch definiert werden, auch bei den anderen Akteuren Platz. So nehmen alle Akteure u. a. Probleme im Bereich der Versorgungsstrukturen, des ärztlichen Honorarsystems und vorangestellt des bestehenden Wettbewerbs wahr. Inwieweit bzw. in welchem Umfang diese nun tatsächlich mit der Ausgestaltung der hausärztlichen Versorgung respektive der HzV verknüpft werden, ist je nach Perspektive sehr unterschiedlich.

Die Rahmenbedingungen des Vertragsrechts erhalten übergreifend einen hohen Stellenwert. Ihre konkrete Ausgestaltung sowie Problembeschreibung sind hingegen je nach Perspektive divergent. Neben der Tatsache, dass noch immer

---

710 Schließlich ist davon auszugehen, dass die Regelungen im verabschiedeten GMG maßgeblich durch die Sozialdemokraten ermöglicht wurden.
711 Die Zeitdiagnose setzt sich fast vollständig aus den Erkenntnissen des Kapitels 8 zusammen. Verweise und Quellen können daher auf Seite 182ff. eingesehen werden.
712 Eine Auflistung der Problemwahrnehmungen im Bereich der hausärztlichen Versorgung zeigt Tabelle 16 im Anhang. Eine Einordnung bzw. Abschätzung der Problemwahrnehmungen erfolgte auch auf Grundlage geäußerter Argumente und Positionen sowie abgeleitet von einzelnen Policies, da die hausärztliche Versorgung schließlich nicht immer direkt als Problem formuliert wurde. Einer geringen Präsenz im Problemstrom steht eine größere Präsenz im Policy-Strom gegenüber, die durch die Große Koalition als Agenda-Setter und ihren Gesetzentwurf hervorgerufen wird.

unterschiedliche Konzeptionen und Ziele eines Wettbewerbs im Gesundheitswesen vorherrschen, stellen sich auch die Vorstellungen über die (allgemeine) Gestaltung eines Vertragswettbewerbs sowie die Rolle der hausärztlichen Versorgung heterogen dar. Grundsätzlich weisen nun alle Akteure, indirekt auch die KBV[713], die Bereitschaft auf, die HzV neben der hausärztlichen Regelversorgung als Einzelvertragsoption zu gestalten. Alle Akteure, außer die FDP sehen die bisherige Gestaltung des § 73 b SGB V[714] als reformbedürftig an, wenngleich die Ursachen für diese Einschätzung je Akteur divergent eingeschätzt werden. Erneut steht das Ausmaß für einzel- und nun sogar selektivvertraglicher[715] Gestaltungsoptionen im Fokus der Problemerfassung und der diskutierten Policies.

In der Folge hat sich die Diskussion um die Stärkung der hausärztlichen Versorgung zwar nicht grundlegend gewandelt. Verglichen mit dem zweiten Analysefenster fokussiert sie nun aber Fragen nach der Konzeption von HzV-Verträgen. Die Diskussion hat sich von der Frage entfernt, ob die hausärztliche Versorgung als einzelvertragliche Option realisiert werden soll, und sich hin zu der Frage nach dem Ausmaß des Selektivvertragscharakters entwickelt. HzV-Verträge als Einzelvertragsoption sind im System vorhanden und stehen im Grunde nicht mehr zur Disposition, lediglich ihr Charakter wird verhandelt. Konkrete Inhalte wie Vertragsteilnehmer, Bindung bzw. Ablösung von den Gesamtverträgen etc. und der daran gebundene Wettbewerbscharakter der Versorgungsform werden von den Akteuren sehr divergent diskutiert. Lediglich der DHÄV und weniger weitreichend der AOK-BV und die SPD erörtern und befürworten neben dem Bereich der Vertragsgestaltung weitere Einzelpolicies[716]. Diese drei Akteure sind es auch, die der hausärztlichen Versorgung finanzielles Einsparpotential zuschreiben. Nach ihrer und der Ansicht der Ersatzkassen sowie der Grünen hat die Versorgungsform eine besondere Funktion im Leistungsgeschehen, u. a. mit Blick auf die Versorgungssteuerung. Diese Akteure können als Fürsprecher einer Stärkung der hausärztlichen Versorgung verstanden werden.

---

713 Die KBV sieht Einzelverträge nur in anderen, wenigen Versorgungsbereichen. Die HzV soll „als kollektiver Zusatztarif" angeboten werden.
714 Also des entscheidenden, durch das GMG 2004 verabschiedeten Paragraphen zur Regelung von Hausarztverträgen.
715 Die hausärztliche Versorgung bleibt zum einen in der Regelversorgung (§ 73 SGB V) und als Einzelvertragsoption (§ 73b SGB V) bestehen. Als Einzelvertragsoption wird sie nun u. a. mit Blick auf vertragsrechtliche Gestaltungsfragen diskutiert: Wer darf teilnehmen und unter welchen Bedingungen? Dadurch wird sie zunehmend zum Element der Selektivverträge. Der bis dahin verfolgte Ansatz, dass es sich „bei der Sicherstellung der hausarztzentrierten Versorgung mit besonders qualifizierten Hausärzten" (§ 73b SGB V i. d. F. v. des GMG) um Gesamtverträgen niederzulegende Inhalte handelt, wurde aufgegeben.
716 Vorrangig mit Blick auf die hausärztliche Versorgung in der Regelversorgung, u. a. die Repräsentanz der Hausärzte innerhalb der ärztlichen Körperschaften, Honorargestaltung, Zulassungsfragen etc.

Die Union diskutiert zwar die Funktion der hausärztlichen Versorgung nicht (öffentlich), gleichwohl kann ihr aufgrund der zustimmenden Position der Policies im Reformprozess zum WSG sowie der vermeintlichen Bindung zwischen CSU und DHÄV keine Abwehrhaltung zugesprochen werden. Die KBV und die FDP sprechen sich nicht gegen die HzV respektive die hausärztliche Versorgung aus, sehen aber wie auch in den vorherigen Zeitfenstern keinen Bedarf für eine (exklusive) Aufwertung.[717] Alle acht Akteure sind sich einig, dass die hausärztliche Versorgung in anderen Versorgungsformen wie der IV und teilweise DMP eine wichtige Stellung einnehmen kann und soll.

9.3.1 Übergeordnete Problemperspektiven und Handlungsbedarfe im Analysefenster 3

Die weiter gewachsene Konvergenz auf der übergeordneten Ebene der Problemwahrnehmungen und im gesundheitspolitischen Zielkorridor der Akteure schlägt sich auch im dritten Analysefenster nieder. Dies geschieht erneut vorrangig auf der Makroebene. Übereinstimmend werden von jedem Akteur Struktur-, Qualitäts- und Einnahmeprobleme (u. a. in Form von defizitären Versorgungsstrukturen und einem unzureichenden Wettbewerb) sowie eine prekäre Finanzsituation wahrgenommen, die mit einem enormen Reformdruck einhergehen. Bei der Detailbetrachtung zeigen sich divergente Ausprägungen, Schwerpunkte und Interpretationen u. a. mit Blick auf die Folgerungen und gesundheitspolitischen Maßnahmen, die sich aus diesen Wahrnehmungen ergeben. Weiterhin bestehen unterschiedliche Vorstellungen von Wettbewerb (Qualitäts- vs. Preiswettbewerb) und von Strukturreformen[718] sowie der Gewichtung der übergeordneten gesundheitspolitischen Ziele. Von großer Bedeutung ist hierbei der Stellenwert, den die Parteien den gesellschaftlichen Herausforderungen und deren Einfluss auf die Finanzierungsebene zuweisen, und somit ihre Bereitschaft für strukturelle Veränderungen.

Union und FDP sowie die KBV gehen von einer nicht beeinflussbaren Kostenexplosion und einer allgemeinen Unterfinanzierung des GKV-Systems aus. Auch nehmen sie deutlich weniger Effizienzpotentiale wahr als die anderen Akteure.[719] Rot-Grün und die Kassenverbände (teilweise auch der DHÄV) er-

---

717 Eine Anpassung der Honorarsystematik muss beispielsweise für die gesamte Ärzteschaft erfolgen.
718 U. a. bezogen auf das Verhältnis von Regulierung, Markt und Korporatismus (z. B. Bandelow 2003: 18).
719 Finanzierungsfragen haben im gesamten Zeitfenster, nicht nur für die Regierung und die SPD, eine herausragende Bedeutung. Maßnahmen zur Reformierung der Einnahmeseite werden mit Blick auf den Politics-Strom aber weitestgehend in andere Diskussionsarenen verlagert. Eine

kennen hingegen beeinflussbare Kostensteigerungen und gehen davon aus, durch angepasste Versorgungsstrukturen Effizienzpotentiale erschließen zu können (siehe hierzu u. a. Gerlinger 2014: 41ff.). In der Folge sind die einzelnen Policies der Akteure zur HzV und deren Reichweite teilweise sehr heterogen oder widersprechen einander sogar.[720]

Die Diskussion um die Ausgestaltung der hausärztlichen Versorgung erfolgt vorrangig im Bereich des Vertragsrechts. Die Existenz der HzV als einzelvertraglich zu gestaltende Versorgungsform steht für keinen Akteur zur Disposition. Ihre tatsächliche Ausgestaltung ist demgegenüber stark umstritten.

9.3.2 Perspektive der SPD im Analysefenster 3

Die Policies der Sozialdemokraten respektive des dominierenden BMG mit Ministerin Schmidt zur hausärztlichen Versorgung sowie in vielen Bereichen der Strukturreform stellen sich als Fortführung des GMG dar. Die im Kompromiss mit der Union vereinbarte Konzeption der HzV wird konkretisiert und verschärft, vermeintlich in Richtung der eigenen sozialdemokratischen Policies. An die ursprüngliche Konzeption der hausärztlichen Versorgung zum GMG[721] reichen die Policies bei weitem nicht heran.

Noch immer verfolgt die Partei kein reines Wettbewerbsmodell für die HzV. Neben der Stärkung der selektivvertraglichen Charakteristik und der Möglichkeit monetärer Prämienzahlungen als wettbewerbliche Elemente werden auch Verpflichtungen für die Beteiligten sowie inhaltliche, gesetzgeberische Vorgaben bzw. Konkretisierungen[722] angestrebt und durchgesetzt (siehe Analysefenster 3, Kapitel 8). Das wahrgenommene Potential für Einsparungen durch Qualitäts- und Effizienzsteigerungen stellt sich auch im dritten Zeitfenster als handlungsleitend für die anvisierte Strukturreform der SPD dar, um langfristig die Stabilisierung der Finanzsituation bei gleichzeitiger Orientierung an Qualität und Solidarität zu ermöglichen. Die Stärkung des Einzelvertragswettbewerbs u. a. durch die Stär-

---

solitäre Betrachtung ist nur schwer vorzunehmen. Obwohl die Darstellung der Strukturelemente im Fokus steht, werden im Folgenden auch Finanzierungsaspekte angesprochen.

720 Die Tabelle 18 bis Tabelle 21 im Anhang geben ohne Anspruch auf Vollständigkeit eine Übersicht über die „Gesamtheit" kursierender Probleme und diskutierter Policies im Kontext des Politikfeldes während des Zeitfensters. Ergänzend erfolgt eine Abschätzung und Einordnung der unterschiedlichen Themen aus der Perspektive der acht Akteure. Die HzV wird dabei gesondert aufgelistet. Entstanden sind diese Tabellen durch die systematische, kategorienbezogene Analyse der Materialien.
721 Mit einem Primärarztsystem-Charakter, der durch Intervention der Union nicht realisiert wurde.
722 Mit Schwerpunkt auf Vorgaben im Bereich der Qualitätssicherung und der Vertragsteilnehmer.

kung der Einzelakteure sowie der Kostenträger[723] als Vertragsteilnehmer ist dabei noch immer zentral und fügt sich in die Bereitschaft zur Etablierung eines Vertragssystemwettbewerbs. Dieser würde den Kassen einen möglichen Einzelvertragswettbewerb ermöglichen und gleichzeitig den einzelnen Ärzten (im Sinne der KBV) einen sicheren kollektiven Rahmen bieten, sofern sie von der Exit-Option keinen Gebrauch machen wollen (Noweski 2012: 291).

Gleichwohl werden parallel Bestrebungen deutlich, die auf einen stärkeren staatlichen Einfluss zielen. Diese sind jedoch nur ansatzweise im Bereich der HzV wiederzufinden.[724] Die Positionierung der SPD im Gestaltungsbereich dürfte entsprechend taktisch und ideologisch motiviert sein. Mit der HzV und der Funktion des Hausarztes werden unmittelbare Einsparpotentiale und Qualitätssteigerungen verknüpft. Dies erklärt die geforderte Verpflichtung für die Kassen, ihren Versicherten solche Angebote vorzuhalten. So ist die Verpflichtung respektive die Verschärfung und die Konkretisierung der gesetzlichen Vorgaben Ausdruck des hohen Stellenwertes, die die Partei der Versorgungsform sowie dem Ziel zuschreibt, den Versicherten tatsächlich ein Mehr an versorgungsbezogenen Wahltarifen zu ermöglichen. Schließlich sollen ergänzend weitere einzelne Policies die Rolle des Hausarztes (vorrangig in der Honorarsystematik) stärken. Sie werden ergänzt um Anpassungen der Rahmenbedingungen des Kassenwettbewerbs.[725] Der gewünschte Vertrags- und Qualitätswettbewerb wird demgegenüber vorrangig durch IV-Verträge verfolgt.[726] Grundsätzlich und in Relation zu den IV-Vertragsmöglichkeiten sind die tatsächlichen Ansätze zur Stärkung der Selektivvertragsoptionen innerhalb der HzV weiterhin eingeschränkt.[727] Das gleichzeitige Festhalten an kollektivvertraglichen Grundelementen sowie dem „Add-on"-Vertragscharakter für die Kostenträger im Bereich der HzV-Verträge (z. B. Cassel et al. 2006: 16; Paquet 2011: 7) steht der Logik zur Einführung eines Einzelvertragswettbewerbs entgegen. Dies kann teilweise auf den Einfluss der Union, auf die wahrscheinlich noch bestehende Skepsis gegenüber einer

---

723 Nun nicht mehr die Kassenverbände, sondern die Einzelkassen.
724 Hier u. a. durch die gesetzlich vorgegebene Konkretisierung der Vertragsinhalte wie die obligatorische Qualitätssicherung. Mit letzterem bestätigt die SPD einerseits ihre Bereitschaft für staatliche Vorgaben sowie andererseits das anvisierte Ziel der Qualitätssteigerung tatsächlich realisieren zu können.
725 Hier legt die SPD den Fokus auf eine nachhaltige Weiterentwicklung des RSA hin zum Morbi-RSA (diese wird hingegen durch den Koalitionspartner eingeschränkt).
726 Es wurden bislang nur wenige Verträge nach § 73 SGB V geschlossen. Erfolgreicher konnten sich IV-Verträge etablieren.
727 Auch im gesamten Vertragsgeschehen. An der Gesamtvergütung wird weitestgehend festgehalten. Der Sicherstellungsauftrag verbleibt bei den KVen und grundsätzlich hätten die Regelungen zur HzV weitreichender in Richtung Einzel- bzw. Selektivverträge zielen können. Schließlich fehlt es an überzeugenden Möglichkeiten zur Betragssatzbereinigung. Demgegenüber wollte die SPD die KVen als Vertragspartner ausgeschlossen lassen, was die Union verhinderte.

flächendeckenden Einführung von Einzelverträgen sowie den schlichten Wunsch, die HzV tatsächlich zu befördern, zurückgeführt werden.[728] Die Kritik an den KVen und den Fachärzten sowie ggf. eine gewisse Nähe zu den Hausärzten kann ergänzend für die Sozialdemokraten angeführt werden. Auf Befindlichkeiten von kollektiven Akteuren wie der Kassen wird und muss im Reformvorhaben seitens der SPD keine Rücksicht genommen werden. Es gilt jedoch zu betonen, dass die HzV im Problemstrom der SPD kaum präsent ist. Demnach kann auch davon ausgegangen werden, dass die Versorgungsform zunehmend als Instrument[729] zur Veränderung der Vertrags- und Versorgungsstrukturen genutzt werden soll. Die Stärkung der hausärztlichen Versorgung steht weniger im Fokus, sondern primär die Verschärfung der Konkurrenzsituation zwischen den (Einzel-)Kassen und der Einbezug der Leistungserbringer in den Wettbewerb.

Weil antizipierte Widerstände (Aufbau auf einen bereits eingeschlagenen Kompromissweg durch das GMG) berücksichtigt werden, ist die Anschlussfähigkeit der Policies deutlich gegeben. Diese sollen bereits statuierte Regelungen teilweise im traditionellen, teilweise in einem neuen Systemcharakter wandeln. Das Modell ist am Kompromiss mit dem Koalitionspartner orientiert und kann daher als taktisch motiviert eingeordnet werden. Die HzV fügt sich für die Sozialdemokraten wie auch in den vorherigen Zeitfenstern in den Zielkorridor von Qualität und Finanzierbarkeit und weiterführend Solidarität, auch wenn u. a. durch die selektivvertraglichen Erweiterungen die Verletzung des Solidaritätsziels erneut teilweise in Kauf genommen wird.

Die SPD steht für eine (politische) Förderung der hausärztlichen Versorgung, sowohl als Einzelvertragsform (HzV) als auch im Kollektivvertragssystem. Ein Wettbewerbsmodell wird nicht primär angestrebt. Sowohl materielle als auch ideelle Motive sind handlungsleitend.

9.3.3 Perspektive der Union im Analysefenster 3

Die Union zeigte bereits während ihrer Beteiligung am GMG eine deutlich gewachsene Bereitschaft, einzelvertragliche Regelungen sowie die hausärztliche Versorgung zu stärken und zu etablieren, wenngleich diese auf Kompromissbe-

---

728 Wie auch die Abschaffung bzw. Konkretisierung der Qualifizierungsregelung als Entgegenkommen gegenüber den Hausärzten zu verstehen ist, da nun wieder alle zugelassenen Hausärzte an den Verträgen teilnehmen können und keine Vorgabe der Kassen bestimmend ist.
729 Mit der Verpflichtung wird ferner Fusionsdruck auf die Einzelkassen sowie eine Abspaltung von den Verbandsstrukturen in Kauf genommen.

strebungen zurückzuführen ist. Es ist davon auszugehen, dass ein übergeordneter Einzelvertragswettbewerb und die Abschaffung des Sicherstellungsauftrages sowie der Gesamtverträge noch immer abgelehnt werden. Schließlich sind die Bindungen zur Ärzteschaft bzw. zur KBV (noch zu) groß.[730] Auch ist eine verstärkte Wahrnehmung von ineffizienten (Versorgungs-)Strukturen zu konstatieren, deren Reformierung nun auch mit einer Orientierung am Finanzierungs- und Wachstumsziel in Verbindung gebracht wird. Gleichwohl stehen andere Policies wie die Finanzierung im Fokus. Ausdruck findet dies u. a. durch die geforderte Kopfpauschale.[731] Das Qualitätsziel als gesundheitspolitische Orientierung gewinnt an Bedeutung.

Dennoch sind es weiterhin vorrangig privatwirtschaftliche Elemente, die zur Stabilisierung der GKV-Finanzierung von der Union diskutiert werden.[732] Ziel der Partei ist die Etablierung eines primär marktwirtschaftlich orientierten Wettbewerbs. Auf Kostenträgerseite soll ein Preiswettbewerb entstehen, der im Sinne der Konsumentensouveränität den Versicherten weitreichende Wahlmöglichkeiten bietet, die vorrangig in monetären, aber auch versorgungsbezogenen Wahltarifen bestehen. Welche Funktion die Union der HzV grundsätzlich sowie in Wahltarifen zuschreibt, wird von der Partei nicht offen formuliert. Es ist davon auszugehen, dass sich die HzV als Wettbewerbsparameter in den angestrebten Preiswettbewerb fügen soll. Demnach wird eine einzelvertragliche Ausgestaltung des § 73b SGB V akzeptiert, welche u. a. den Erhalt gesamtvertraglicher Elemente und die Beteiligung der KVen – zumindest als potentielle Vertragsteilnehmer – berücksichtigt. Sonderregelungen werden dagegen nicht gewährt.

Dies ist zum einen auf die einleitend dargestellte gewachsene Zustimmung gegenüber einzelvertraglichen Regelungen, zum anderen rekurrierend auf den Politics-Strom und dort die eher schwache gesundheitspolitische Position der Union gegenüber dem Koalitionspartner sowie den Einfluss der CSU zurückzuführen. Letztere kann auch durch den starken Einfluss der Länder eigene Policies parteiintern durchsetzen (u. a. Bandelow und Schade 2008: 92f.). Auch liegt der konservative Schwerpunkt in anderen Themenbereichen. Durch die Konsenslinie u. a. für die hausärztliche Versorgung gehen Zugeständnisse des Koalitionspartners mit unionsspezifischen Policies in anderen Bereichen einher. Ein verringer-

---

730 Dies zeigt sich u. a. in den Forderungen nach einer Ausweitung des Sachleistungsprinzips und dem Schutz der PKV sowie in der Abkehr von Vergütungsabschlägen für Vertragsärzte in überversorgten Regionen und mit Blick auf die HzV und in der Rückholung der KVen als potentielle Vertragspartner in Verträgen nach § 73b SGB V. Dies alles erfolgt im Einklang mit der KBV.
731 Sowohl die Orientierung am Wachstums- und Finanzierungsziel als auch die Positionierung zur Kopfpauschale sind Ausdruck der Weiterführung der 2003 initiierten neoliberalen Wende (z. B. Schmid 2008: 76).
732 Schließlich wird mehr ein Einnahmen- denn ein Ausgabenproblem attestiert.

ter Vertragswettbewerb, mit geringeren Einschnitten für die Leistungserbringer ist beispielhaft zu nennen.[733] Für die Rolle der CSU kristallisiert sich heraus, dass eine deutliche klientelische Bindung zum DHÄV besteht (mit Blick auf die Entwicklungen durch und während des GKV-Org, siehe Politics Zeitfenster 3).[734] In der Folge ist davon auszugehen, dass die HzV-stärkenden Policies des BMG durch das Mitwirken der CSU auch von der gesamten Union akzeptiert oder teilweise sogar befürwortet werden.

Des Weiteren ist die stärkere „Bedrohung" des Kollektivvertragssystems sowie der KVen primär im Bereich der IV-Verträge und nicht der HzV zu verorten. In der Folge dürfte die Bereitschaft zur Stärkung der HzV auch dadurch erhöht sein, dass die angestrebten Änderungen zwar im Sinne einer inkrementellen Ausweitung selektivvertraglicher Gestaltungsoptionen zu werten sind, gleichwohl aber nicht so weitreichend wie bspw. für die IV.[735] Hier können ferner Begründungen der Pfadabhängigkeit herangezogen werden. Entsprechend den vorherigen Reformen wurden die institutionellen Grundstrukturen der HzV (sukzessive) statuiert, sodass eine Abschaffung (besonders unter den bestehenden politischen Kräfteverhältnissen) nur noch schwerlich zu realisieren wäre. Ergänzend würde eine deutliche Ablehnung von HzV-Verträgen den eigenen Forderungen nach mehr Wettbewerb entgegenstehen, sodass eine Zustimmung aus taktischen Motiven notwendig erscheint, um die eigene Position zu wahren. Hingegen steht die den Kassen auferlegte Verpflichtung grundsätzlich den Wettbewerbsvorstellungen der Union entgegen. Hier ist erneut die Konsensorientierung gegenüber der SPD sowie die Rolle der CSU zu benennen, die eine Gegenposition der Union verhindern. So führt der Spagat der Union zwischen den Interessen der Hausärzte (seitens der CSU) und dem Erhalt der Vertragskompetenz für die KVen (seitens der CDU) dazu, dass die angestrebten Policies zur HzV nur mit leichten Modifizierungen wie der Rückholung der KVen als potentielle Vertragspartner in den § 73b SGB V akzeptiert wird.

Verglichen mit den vorherigen Analysefenstern wird die HzV argumentativ nicht mit einer Verletzung des Finanzierungs- oder Wachstumsziels assoziiert.

---

733 Es ist davon auszugehen, dass die Policies der SPD ohne den Konsens weitreichender und vermehrt im Einklang mit den sozialdemokratischen Zielen formuliert worden wären. Schließlich wurden am Ende des Gesetzgebungsprozesses zunächst geplante Strukturmaßnahmen (wie das Ausmaß der RSA-Reform, die KVen als Vertragspartner in der HzV etc.) durch die Union abgewehrt.

734 Die Rolle der CSU in der Frage der Ausgestaltung der hausärztlichen Versorgung sowie der HzV als Einzelvertragsform ist vorrangig mit Blick auf die Zeit nach dem Gesetzgebungsprozess zum WSG zu verorten (siehe Analysefenster 2, Kapitel 7).

735 Die HzV stellt sich zwar als einzelvertragliche Regelung dar, besitzt jedoch keine Ausgleichsregelungen gegenüber den Gesamtverträgen. Eine Anschubfinanzierung und Budgetbereinigungen fehlen, sodass sie sich für die Kassen als „Add-on"-Finanzierung darstellt (siehe auch Cassel et al. 2006: 41).

Allgemein wird sie seitens der Union aus gesundheitspolitischen Diskussionen regelrecht herausgehalten. Zusammenfassend bleibt die Union ihrer Linie zumindest ansatzweise treu und stellt sich gegen weitreichende Selektivvertragsoptionen und Regulierungsmechanismen. Noch immer nimmt die Partei Gefahren der „Staatsmedizin" (z. B. BT 15/1174: 8; Widmann-Mauz 2003: 4213) durch die Sozialdemokraten[736] wahr. Im Bereich der HzV wird hingegen eine Kompromisslinie anvisiert. Dabei propagiert sie Wettbewerb, ist aber in den konkreten Wettbewerbs-Policies eher zurückhaltend und unkonkret.

> Die Union akzeptiert eine (politische) Förderung hausärztlicher Versorgungsformen, sowohl als Einzelvertragsform (HzV) als auch im Kollektivvertragssystem. Primär wird ein Wettbewerbsmodell bei Wahrung gesamtvertraglicher Elemente respektive der Rolle der KVen angestrebt. Materielle und taktische Motive können für die Positionierung erklärend angeführt werden.

9.3.4 Perspektive der FDP im Analysefenster 3

Die FDP erhöht ihre Wettbewerbsprogrammatik. Neben weitreichenden privatwirtschaftlichen Elementen werden nun auch die Ausweitung von einzelvertraglichen Regelungen und der stärkere Einbezug der Leistungserbringer anvisiert. Strukturreformen werden in den liberalen Maßnahmenkatalog aufgenommen. So scheint hier zunehmend Kontingenz gegenüber den anderen Akteuren zu bestehen. Trotzdem bleibt das Primat der Gesamtverträge erhalten. Schließlich sind es Einnahme- und nicht Ausgabenprobleme, die den Problemstrom dominieren. Die FDP zielt aber ähnlich wie die Union in ihren strukturellen Anpassungen nicht auf die Rationalisierung der Versorgungsstrukturen, sondern auf den Abbau staatlicher Eingriffe, weitreichende Deregulierung sowie die Etablierung eines Gesundheitsmarktes. Versorgungsstrukturen sollen sich aus Sicht der zwei Parteien nach den Präferenzen der Beteiligten, also der Leistungserbringer und insbesondere der Kostenträger und Versicherten, (weiter-)entwickeln. Dies soll zu Kostensenkungen und Qualitätssteigerungen führen.[737] Ergänzt um die Wandlung in ein kapitalgedecktes Gesundheitssystem sowie weitere privatwirtschaftli-

---

736 Dies bezieht sich hingegen auf andere Bereiche der Gesundheitsreform wie die RSA-Reform, die übergreifende Versicherungspflicht, die Fragen um die Ausgestaltung der PKV etc.
737 Da aber primär externe Faktoren die Finanzierungsproblematik verursachen (u. a. demographischer Wandel und weitere gesellschaftliche Herausforderungen), gilt es, die Finanzierungsseite der GKV in ein kapitalgedecktes Gesundheitssystem umzuwandeln. Trotz des Anspruchs, soziale Transferzahlungen zu integrieren, ist keine Orientierung am Solidaritätsziel zu vernehmen.

cher Elemente[738] auf der Einnahmeseite tritt die FDP öffentlich für das Wachstums- und Finanzierungziel ein. Auf dem neu zu schaffenden Gesundheitsmarkt stehen Sonderstellungen einzelner Versorgungsformen dem Wettbewerbscharakter entgegen.

In der Folge positioniert sich die Partei gegen eine (gesonderte) Stärkung der Hausärzte oder Hausarztverträge. Diesen wird ihre Bedeutung innerhalb des Versorgungsgeschehens nicht abgesprochen, jedoch werden sie auch nicht höher bewertet als die anderen Fachärzte. Grundsätzlich verfügen Versicherte über ausreichend Konsumentensouveränität, um auch ihren Leistungserbringer zielgenau zu wählen.[739] Eine primärärztliche Versorgung durch den Hausarzt und die Einschränkung der freien Arztwahl können zu unnötigen Arztkontakten und Kostensteigerungen führen, die dem Finanzierungsziel zuwiderlaufen. Hausarztverträge sollen nach ihrer Ansicht als Wettbewerbsmodell eingeführt werden, das frei von Verpflichtungen, Vorgaben und Sonderregelungen wie einer Budgetbereinigung ist und unter potentieller Beteiligung der KVen stattfindet. Die Hausarztverträge sollen sodann in Konkurrenz zu anderen Verträgen existieren. Der Markt wird entscheiden, ob sich die Versorgungsform durchsetzt. Eine gesonderte Förderung der Hausärzte würde ferner den Forderungen der Partei, die Arbeitsbedingungen der gesamten Ärzteschaft zu verbessern, entgegenstehen. Argumentativ bezieht sich die FDP auf den Erhalt der ärztlichen Freiberuflichkeit und den Sicherstellungauftrag, um eine qualitativ hochwertige Versorgung zu gewährleisten. Sie verweist dabei auf das von ihr sowie der Ärzteschaft wahrgenommene Problem des Ärztemangels.

Aufgrund des geringen gesundheitspolitischen Einflusses scheint sich die Programmatik weitreichend an Klientelpolitik zugunsten der Leistungserbringer zu orientieren. Gleichwohl werden auch realpolitische Entwicklungen aufgenommen.[740] Im Fokus der Partei stehen, orientiert am Finanzierungs- und Wachstumsziel, die kapitalgedeckte Finanzierung und ein Gesundheitsmarkt mit weitreichenden Wahlmöglichkeiten für die Versicherten. Dabei stellt sich die Frage, wie handlungsfähig die FDP im Politikfeld Gesundheit ist. Neben dem Systemwechsel zur Umgestaltung der Finanzierung kann die Partei kaum auf

---

738 Begrenzung des Leistungskatalogs, monetäre Selbstbeteiligung und Wahltarife sowie die flächendeckende Einführung des Kostenerstattungsprinzips sind einzelne Elemente des liberalen Maßnahmenkatalogs.
739 Schließlich kann die Lotsenfunktion auch durch den Facharzt erfolgen. Entsprechend wird eine allgemeine Primärversorgung nicht vollständig abgelehnt.
740 Hier ist bspw. die Positionierung zu Einzelvertragsoptionen zu nennen. Einzelvertragsoptionen weiter zu bekämpfen und gleichzeitig mehr Wettbewerb und Deregulierung zu fordern, passt langfristig argumentativ nicht mehr zusammen, zumal akteursübergreifend nun auch bei der Ärzteschaft die Lockerung der Gesamtverträge nicht mehr vollständig bekämpft wird. Der RSA, egal in welcher Form, steht noch immer der Wettbewerbslogik der Partei entgegen.

gesundheitspolitische Konzepte, die ferner anschlussfähig gegenüber anderen Policies wären, zurückgreifen. Nach dieser Orientierung erhalten IV-Verträge bei Abschaffung der bestehenden Sonderstellungen sowie monetäre Wahltarife, nicht jedoch die HzV, verstärkte Aufmerksamkeit.

Die FDP ist gegen eine (politische) Förderung hausärztlicher Versorgungsformen. Hausarztverträge als Einzelvertragsform (HzV) werden als Wettbewerbsmodell ohne Sonderstellung und unter Wahrung der Gesamtverträge akzeptiert. Vorrangig beeinflussen materielle und teilweise ideologische Motive die Positionierung. Ideelle Motive werden nur argumentativ angeführt.

9.3.5 Perspektive von Bündnis 90/Die Grünen im Analysefenster 3

Neben der grünen Bürgerversicherung und der Stärkung der Prävention sowie einer ganzheitlichen Gesundheitsversorgung steht für Bündnis 90/Die Grünen die sukzessive Abschaffung der Gesamtverträge im Mittelpunkt der gesundheitspolitischen Bestrebungen. Die Partei gilt als stärkste Kritikerin der bestehenden Gesamtverträge und der daran gebundenen Strukturen sowie der Rolle der KVen. Besonders in der bislang unzureichenden Vernetzung der Leistungserbringer sieht sie ein enormes Effizienzpotential.[741] Verglichen mit den ersten zwei Zeitfenstern entsprechen ihre Positionen nun der einer eigenständigen Oppositionspartei, die unbeeinflusst sind vom ehemaligen großen Koalitionspartner SPD. Dennoch bleiben dabei Positionierungen mit Blick auf einzelne Sachbereiche unklar. Beispielsweise wird die hausärztliche Versorgung von ihr kaum direkt thematisiert[742], sodass nur eine Abschätzung möglich ist.

Versorgungsformen sollen aus Sicht der Partei über einen Einzelvertragswettbewerb als Wettbewerbsmodell etabliert werden. Die Grünen stehen für einen solidarischen und teilweise regulierten[743] Wettbewerb, der als Qualitätswettbewerb zur Erschließung von Effizienzpotentialen dient. Damit verfolgen sie

---

741 Die Grünen sehen schließlich sowohl auf der Einnahme- als auch auf der Ausgabenseite des Gesundheitswesens Reformnotwendigkeit. Die Einnahmen sollen vorrangig durch die Bürgerversicherung und Ausgaben durch strukturelle Anpassungen wie einen Einzelvertragswettbewerb verändert werden.

742 Für die Partei stehen andere Modelle und Konzepte im Fokus des Policystroms, sodass sich hieraus der Stellenwert der HzV als Vertragsoption ableiten lässt.

743 Die Partei lehnt marktwirtschaftliche Orientierungen ab. Inwieweit und in welcher Form regulative Elemente sich tatsächlich in den parteispezifischen Forderungen wiederfinden, wird nicht deutlich. Hierzu positioniert sie sich nicht klar. Demgegenüber bewertet sie die staatlichen Eingriffe, die durch die Regierung anvisiert werden, in vielen Bereichen als zu weitgehend.

das Qualitäts- und Finanzierungsziel[744] sowie das von ihnen daraus abgeleitete Solidaritätsziel. Die IV sowie der Einbezug jeglicher, auch nicht-ärztlicher Gesundheitsberufe über den Hausarzt hinaus fügen sich in diese Versorgungslogik bzw. Vertragsform ein. Sie verfolgen einen ganzheitlichen Versorgungsansatz weg vom Technik- und Spezialisierungstrend hin zu einer stärkeren Orientierung an qualitativen und präventiven Aspekten sowie der Patientenorientierung. Diesen Ansatz zu realisieren, prägt die gesundheitspolitischen Vorstellungen der Partei.[745]

Es kann davon ausgegangen werden, dass die neue Ausgestaltung der HzV in Richtung einer Selektivvertragsoption von den Grünen akzeptiert wird, jedoch nach ihrer Ansicht zu viele wettbewerbseinschränkende Charakteristika aufweist.[746] Die Partei schreibt der hausärztlichen Versorgung allgemein einen hohen Stellenwert zu. Diese soll aber als bevorzugte Policy in der Konzeption von IV-Verträgen als Wettbewerbsoption und ohne Beteiligung der KVen, aber mit Einbezug der Leistungserbringer verortet werden. Mit Verweis auf ihre Bürgerversicherung streben die Grünen hingegen keine marktwirtschaftliche Konzeption der Versorgungsstrukturen an. Gleichwohl sollen alle Akteure in den Vertragswettbewerb einbezogen werden.[747] Aufgrund ihres geringen (gesundheits-)politischen Einflusses im Zeitfenster ist die grüne Programmatik für den Verlauf der gesetzlichen Entwicklung der HzV nicht von Relevanz. Wenngleich die IV und andere Policies einen höheren Stellenwert im Policy-Strom erhalten, kann abgeleitet von diesen und anderen Positionierungen davon ausgegangen werden, dass hausärztliche Versorgungsformen allgemein sowie deren einzelvertragliche Ausgestaltung positiv bewertet werden. Zumindest werden sie als Einstieg in den Einzelvertragswettbewerb und als hochwertige Versorgungsform betrachtet.

Bündnis 90/Die Grünen akzeptieren eine (politische) Förderung von hausärztlichen Versorgungsformen sowie deren einzelvertragliche Gestaltung. Unterstützt wird die HzV als Wettbewerbsmodell, vorrangig in der Systematik von Selektivverträgen im Rahmen der IV. Eine Sonderstellung der HzV wird nicht angestrebt. Materielle und ideelle Motive können davon abgeleitet benannt werden.

---

744 Das Qualitätsziel soll zur Erreichung des Finanzierungsziels beitragen. Auch dient es zur Abwehr weitreichender privatwirtschaftlicher Elemente.
745 Eine Stärkung des Hausarztes allein ist für die Partei nicht ausreichend.
746 Zumal auch angemahnt wird, dass es einer Ausweitung des RSA bedarf. Die Regierungspläne werden kritisch bzw. als nicht weitreichend genug bewertet.
747 Neben den ärztlichen Leistungserbringern kritisiert sie auch die Kostenträger. Klientelische Bindungen sind allgemein schwer zu bestimmen.

9.3.6 Perspektive der Kassenverbände im Analysefenster 3

Für die Kassenverbände haben Strukturprobleme eine hohe Präsenz. Diese werden nicht nur direkt mit Qualitäts- und Effizienzdefiziten, sondern weiterführend sogar mit negativen Auswirkungen auf die Finanzsituation der GKV in Verbindung gebracht. Im Fokus stehen hier der Vertragswettbewerb und Wettbewerbsverzerrungen[748].

Trotz bereits veränderter Rahmenbedingungen fügen sich die gesetzlichen Strukturen nicht in das gewandelte Rollenverständnis der Kassen ein, nachdem sie die Versorgungsstrukturen aktiv über einen fairen Vertragswettbewerb sowohl gegenüber der KBV als auch gegenüber der PKV gestalten wollen. Die HzV nach § 73 b SGB V in ihrer durch das GMG verankerten Fassung stellt sich dabei als beispielhaft dar. Hier sind die Gestaltungsmöglichkeiten unzureichend. Es handelt sich lediglich um „Add-on"-Verträge bzw. -Finanzierungen ohne tatsächlichen Wettbewerbscharakter. Die Forderungen nach einem Einzelvertragswettbewerb untermauern die Verbände (vorrangig der AOK-BV) mit namhaften Gutachten[749] (Cassel et al. 2006: 7f.). Ergänzend bestätigen eigens durchgeführte Untersuchungen, die besonders von den AOKen in Auftrag gegeben werden, aber auch aus unabhängiger Forschungsperspektive stammen, dass die Versicherten an qualitäts- und versorgungbezogenen Wahltarifen interessiert sind (z. B. Andersen und Grabka 2006a: 174).

Die Defizit-Beschreibung mit Blick auf die Situation der hausärztlichen Versorgung ist bei den Ersatzkassen nur gering ausgeprägt. Sie schreiben der Versorgungsform zwar eine hohe Qualität zu, einen besonderen Stellenwert erhält sie hingegen nicht. Der AOK-BV nimmt strukturelle Probleme im Bereich der hausärztlichen Versorgung wahr und kann als klarer Fürsprecher der Versorgungsform angeführt werden. Neben einer hohen Qualität wird zumindest in einem gewissen Grad Einsparpotential mit der Lotsenfunktion verbunden. Der Verband kann auf weitreichende Erfahrungswerte mit Hausarztmodellen, Arztnetzen und bereits mit Hausarztverträgen sowie eine sich tragende (bundesweite) Systemstruktur zurückgreifen. Diese ermöglicht es, eigenständige (vermutlich sogar flächendeckende) Versorgungsangebote zu realisieren (z. B. Noweski 2012: 211). Nichtsdestotrotz fordert auch der AOK-BV die Ausgestaltung der HzV als Wettbewerbsmodell. Mittlerweile wird von beiden Verbänden die Kon-

---

748 Auch wenn diese nun nicht mehr auf den Kassenwettbewerb innerhalb der GKV konzentriert werden, sondern auf den gesamten Versicherungsmarkt. Dabei wird die Rolle der nach Einschätzung der Kassen bislang privilegierten PKV ausgeweitet.

749 Nach denen ein Einzelvertragswettbewerb die Schaffung innovativer Versorgungsstrukturen ermöglicht, um dadurch auf die Herausforderungen des Gesundheitswesens reagieren zu können.

kurrenz gegenüber der PKV wahrgenommen. Zusammen mit den eigenen Bestrebungen, unternehmerisch frei zu agieren (Kumpmann 2012: 263f.), wird die HzV jeweils als Wettbewerbsparameter wahrgenommen. Dieser kann sowohl im Qualitätswettbewerb, der zu innovativen Versorgungsverträgen und einer verbesserten Versorgungssituation beitragen soll, aber auch im Wettbewerb um Versicherte genutzt werden. Der HzV wird anscheinend vorrangig eine hohe Versorgungsqualität zugesprochen. Das tatsächliche Einsparpotential wird hingegen eher skeptisch bewertet. Alleine deshalb wäre ein verpflichtender Charakter nicht im Sinne der Kassen. Beide Verbände befürworten geschlossen die Weiterentwicklung der HzV hin zu einer tatsächlichen Selektivvertragsoption auf freiwilliger Basis mit entsprechenden vertraglichen Anpassungen.[750] Ebenso treten sie für Verträge ein, in denen die KVen in jeglicher Form Bedingungen erzwingen können. Dies ist u. a. durch die Regelungen zur Bereinigung sowie daran gebunden die Schiedsamtsfähigkeit von Verträgen gegeben.

Vorgaben mit verpflichtendem Charakter wie auch ein Teilnahmebonus sowie vorgeschriebene Vertragsinhalte werden gemeinsam abgelehnt. Ergänzend sollen Elemente wie die Anschubfinanzierung aus dem Bereich der IV in die HzV übertragen werden. Eine verpflichtende Einführung ist ferner nicht vertretbar, da Nachweise über Einsparungen noch unzureichend vorliegen. Diese Position ist ebenso wie die Forderung nach der Anschubfinanzierung primär bei den Ersatzkassen zu verorten. Dies fügt sich in die weiteren Positionen des Verbandes. Dabei wird u. a. auf die Gefahr der Überlastung kleiner Einzelkassen (aufgrund unzureichender Kapazitäten) verwiesen, die mit einer flächendeckenden Einführung verbunden wäre. Der AOK-BV thematisiert diese Problematik nicht. Schließlich besteht der vdek im Vergleich zu den AOK-en aus einer größeren Zahl an kleinen Kassen.[751] Dennoch sind die AOKen die stärksten Kritiker des bestehenden RSA sowie dessen geplanter Reform. Angebote wie HzV-Verträge können weiterhin als attraktiv für schlechte Risiken bewertet werden, deren negative Bedeutung für die finanzielle Kassenstärke durch einen vermeintlich unzureichenden RSA nicht aufgefangen werden würde (u. a. Gerlinger et al. 2007:

---

750 Dies beinhaltet besonders die Trennung von den Gesamtverträgen, Budgetbereinigung, Ausschluss der KVen aus den Verträgen, eine Anschubfinanzierung und weitere Elemente. Beispielhaft gelten die Regelungen zur IV. Diese sind notwendig, um die Innovationkraft zu stärken und Erfahrungswerte zu generieren.

751 Die Verpflichtung, solche Angebote vorhalten zu müssen, ist besonders für kleine Kassen mit enormem Druck verbunden. Die gesamte Kassenlandschaft wird von einem großen Konzentrationsprozess bzw. -druck geprägt (Greß und Wasem 2001: 29; Gerlinger et al. 2007: 18). Dieser sollte durch die von der Regierung anvisierten Regelungen, nach denen auch kassenartenübergreifend Fusionen möglich sind, weiter verschärft werden. Die AOKen können mit Blick auf den Politics-Strom gegenüber den Ersatzkassen auf eine breite Infrastruktur, eine Art „Sicherheitsnetz" und vermeintlich weitreichendere Erfahrungswerte in verschiedenen Versorgungs- und Vertragsbereichen zurückgreifen.

18). Der Anreiz zur Umsetzung von HzV-Verträge ist somit gering bzw. das wahrgenommene Risiko zu hoch. Die Kassenverbände treten über den GKV-Spitzenverband gemeinschaftlich auf, um ihre politische Schlagkraft zu stärken. Entsprechend erhalten gemeinsame, teilweise kompromissorientierte Positionen in der Außendarstellung eine strategische Bedeutung. Schließlich sehen sich gerade die Verbände durch die Pläne der Bundesregierung in ihrer Rolle und in ihren Handlungsspielräumen bedroht. Dies spiegelt sich hingegen nicht primär im Bereich der HzV wider (Paquet 2009b: 128).[752] Weitere Einschnitte wie Verpflichtungen oder regulative Elemente im Bereich der HzV sind vor diesem Hintergrund für alle Kassenverbände nicht tragbar. Es verwundert nicht, dass beide Verbände IV-Verträgen sowie teilweise DMP[753] eine höhere Bedeutung zuschreiben und ihren Fokus im Policy-Strom auf diese Versorgungsformen legen, in die auch die hausärztliche Versorgung integriert werden kann und soll.

Es ist davon auszugehen, dass die Kassenverbände mit ihrer Konzeption der HzV vorrangig das Wachstumsziel bzw. materielle und institutionelle Eigeninteressen in Verbindung bringen, wenngleich sie mit dem Vertragswettbewerb auch die Modernisierung der Versorgungsstrukturen anvisieren, um über eine verbesserte Versorgungs- und Ressourcensteuerung Qualitäts- und Effizienzsteigerungen zu realisieren. Dies wird auch verbunden mit den Zielen der Finanzierbarkeit und der Solidarität. Mit Blick auf alle drei Ströme sowie bspw. die gewachsene Konkurrenzsituation zwischen den Kassen ist davon auszugehen, dass materielle sowie institutionelle Motive primär handlungsleitend sind.[754] Auf Kassenebene bedeutet dies die Sicherung von Marktanteilen mit vielen Versicherten mit einer guten Risikostruktur, den Schutz vor Fusionen sowie die Stärkung der eigenen Machtressourcen im (noch bestehenden) korporatistischen Vertrags- bzw. Verhandlungssystem (z. B. Paquet 2009b: 128). Dies findet sich für die Kassenverbände primär in wettbewerblichen Versorgungsverträgen wieder.

---

752 Dies zeigt sich u. a. in der Einführung des einheitlichen SpiBu, durch den die Kassenverbände u. a. ihren Körperschaftsstatus und ihre für die Kassenarten verbindliche Vertragskompetenz verlieren sollen. Besonders negativ wirkt aber der Gesundheitsfonds, der den Kassen ihre Finanzautonomie über einen staatlich festgesetzten Beitragssatz entzieht.

753 Aufgrund massiver finanzieller Anreize aus dem RSA haben besonders die DMP zu eigenständigen Vertragsinitiativen seitens der Kassen geführt (Paquet 2011: 13; Gerlinger 200b: 123). Diese werden nun aber aufgrund der geplanten RSA-Reform sowie aufgrund unzureichender Praxiserfolge deutlich weniger euphorisch aufgenommen als IV-Verträge (hier sind die Selektivvertragselemente am weitreichendsten). DMP haben bei den Akteuren grundsätzlich an Bedeutung verloren und büßen vermeintlich aufgrund der Weiterentwicklung des RSA weiterhin an Wichtigkeit ein, zumindest im Zeitfenster. Die Entkopplung der DMPs vom RSA kann als gewisse „Gefahr" wahrgenommen werden.

754 Wenngleich durch Hausarztverträge die Versorgung verbessert und eine solidarisch finanzierte GKV nachhaltig sichergestellt werden soll.

> Beide Kassenverbände befürworten grundsätzlich die (politische) Förderung von hausärztlichen Versorgungsformen im Rahmen von Selektivverträgen, jedoch auf freiwilliger Basis, als Wettbewerbsmodell mit Ausgleichsregelungen gegenüber den Gesamtverträgen und ohne Beteiligung der KVen. Dies fußt primär auf materiellen und institutionellen Motiven. Ideelle Interessen sind jedoch weiterhin handlungsleitend.

9.3.7 Perspektive des DHÄV im Analysefenster 3

Erneut sind die stärksten Problemwahrnehmungen zur Stellung der hausärztlichen Versorgung (u. a. im Bereich der Vertragsgestaltung, honorarpolitischer Fragen etc.) beim DHÄV zu verorten. Ebenfalls stellt der DHÄV die wahrgenommene Struktur- bzw. Einnahmeproblematik erneut in die Argumentationslinie der eigenen Policies. Ineffizienzen und Qualitätsdefizite werden in der Folge unmittelbar mit der Stellung der hausärztlichen Versorgung in Verbindung gebracht. Ergänzend stellen die bestehenden korporatistischen Strukturen und die Gesamtverträge kein zu schützendes Gut dar. Eine Stärkung der hausärztlichen Versorgung wird schließlich mit Effizienz- und Qualitätssteigerungen assoziiert. In der Folge wird ein Vertragswettbewerb mit Etablierung weitreichender Selektivvertragsoptionen, stets auf Basis einer hausärztlichen Versorgung, ohne Beteiligung der KVen, als Pflichtleistung der Kassen sowie beim Erhalt kollektivvertraglicher Optionen als Lösungsstrategie angeboten. Die Gestaltungsoptionen der Regierung stellen sich als unzureichend dar. Gleichwohl fordert auch der Verband, die HzV als Selektivvertragsoption zu gestalten, aber ohne Beteiligung der KVen, ohne Bindung an die Gesamtverträge und ohne eine mögliche Anbieterdominanz der Kassen. Als Vorbild gelten bestehende Regelungen für IV-Verträge, wenngleich diese auch weiterentwickelt werden müssen.

Die Hausärzte haben u. a. durch Vertragserfahrungen im IV-Bereich deutlich an Selbstbewusstsein gewonnen und wollen nun aktiv als eigene Vertragsteilnehmer in Erscheinung treten und eigene Hausarztverträge konzipieren.[755] Die eigene gewachsene Infrastruktur und die geschwächten Machtressourcen der KBV führen zu dieser Positionierung als auch zu der öffentlichen Abgrenzung des Verbandes gegenüber der KBV sowie weiten Teilen der gesamten Ärzte-

---

755 Schließlich verfügt der Verband sowohl über eine Vielzahl an Mitgliedern, eine gestärkte Infrastruktur und mittlerweile auch Erfahrungswerte, um solche Verträge anbieten zu können (z. B. Bandelow und Schade 2009a: 99). Durch Verträge u. a. mit der Barmer und der AOK-Bayern ergeben sich erste Vertragserfahrungen, wenngleich diese innerhalb der Ärzteschaft stark umstritten sind.

schaft.[756] In den vorherigen Analysefenstern wäre es fraglich gewesen, inwiefern der DHÄV bereits als eigenständiger Vertragsteilnehmer, ohne schützenden Kollektivvertrag, erfolgreich hätte agieren können. Neben MEDI-Verbünden existieren im Zeitfenster hingegen kaum als Konkurrenz wahrzunehmende Gruppierungen von Leistungserbringern, die ebenfalls mit den Kassen Selektivverträge abschließen könnten (z. B. Bandelow und Schade 2009a: 99). Die durch das GMG bestehenden Regelungen des § 73b SGB V sind nach Ansicht des Verbandes u. a. aufgrund des Einflusses der Kassen[757], aber auch der Bindung an die Gesamtverträge unzureichend gestaltet.

Seine Forderungen verbindet der Verband überdies mit der Problemsicht unzureichender Honorare für die Hausärzte und nutzt ferner argumentativ einen Hausärztemangel, um die eigenen Forderungen durchzusetzen. Die Stärkung der hausärztlichen Versorgung und ihre Konzeption lassen sich folglich besonders auf verbandspolitische Ziele zurückführen. Materielle Motive beziehen sich u. a. auf Einkommens- und Prestigesteigerungen der Hausärzte innerhalb der Verträge, denn diese sind die Mitgliederklientel des DHÄV. Die fortgeführte Stärkung der freien Ärzteverbände als Verhandlungs- und Vertragspartner sowohl gegenüber der etablierten KBV als auch gegenüber den Kassen kann ebenfalls zu Honorarzuwächsen führen, vor allem aber die Einflussmöglichkeiten des Verbandes auf die Versorgungssituation stärken und dadurch langfristig Machtressourcen erhöhen und politischen Einfluss ermöglichen (institutionelle Ziele). Wenngleich Qualitäts- und Effizienzsteigerungen argumentativ angeführt werden, lassen sich ideelle respektive solidarische Motive vor diesem Hintergrund kaum noch ausmachen.[758]

Der DHÄV fordert die (politische) Unterstützung von hausärztlichen Versorgungsformen, auch im Rahmen von obligatorischen Einzelverträgen und mit Ausgleichsregelungen gegenüber den Gesamtverträgen. Materielle und institutionelle Interessen sind handlungsleitend. Ideelle Interessen werden nur argumentativ angeführt.

---

756 Nicht nur mit Blick auf die wahrgenommenen Probleme und diskutierten Policies, sondern auch hinsichtlich der Kritik an deren Interessensvertretungsarbeit.
757 In erster Linie wird die Vorgabe der Kassen, welche Hausärzte als „besonders qualifiziert" gelten, kritisiert.
758 Schließlich wird am Sachleistungsprinzip nicht aufgrund des geringen Solidarcharakters festgehalten, sondern aufgrund befürchteter steigender Transaktions- und Bürokratiekosten für die Hausärzte.

9.3.8 Perspektive der KBV im Analysefenster 3

Die gesundheitspolitischen Entwicklungen der laufenden und der vergangenen Legislaturperioden[759] haben zu einem veränderten Rollenverständnis der KBV geführt. Im politischen Prozess zeigt nun auch sie gewachsene Reform- respektive Anpassungsbereitschaft, u. a. in Richtung veränderter Versorgungsstrukturen (z. B. von Stillfried und Gräf 2009: 160f.; Noweski 2012: 291). Die Existenz von Qualitäts- und Effizienzdefiziten wird nicht mehr vollständig abgestritten. In der Folge fordert auch sie die Flexibilisierung des Vertragsrechts hin zu einem Wettbewerb um Versorgungsformen, jedoch stets unter Berücksichtigung des Mitwirkens der KVen.[760] Die KBV versteht notwendige Reformen primär als Weiterentwicklung der Kollektivverträge, damit sie aktiv an der Entwicklung neuer Versorgungsformen teilnehmen kann. Ergänzend will sie als Dienstleister für ihre Mitglieder fungieren (KBV 2005: 10). Damit versucht sie, der bestehenden Diskrepanz zwischen Einfluss- und Mitgliederlogik gerecht zu werden (Gerlinger 2009a: 42). Es wird nicht mehr die Strategie verfolgt, den Status quo beizubehalten, sondern die Entwicklungen dem eigenen Interesse anzupassen.

In diese Linie ist auch die Positionierung zur HzV zu verorten. Hausarztverträge werden als eigenständige Vertragsoptionen in neu zu gestaltenden IV-Verträge befürwortet. Die KVen treten darin als feste Vertragspartner[761] auf. Die Verträge unterliegen der Freiwilligkeit. Schließlich werden keine spezifischen Probleme für die hausärztliche Versorgung wahrgenommen, sondern Probleme stellen sich arztgruppenübergreifend dar. Sonderstellungen wie Verpflichtungen seitens der Kassen werden argumentativ als Wettbewerbsverzerrungen[762] dargestellt und abgelehnt. Die KBV verweist wiederkehrend auf die chronische Unterfinanzierung[763] des gesamten Systems und auf zu niedrige Honorare der Ärzte-

---

759 Die Reform der KV-Organisationsstrukturen, zunehmende Lockerungen der Gesamtverträge, die gesundheitspolitischen Kräfteverhältnisse im Zeitfenster sowie die geringe parteipolitische Bindung etc.
760 Nur in wenigen einzelnen Bereichen werden tatsächlich weitreichende Selektivvertragsoptionen vorgeschlagen.
761 Oder zumindest eine (indirekte) Vertragsteilnahme über Consults oder die MEDI-Verbünde. Diese sollen langfristig eine gewisse (regionale) Anbietermacht gegenüber den Kassen entwickeln und ggf. weitere Dienstleistungen übernehmen, auch im Sinne der Interessensvertretung. Aktuell stellen sie sich also keineswegs als KBV-Konkurrenz dar.
762 Sowie auch Anschubfinanzierungen, Budgetbereinigungen und monetäre Bonuszahlungen etc. Die Wettbewerbsverzerrungen bestehen dann vorrangig zwischen den Versorgungsformen und führen zu Verteilungskämpfen zwischen den Arztgruppen.
763 Daher stehen weiterhin Reformen auf der Einnahmenseite im Fokus der Policies und weniger auf der Ausgabenseite bzw. soll dies dem Markt überlassen werden. Im Einklang mit der FDP werden weitreichende privatwirtschaftliche Elemente und der Abbau staatlicher Einflussnahme gefordert.

schaft. Argumentativ führt dies nach KBV-Sicht langfristig zu einem Ärztemangel. Es ist davon auszugehen, dass materielle Motive bei der Darstellung handlungsleitend sind. Mit Elementen wie der Anschubfinanzierung und Budgetbereinigung werden Einschnitte in die (budgetierte) Gesamtvergütung befürchtet. Die KBV sieht die Honorare der eigenen Mitglieder, der Kassenärzte, gefährdet.

Besonders die (bisherige) Konzeption der IV dominiert in den Strömen des Verbandes.[764] Aufgrund der Präsenz der Thematik im gesamten Politikfeld bei allen Akteuren werden die IV und ihre Ausgestaltung auch von der KBV diskutiert, im Sinne der eigenen Ziele modifiziert und als Option in den politischen Diskurs eingebracht. In der neuen Konstruktion sollen sich auch Hausarztverträge wiederfinden. Im Fokus der Bemühungen des Verbandes stehen die Abwehr von Selektivvertragsoptionen und der Schutz der eigenen Machtressourcen, also institutionelle sowie weiterführend materielle Motive. Argumentativ wird erneut auf die Gefahren verwiesen, die mit dem Verlust des Kollektivvertragssystems und der daran gebundenen Elemente[765] einhergehen, was einer Gemeinwohlrhetorik entspricht.

Wenngleich der politische Einfluss gering ist, kann die KBV weiterhin auf grundsätzliche Bindungen u. a. zur CDU bauen. Am Ende können weite Reformmaßnahmen noch abgewehrt werden. Beispielsweise werden sie als mögliche Vertragspartner bei der HzV ins SGB V aufgenommen. Die Strategie, Einzelverträge nicht mehr zu blockieren, sondern sich als aktiver Vertragsteilnehmer zu präsentieren und in diese Logik auch die HzV aufzunehmen, erscheint sowohl taktisch als auch materiell und institutionell motiviert. Eine offenkundige Ablehnung der hausärztlichen Versorgung kann sich die KBV aufgrund der noch immer bestehenden Kritik an der unzureichenden Repräsentanz der Hausärzte innerhalb der ärztlichen Körperschaft strategisch nicht erlauben.

Die KBV akzeptiert die (politische) Unterstützung von hausärztlichen Versorgungsformen, jedoch nicht durch Privilegierungen gegenüber der fachärztlichen Versorgung und nicht im Rahmen von Selektivverträgen. Materielle und institutionelle Interessen sind handlungsleitend. Ideelle Interessen werden nur argumentativ angeführt

---

764 Schließlich geht von ihr die größte Gefahr mit Blick auf die eigenen Machtressourcen (Exit-Optionen für Vertragsärzte) aus (Noweski 2012: 73f.).
765 Der Verlust des Sicherstellungsauftrages, der Gesamtverträge sowie eine zu starke Machtverlagerung zugunsten der Kassen gefährden nach Verbandssicht die flächendeckend hochwertige Versorgung.

9.3 Zeitdiagnose Analysefenster 3

Tabelle 7: Positionen zur hausärztlichen Versorgung sowie die dahinter stehenden Motive, Interessen und gesundheitspolitischen Ziele Analysefenster 3 auf der Makroebene

Partei	Position zur hausärztlichen Versorgung	Motive, Interessen und gesundheitspolitische Ziele im Kontext der hausärztlichen Versorgung
SPD	- (politische) Förderung der hausärztlichen Versorgung wird angestrebt - sowohl als Einzelvertragsform (HzV) als auch im Kollektivvertragssystem - ein Wettbewerbsmodell wird nicht primär angestrebt	- die SPD verfolgt sowohl das Finanzierungs- als auch das Qualitätsziel - Ermöglichung der Orientierung am Solidaritätsziel - HzV-Verträge als Einstieg in einen Vertragssystemwettbewerb oder in einen Einzelvertragswettbewerb - HzV-Verträge zur Rationalisierung der Versorgungsstrukturen (Steigerung von Effizienz und Qualität) - Stärkung der Kostenträger gegenüber den Leistungserbringern, Rollenwandel der Leistungserbringer, Teilhabe der Versicherten - taktische Motive, Anpassung der eigenen Policies an den Koalitionspartner - materielle und ideelle Motive sind handlungsleitend → Materielle und ideelle, teilweise taktische Interessen und Motive sind handlungsleitend
Union	- (politische) Förderung hausärztlicher Versorgungsformen wird akzeptiert - sowohl als Einzelvertragsform (HzV) als auch im Kollektivvertragssystem - primär wird ein Wettbewerbsmodell verfolgt (bei Wahrung gesamtvertraglicher Elemente respektive der Rolle der KVen)	- vorrangig werden das Finanzierungs- und Wachstumsziel verfolgt, die durch eine wettbewerbliche Ausgestaltung der HzV nicht gefährdet erscheinen - ergänzend soll das Qualitätsziel verfolgt werden, das durch die HzV als Element neuer Versorgungsformen zunehmend an Bedeutung gewinnt (zunehmender Bedarf an Strukturreformen) - die CDU agiert im Interesse der Fachärzte und die CSU im Interesse der Hausärzte → materielle, klientelische und taktische Interessen und Motive (teilweise ideelle Motive) sind handlungsleitend
FDP	- (politische) Förderung hausärztlicher Versorgungsformen wird abgelehnt - Hausarztverträge als Einzelvertragsform (HzV) werden als Wettbewerbsmodell, ohne Sonderstellung und eine Wahrung der Gesamtverträge akzeptiert	- für die FDP stehen nur das Finanzierungs- und das Wachstumsziel im Fokus - diese gelten nur bei einer wettbewerblichen Ausgestaltung der HzV als nicht gefährdet (keine Sonderstellung der HzV) - weitreichende Deregulierung, auch im Bereich der HzV (Etablierung eines Gesundheitsmarktes) - zunehmende Bereitschaft für Direktverträge, Einstieg in einen Vertragssystemwettbewerb - ergänzend gewinnt das Qualitätsziel zunehmend an Bedeutung, dies soll durch HzV-Verträge und gleichermaßen andere Versorgungsverträge verfolgt werden → ideelle Motive sind kaum handlungsleitend → materielle und ideologische Interessen und Motive sind primär handlungsleitend
Bündnis 90/Die Grünen	- (politische) Unterstützung von hausärztlichen Versorgungsformen wird akzeptiert - Förderung als Wettbewerbsmodell, vorrangig in der Systematik von Selektivverträgen - Sonderstellung wird nicht angestrebt	- hausärztliche Versorgungsformen stehen in Einklang mit dem Finanzierungs- und Qualitätsziel - Orientierung am Solidaritätsziel soll ermöglicht werden - Abschaffung der Gesamtverträge, bessere Vernetzung und Koordinierung der Versorgung sowie der Leistungsbereiche, stärkerer Fokus auf das Instrument der IV-Verträge (HzV-Verträge werden in dem allgemeinen Zielkorridor befürwortet/akzeptiert) → materielle und ideelle Interessen und Motive können davon abgeleitet für die Partei benannt werden

(Quelle: Eigene Darstellung)

Tabelle 8: Positionen zur hausärztlichen Versorgung sowie die dahinter stehenden Motive, Interessen und gesundheitspolitischen Ziele Analysefenster 3 auf der Mesoebene

Akteur	Position zur hausärztlichen Versorgung	Motive, Interessen und gesundheitspolitische Ziele im Kontext der hausärztlichen Versorgung
AOK-BV und Ersatzkassen	- (politische) Förderung von hausärztlichen Versorgungsformen wird befürwortet (höherer Stellenwert beim AOK-BV) - als Wettbewerbsmodell (Satzungsleistung) im Rahmen von Selektivverträgen (keine Verpflichtungen) - nur seitens des AOK-BV: Förderung der hausärztlichen Versorgung erfolgt durch andere (Einzel-)Maßnahmen	- Erweiterung vertragspolitischer Handlungsspielräume gegenüber den Leistungsanbietern - Erweiterung der eigenen Einfluss- und Gestaltungsmöglichkeiten in der (ambulanten) medizinischen Versorgung (Einfluss auf die Versorgungssituation) - Erweiterung der Möglichkeiten zur Ressourcen- und Patientensteuerung sowie Qualitäts- und Effizienzsteigerungen (Gemeinwohlorientierung) - hausärztliche Versorgung als Wettbewerbsparameter - IV erhält größere Bedeutung als HzV ➔ materielle und institutionelle Interessen und Motive sind primär handlungsleitend, ideelle Interessen haben an Bedeutung verloren
KBV	- Akzeptanz hausärztlicher Versorgungsformen als Einzel-, nicht als Selektivverträge - keine Privilegierungen gegenüber der fachärztlichen Versorgung	- Selektivverträge werden übergreifend negativ bewertet - Gefährdung der freien Arztwahl - die exklusive Aufwertung einer einzelnen Arztgruppe wie der Hausärzte würde mit der Schwächung anderer Arztgruppen (u. a. honorarpolitisch) einhergehen (materielle Ziele) - hausärztliche Versorgungsformen ohne KV-Beteiligung gehen mir erhöhten Transaktionskosten einher es besteht keine ausreichende Begründung zur Besserstellung bzw. Aufwertung der hausärztlichen Versorgung - HzV-Verträge als Kollektivverträge, Teilnahme der KVen, damit diese die Versorgungsstrukturen mitgestalten können - partieller Vertragssystemwettbewerb, Reaktion auf die (ordnungspolitischen) Entwicklungen ➔ institutionelle und materielle Motive, ideelle Interessen und Motive werden nur argumentativ verwendet
DHÄV	- Forderung nach (politischer) Unterstützung von hausärztlichen Versorgungsformen als Einzelverträge - Förderung der hausärztlichen Versorgung erfolgt vorrangig durch andere (Einzel-) Maßnahmen	- Prestige- und Einkommenssteigerungen für die Hausärzte und somit weitere Mitgliederzuwächse (materielle Interessen) - Schaffung/Erweiterung vertragspolitischer Handlungsspielräume sowie Einfluss- und Gestaltungsmöglichkeiten in der (ambulanten) medizinischen Versorgung (Einfluss auf die Versorgungssituation) (Machtressourcenzuwächse) - Einstieg in die Abschaffung der Gesamtverträge ➔ institutionelle und materielle Interessen und Motive, ideelle Motive werden nur argumentativ verwendet

(Quelle: Eigene Darstellung)

9.3.9 Abschließende Betrachtung, Rückbezug zum Multiple-Streams-Ansatz Analysefenster 3

Im Politikfeld dominieren im Bereich der Strukturreform vertragsrechtliche Diskussionen, die ebenfalls die Thematik der hausärztlichen Versorgung bestimmen. Die zu Beginn des Analysefensters kursierenden Policies zur HzV, die an bereits bestehenden Regelungen ansetzen, werden weitestgehend auch zum Policy-Output im WSG. Tabelle 7 und Tabelle 8 (aufgeteilt nach Makro- und Mesoebene) geben eine Übersicht über die Akteure, ihre Positionierungen zur hausärztlichen Versorgung sowie die dahinter stehenden Motive, Interessen und gesundheitspolitische Ziele für das erste Analysefenster.

Wie einleitend dargestellt, erhalten HzV-Verträge eine neue Qualität, vorrangig durch den Selektivvertrags-Charakter, aber auch aufgrund der Verpflichtung zur flächendeckenden Einführung und der inhaltlichen Konkretisierungen. Ermöglicht wird dies durch die Sozialdemokraten mit Unterstützung der CSU. Dabei erscheinen sowohl materielle (diese vorrangig bei der CSU) sowie ideelle Ziele einflussreich. CDU und FDP können sich hingegen noch immer nicht vollständig mit dem selektivvertraglichen Charakter, also der Ausgrenzung der KVen, sowie einer Sonderstellung der Versorgungsform arrangieren. Die Sonderstellung sowie verpflichtende Elemente sind es, die auch auf der Mesoebene (außer beim DHÄV[766]) zu starker Kritik bis hin zur Ablehnung führen. Hausarztverträge sind im Zeitfenster seitens der Verbände offenkundig primär mit materiellen Interessen in Verbindung zu bringen. Die Grünen nehmen eine gewisse Sonderstellung ein.[767]

Der übergreifend wahrgenommene Reformdruck, nicht nur mit Blick auf die Finanzierungsseite, bekräftigt die Bereitschaft aller Akteure sowohl zu Strukturreformen als auch zur Ausweitung des Vertragswettbewerbs. Dennoch ist die bestehende Divergenz der Ausrichtung der akteursspezifischen Ströme im gesamten Politikfeld und konkret im Bereich der hausärztlichen Versorgung und der HzV zu dominant, als dass sich ein klares Konzept als akteursübergreifende Policy finden lässt – weder für die HzV noch allgemein mit Blick auf die Vertragsstrukturen. Mit der hohen Akzeptanz von IV-Verträgen (allgemein, unabhängig vom Vertragscharakter, ob im Gesamt- oder Einzelvertrag) und der positiven Bedeutungszuschreibung zur sektorenübergreifenden Versorgung lässt sich

---

766 Dieser kann nun schließlich als aktiver Vertragsteilnehmer agieren, wenngleich das verabschiedete Gesetz als unzureichend bewertet wird.
767 Die Policies der Regierungsparteien zur HzV dürften (mit Ausnahme der Teilnahme der KVen sowie dem verpflichtenden Charakter) grundsätzlich befürwortet werden, aber mit dem Verweis, dass die Regelungen der Partei nicht als ausreichend erscheinen, zumal der Schwerpunkt auf der IV liegt.

vermuten, dass die Akzeptanz gegenüber Verträgen der Primärversorgung (respektive primärärztlicher Versorgung) größer als gegenüber der expliziten hausärztlichen Versorgung ist.[768] Weiterhin stellt sich die HzV zunehmend als Element eines Vertragssystemwettbewerbs dar. Dieser könnte sich ggf. in eine Kompromisslinie fügen, in der die HzV sich jedoch nicht als übergreifende Primärversorgung verorten lässt.

Auf der Makroebene ist ein gemeinsamer Korridor, in den sich sowohl die Ausgestaltung des Vertragsrechts und konkret die HzV fügen soll, nicht vorhanden. Gesundheitspolitische Zielvorstellungen und deren Gewichtung stehen sich ebenso wie divergente Konzeptionen und Beziehungen zu unterschiedlicher Klientel gegenüber. Die Vorstellungen über die Ausgestaltung von Einzelaspekten sind zu uneinheitlich.[769] Gleichwohl ist es möglich, gewisse Lager mit Blick auf die HzV auszumachen. FDP und Union zielen noch immer auf eine Gestaltung der Versorgungsstrukturen mittels Verlagerung auf die Selbstverwaltungsakteure sowie über die zu etablierenden Marktmechanismen (u. a. nach den Präferenzen der Beteiligten). Dagegen definiert die SPD gerade Elemente der Selbstverwaltung als Ursache für Strukturdefizite und ist ferner zu konkreten staatlichen Vorgaben bereit ist.

Konkret für Hausarztverträge sind die Vorstellungen über die Funktion der Vertragsoption und der Versorgungsform an sich sowohl zwischen den Parteien als auch zwischen den Verbänden divergent. Zwar besteht bei den Verbänden Einigkeit darüber, dass die HzV als Wettbewerbsmodell gestaltet werden soll. Das Verständnis über dieses Modell sowie die konkrete Ausgestaltung der Akteure stehen sich diametral gegenüber. Partikularinteressen, die vorrangig auf Machtressourcen-Gewinne (materielle und institutionelle Interessen) ausgerichtet sind, beeinflussen zu sehr eine gemeinschaftliche Konzeption. Der schwindende gemeinsame korporatistische Rahmen und die wettbewerbliche Orientierung der Einzelakteure verstärken die Pluralität der Einzelinteressen und so auch die Vorstellungen über eine ideale Konzeption der HzV. Die Ausrichtung der Policy-Ströme im Zeitfenster in Richtung von mehr Einzelvertragswettbewerb ist bei den Akteuren zwar die gleiche. Die Instrumente zur Erreichung dieses Wett-

---

768 Für die Grünen steht beispielsweise ein ganzheitlicherer Ansatz im Fokus. Schwarz-Gelb verbindet es explizit mit einer Gefährdung der Fachärzte (wenngleich Konflikte mit den Interessen des stationären Sektors entstehen können). Auch ist die IV bereits etabliert und als normativer Fakt vorhanden. Für die Kassenverbände sowie den DHÄV sind einzelvertragliche Möglichkeiten in diesem Vertragsbereich bislang am weitreichendsten. Ferner stellt dessen Etablierung die primären Interessen der Verbände dar. Die SPD betrachtet die IV ebenfalls als ein Kernstück der sozialdemokratischen Gesundheitspolitik (sodass ein Kompromiss in Kauf genommen werden kann).

769 Besteht in einzelnen Bereichen Konvergenz, sind in anderen Bereichen Konfliktlinien ausfindig zu machen.

bewerbs sowie dessen tatsächliche Ausgestaltung sind hingegen zu heterogen.[770] Sowohl auf der Makro- als auch der Mesoebene sowie in den vorherigen Analysefenstern sind die unterschiedlichen Wettbewerbskonzeptionen handlungsleitend und beeinflussen den Reformprozess. In der Konsequenz werden die Policies der Regierung und der letztliche Policy-Output zur HzV von einem breiten Lager negativ bewertet. Die Reformentwicklung stellt sich für die verbandlichen Akteure so negativ dar, dass sogar die sich sonst entgegenstehenden Akteure (Ärzteschaft und Kostenträger, jedoch ohne den DHÄV[771]) gemeinsam öffentlich gegen das Reformvorhaben Position beziehen. Die HzV ist hier hingegen nicht explizit als Thematik benannt, da andere Reformbereiche stärker als Bedrohung wahrgenommen werden.

Zusammenfassend ist die Ausrichtung der Problemströme der acht Akteure zwar auf einer übergeordneten Ebene kongruenter als in den vorherigen Zeitfenstern. In Einzelaspekten und besonders im Bereich der HzV jedoch sehr divergent. Grundsätzlich ist die Ausrichtung des Problemstroms in Richtung einer Veränderung der hausärztlichen Versorgung in der Gesamtschau kaum vorhanden. Einzig die Ausgestaltung der vertraglichen Regelungen, in der sich auch die HzV seit dem GMG befindet, werden einheitlich problematisch bewertet, jedoch ebenfalls aus unterschiedlichen Gründen und mit geringer Präsenz der HzV.

Der Politics-Strom ist ebenfalls vom Trend zur Etablierung wettbewerblicher Elemente geprägt. Schließlich gilt auch die Wechselbereitschaft der Versicherten als gegeben. Sie ist nun nicht mehr nur noch auf den Beitragssatz ausgerichtet, sondern umfasst auch Qualitätsaspekte umfasst. Diese Erkenntnis fußt überdies auf einer deutlich gestärkten Studienlage. Auch für die Forderung eines Einzelvertragswettbewerbs können die Akteure auf eine breite Basis an Gutachten rekurrieren. Unterstützend wirkt sicher auch das Gutachten des SVR aus dem Jahr 2005, das (erstmals) Selektivvertragsoptionen zur Dämpfung der Ausgabenseite aktiv thematisiert und grundsätzlich befürwortet (SVR 2005: 12f.).[772] Demgegenüber besteht aus wissenschaftlicher Perspektive noch immer kein Beweis für die tatsächlichen Einsparpotentiale der hausärztlichen Versorgung (BT 18/5164: 7).[773] Auf diesen Sachverhalt verweisen besonders die Kassen, die schließlich von einer verpflichtenden Einführung von Hausarztverträgen unmittelbar betroffen sind. Weiterhin ist der Politics-Strom von der Dominanz des

---

770 So verwundert es nicht, dass das verabschiedete WSG von vielen Akteuren, auch aus Expertensicht, als konzeptionslos bewertet wird (u. a. Schroeder 2008: 39f.).
771 Dieser grenzt sich vollständig von anderen Akteuren und besonders der restlichen Ärzteschaft ab.
772 Gleichwohl räumt es auch ein, dass wissenschaftliche Erkenntnisse über das tatsächliche Einsparpotential dieser Vertragsformen noch unzureichend vorliegen (SVR 2005: 12f.).
773 Allgemein ist die gesamte Situation der bestehenden und ausgelaufenen Verträge und Modelle aufgrund fehlender Evaluations- und Dokumentationsverpflichtungen sehr unübersichtlich.

BMG sowie einer geringen Veto-Macht der Opposition und der Verbände geprägt, wenngleich Klientelpolitik nicht ganz von der Bildfläche verschwindet, besonders nicht bei der Union (z. B. Paquet 2009c: 33f.).
Einzig die SPD und der DHÄV stehen für verpflichtende Elemente sowie staatliche Vorgaben. Die anderen Akteure verweisen verstärkt auf die Notwendigkeit von Deregulierung. Aufgrund der starken Position der Sozialdemokraten werden sowohl regulierende als auch wettbewerbliche Elemente bei Erhalt korporatistischer Merkmale gesetzlich verankert. Da der § 73b SGB V nun gesetzlich zur selektivvertraglichen Materie wird, fügt er sich in den allgemeinen Vertragswettbewerb-Trend.

Auf der Mesoebene stellt sich wie in den vorherigen Zeitfenstern der DHÄV zwar als stärkster Befürworter dar, jedoch reicht sein politischer Einfluss nicht aus, als dass er als politischer Entrepreneur zu bezeichnen ist. Der AOK-BV diskutiert zwar den qualitativen Mehrwert der hausärztlichen Versorgung intensiv. U. a. verpflichtende Charakteristika einzuführen, nur um die hausärztliche Versorgung zu stärken, stehen aber den materiellen Interessen des Verbandes ebenso wie ein größeres Interesse an anderen Gestaltungsoptionen wie der IV entgegen. Die SPD tritt abermals als Agenda-Setter für die Weiterentwicklung der HzV auf und kann überdies auch als politischer Entrepreneur für die Stärkung der hausärztlichen Versorgung benannt werden.[774] Ob tatsächlich die SPD als gesamte Partei dieses politische Ziel verfolgt oder ob es eher Schmidt ist, die aufgrund ihrer Position im Reformprozess Einfluss geltend machen kann, ist mittels der Untersuchung schwer zu bestimmen. Auf der Individualebene lassen sich ansonsten keine potentiellen politischen Entrepreneure benennen.

9.4 Synopse der zeitdiagnostischen Betrachtung nach Akteuren

9.4.1 Synopse auf der Makroebene

Die **SPD** verfolgte versorgungspolitisch in keinem Zeitfenster eine rein wettbewerbliche Ausgestaltung weder der hausärztlichen Regelversorgung noch der HzV. Dies wird u. a. sichtbar in ministeriellen Verordnungen, die an die HzV gebunden wurden. Die primärärztliche Versorgung durch den Hausarzt wurde stets mit einer großen Bedeutung für die Versorgungssituation assoziiert, da sie

---

774 Schließlich ist davon auszugehen, dass die Regelungen im verabschiedeten GMG maßgeblich durch die Sozialdemokraten ermöglicht wurden. Vermutlich wäre die SPD sogar bereit gewesen, ein Primärarztsystem zu etablieren. Jedoch kann das damit verbundene Risiko (Reaktion der Wählerschaft und tatsächliche Bedeutung für die Versorgungsqualität und -kosten) als zu hoch eingeschätzt werden.

sich in die sozialdemokratische Logik der Ressourcen- und Versorgungssteuerung und später auch in die staatlichen Steuerungsbemühungen (u. a. durch inhaltliche Konkretisierungen der Verträge) fügt. Weiterhin diente sie, mit unterschiedlicher Ausprägung in den einzelnen Zeitfenstern, mittel- sowie unmittelbar als Einstig in die Ablösung des Kollektivvertragssystems und in die Neujustierung von Handlungsressourcen verschiedener Akteure. Dabei wurde die HzV in jedem Zeitfenster sowohl mit dem Qualitäts- als auch dem Finanzierungsziel und davon abgeleitet dem Solidaritätsziel in Verbindung gebracht. Dennoch oder gerade deshalb veränderten die Sozialdemokraten ihre Position gegenüber der HzV, da sie zunehmend zum Instrument wurde, um andere Ziele zu erreichen. Zu Beginn standen die Qualität der hausärztlichen Versorgung und deren Nutzen im Fokus, später wurde sie als ein Instrument neben anderen zur Veränderung der Systemstrukturen betrachtet. Nachdem zum GMG 2003 die radikale Policy (Einstieg in ein Primärarzt- und ein Einzelvertragssystem) nicht realisiert werden konnte, veränderte die Partei, auch aufgrund der politischen Machtverhältnisse (u. a. gestärkte Union) und so aufgrund taktischer Motive, ihre Position hin zu einem Kompromissmodell. Zu Gunsten einer Liberalisierung des Vertragssystems und damit verbunden zwecks der Etablierung eines Qualitätswettbewerbs wird die HzV nun als Einzel- bzw. Selektivvertragsform verfolgt, wenngleich an regulativen Elementen festgehalten wird. Zusammenfassend stellt sich die HzV im Kern als sozialdemokratisches Projekt dar. Neben der Einbringung der Thematik in die politische Agenda befürwortet sie als einzige Partei durchgehend das Versorgungsmodell, wenn auch die tatsächlichen Motive unklar bleiben.[775] Gleichwohl erscheint sie auf Parteiebene als eine der stärksten Befürworterinnen der hausärztlichen Versorgung.

Die **Union** hält sich stets bedeckt gegenüber der hausärztlichen Versorgung und bezieht keine klare Position. Nur vereinzelt und erst im Verlauf des Untersuchungszeitraums wird eine positive Funktion für die Versorgungssituation bestätigt. Eine Sonderstellung wird ihr in keinem Analysefenster zugeschrieben. Für die Union stehen grundsätzlich eine (verpflichtende) primärärztliche Versorgung sowie eine mögliche Sonderstellung im Konflikt mit den Prinzipien der Subsidiarität und Eigenverantwortung. In der Folge werden dadurch das Finanzierungs- und das Wachstumsziel, als primäre Ziele der konservativen Gesundheitspolitik, als gefährdet wahrgenommen. Die Ausgestaltung der Versorgungsstrukturen soll zum einen auf die Akteure der Selbstverwaltung und zum anderen in einen neu entstehenden Gesundheitsmarkt verlagert werden. Dieser zeichnet sich durch eine stärkere Deregulierung und einen Preiswettbewerb zwischen den Kassen aus. Neben dem Erhalt bzw. der Stärkung der Wahlfreiheit und Eigen-

---

775 Ob die HzV primär als Instrument des Vertragswettbewerbs oder als Instrument zur Stärkung der hausärztlichen Versorgung etabliert werden soll.

verantwortung der Versicherten (Konsumentensouveränität) sind überdies klientelische Bindungen zur KBV (daran gebunden der Erhalt des Kollektivvertragssystems) ausschlaggebend für ihre Positionierungen. Das Qualitätsziel gewinnt an Bedeutung und die Bereitschaft zur Kompromissbildung mit der SPD wächst, um eigene Policies wie privatwirtschaftliche Finanzierungselemente in anderen Bereichen durchzusetzen. Durch diese beiden Aspekte und vermeintlich unter dem Einfluss der CSU wird bereits mit dem GMG eine einzelvertragliche Gestaltung der HzV (wenn auch eingeschränkt) akzeptiert. So ist für die Union ein recht starker Wandel der Position zu konstatieren.

Für die **FDP** erweisen sich die hausärztliche Versorgung sowie die HzV zu keinem Zeitpunkt als besondere Versorgungsform. Eine Stärkung dieser wird als Gefährdung des Finanzierungs- und Wachstumsziels wahrgenommen. Stärker noch als die Union (mit einer Zuspitzung im dritten Analysefenster) will sie die Gestaltung der Versorgungsstrukturen auf einen Gesundheitsmarkt verlagern. Auf diesem sollen die Präferenzen aller Beteiligten über die Existenz der HzV entscheiden (Deregulierung). So wird die HzV als Einzelvertragsform im Verlauf des Untersuchungszeitraums akzeptiert, jedoch ohne strukturelle Angleichungen gegenüber den Gesamtverträgen. Dies stützt sich auf die Vorstellung, das Gesundheitswesen nach den Prinzipien Eigenverantwortung, Wettbewerb und Wahlfreiheit (Subsidiarität), u. a. verbunden mit einer hohen Konsumentensouveränität, zu gestalten. Neben der Orientierung an ideologischen Vorstellungen geht dies aber auch mit einem Schutz der KBV einher und steht somit mit materiellen Motiven in Verbindung. Nach der anfänglichen allgemeinen Ablehnung gegenüber Hausarztverträgen wandelt die FDP ihre Position zugunsten einer (rein) wettbewerblichen Ausgestaltung (Liberalisierung).

Bündnis 90/Die Grünen schlossen sich im Kontext der hausärztlichen Versorgung zunächst den Positionen der SPD an, die in Einklang mit den eigens verfolgten Solidarnormen einer nachhaltigen Finanzierung und einer ganzheitlichen Gesundheitsversorgung gebracht werden konnten. Erst als Oppositionspartei kristallisieren sich die eigenen Positionen der Grünen (deutlicher) heraus. Die hausärztliche Versorgung wird mit einer positiven Funktion für die Versorgungsgestaltung verbunden. Einen höheren Stellenwert erhält hingegen die IV als ganzheitlicher Versorgungsansatz, der u. a. nicht-ärztliche Berufsgruppen einbezieht und die Facharztdominanz verringert. Ferner gilt die IV als Möglichkeit zur vollständigen Abschaffung des Kollektivvertragssystems. Ziel ist die Etablierung eines Qualitätswettbewerbs und einer pluralen Versorgungslandschaft, sofern nötig mit staatlichen Eingriffen. Dabei stellt die hausärztliche Versorgung zwar einen positiven Ansatz dar. Übergreifend wird jedoch einer grundlegenden Primärversorgung anscheinend ein höherer Stellenwert zugesprochen als einer primärärztlichen Versorgung mit dem Hausarzt im Zentrum. Dennoch kann konstatiert werden, dass die Grünen mit der hausärztlichen Versorgung (ohne kollektivvertraglichen Rahmen, als Wettbewerbsmodell im Einzelvertragssystem) Qualitäts-, Finanzierungs- und Solidaritätsziele verfolgen.

9.4.2 Synopse auf der Mesoebene

Der **AOK-BV** fordert trotz einer starken Affinität gegenüber der hausärztlichen Versorgung und Hausarztmodellen[776] eine Ausgestaltung der HzV als Wettbewerbsmodell. Zwar verfügen der Verband und seine Einzelkassen über ausreichend Kapazität und Erfahrung, solche Modelle auch obligatorisch und flächendeckend anzubieten. Gleichwohl erhalten wettbewerbliche Versorgungsmodelle sowie jegliche Einzelverträge einen höheren Stellenwert. Im ersten Zeitfenster ist dies erst leicht ausgeprägt und verstärkt sich im Verlauf.

Die **Ersatzkassen** schreiben der hausärztlichen Versorgung zwar eine positive Funktion zu, deren Stärkung stellt sich hingegen nicht als besondere Policy des Verbandes dar. Mit Beginn des zweiten Analysefensters wird die HzV verstärkt als Wettbewerbsparameter wahrgenommen. Übergeordnet und somit auch mit Blick auf die HzV fokussiert der Verband sodann wettbewerbliche Versorgungsmodelle bzw. Einzelverträge (hingegen zurückhaltender als der AOK-BV).[777]

Beide Kassenverbände schreiben der IV (und zeitweise den DMP) einen höheren Stellenwert zu. Hier sehen die Verbände, neben dem hochwertigen Versorgungsansatz aufgrund des Selektivvertragscharakters, ihre Forderung nach mehr Gestaltungsmöglichkeiten (unterstützt u. a. durch Anschubfinanzierung und Bereinigungen) am weitreichendsten realisiert. Die Abschaffung des Kollektivvertragssystems stellt sich als Kernelement ihrer gesundheitspolitischen Forderungen und somit ihrer Bestrebungen der unternehmerischen Freiheit bzw. allgemeinen Handlungsfreiheit dar. In der Folge wird die HzV wie auch die meisten anderen gesundheitspolitischen Aspekte vorrangig aus dem Blickwinkel der eigenen Marktfähigkeit betrachtet und bewertet. Verpflichtende Elemente werden dabei strikt abgelehnt. Aufgrund dessen sowie der gewachsenen Konkurrenz untereinander und gegenüber der PKV stellt sich die HzV im Verlauf primär als Wettbewerbsparameter und Instrument zur Ausweitung der eigenen

---

776 Bereits im Vorfeld der Untersuchungszeiträume wurden Modelle realisiert. Diese fügten sich in die Strategie der AOK zur Mitgliedergewinnung ein, die an einer qualitativ hochwertigen Versorgung orientiert war. Ebenfalls wurde die wichtige Funktion des Hausarztes und der Versorgungsform an sich bejaht.

777 Anscheinend erhalten hingegen andere Versorgungsformen eine größere Bedeutung. Dies lässt sich u. a. auf die gewachsene Konkurrenz gegenüber der PKV, ihrer spezifischen Versichertenklientel sowie vorheriger gesundheitspolitischer Strategien zurückführen.

Handlungsressourcen dar. Verpflichtende Elemente und die Beteiligung der KBV werden daher abgelehnt. Beide Verbände schreiben der HzV das Potential zur Steigerung der Versorgungsqualität zu (u. a. durch die Möglichkeiten der Ressourcen- und Versorgungssteuerung), sodass sie zunächst mit dem Finanzierungs- und Solidarziel in unmittelbare Beziehung gesetzt wird. Aufgrund einer anscheinend wachsenden Skepsis gegenüber dem tatsächlichen Einsparpotential durch die HzV weicht die anfängliche Betrachtung letztlich der Dominanz von materiellen und institutionellen Interessen (vorangestellt hinsichtlich wirtschaftlicher Aspekte) bei der Positionierung zur HzV.

Die gesundheitspolitischen Bestrebungen der **KBV** werden durch das Primat der professionellen Autonomie und Freiberuflichkeit[778] dominiert. Dessen Schutz wird als vordergründiges Argument gegen die Förderung/Stärkung einer gesonderten Arztgruppe angeführt. Hier scheinen aber auch die Handlungszwänge aufgrund der Facharzt-Lastigkeit des Verbandes zu wirken. Gleichzeitig spricht sie sich in keinem Zeitfenster gegen die Qualität der hausärztlichen Versorgung aus, will ihr aber keine Sonderrolle zuschreiben. Einhergehend mit der starken Zurückweisung von Einzel- bzw. Selektivverträgen sowie dem Wettbewerb allgemein wird auch die HzV außerhalb der Gesamtverträge abgelehnt. Als eine Art Anpassungsstrategie wandelt sie ihre Organisationsstrukturen sowie Positionierung gegenüber Einzelverträgen. Als Dienstleister und Berater will sie für ihre Mitglieder, die Vertragsärzteschaft, am Einzelvertragswettbewerb mitwirken. Sofern die KVen am Vertragsgeschehen beteiligt sein können und keine Sonderstellung gegenüber den Gesamtverträgen statuiert wird, werden Einzelverträge sowie HzV-Verträge akzeptiert. Waren zunächst materielle bzw. wirtschaftliche und institutionelle Interessen gleichermaßen von Bedeutung, rückten institutionelle Interessen sukzessive in den Vordergrund der gesundheitspolitischen Bestrebungen, auch im Kontext der HzV. Zu diesen institutionellen Interessen gehören die Stärkung bzw. der Schutz der eigenen (noch) bestehenden Handlungsressourcen und die Legitimation der Verbandsexistenz. Die Positionierung und Strategie des Verbandes haben sich im Verlauf des Untersuchungszeitraums stark gewandelt.

Der **DHÄV** schwankte zunächst im Kontext seiner Positionierung zur hausärztlichen Versorgung und zur HzV zwischen der Verfolgung der eigenen (materiellen und institutionellen) Interessen sowie der Zugehörigkeit zu der restlichen Ärzteschaft und der Verfolgung allgemeiner standespolitischer Ziele, die teilwei-

---

778 Das Kollektivvertragssystem ermöglichte bzw. ermöglicht den besonderen Rahmen der ärztlichen Freiberuflichkeit und bietet einen gewissen Einkommens- und Autonomieschutz. Entsprechend wichtig ist der Erhalt beider Elemente für die Legitimation und das Handeln der KBV sowie der Interessen der Ärzteschaft allgemein. Inwiefern ein liberaler Gesundheitsmarkt ebenfalls einen schützenden Charakter bieten kann, erscheint ungewiss (Noweski 2012: 291).

se auch als ideelle Interessen zu bewerten sind. Zu diesen gehören z. B. die Freiberuflichkeit sowie die ärztlichen Autonomie, weswegen Einzelverträge abgelehnt werden. Überdies ist die grundsätzliche Positionierung zur hausärztlichen Versorgung ideeller Natur, da mit ihr eine qualitativ-hochwertigere Versorgung verbunden wird. Erst im Verlauf des Untersuchungszeitraums, mit Erweiterung der eigenen Handlungsressourcen u. a. im Vertragsgeschehen, emanzipiert sich der Verband von der KBV sowie weiteren Ärzteverbänden und fordert vehement die Einführung der HzV als Einzelvertragsoption. Zunächst wurden Einzelverträge im Einklang mit der restlichen Ärzteschaft strikt abgelehnt. Nun sollen sie in einem gewissen Wettbewerbsrahmen, jedoch als obligatorisches Angebot, unter Berücksichtigung der eigenen Vertragsbeteiligung und der gesetzlichen Anpassung gegenüber den Gesamtverträgen etabliert werden. Damit einhergehend verliert das anfängliche Primat eines Primärarztsystems (mit dem Hausarzt im Zentrum) an Bedeutung, wird aber nicht aufgegeben. Ergänzend rückt der verbandliche Fokus von ideellen Zielen ab und verschiebt sich auf institutionelle und materielle Motive. Über den gesamten Zeitraum erhalten bspw. die Punkte Repräsentanz und Honorierung einen besonderen Stellenwert in den Policies des Verbandes.

10 Diskussion der Ergebnisse im Spiegel ordnungspolitischer Entwicklungen

10.1 Diskussion der Ergebnisse für die Makroebene

Die analytische Gegenüberstellung der Stromausprägungen konnte zeigen, dass sich sowohl die allgemeinen Policy-Präferenzen und gesundheitspolitischen Zielvorstellungen der Parteien als auch explizit die Positionierungen gegenüber der HzV im Zeitverlauf wandeln. Die verschiedenen Rahmen- und Ausgangsbedingungen sowie Machtverhältnisse und Akteurskonstellationen in den einzelnen Legislaturperioden beeinflussen die gesundheitspolitischen Bemühungen aller kollektiven Akteure, nicht nur der Parteien, nachhaltig und auf höchst individuelle Weise (siehe Zeitdiagnosen, Kapitel 9.1 bis 9.4).

Zusammenfassend wird die HzV im Zeitverlauf unterschiedlich politisch und konzeptionell gestaltet. Dabei wandelt sie sich innerhalb der einzelnen Perspektiven deutlich. Schließlich fügt sie sich zunehmend in wettbewerbliche, hier insbesondere vertragsrechtliche Gestaltungsfragen und damit dem Postulat des Wettbewerbs, das im gesamten Politikfeld seit Ende der 1990er Jahre an Bedeutung gewinnt (z. B. Paquet 2011: 13; Gerlinger 2009a: 35; Noweski 2004: 6).[779] Dabei sind divergente Wettbewerbsvorstellungen sowie das richtige Maß an staatlicher Einflussnahme (z. B. Bandelow 2003: 18) und die Rolle der Selbstverwaltung im gesamten Untersuchungszeitraum zwischen den Akteuren dominierend. Die gesetzliche Fassung der HzV stellt sich nach dem WSG weder als reines Wettbewerbsmodell noch als Element eines Systems aus Einzelverträgen dar. Übergeordnet wird u. a. an den Gesamtverträgen festgehalten. Regulative Elemente werden im § 73b SGB V statuiert, während Ausgleichsregelungen

---

[779] Fokussieren die Sozialdemokraten und teils die Grünen zu Beginn die Funktion der Qualitäts- und weiterführend der Wirtschaftlichkeitssteigerung der hausärztlichen Versorgung, rückt zunehmend der einzelvertragliche Charakter (die hausärztliche Versorgung bzw. die HzV als ein Instrument zum Einstieg in den Einzelvertragswettbewerb) in den Vordergrund. Seitens des konservativen Lagers wandelt sie sich von einem Versorgungsbereich ohne Sonderstellung (zumindest in Relation zur rechtlichen ärztlichen Versorgung) ebenfalls in Richtung eines möglichen Elements des zu etablierenden Einzelvertragswettbewerbs (jedoch weiterhin ohne Sonderstellung sowie mit einem anderen Verständnis von einem (Einzel-)Vertragswettbewerb).

gegenüber den Gesamtverträgen fehlen. Damit ist lediglich ein Vertragssystemwettbewerb möglich. Unter Rückbezug auf weitere Reformkurse im Gesundheitswesen lässt sich die Entwicklung des Versorgungsmodells hin zu einem Einzelvertragsmodell als Element des sich (auch noch heute) herausbildenden Regulierungssystems innerhalb der GKV zuordnen: dem Wettbewerbskorporatismus (u. a. Urban 2001: 4f.) respektive dem regulierten Wettbewerb bzw. Gesundheitsmarkt (u. a. Böckmann 2009: 10; Gerlinger 2014: 54). Die Regulierungsstrukturen innerhalb der GKV differenzieren sich seit Anfang der 1990er Jahre sukzessive aus. Neben dem vormals dominierenden Selbstverwaltungskorporatismus, in dessen Zentrum zur Lösung von Finanzierungsproblemen u. a. die Kollektivvertragskompetenzen der Kassen und KVen standen, fügt der Gesetzgeber weitere Regulierungselemente, die sowohl auf Wettbewerbszentrierung als auch auf die Ausweitung staatlicher Interventionen zielen (u. a. ebd.; Noweski 2004: 18; Böckmann 2007: 18; Gerlinger 2009: 34; Kapitel 2.1).[780]

Die im ersten Analysefenster zur Gesundheitsreform 2000 diskutierten Policies und Probleme werden maßgeblich durch die rot-grüne Bundesregierung determiniert. Im Rahmen dessen wird die Thematik der Versorgungsqualität auf eine neue, prioritäre Ebene gesetzt. Mit dem vorangegangenen Einstieg in den Kassenwettbewerb, der sich bislang auf einen Preiswettbewerb konzentrierte (und dieser ist vermeintlich noch heute von primärer Bedeutung), wurde die Gefahr von Qualitätseinbußen in Beziehung gesetzt. Fortan sollten aus Sicht von Rot-Grün ein Qualitätswettbewerb sowie gesetzliche Vorschriften dieser Gefahr entgegenwirken (u. a. Paquet 2011: 23, Gerlinger 2014: 56; 2014: 55; Kapitel 2.1.1, 6 und 9.1). Kontrastierend konnte oder wollte das konservativ-liberale Lager lange Zeit keine Qualitätsdefizite, Strukturprobleme oder Probleme in der Ausgestaltung der hausärztlichen Versorgung für das GKV-System benennen. Erst im dritten Analysefenster (zum WSG 2007) wird zur Existenz von Qualitäts- und Effizienzdefiziten im bestehenden System Position bezogen (siehe u. a. Kapitel 9.3). Die Qualitätsdiskussion prägt die Reformverläufe innerhalb des gesamten Untersuchungszeitraums im besonderen Maße und so auch die Ausgestaltung der HzV. Die unter rot-grüner Leitung verabschiedete Gesundheitsre-

---

780 Dadurch erleiden besonders die Kollektivverträge einen enormen Bedeutungsverlust in der Steuerung der Krankenversorgung. Als zentrales Steuerungsinstrument fungiert nun der Wettbewerb. Das geht jedoch mit einer Ausweitung staatlicher Interventionen sowie dem Festhalten an zentralen korporatistischen Strukturen einher. Dieser Prozess, der oftmals auch als staatliche Re-Regulierung bezeichnet wird, zielt zum einen auf die Zurückgewinnung der staatlichen Handlungsfähigkeit gegenüber den Selbstverwaltungsakteuren und zum anderen auf das Gegensteuern gegenüber wettbewerblichen Fehlanreizen. Sichergestellt werden sollen dadurch die zentralen Ziele (die besonders im dritten Analysefenster, als gemeinsamer Zielekorridor, vorrangig bei den zwei großen Volksparteien vorzufinden sind), die Stabilisierung der Beitragssätze und die Steigerung von Effizienz und Qualität (z. B. Gerlinger 2009a: 37; 2014: 46).

form 2000 verhalf der Thematik Qualitätssicherung zu starkem Aufwind (z. B. Lamping 2002: 43; Rumkorf 2010: 167).[781] Zunächst sollte der besagte Qualitätswettbewerb aus Sicht von SPD und Grünen durch einen Einzelvertragswettbewerb realisiert werden. Da der hausärztlichen Versorgung an sich eine allgemeine Versorgungsqualität zugeschrieben wurde (vorrangig aus Sicht der SPD[782]), sollte diese im sicheren Rahmen der Kollektivverträge verbleiben (siehe Analysefenster 1 und 2). Damit ist zusammen mit anderen Maßnahmen der Gesundheitsreform 2000 eine Abkehr von der vorherigen Wettbewerbsorientierung wahrzunehmen (z. B. Gerlinger 2014: 56).[783]

Nachdem ihr zunächst keine spezifische Qualität zugesprochen wurde, wandelt sich die Rolle der hausärztlichen Versorgung innerhalb des Zielekorridors des schwarz-gelben Lagers hin zu Qualitäts- und Effizienzsteigerungen. Bedingt haben dies gewandelte Machtverhältnisse, veränderte Problemwahrnehmungen, die Tatsache, dass sich das Qualitäts- und das Finanzierungsziel aus der konservativ-liberalen Sicht nicht länger vollständig widersprechen sowie die allgemein gewachsene Bereitschaft, Einzelverträge zu etablieren (siehe ergänzend auch Bandelow und Schade 2009a: 96; Kapitel 8 und 9.3). Unterstützend wirkten vermeintlich auch die Gutachten des SVR[784] (z. B. SVR 2002). Diese setzten sich neben anderen Aspekten ausgiebig mit der Qualität des deutschen Gesundheitswesens auseinander und befeuerten die Diskussion durch die attestierte Über-, Unter- und Fehlversorgung. Eine ähnliche Wirkung hatten Veröffentlichungen, die den Output des deutschen Gesundheitswesens u. a. mit anderen OECD-Ländern vergleichen (u. a. OECD 2015). Diese und die SVR-Gutachten wurden von den betrachteten Akteuren wiederkehrend in die eigene Argumentation aufgenommen. Beide Ziele, das Qualitäts- und das Finanzierungsziel, werden letztlich von allen vier Parteien mit den eigenen Wettbewerbsvorstellungen in Beziehung gesetzt, wenngleich je unterschiedliche Wettbewerbskonzeptionen

---

781 Bis dato waren Qualitätssicherung und Ressourcenverteilung im Gesundheitswesen wesentliche Aufgaben der Selbstverwaltung (Beske und Hallauer 1999: 77), denn erst im Anschluss an das GSG von 1992 wurden allmählich gesetzliche Vorschriften zur Qualitätssicherung in der GKV implementiert (Gerlinger 2014: 56).
782 Es ist davon auszugehen, dass die Grünen zwar ebenfalls dem Hausarzt eine hohe Versorgungsqualität zuschreiben.. Da für sie aber der Qualitätswettbewerb durch einen Einzelvertragswettbewerb sowie durch ganzheitliche Versorgungsansätze zu gewährleisten ist, haben sie vermeintlich andere gesundheitspolitische Präferenzen, die eher in Richtung eines allgemeinen Primärversorgungssystems, integriert in Einzelverträge zielen.
783 Dies kann u. a. als Ausdruck des Misstrauens gegenüber den eigenen Wettbewerbsbestrebungen verstanden werden. Um Fehlsteuerungen des Wettbewerbs entgegenzuwirken, soll das GKV-System solidarisch bleiben (Gerlinger 2014: 56; Noweski 2004: 6).
784 Vorrangig das SVR-Gutachten 2000/2001, das primär aufgrund der zeitlichen Dimension das zweite Analysefenster (zum GMG 2004) beeinflusste, aber auch das SVR-Gutachten von 2003, das Finanzierung, Nutzerorientierung und Qualität in den Mittelpunkt stellte.

zugrunde liegen. Qualitäts- und Effizienzsteigerungen sollen durch einen Vertragswettbewerb[785] ermöglicht werden.

In der Folge steht ein (verpflichtendes) Primärarztsystem (nicht in einzelvertraglichen Regelungen) auch für die Sozialdemokraten der gesundheitspolitischen Strategie entgegen, einen Vertragswettbewerb zu etablieren. Es würde ferner die eigenen Argumente schwächen.[786] Die hausärztliche Versorgung bleibt als vermeintlich qualitativ hochwertige Versorgung zwar weiterhin im Rahmen der Regelversorgung bestehen. Gleichwohl soll sie aber im Rahmen von Einzelverträgen (ob im Rahmen der HzV, der IV oder anderer Versorgungsverträge) Teil des gewünschten Qualitätswettbewerbs – befeuert durch Einzelverträge – sein. Die HzV wird somit zum Instrument bzw. Element zur Dezentralisierung der Vertrags- und Steuerungsstrukturen. Auf Bestrebungen der Sozialdemokraten hin wird diese Form der HzV um gesetzlich vorgegebene Qualitätsanforderungen ergänzt.[787] Für Union und FDP gehen diese mit „Staats-Dirigismus" (siehe u. a. FDP 2001a: 1; CDU/CSU 2002: 42) einher. Vielmehr sollen aus der Sicht des konservativ-liberalen Lagers die Versicherten durch ihre Konsumentensouveränität sowie die anderen am Gesundheitsmarkt (im Wettbewerb) agierenden Akteure die Gestaltung der Versorgungsstrukturen übernehmen (z. B. von der Leyen 2003: 4926; FDP 2004: 2).

Zusammenfassend fügt sich die HzV in den Trend der Qualitätsorientierung, der nach Bandelow und Kollegen (2009: 15) aus normativen Gründen sowie für die zukunftssichere Gestaltung des Gesundheitswesens als „Megathema" zu bezeichnen ist und mittlerweile von allen Akteuren als solches wahrgenommen wird. Wie dieses Ziel wiederum konkret zu erreichen ist und welche tatsächliche Rolle die hausärztliche Versorgung hier einnehmen kann, wird je Akteur anders interpretiert. Ein Primärarztsystem mit dem Hausarzt im Zentrum steht ebenso wie ein Primärversorgungssystem der konservativ-liberalen Wettbewerbslogik und ergänzend klientelischen Motiven[788] entgegen.

---

785 Auch hier herrschen divergente Konzeptionen vor, ob es sich um einen solitären Einzelvertragssystem- oder um einen Vertragssystemwettbewerb handelt (Einzelverträge in Konkurrenz zum Kollektivvertragssystem).

786 Ergänzend ist im Rahmen der „neuen" Machtverhältnisse Kompromissbereitschaft gefragt, sodass mehrere Aspekte mit der Abkehr vom ursprünglichen Modell zu nennen sind.

787 Konkretisierung der Anforderungen, die der Versorgungstyp HzV erfüllen muss: u. a. Pflicht der teilnehmenden Ärzte zu strukturierten Qualitätszirkeln zur Arzneitherapie, zu speziellen Fortbildungen für Hausärzte und zur „Behandlung nach für die hausärztliche Versorgung entwickelten, evidenzbasierten, praxiserprobten Leitlinien [sowie zur] Einführung eines [...] wissenschaftlich anerkannten Qualitätsmanagements" (§ 73, 2 SGB V).

788 Ein Primärarztsystem (mit dem Hausarzt im Zentrum) steht den Interessen der (Fach-)Ärzte entgegen, während ein Primärversorgungssystem weitergehend den Interessen der gesamten Ärzteschaft widerspricht. So können beide Ansätze nicht befürwortet werden.

Ferner kristallisiert sich ein weiterer Aspekt in der Entwicklung der HzV heraus, der auch für die Mesoebene zu konstatieren ist. Im Rahmen des Qualitätswettbewerbs bzw. zu dessen Realisierung wird anscheinend der IV ein höherer Stellenwert zugeschrieben. Schließlich soll diese (vorrangig im dritten Zeitfenster, zum WSG 2007) das neuentstandene gesundheitspolitische Ziel der sektorenübergreifenden und vernetzten Versorgung verfolgen und damit das nun allgemein wahrgenommene Problem der Trennung der Versorgungssektoren beheben. Die hausärztliche Versorgung lässt sich (und hier besteht ebenfalls Einigkeit zwischen allen Akteuren) in IV-Verträge integrieren. Gleichwohl ist auch die Ausgestaltung der IV umstritten. Dabei richtet sich die Diskussion erneut auf das Ausmaß des tatsächlichen Selektivvertragscharakters allgemein sowie gegenüber den Kollektivverträgen. Die Thematik der Einzelverträge und hier der IV-Verträge dominiert die gesundheitspolitischen Diskussionen in den betrachteten Zeitfenstern.[789]

Es gilt, die HzV nicht nur in einem, sondern in mehreren Entwicklungsrichtungen zu betrachten, die in ihrem Verlauf vermeintlich nur schwer voneinander getrennt zu verstehen sind und sich wechselseitig beeinflussen. Zum einen versucht der Staat, gegenüber den vormals starken korporatistischen Akteuren steuerungsfähig zu werden. Auch geht es um die Steigerung von Effizienz und Qualität, die das Gesundheitswesen zukunftssicher machen sollen. Zum anderen stellt die HzV ein Element des mittlerweile allseits akzeptierten Wettbewerbs dar. Abschließend gilt ferner zu betonen, dass die HzV sowie die hausärztliche Versorgung über den gesamten Zeitraum mit anderen Policies und vorrangig mit IV-Verträgen auf Ebene der Parteien und der Verbände konkurrierte.

10.2 Diskussion der Ergebnisse für die Mesoebene

Auf der verbandlichen Ebene dominieren in den Positionierungen zur HzV am Ende des Untersuchungszeitraums institutionelle und materielle sowie wirtschaftliche Motive. Wurden zu Beginn auch solidarische und ideelle Interessen mit der Thematik verknüpft, zielen die Akteure, ob öffentlich-rechtlich oder nicht, vorrangig auf die Stärkung der eigenen Handlungsressourcen und der

---

789 Die IV vereint somit gesundheitspolitische Policies unterschiedlicher Akteure. Sogar die KBV spricht sich im dritten Zeitfenster für diese Versorgungsform aus, jedoch mit „Einschränkungen" in dem Ausmaß der einzelvertraglichen Gestaltungsmöglichkeiten. Ebenfalls seitens der DHÄV stellt sie sich als bevorzugte Vertragsform dar, auch wenn die IV erst 2004 aufgrund der Anschubfinanzierung, Vertragsteilnehmer und Budgetbereinigung „erfolgreicher" wird. Sektorale Budgets und ein unzureichender RSA hemmen schließlich das Angebot (z. B. Paquet 2011: 30). Einen Bereinigungsanspruch gegenüber den Gesamtverträgen erhält die HzV erst 2007 mit dem GKV-Org.

eigenen Wettbewerbsposition. Diese Entwicklung ist Ausdruck des sich gewandelten Ordnungsrahmens bzw. politischen Steuerungswesens und geht mit einer starken Zunahme an marktwirtschaftlichen Elementen, aber auch staatlichen Interventionen bei partiellem Festhalten an korporatistischen Arrangements einher (hier und im Folgenden: Kapitel 2.2 und 2.3; Gerlinger 2014: 58; Böckmann 2009: 10; Noweski 2004: 54). Die in diesen Wandlungsprozess integrierten Aspekte wie die freie Kassenwahl, die Liberalisierung des Vertragsrechts bzw. der Bedeutungsverlust der Kollektivverträge sowie die Etablierung weiterer Wettbewerbselemente und Anreizstrukturen führten zur Erosion des vormals sicheren korporatistischen Ordnungsrahmens. Dieser bot den traditionell etablierten korporatistischen Akteuren (KBV und Kassenverbänden) weitestgehend einen Bestandsschutz (z. B. Bandelow und Schade 2009a: 93; Noweski 2004: 28). In der Folge müssen diese Akteure wirtschaftlichen und institutionellen Eigeninteressen den Vorrang gewähren, um im System bestehen zu können. Die gewandelten Strukturen stärken wiederum andere (neue) nicht-korporatistische Akteure wie den DHÄV. Diesem ist es dann möglich, sich an den eigenen Individualinteressen zu orientieren, die mit wachsender Einflussnahme ebenfalls primär auf materielle und institutionelle Interessen ausgerichtet werden. Es entsteht eine Pluralisierung der Akteure sowie eine Pluralisierung ihrer Interessen, die vorrangig auf individuelle Nutzenmaximierung und aufgrund der gesetzlichen Vorgaben auf Kosteneinsparungen ausgerichtet sind (Gerlinger 2009a: 38f.; Bandelow und Schade 2009a: 96).[790] Diese neugeschaffene Wettbewerbsordnung führt zu einer ausgeprägten Konkurrenzsituation zwischen den Kostenträgern an sich, zwischen den Kostenträgern und den Leistungserbringern sowie zwischen den Leistungserbringern an sich (Gerlinger 2009a: 42; Bandelow und Schade 2009a: 100f.; Paquet 2009b: 129).

Die HzV ergibt vor dem Hintergrund ihrer ideellen und solidarischen Funktion kaum Sinn; auch nicht für den DHÄV. Sie als Wettbewerbsmodell zu fördern, ihr aber gleichzeitig eine Sonderstellung (u. a. Verpflichtung) im Wettbewerb zuzuschreiben, rentiert sich lediglich für den DHÄV, der damit ganz klar Eigeninteressen erfüllt sehen würde. Aus den anderen Perspektiven stellt sich dies als Wettbewerbsverzerrung dar. Auch der AOK-BV, dies zeigt die Untersuchung, wehrt sich gegen obligatorische Regelungen und fordert eine wettbewerbliche Ausgestaltung der Versorgungsform, obwohl gerade dessen Einzelkassen über ausreichende Ressourcen und Erfahrungen verfügen würden, um ein obligatorisches Angebot zu ermöglichen und somit eventuell sogar Wettbewerbsvortei-

---

790 Der Wettbewerb führt einhergehend mit der Lockerung des bislang traditionellen korporatistischen Rahmens auf der Mesoebene dazu, dass sich „die untereinander abhängigen Komponenten institutionell verselbständig[en] und sich auf individuelle Nutzenmaximierung umstellen" (Mayntz 1997: 82).

le gegenüber anderen Kassen geltend machen zu können. Die Kassen wollen selbst gestalten, ohne staatliche Vorgaben erfüllen zu müssen. Die KBV befürchtet Nachteile für die eigene Mitgliederklientel, die Fachärzte, sowie für die Gesamtverträge als primäre Machtressource des Verbandes (Noweski 2012: 157; Lepperhof 2004: 191).

Im Zuge der verschärften Konkurrenzsituation und des gewandelten Ordnungsrahmens weg vom korporatistischen Gefüge zeigt sich überdies, dass die Akteure mit jedem untersuchten Zeitfenster immer mehr konzeptionelle Gestaltungsvorschläge proaktiv im öffentlichen Reformdiskurs anbieten.[791] Im Zeitverlauf ist zu beobachten, dass in den Policy-Strömen der Verbände zunehmend eigene Gestaltungsoptionen kursieren und eigene Modelle, Systeme und Reformkonzepte formuliert werden. Denn die Verbände können sich nicht mehr sicher sein, Einfluss im politischen Prozess geltend zu machen (z. B. Noweski 2004: 26f.; Bandelow und Schade 2009a: 93). Daher sind neue (gesundheits-) politische Strategien notwendig. Ferner gilt es, den sich wandelnden Ordnungsrahmen im Sinne der Partikularinteressen (mit) zu gestalten.

Kassenverbände

Der Kassenwettbewerb um Versicherte findet (auch noch heute) primär auf Ebene des Beitragssatzes statt. Dieser erzeugt in Verbindung mit dem im GSG implementierten Grundsatz der Beitragssatzstabilität[792] seitens der Krankenkassen ein starkes Interesse an Kosteneinsparungen (u. a. Greß und Wasem 2001: 29.; Noweski 2004: 77; Gerlinger 2009a: 38f.). In der Folge spiegelt sich der neue Ordnungsrahmen auf Seiten der Finanzierungsträger in einem nachdrücklichen Interesse an selektiven Vertragsformen und eigenständiger Preisbildung wider. Die Kassen wollen und sollen zum Gestalter der Versorgungsstrukturen werden (z. B. Bode 2003: 436). Dazu benötigen sie Vertragsvielfalt (Cassel et al. 2006: 31f.). Die Kassen bewerten somit auch die HzV primär vor dem Hintergrund der

---

791 Im Sinne des MS-Ansatzes, der politischem Handeln nicht primär Rationalität, sondern Reaktivität unterstellt, wenngleich dies auf knappe Zeitressourcen zurückgeführt wird (Rüb 2009: 351).
792 Wengleich dieser erst durch spätere Gesundheitsreformen strikter zur Anwendung kam, weitere Elemente wie der einheitliche Beitragssatz (verabschiedet mit dem WSG) den Finanzrahmen der Kassen stärker restriktiv beeinflussten und die HzV erst mit dem GKV-Finanzierungsgesetz 2009 an den Grundsatz der Beitragssatzstabilität gebunden wurde, standen die Kassen bereits damals unter einem enormen Finanzdruck. Dieser Druck wurde schließlich durch den hohen Konzentrationsprozess innerhalb der Kassenlandschaft verschärft (siehe u. a. Kapitel 2.2.3; Analyse Zeitfenster 3; Greß und Wasem 2001: 29; Gerlinger et al. 2007: 18).

eigenen Marktfähigkeit und so als Wettbewerbsparameter. Die HzV dient als Satzungsleistung zur Profilierung im Wettbewerb um Versicherte. Regulative Elemente sowie Merkmale, die die Handlungsspielräume gegenüber den Leistungserbringern oder gegenüber den anderen Kassen einschränken – dazu gehören sowohl ein obligatorisches Primärarztsystem als auch grundsätzlich alle verpflichtenden Elemente im Vertragsgeschehen –, werden daher vehement abgelehnt, zumal der wissenschaftliche Nachweis über die tatsächlichen Einsparpotentiale der Versorgungsform fehlt (u. a. Zentner et al. 2010: 38; Haller et al. 2009: 20ff.) und die Ausgleichsregelungen zwischen Einzelverträgen und Gesamtverträgen als unzureichend bewertet werden.[793] Gesetzliche Vorgaben, die mit zusätzlichen Kosten und mit einem Zulauf schlechter Risiken in Verbindung gebracht werden, stellen eine Gefahr[794] dar. Solange diese mit der HzV verknüpft werden, wird sie nur unzureichend als Wettbewerbsparameter wahrgenommen. Eine wettbewerbliche Ausrichtung steht für die Kassen auch nicht im Widerspruch mit einer qualitativen Ausgestaltung der HzV. Schließlich machen die Versicherten zunehmend ihre Kassenwahl von Qualitätsaspekten abhängig, sodass sich eine qualitative Ausgestaltung als Eigeninteresse darstellt (u. a. Braun et al. 2008: 38ff.; Andersen und Grabka 2006: 19). Die Orientierung an den Präferenzen der Kunden soll durch Qualität und Wirtschaftlichkeit realisiert werden (Schroeder 2009b: 192).

Aufgrund der Unübersichtlichkeit der Versorgungslandschaft kann für kein Zeitfenster eine verlässliche Aussage darüber getroffen werden, inwiefern sich Hausarztverträge und dazu in Relation andere Versorgungsmodelle tatsächlich etablieren konnten. Es ist beispielsweise nicht bekannt, welche Art von Hausarztverträgen am erfolgversprechendsten ist. Welche Kassenart welche Art von Verträgen anbietet und entsprechende Präferenzen sowie Kompetenzen aufweist, ist ebenso unbekannt (z. B. BT 18/5164: 25). Entsprechend konnten solche Aspekte für die Beurteilung der Bedeutung von Hausarztmodellen für beide Kassenverbände nur ansatzweise abgeschätzt werden. Es zeigt hingegen, dass die

---

793 Die Kassenverbände betonen wiederkehrend die fehlende wissenschaftliche Bestätigung des monetären Einsparpotentials der hausärztlichen Versorgung (z. B. vdek 1999: 52). Vor diesem Hintergrund lässt sich erklären, dass erst mit gesammelten Erfahrungswerten und ersten gesetzlichen Änderungen diese Forderungen „radikaler" werden, sodass im Verlauf des Untersuchungszeitraums ein Wettbewerbsmodell der HzV befürwortet wird.

794 Die im Untersuchungszeitraum bestehenden vertraglichen Regelungen degradieren Selektivverträge zu „Add-on"-Leistungen bzw. -Finanzierungen. Da dies ergänzt um einen unzureichenden RSA mit weiteren zusätzlichen Kosten in Verbindung gebracht werden kann, erschweren sie die Akzeptanz seitens der Kassen als Wettbewerbsteilnehmer, die primär auf Kosteneinsparungen zielen „müssen". Zudem fehlt der wissenschaftliche Rückhalt für das tatsächliche Einsparpotential der Versorgungsform (z. B. Cassel et al. 2006: 25f.; Kumpmann 2012: 262).

Entwicklung von Versorgungsverträgen in der deutschen Versorgungssituation von keiner klaren Linie geprägt ist.
Ein Primärversorgungssystem und auch ein primärärztliches System (egal ob der Hausarzt oder ein Facharzt im Zentrum steht) würden vermutlich gleichermaßen akzeptiert, sofern sie der wettbewerblichen und wirtschaftlichen Logik der Kassenverbände folgen. Es verwundert nicht, dass der IV aus unterschiedlichen Gründen durchgehend ein höherer Stellenwert eingeräumt wird.

Die KBV

Auch im letzten Analysefester (vgl. Kapitel 8) lehnt die KBV Hausarztverträge als Selektivvertragsoption sowie gesonderte Privilegien für die Hausärzte und übergeordnet ein Primärarztsystem mit dem Hausarzt im Zentrum ab. Beides widerspricht ihren gesundheitspolitischen Zielen Schutz des Kollektivvertragssystems und Erfüllung fachärztlicher Interessen.[795] Gleichwohl muss der Verband erkennen, dass eine Ausweitung von Einzel- bzw. Selektivverträgen unvermeidlich Einzug in die GKV erhalten wird. Die Exit-Option des kollektiven Vertragsrahmens wird zunehmend von einzelnen Vertragsärzten befürwortet und auch in Anspruch genommen (KBV 2006: 18f.; Noweski 2012: 291). So verfolgt der Verband zuletzt eine gewisse Anpassungsstrategie, um die Legitimation gegenüber den eigenen Mitgliedern sowie die Handlungsfähigkeit im neuen Ordnungsrahmen mit gelockerten Vertragsbeziehungen zu wahren. Im neuen Vertragsgeschehen möchte er für seine Mitglieder als Dienstleister und Berater agieren und dabei eigene Verträge initiieren. Die HzV stellt sich dabei als eine mögliche Versorgungsform dar, die aber entsprechend der Verbandsziele im Gesamtvertrag und/oder unter Beteiligung der KVen realisiert werden soll. Ein System der Primärversorgung, in dem auch andere Berufsgruppen im Zentrum stehen, würde ebenfalls den Interessen des Verbandes entgegenstehen. Ein allgemeines, arztgruppenunabhängiges Primärarztsystem bei Erhalt der kollektivvertraglichen Strukturen wäre (zumindest als Kompromisslösung) für die KBV tragbarer gewesen.

Zusammenfassend ist diese Anpassungsstrategie Ausdruck des veränderten ordnungspolitischen Rahmens, des erodierenden Schutzes des Kollektivvertragssystems sowie des geringen Einflusses im parteipolitischen Raum (siehe u. a. Analysefenster 3). So verwundert es nicht, dass nun ganz oben auf der politi-

---

795 Dies wird bei der Gegenüberstellung der Problem- und Policy-Ströme des Akteurs deutlich. Die hausärztliche Versorgung erhält nur eine geringe Aufmerksamkeit. Auch werden mit hausärztlichen Versorgungsformen argumentativ Widersprüche zum Gemeinwohl (insbesondere die Einschränkung der freien Arztwahl) in Verbindung gebracht.

schen Agenda institutionelle Interessen stehen, also die Wahrung der eigenen Handlungsressourcen. Diese wird ergänzt um materielle Interessen der Mitgliederklientel (u. a. Bandelow und Schade 2008: 63), in die sich auch die HzV fügen muss.

Der DHÄV

Der Hausärzteverband tritt gezielt für die Sonderinteressen seiner Mitglieder ein. Mit der konstatierten Schwächung der KBV und der Lockerung des Vertragsrechts wandeln sich die politische Position bzw. der politische Einfluss und die grundsätzliche Rolle des Verbandes. Mit einem veränderten Selbstbild und Selbstbewusstsein (u. a. aufgrund der Schwächung der KBV) tritt er besonders während des dritten Analysefensters in Konkurrenz zu den KVen und grenzt sich auch von den anderen (fachärztlichen) Interessenverbänden deutlich ab. Diese Abgrenzung erfolgt nicht nur im Bereich der hausärztlichen Versorgung und der Hausarztverträge, sondern auch in anderen Vertragsformen und anderen GKV-Bereichen (vorrangig der IV sowie u. a. in honorarpolitischen Fragen, in den Bereichen der Aus- und Weiterbildung etc. Ermöglicht haben dies vorrangig die ersten gesetzlichen Regelungen zu Selektivverträgen (zunächst IV-Verträge durch das GMG[796]), mit denen der Verband Handlungsmacht gegenüber den bis dato kartellartigen KVen erlangte. Durch eine gesteigerte Vertragskompetenz, die mit einer gewachsenen Mitgliederzahl und einem gewissen Rückhalt aus der Politik einhergeht, ändert der Verband seine Strategie. Ein Primärarztsystem (kein Primärversorgungssystem)[797] streicht er zwar nicht von seiner politischen Agenda, jedoch werden zunehmend andere Policies in den Fokus gestellt, um materielle und institutionelle Interessen durchzusetzen und strategische Anpassungen vorzunehmen. Mittlerweile, nach weiteren gesetzlichen Anpassungen ist es schließlich der DHÄV, der maßgeblich von den Regelungen im § 73b SGB V profitiert, obwohl zunächst Einzelverträge vehement abgelehnt wurden.

---

796 DMP-Programme wurden dagegen mit unzureichenden materiellen Gewinnen für die eigenen Mitglieder assoziiert. HzV-Verträge vor dem WSG diskreditierten aufgrund der Regelung „mit besonders qualifizierten Hausärzten" die eigene Klientel.

797 Natürlich werden weiterhin andere Policies im Rahmen der Thematik „hausärztlicher Versorgung" verfolgt, um den Interessen der eigenen Klientel und der eigenen Position im Ordnungsrahmen gerecht zu werden. Trotzdem oder gerade deshalb wird in der Folge ein eigenes Verhandlungsmandat innerhalb der KBV weniger wichtig. Ein Primärversorgungssystem steht den Verbandsinteressen entgegen und wurde von den Hausärzten auch nicht als Option diskutiert.

10.3 Fazit zur Entwicklung der HzV im Spiegel ordnungspolitischer Entwicklungen

Die Ausprägung der Policy- und Problemströme der acht Akteure zeigt, dass deren Wahrnehmung sehr heterogen und sehr stark von Individualinteressen geprägt ist. Die hausärztliche Versorgung wird dabei ebenso differenziert betrachtet wie andere gesundheitspolitische Themenbereiche. In einer heterogenen Gemengelage sowie unter den neuen wettbewerblichen Rahmenbedingungen bzw. Forderungen stellt sich ein obligatorisches Primärarztsystem als unvereinbar mit den eigenen gesundheitspolitischen Interessen dar. So verwundert es nicht, dass sogar der Hausärzteverband seine Policies weniger „radikal" ausrichtet und nicht mehr vorrangig ein Primärarztsystem fordert, sondern die eigene Beteiligung an Einzelverträgen. Fast übergreifend stehen nun materielle und institutionelle Interessen im Fokus bei der Diskussion um die Ausgestaltung der HzV. Die hausärztliche Versorgung respektive die HzV wird zum Element einer ausdifferenzierten Vertragspolitik in Richtung eines Vertragswettbewerbs oder sie dient als Instrument, um eine solche Politik zu realisieren. Entsprechend fügt sich die HzV in den allgemeinen Trend des Wettbewerbs bzw. der Konkurrenz ein, der nicht nur im Gesundheitswesen, sondern übergreifend in anderen gesellschaftlichen Bereichen und der öffentlichen Daseinsvorsorge wahrzunehmen ist (Rosa 2006: 82).

Zwar wird der HzV von vielen Seiten eine hohe Qualität zugesprochen. Da aber das (tatsächliche) Einsparpotential eher skeptisch betrachtet wird und Wettbewerbskonzeptionen eine herausragende Rolle erhalten, fordert ein Großteil der Akteure eine freie Gestaltung der Versorgungsform. Die Gründe für diese Forderung sind je Akteur sehr heterogen und von ihrer Stellung im ordnungspolitischen Gefüge abhängig. Ein primärärztliches Versorgungssystem mit dem Hausarzt im Zentrum war bereits zu Beginn zum Scheitern verurteilt. Divergierende ideologische Vorstellungen sowohl auf der Makro- als auch auf der Mesoebene ließen Blockaden gegenüber der HzV wahrscheinlich werden. Hemmend auf die Entwicklung wirkte ferner die Tatsache, dass die Frage nach der Ausgestaltung eines solchen Systems unterschiedliche, sich gegenseitig beeinflussende Befindlichkeiten der Akteure tangiert (Paquet 2011: 8) und die Thematik zu wenig Zuspruch von zu wenig einflussreichen politischen Akteuren erhielt.

10.4 Benennung von Auffälligkeiten aus der Perspektive des Multiple-Streams-Ansatzes

Unter Rückgriff auf einzelne Strukturelemente des MS-Ansatzes wurden die Interessen, Ziele und Problemwahrnehmungen acht unterschiedlicher (politischer) Akteure sowie deren Wandel im Zeitverlauf im Kontext der HzV erfasst. Ergänzend sollen nun, ebenfalls unter Rückgriff auf den MS-Ansatz, Auffälligkeiten und Kohärenzen benannt werden, die im Kontext des Entwicklungsprozesses aufgetreten sind.

Die Betrachtung des politischen Entwicklungsprozesses des Untersuchungsgegenstandes zeigt, dass die Themen HzV sowie hausärztliche Versorgung in keinem Analysefenster eine herausragende Rolle auf der politischen Agenda, im Sinne akteursübergreifender Akzeptanz und Anschlussfähigkeit, erlangen konnten (Selektionsfaktoren für die Relevanz von Policies, siehe Kapitel 4.3). Auch fehlten politische Entrepreneure, die den Versorgungsbereich bei gleichzeitig hohem politischem Einfluss in ausreichendem Maße gefördert hätten. So waren zwar gewisse Policy-Windows geöffnet, die sich jedoch nur für eher eingeschränkte Policy-Optionen anboten, die lediglich eine inkrementelle Entwicklung der HzV erlaubten. Es war nicht so, dass die HzV in keinem Policy-Strom präsent war, jedoch hatte der Akteurskreis, der diese Policies als Lösungsansätze akzeptierte und sie selbst in den eigenen Policy-Strom aufnahm, nicht ausreichend Machtressourcen. Dabei existierten mit Blick auf die Bereitschaft für entscheidende Reformen zwei konträr gegenüberstehende Lager.

Rekurrierend auf den MS-Ansatz bestätigt sich folglich, dass die Anschlussfähigkeit der Policies eine enorme Bedeutung für deren Weiterbestehen und Realisierung hat. Die Kriterien der Anschlussfähigkeit beziehen sich vorrangig auf die Vereinbarkeit von Policies mit den eigenen gesundheitspolitischen Vorstellungen und Interessen der Akteure sowie auf die Anschlussfähigkeit an bereits bestehende Policies (im Sinne von Rekombination). In der Folge widersprachen und widersprechen sich die meisten Policies der einzelnen Akteure in ihrer Ausgestaltung. Auf der Mesoebene waren es bspw. maßgeblich machtpolitische und wirtschaftliche Aspekte, die herangezogen wurden, um eine HzV-spezifische Policy zu bewerten. Wurde eine Policy mit der Gefährdung der eigenen Besitzstände oder der Handlungsressourcen in Beziehung gesetzt, wurde sie vehement abgelehnt oder aber nur unter bestimmten Gestaltungsfragen (orientiert an der Stellung im Ordnungsgefüge) befürwortet. So waren die Policies stets von einem „ja, aber" geprägt.

Für die Kassenverbände mussten Policies im Sinne der eigenen Vertragsautonomie sowie wirtschaftlicher Aspekte ausgestaltet sein; für die Ärzteverbände beeinflussten standespolitische (u. a. ärztliche Freiberuflichkeit) und wirtschaftliche (Honorarsteigerungen) Gesichtspunkte die Akzeptanz. Entsprechend war es weniger die technisch-administrative Umsetzbarkeit, die die Anschlussfähigkeit beeinflusste, sondern vielmehr der Faktor der normativem Akzeptanz. Auf der Parteiebene ist die Relevanz von Reforminitiativen ebenfalls durch diesen Faktor maßgeblich geprägt. Divergierende ideologische Vorstellungen über die allgemeine Ausgestaltung der Versorgungsstrukturen sowie teilweise klientelische Bindungen (wenngleich diese stetig geringer werden) stellten sich als wesentliche Hürden für die Akzeptanz von Policies dar.[798] Divergente Grundhaltungen spiegeln sich auch in Policies zur hausärztlichen Versorgung wider.

Allgemein und besonders in den letzten zwei Zeitfenstern wurde der Policy-Strom ferner vom Postulat des Wettbewerbs geprägt. Dies schlägt sich in anderen Policies nieder. Ferner stand die HzV in Konkurrenz zu anderen Policies. Besonders die IV, die nicht nur den Wettbewerbsgedanken besser verkörperte, erhielt auch in anderen versorgungsrelevanten Aspekten einen höheren Stellenwert. Zusammenfassend waren keine Policies zur hausärztlichen Versorgung vorhanden, die vollständig von allen Akteuren, als Lösung von bestehenden Problemen wahrgenommen und akzeptiert wurden.

Eine hohe Präsenz hatte die hausärztliche Versorgung in den Problemströmen der betrachteten Akteure nur vereinzelt. Vielmehr stellte sie ein Element von übergeordneten (Struktur-)Problemen dar, die in der Vernetzung und Koordinierung der Versorgung, der grundsätzlichen Ausgestaltung der ambulanten Versorgung, dem Spezialisierungstrend in der Medizin etc. lagen. Dabei war die Wahrnehmung struktureller Probleme akteursspezifisch sehr heterogen. Auffällig ist, dass die allgemeine Wahrnehmung von Strukturproblemen in Beziehung zur Beobachtung von Problemen im Bereich der hausärztlichen Versorgung stand.[799] Ferner wurden Sachverhalte unterschiedlich interpretiert und somit unterschiedlich argumentativ in die Diskussion eingebracht.[800] Weiterführend beeinträchtigte eine geringe Wahrnehmung von Strukturproblemen die Bereitschaft von strukturellen Reformen und so die Akzeptanz von spezifischen

---

798 Von Bedeutung sind unterschiedliche Wettbewerbskonzeptionen und damit einhergehend der Stellenwert von marktwirtschaftlichen Elementen im Gesundheitswesen, die Rolle des Staates und der traditionellen Arrangements der Selbstverwaltung bei der Gestaltung der Versorgungsstrukturen und der Verbesserung der Qualität sowie die grundsätzliche Bereitschaft, bestehende, traditionelle Strukturen zu verändern. Bandelow (2003: 18) bezeichnet dies auch als parteibezogenen „Streit um das richtige Verhältnis von Wettbewerb und staatlicher Steuerung".
799 Eine eingeschränkte Wahrnehmung von Strukturproblemen geht zum einen mit einer geringen Bereitschaft zu (Struktur-)Reformen einher sowie zum anderen mit einer eher kritischen Wahrnehmung der hausärztlichen Versorgung und deren Reformnotwendigkeit.
800 So wurde aus der einen Perspektive ein Ärztemangel (und so auch ein Mangel an Hausärzten) und aus der anderen Perspektive lediglich ein Verteilungsproblem konstatiert. Ein konstatierter Ärztemangel wurde dabei weiterhin als Argument für die Umsetzung eigener Policies instrumentalisiert.

Policies wie zur HzV. Zwar wurde die hausärztliche Versorgung vereinzelt und wiederkehrend mit weiteren Problemen in Verbindung gebracht, u. a. mit der Bedarfsplanung, unzureichenden Koordinierung, dem (Haus-)Ärztemangel, Doppeluntersuchungen und einem Spezialisierungstrend etc. Diese Probleme wurden wiederum nur sehr unterschiedlich mit der Policy einer nachhaltigen Stärkung der hausärztlichen Versorgung oder explizit unmittelbar mit HzV-Verträgen in Beziehung gesetzt.

Mit Blick auf die Politics-Ströme fällt auf, dass der Zeitgeist unter den betrachteten Akteuren (wie auch im Policy-Strom) stark und im Zeitverlauf zunehmend von Wettbewerbsgebaren geprägt war. In dieser Logik erhielt das Gatekeeping nur einen geringen Platz oder aber war nur als Wettbewerbsparameter auszugestalten. Auf der Mesoebene verschärfte dies ferner die Konkurrenzsituation, in der sich die Verbände zunehmend befanden. Dies beeinflusste wiederum maßgeblich die anderen Stromausprägungen. Für alle Akteure scheint daher strategisches Handeln wichtig.[801]

Die Betrachtung der Politics-Ströme zeigt weiterhin, dass die verbandlichen Akteure zwar nur einen geringen Einfluss auf die Entwicklung der HzV hatten. Demgegenüber wird aber die Stärke von (parteipolitischen) Vetospielern unterstrichen (u. a. Kapitel 2.1). Im Rahmen des GMG konnte die Veto-Stärke der schwarz-gelben Opposition[802] den Einstieg in ein Primärarztsystem und einen Einzelvertragswettbewerb zwischen Fachärzten verhindern und zum WSG wurden bereits durch frühzeitige Konsensverhandlungen zwischen SPD und Union die Weichen für eingeschränkte Reformbemühungen gelegt. Entsprechend wird die HzV als Kompromissmodell (ausgehend vom GMG) mit entsprechenden Charakteristika fortgeführt.

---

801 Wenngleich der MS-Ansatz gerade der Kontingenz und Ambiguität eine herausragende Rolle im Kontext politischen Handelns zuschreibt. Inwiefern das Handeln der einzelnen Akteure als rational oder irrational zu bezeichnen ist, konnte und sollte die vorliegende Untersuchung nicht beantworten.
802 Zur Gesundheitsreform 2000 wurde das Reformgesetz aufgrund der Stärke der Union im Bundesrat auf wenige nicht zustimmungspflichtige Elemente gekürzt.

11 Diskussion der Ergebnisse unter Rückbezug auf politikwissenschaftliche Theoreme

Die unter Rückgriff auf den MS-Ansatz zu benennenden Auffälligkeiten (Kapitel 10.4) erlauben zusammen mit der Tatsache, dass sich die HzV nur inkrementell (weiter-) entwickelte, den Bezug auf politikwissenschaftliche Theoreme zur weiteren analytischen Betrachtung des Untersuchungsgegenstandes. Erklärungsansätze für diese Trägheit und Inkrementalität bieten u. a. das Konzept der Vetospieler, der Pfadabhängigkeit sowie der Ausreifung von Politikfeldern.[803] Ihre Erklärungskraft speist sich u. a. durch die Möglichkeit, einzelne Auffälligkeiten, die durch die Untersuchung generiert werden konnten, in den Erklärungsstrang aufzunehmen.

11.1 Das Vetospieler-Theorem

Das Vetospieler-Theorem befasst sich konkret mit dem Einfluss von Akteuren und ihrem Handeln auf politische Wandlungsprozesse. Reformstabilität bzw. -blockaden werden auf die Blockadewirkungen von politischen (sowohl parteipolitischen als auch nicht-staatlichen) Akteuren zurückgeführt (vergleiche u. a. Tsebelis 1995: 301; 2002: 19f.; Abromeit und Stoiber 2006: 72f.). Diese Blockadewirkung wird durch die Anzahl an Vetospielern sowie vorrangig deren Handlungsdeterminanten (u. a. Strategiefähigkeit, Konsens- und Konfliktbereitschaft, Handlungsdruck etc.) determiniert (Pannowitsch 2012: 61f.). Bereits mit Anwendung des MS-Ansatzes konnte die Bedeutung von Vetospielern für den Verlauf von Reformprozessen zur hausärztlichen Versorgung verdeutlicht werden.[804]

---

803 Dabei haben die folgenden Darstellungen und Diskussionen keinen Anspruch auf Vollständigkeit. Sie basieren auf keiner systematischen Analyse und/oder Konzeptauswahl. Nichtsdestotrotz sollen sie als Anstoß für weitere Forschungsvorhaben verstanden werden und die erlangten Erkenntnisse aus ergänzenden, theoretischen Blickwinkeln betrachten.

804 Der Verlauf der Gesundheitsreform 2000 sowie des GMG wurden maßgeblich durch die Blockadefähigkeit des Bundesrates beeinflusst. Im ersten Analysefenster betraf dieses weitestgehend zwar nur indirekt die hausärztliche Versorgung, gleichwohl wurden dadurch andere Ausgangsbedingungen für den Reformverlauf in den weiteren Analysefenstern gelegt. Im zweiten Analysefenster ermöglichte die Blockadefähigkeit der Länder nicht nur den Einstieg in

Das dritte Analysefenster zum WSG war bereits zu Beginn von einem konsensorientierten, parteiübergreifenden Politikformulierungsprozess geprägt. In diesem war bspw. der Lobbyeinfluss (im Vergleich zu den zwei anderen betrachteten Reformen) und somit die Blockadefähigkeit von Lobbys am geringsten. Zumeist wird dieses Konzept genutzt, um gescheiterte Gesetzgebungsverfahren zu analysieren. Weiterführende Analysen mit Hilfe der Vetospieler-Theorie können gezielter danach fragen, welche Akteure in welcher Form die Entwicklung der HzV blockieren oder hemmen konnten. Da der vorliegenden Untersuchung keine spezifischen gesetzlichen Reformmaßnahmen mit explizitem Bezug zur HzV, die als gescheitert oder erfolgreich einzustufen sind, zugrunde lagen, müsste ein Forschungsansatz mittels Vetospieler-Theorem andere Grundprämissen voraussetzen.

11.2 Das Konzept der Pfadabhängigkeit

Das Theorem der Pfadabhängigkeit wurde in der Vergangenheit oftmals herangezogen, um unüberwindbarer Reformblockaden im deutschen Gesundheitssystem zu erklären (z. B. Bandelow und Eckert 2010: 6; Rosewitz und Webber 1990: 13f.; Nullmeier 2004: 19f.). Gleichwohl kann es den trägen, aber kontinuierlichen und inkrementellen Entwicklungsprozess der hausärztlichen Versorgung begreiflich machen, und zwar auch unabhängig von der Annahme, dass die HzV sich als gescheiterter Reformversuch oder Gesetzgebungsprozess darstellt. Neben der Annahme, dass „[...] der Ablauf von Prozessen durch zeitlich zurückliegende Ereignisse beeinflusst oder auch vollständig determiniert werden kann [...]" (Beyer 2015: 149), wird in der Policy-Forschung indes, weg von einer pessimistischen Blockadeperspektive[805], davon ausgegangen, dass ein Policy-Wandel zwar in seinem Ausmaß limitiert werden kann, aber nicht gänzlich blockiert werden muss (ebd.: 154). Der Anfang eines (Wandlungs-)Prozesses oder das Einschlagen eines neuen Pfads ist nach Mahoney (2000: 512) von einem initiierenden Ereignis (initial step) abhängig, das durch initiierende, kontingente Bedingungen (initial oder starting conditions) ermöglicht wird (ebd.: 507ff.). Trotz der scheinbaren Widersprüchlichkeit gegenüber der angenommenen Pfad-

---

einen konsensuellen Entscheidungsfindungsprozess, vielmehr gelang es der Union, Deutungshoheit über den Reformverlauf zu erlangen.

805 Unter der (ursprünglichen) Prämisse der Pfadabhängigkeit dominierte neben der (vollständigen) Blockadewahrnehmung lange Zeit die Annahme, dass weitreichende Pfadabweichungen oder -wechsel, sofern sie sich vollziehen, als (absolute) Ausnahmefälle darstellen (Beyer 2005: 5).

11.2 Das Konzept der Pfadabhängigkeit

abhängigkeit erhält Kontingenz einen hohen Stellenwert für den Ablauf respektive den Beginn politischer Prozesse und/oder der Durchsetzung einer politischen Alternative (Beyer 2005: 7ff.). Dabei wird davon ausgegangen, dass ein eingeschlagener Entwicklungspfad potenzielle Handlungsalternativen ausgrenzt und die zukünftige Entwicklungsrichtung maßgeblich beeinflusst (Beyer 2006: 11). Diese historische Kontinuität kann mit Blick auf die Literatur durch unterschiedliche Mechanismen wirksam bzw. verstärkt werden. Zu diesen Mechanismen zählen u. a. Selbstverstärkungseffekte, Ereignisabfolgen und deren Wirkungen, Funktionalität, Macht, Legitimität und Konformität (ebd.: 13ff.).[806] Nichtsdestotrotz wird die vermeintliche intensive Stabilitätsneigung pfadabhängiger Prozesse mittlerweile in Frage gestellt und die die Möglichkeit von Pfadabweichungen oder -wechseln betont (Beyer 2005: 6).

Mit Blick auf die Entwicklung der HzV lassen sich mehrere Aspekte benennen, die eine gewisse Historizität aufweisen und sich unter dem Blickwinkel der Pfadabhängigkeit betrachten lassen.[807] Durch die Anwendung des MS-Ansatzes in der vorliegenden Analyse wurde aufgezeigt, dass die Relevanz HzV-spezifischer Policies wesentlich von ihrer Anschlussfähigkeit beeinflusst wird. Diese zeichnet sich zum einen bei den betrachteten verbandlichen Akteuren u. a. in Form von traditionell und historisch entstandenen Besitzständen aus. Neben der Tatsache, dass an diesen einmal geschaffenen Besitzständen aus entsprechender Perspektive festgehalten werden soll[808], ist ferner von Bedeutung, dass ein sukzessiver Wandlungsprozess auch in anderen Bereiche des Politikfeldes (je nach Akteur) zu beobachten ist, seitdem dieser traditionelle (korporatistische) Rahmen zur Disposition steht. Mit dem sich wandelnden Ordnungsrahmen, initiiert durch das GSG (als initiierendes Ereignis)[809], und dem Beginn des Kassenwettbewerbs geht nachfolgend eine gewandelte Position der unterschiedlichen

---

806 Für eine detaillierte Darstellung möglicher Mechanismen, die eine pfadabhängige Kontinuität hervorrufen können siehe u. a. Beyer (2006).
807 Im Folgenden sollen nur einzelne Auffälligkeiten benannt werden. Eine detaillierte Darstellung und weiterführende Analyse lässt sich an dieser Stelle nicht realisieren.
808 Nach Beyer (2015: 154f.) können u. a. die Machtsicherung als Mechanismus zur Kontinuitätssicherung und/oder die bestehenden historisch gewachsenen institutionellen Konstellationen zur Kontinuität von Prozessen bzw. Pfaden herangezogen werden. Das Beharren auf dem bestehenden korporatistischen Verhandlungsrahmen oder die Systematik der kollektivverbindlichen Gesamtverträge innerhalb der GKV können vermeintlich als solche Mechanismen verstanden werden. Der seitens der Kassenverbände wiederholte Bedarf an Erfahrungswissen und Anschubfinanzierung im Kontext neuer Versorgungsformen und HzV stellt sich ebenfalls als Pfadabhängigkeit dar. Dies liegt in der Annahme, nach dem Unternehmen für das Experimentieren auf neuen Pfaden einen gewissen schützenden Rahmen benötigen, um Unsicherheiten abzubauen (ebd.: 154).
809 Welches initiierende Ereignis wiederum die Weichen für das GSG stellte, kann an dieser Stelle nicht beantwortet werden, auch nicht, ob ggf. ein späteres Ereignis erst zu dem Selektivvertragscharakter geführt hat.

Akteure gegenüber einzelnen Reformbereichen und der HzV einher. Mit dem Einstieg in das Einzelvertragsgeschehen und der Möglichkeit zur Beteiligung an Arztnetzen bzw. Hausarztmodellen wurde ein Pfad eingeschlagen, durch den die Akteure die Policy der hausärztlichen Versorgung inkrementell, mit jedem neuen gesetzgeberischen Ereignis, zunehmend als Einzelvertragsform außerhalb der Gesamtverträge wahrnehmen. Dies würde erklären, warum mit jedem weiteren Analysefenster die Anpassungsbereitschaft aller Akteure gegenüber Hausarztverträgen wächst. Demnach wurde ein Wandel der Rollen der vormals festen korporatistischen Akteure angestoßen, der nun relativ kontinuierlich voranschreitet und seinen Ausdruck auch in den Positionen gegenüber der HzV findet. In der Folge beeinflusst die Etablierung von Paradigmen und Leitsätzen in der Politikgestaltung die weitere Programmdiskussion (Janning 2008: 128).

Auf der Makroebene haben die zwei großen Volksparteien[810] Anfang der 1990er Jahre diesen Wandel u. a. in Richtung des Kassenwettbewerbs eingeläutet (Kapitel 2). Diesem Wandel folgend erhalten (auch auf Seiten der parteipolitischen Akteure) Selektivvertragsoptionen eine stetig wachsende Bedeutung. Ferner wurden sukzessive weitere Elemente zur Ausweitung eines (Kassen-)Wettbewerbs etabliert, sodass die hausärztliche Versorgung im Rahmen eines Primärarztsystems immer unwahrscheinlicher wurde (geringere Anschlussfähigkeit).

Die Entstehung von HzV-Verträgen als Selektivvertragsoption kann vor dieser Prämisse als vergangenheitsdeterminierter Prozess bezeichnet werden[811], der wahrscheinlich trotz unterschiedlicher Mechanismen, die vermeintlich Stabilität sichern – hier sind z. B. die Gesamtverträge zu nennen – durchaus anfällig für grundlegende Veränderungen ist (Beyer 2015: 37).

Eine ergänzende Betrachtung der HzV und deren (Weiter-)Entwicklung erscheint aus der Perspektive der Pfadabhängigkeit als sinnvoll und möglich. Die erlangten Erkenntnisse deuten darauf hin, dass auch unter Rückbezug auf den MS-Ansatz die Vorgängerkoalitionen das nachfolgende Politikgeschehen beeinflussten. Staatstätigkeit, auch im Kontext der HzV, erscheint sodann im besonderen Maße vom Politikerbe geprägt (Zohlnhöfer 2008: 163). Dies würde u. a. begründen, warum das Versorgungsmodell trotz Problemen in der Praxis bzw. trotz Kritik seitens unterschiedlicher Akteure auf der politischen Agenda verbleibt.

---

810 Beide Parteien (SPD und Union) waren auch in der vorliegenden Untersuchung an den zwei relevanten Gesetzesverabschiedungen (GMG und WSG) in Regierungsverantwortung beteiligt.
811 Obwohl der deutschen Gesundheitspolitik eine geradezu beharrliche ‚Pfadabhängigkeit' unterstellt wird. Dabei muss beachtet werden, dass sich diese Annahme vorrangig auf die allgemeinen, institutionellen Grundzüge (Sozialversicherungssystem und korporatistisches Gefüge) der GKV stützt, die trotz mehrfacher politischer Regimewechsel erhalten geblieben sind (Wendt 2013: 91). Einzelne Arrangements innerhalb dieser Grundzüge oder Reformentwicklungen einzelner Policies wurden dabei kaum betrachtet.

Bei einer weiterführenden Betrachtung der HzV unter Anwendung des Konzepts der Pfadabhängigkeit sollte u. a. analysiert werden, in welchen Entwicklungspfad bzw. in welche Entwicklungspfade (u. a. Pfad des Wettbewerbs, allgemein oder im Vertragsrecht, der Effizienz- und/oder Qualitätssteigerung und der Versorgungssteuerung) die Thematik tatsächlich einzuordnen ist und wie weitreichend deren Stabilität sich darstellt. Ergänzend müssen mögliche Mechanismen, die als Ursache für die Pfadabhängigkeit herangezogen werden können, berücksichtigt bzw. analysiert werden.

11.3 Das Konzept der Ausreifung von Politikfeldern

Die Ausgestaltung der HzV in einer vertragsrechtlichen Logik (u. a. als Einzelvertragsoption), jedoch in einem recht moderaten, regulierten gesetzlichen Vertragsrahmen, stellt sich wie bereits die Analyse mittels des MS-Ansatzes zeigte, als politisches Kompromissergebnis zwischen Union und SPD dar. Die Grundlage dazu wurde spätestens durch die Große Sachkoalition im Rahmen des GMG geschaffen – ebenfalls bereits als deutliches Kompromissergebnis – und nachfolgend im WSG verschärft. Diese Konzeption wird jedoch keiner der Gestaltungsoptionen der zwei großen Volksparteien und auch nicht den Vorstellungen der verbandlichen Akteure gerecht.[812] Vielmehr vereint die Ausprägung der HzV unterschiedliche Elemente und Policies. Dieses Ergebnis fügt sich in den auf übergeordneter vertragsrechtlicher Ebene ebenfalls erzielten politischen Kompromiss, das „Nebeneinander von Kollektiv- und Einzelverträgen". Dieser ist laut Noweski (2012: 244) Ausdruck eines übergreifenden Prozesses, der auf die Ausreifung des Politikfeldes hindeutet.

Das Konzept des Ausreifens, das bislang wenig Verbreitung erfährt, stützt sich auf unterschiedliche Modelle. Eines davon ist das Kompromisssuche-Modell. Nach diesem Modell suchen rivalisierende Koalitionen (nach anfänglich scheinbar unvereinbaren Positionierungen) nach einem gemeinsamen Kompromiss für eine politische Entscheidung (Noweski 2011: 484). Dass in der vorliegenden Untersuchung keine der partei-, aber auch keine der verbandsspezifischen (hier Kassenverbände und KBV) Ausgangspositionen realisiert wurde und

---

812 Zu keinem Zeitpunkt des gesamten Untersuchungszeitraums stellt sich dieser Kompromiss als von den verbandlichen Akteuren grundsätzlich bzw. zwischenzeitlich favorisierte Gestaltungsoption dar. Wenngleich die KBV bereits die Option eines Vertragssystemwettbewerbs zumindest ansatzweise diskutierte (Zeitfenster 2 und 3), fokussierte auch sie Alternativen. Im Verlauf des Untersuchungszeitraums wechselt der Verband seine Strategie, da er zu der Einsicht gelangt, dass der zuvor angestrebte Status-quo-Erhalt schwer zu realisieren sein würde. In diesem Strategiewechsel wurde kurzzeitig auch der Vertragssystemwettbewerb diskutiert.

sich die zwei Regierungsparteien mit einer eigenen, neuen Programmatik, dem Vertragssystemwettbewerb (der auch für sie nur einen politischen Kompromiss darstellt) durchsetzen konnten, ist als Ausreifung eines Konflikts[813] zu interpretieren (Noweski 20012: 244). Dabei spielt besonders die Entkoppelung der zwei großen Volksparteien von den verbandlichen Akteuren, den Kassen seitens der SPD und den Vertragsärzten seitens der Union, eine herausragende Rolle. Durch diese konnte die Regierung Handlungsfähigkeit demonstrieren und ein gemeinsames Reformprojekt realisieren. Diese Entflechtung bezeichnet Noweski (2012: 244) als gesteigerte Strategiefähigkeit des Staates. Das Ausmaß der Reifung eines Politikfeldes hat vermeintlich Einfluss auf Politikprozesse und -ergebnisse (Noweski 2011: 490).[814] Die HzV bzw. das dieser zugrundeliegende Kompromissergebnis, kann demnach als Element eines Transformationsprozesses eines gesamten Politikfeldes verstanden werden, der sich über einen längeren Zeitraum hinweg vollzog bzw. noch immer vollzieht.

Eine weiterführende Anwendung dieses Ansatzes sollte hingegen, unter der Annahme der gewachsenen Handlungsfähigkeit der Regierungsparteien, berücksichtigen, dass die tatsächliche Rolle politischer Parteien in wohlfahrtstaatlichen Entwicklungen, u. a. mit Blick auf das weitverbreitete Erklärungsmodell der Parteiendifferenztheorie[815], äußerst umstritten ist. Mittlerweile wird aus dieser Perspektive heraus zunehmend die These der Parteienkonvergenz[816] verfolgt, nach der sich die Parteien zunehmend in ihren parteipolitischen Programmatiken angleichen (Zohlnhöfer 2003: 16). Diese Angleichung erfolgt aufgrund unterschiedlicher Entwicklungen wie des gewandelten Parteienwettbewerbs, durch den Parteien u. a. ihre Politik vorrangig am „Medianwähler" ausrichten (Schmid 2006: 180; Zohlnhöfer 2008: 160). Eine weiter Ursache der Angleichung sin der Globalisierungs- und/oder Denationalisierungsprozess und dessen Folgen, z. B. der deutliche Verlust wirtschaftspolitischer Steuerungsinstrumente. Ergänzt wird diese Annahme durch Vertreter einer „Neuen Politik des Wohlfahrtstaates".

---

813 Grundlage dieser Erkenntnis bildet eine Untersuchung zur Liberalisierung bzw. Regulierung des Vertragsrechts (Noweski 2012). Das „Kompromisssuche-Modell" baut auf dem „Advocacy Coalition Framework (ACF)" auf (Noweski 2011: 490).

814 Der Ansatz der Ausreifung eröffnet nach Noweski (2011: 490) zum einen neue Analyseperspektiven und kann zum anderen die Entwicklung neu entstehender Felder wie des Politikfelds Public Health unterstützen.

815 Der Parteiendifferenzhypothese liegt die Annahme zugrunde, dass „[d]ie parteipolitische Färbung von Legislative und Exekutive [...] einen Unterschied in der Politik [macht], und zwar in der Politikproduktion (‚policy output') ebenso wie bei den letztendlichen Resultaten der Staatstätigkeit (‚policy outcome')" (Schmidt und Ostheim, 2007: 51). Demnach führen Unterschiede in der parteipolitischen Zusammensetzung von Regierungen zu feststellbaren Differenzen in der Staatstätigkeit.

816 Ihr zufolge besteht kein Zusammenhang zwischen der parteipolitischen Zusammensetzung von Regierungen und der Staatstätigkeit (u. a. Schmidt 2001: 10).

11.3 Das Konzept der Ausreifung von Politikfeldern

Nach ihnen entstehen aufgrund der Einflussstärke externer Rahmenbedingungen wie Globalisierungseffekte (bzw. -zwänge) auf die wohlfahrtstaatliche Politik neue Politikmuster mit der Folge einer Nivellierung parteipolitischer Präferenzen (Zohlnhöfer 2008: 167; Pierson 2001: 418f.; Egle 2009: 60).[817] Wenngleich für die Konvergenzthese ausreichende theoretische Begründungen[818] fehlen, ist nach diesem Verständnis dennoch davon auszugehen, dass der getroffene Kompromiss, der auch als Angleichung zwischen den zwei Parteien zu verstehen ist, nicht vordergründig, wie es Noweski (2012: 244) anführt, als zurückeroberte Handlungsfähigkeit der Regierungsparteien gegenüber den verbandlichen Akteuren zu werten ist, sondern als grundsätzliche Angleichung zwischen den Parteien. Zwar konnten beide Konzepte an dieser Stelle nur schemenhaft skizziert werden. Dennoch gilt es, zu betonen, dass eine Weiterverfolgung des Ansatzes der Ausreifung von Politikfeldern im Kontext der HzV zwar sinnvoll erscheint, rekurrierend auf die dargelegte Prämisse der allgemeinen Konvergenz aber nur unter Berücksichtigung weiterer Erklärungsmuster durchgeführt werden sollte.[819]

Überdies hat bereits die Diskussion der erlangten Erkenntnisse im Spiegel ordnungspolitischer Entwicklungen (siehe Kapitel 10) darauf aufmerksam gemacht, dass der Policy-Output – eine Ausweitung staatlicher und verbandlicher Vorschriften bzw. Steuerungsbemühungen – als Reaktion auf antizipierte Fehlsteuerungen durch den Wettbewerb und andere Elemente (Budgets und Pauschalvergütung) zu verstehen ist (u. a. Gerlinger 2004: 505). Diese Beobachtung beruht auf der Annahme, dass durch den Prozess der Marktschaffung im Gesundheitswesen (die Ausweitung finanzieller Anreize und die Einführung von Wettbewerbsmechanismen), sofern an einer solidarischen und wohlfahrtsstaatlichen Ausrichtung festgehalten werden soll, ein erhöhter Re-

---

817 Eingeengte Handlungskorridore und die Entstehung von Handlungszwängen u. a. durch Globalisierungseffekte führen nach Pierson (2001: 418ff.) zur Dominanz fiskalischer Austerität bzw. wahrgenommenem Druck auf den Regierungshaushalt (u. a. durch Wandel der Arbeitswelt und der Haushalte, demographischen Wandel etc.). Dieses wiederum führt unter dem bestehenden Parteienwettbewerb zur Nivellierung parteipolitischer Reformbemühungen bzw. Positionen allgemein sowie im Bereich der sozialen Sicherungssysteme wie der GKV.

818 Ob und inwiefern unter den Bedingungen der Globalisierung Parteidifferenzen respektive -konvergenzen zu konstatieren sind, bedarf weiterer Forschung. In erster Linie fehlen empirische Bestätigungen über kausale Zusammenhänge zwischen Globalisierungseffekten (bzw. -zwängen) und der nationalen Politik (Egle 2009: 61).

819 Weiterführend stellt sich neben anderen Auffälligkeiten auch die Frage, inwiefern der gefundene Kompromiss des „Vertragssystemwettbewerbs" tatsächlich durch die zwei Parteien initiiert und nicht als strategische Policy eines verbandlichen Akteurs, wie beispielsweise der KBV) in den Politikprozess eingebracht bzw. auf die politische Agenda gesetzt wurde. Ergänzend gilt es zu hinterfragen, ob die Kompromissbereitschaft der Großen Koalition lediglich als ein temporäres Ereignis und nicht als ein Ausreifungsprozess zu verstehen ist, der zwar auf Handlungsfähigkeit gegenüber den verbandlichen Akteuren zielt, gleichwohl aber nicht in einem übergreifenden Prozess einzuordnen ist.

Regulierungsbedarf als notwendige Konsequenz entsteht (Gerlinger 2009c: 15; Gerlinger 2014: 58).[820] Diese Annahme sollte als weiterer Erklärungsansatz für den vorzufindenden (eingeschränkten) Wettbewerbscharakter der HzV Betrachtung finden.

---

820 Aufgrund der partiellen Widersprüchlichkeit ökonomischer und wohlfahrtsstaatlicher Handlungslogiken führt eine verstärkte wettbewerbliche Orientierung zur Ausweitung staatlicher Intervention (Gerlinger 2009c: 15). „Gleichzeitig wird der Bedeutungszuwachs von Wettbewerbsmechanismen, wenn sie nicht zu massiven Verwerfungen in der medizinischen Versorgung führen sollen, ein Mindestmaß an flankierender Regulierung erfordern" (Gerlinger 2002c: 35). In anderen Forschungsrichtungen und Politikfeldern u. a. mit Blick auf die Gestaltung der Arbeitsmärkte hat das Konzept der Re-Regulierung bereits Einzug gehalten (u. a. Walwei 2015: 13f.).

12 Diskussion der Ergebnisse aus Public-Health-Perspektive

Die vorliegende Untersuchung konnte u. a. die Hintergründe der Entwicklung der HzV beleuchten und dadurch akteursspezifische Motive, Interessen und Problemwahrnehmungen benennen. Das Handeln der Akteure auf der verbandlichen Ebene ist zunehmend von Partikularinteressen geprägt, dem vormaligen korporatistischen Rahmen ist eine Interessenspluralität gewichen. Dies muss bei der gesundheitswissenschaftlichen Bewertung u. a. (neuer) Steuerungsinstrumente und Versorgungsmodelle wie der HzV Berücksichtigung finden. Wenngleich die verbandlichen Akteure zunehmend weniger Einfluss auf die Formulierung politischer Programme haben, sind sie doch entscheidend an der Implementation der selbigen mittel- oder unmittelbar beteiligt.[821]

Die Gesundheitssystemforschung muss diese divergierenden Interessen als Störfaktoren bei der Bewertung und Entwicklung von Versorgungsmodellen bzw. Steuerungsinstrumenten benennen und, sofern möglich, berücksichtigen. Um ferner den Erfolg oder Misserfolg einer Versorgungsform tatsächlich bewerten zu können, müssen die gesundheitspolitischen Ziele, ob intendiert durch den Gesetzgeber oder antizipiert durch die verbandlichen Akteure, adäquat berücksichtigt werden, auch wenn sich diese im Kontext der HzV, u. a. aufgrund des Kompromiss-Charakters (unterschiedliche Policies und vermeintlich unterschiedliche Ziele wurden teilweise vereint) nur abschätzen lassen. Die wiederholt formulierten Ziele der verbesserten Versorgung und des Abbaus von Über-, Unter- und Fehlversorgung (bzw. Effizienz- und Qualitätssteigerung) gilt es, bspw. je nach Akteur zu hinterfragen. Die hausärztliche Versorgung hat sich von einem Instrument zur Qualitätssicherung bzw. -steigerung zu einem Instrument für wettbewerbsorientierte Steuerungsversuche respektive zu einem schlichten Wettbewerbsparameter entwickelt (wenngleich Wettbewerb und Qualität sich nicht ausschließen müssen).

---

821 Die Wirkung von gesetzgeberischen Maßnahmen kann auf der Implementationsebene sowie vor dem Hintergrund der Reformintensität (u. a. Ausgestaltung neuer Gesetze) bewertet werden (Klinke 2008: 68). Ersteres stellt sich primär als ein Interesse der Gesundheitswissenschaften dar (z. B. Schwartz 2009: 29).

Soll die Wirkung adäquat beurteilt werden, müssen die intendierten Ziele und wahrgenommenen Probleme berücksichtigt werden, um eine erfolgsversprechende Adjustierung bei der Implementation und Weiterentwicklung von neuen Versorgungsformen und -strukturen zu ermöglichen. Eine eingeschränkte Akzeptanz einzelner Policies von Seiten der beteiligten Akteure hemmt schließlich die potenzielle Wirksamkeit von Versorgungsmodellen in der Praxis. Diese Annahme möglicher Probleme auf der Implementationsebene sollte ferner vor dem Hintergrund der (eingeschränkten) Steuerungs- bzw. Handlungsfähigkeit des Gesetzgebers betrachtet bzw. hinterfragt werden.

Mit dem WSG gelang es der Großen Koalition, ihre Reformbemühungen weitestgehend gegenüber den nicht-staatlichen Akteuren im Gesetzgebungsprozess durchzusetzen und Handlungsfähigkeit zu beweisen (Noweski 2012: 244). Nichtsdestotrotz kann die Frage, inwiefern die HzV als erfolgreiche gesundheitspolitische Reformmaßnahme, im Sinne der staatlichen Durchsetzungsfähigkeit, einzuordnen ist, nur unzureichend beantwortet werden. Unter Rückbezug auf steuerungstheoretische Überlegungen ist diese Frage zum einen für den Prozess der Politikformulierung durch den Staat (endend mit der Verabschiedung von Gesundheitsreformen) und zum anderen für den Prozess der Implementation im Steuerungssystem von Bedeutung (Noweski 2004: 61). Mit dem mehrfach skizzierten Umbau des Regulierungssystems im deutschen Gesundheitswesens[822] zielte der Gesetzgeber auf die Erhöhung sowohl der Handlungsfähigkeit des korporatistischen Systems als auch der eigenen Handlungsfähigkeit gegenüber den korporatistischen Akteuren, um letztlich die (eigene) Problemlösungsfähigkeit zu erhöhen (Döhler 2002: 36; Noweski 2004: 58, Kapitel 2.1).[823] Schließlich waren die korporatistischen Strukturen und hier zunächst in erster Linie das asymmetrische Verhältnis zwischen Kassen und Arztverbänden in den kollektivvertraglichen Verhandlungen weitreichender Kritik ausgesetzt (u. a. Lütz 1995: 185; Döhler und Manow 1995: 141; Gerlinger 2004: 504).[824]

Die Betrachtung der HzV sollte mit einer Analyse staatlicher Handlungsfähigkeit in Beziehung gesetzt werden, um u. a. den Einfluss der ordnungspoliti-

---

822 Im Zuge des Umbaus des Regulierungssystems innerhalb des deutschen Gesundheitswesens wurden Wettbewerbsbeziehungen und staatliche Interventionen ausgeweitet. Dadurch kam es zu einem Wandel des bis dato bekannten und vorherrschenden Korporatismus hin zu einer neuen Regulierungsordnung, dem Wettbewerbskorporatismus (Kapitel 2.1; u. a. Gerlinger 2014: 54ff.).
823 Die Frage staatlicher Handlungsfähigkeit steht im Zentrum steuerungstheoretischer Überlegungen und Untersuchungen (Mayntz 2009: 53). Diese wiederum lassen sich im Feld der Policy-Forschung verorten (ebd.: 29).
824 Diese wurden sowohl für strukturelle Defizite (Qualitätsmängel und Ineffizienzen) als auch für weitreichende Reformblockaden verantwortlich gemacht (Döhler und Manow 1995: 141; Gerlinger 2004: 504).

schen Bedingungen angemessen nachvollziehen zu können. Im Kontext dessen sollte eine systematische Bewertung über den Erfolgscharakter der HzV vorgenommen werden, die sich auch mit der Frage beschäftigt, ob es sich um eine erfolgreiche oder gescheiterte Reformmaßnahme handelt.[825] Auf diese Weise können weiterführend die Bedingungen des Scheiterns respektive des Erfolges abgeleitet werden.

Wenngleich Kenntnisse darüber fehlen, in welcher Form (auch abseits der Öffentlichkeit) annähernd evidenzbasierte Politikberatung im Untersuchungszeitraum erfolgte, verweist die vorliegende Untersuchung auf die unzureichende Berücksichtigung wissenschaftlicher Erkenntnisse zur HzV. Nicht zuletzt aufgrund der fehlenden bzw. lediglich vereinzelt vorzufindenden Evaluations- und Dokumentationspflicht ist die Verfügbarkeit evidenzbasierter Erkenntnisse während des Untersuchungszeitraums zur hausärztlichen Versorgung unzureichend.[826]

Inwiefern tatsächlich in den einzelnen betrachteten Zeitfenstern die Notwendigkeit z. B. für neue Versorgungsformen (siehe Kapitel 1.2) vorlag, war nicht Gegenstand der vorliegenden Untersuchung, auch wenn die Akteure des politischen Apparats eine solche wahrgenommen haben können. Zwar können die Untersuchungsergebnisse keinen Aufschluss über die Kriterien der Problemdefinition seitens der politischen Akteure geben. Dafür konnte aufgezeigt werden, dass die grundsätzliche Problemdefinition einen enormen Einfluss auf die Bereitschaft für spezifische Reformmaßnahmen hat, wenngleich auch diese Problemwahrnehmungen vermeintlich als interessengeleitet bewertet werden können. Im Kontext der HzV war die Problemwahrnehmung sehr divergent und nur unzureichend durch (unabhängige) wissenschaftliche Studien untermauert. Schließlich wurde wiederholt von einzelnen Akteuren die unzureichende wissen-

---

825 Eine analytische Betrachtung der HzV vor dem Hintergrund der staatlichen Handlungsfähigkeit (und dem gegenüber den Blockadefähigkeiten nicht-staatlicher, korporatistischer Akteure) kann als weiteres Element im Kontext möglicher Implementationsbarrieren verstanden werden. Trotz Erfassung der Politics-Ströme und der Darstellung der hausärztlichen Versorgung aus einer versorgungswissenschaftlichen Perspektive in Kapitel 3 erhielt die Implementationsebene in der vorliegenden Untersuchung nur unzureichend Aufmerksamkeit.

826 Auch wenn demgegenüber oft konstatiert wird, dass Hausarztmodelle bzw. -verträge die erhofften Wirkungen nicht erfüllen konnten. Dabei ist fraglich ob überhaupt klare, einheitliche und messbare intendierte Ziele vorlagen, die in ihrer Erreichung bewertet werden konnten. Auch ist fraglich, welche Studien für den deutschen Versorgungskontext zugrunde liegen und für eine Bewertung herangezogen werden. Ferner ist die eingeschränkte Übertragbarkeit zwischen den einzelnen Modellen auch in der deutschen Versorgungslandschaft, je nach Modellbzw. Vertragskonstruktionen und -modalitäten zu unterscheiden.
Dabei ist aber fraglich, worauf sich diese Wirkungen konkret beziehen und welche Modellkonstruktionen tatsächlich bewertet werden. Welche intendierten Ziele auf ihre Erreichung hin bewertet werden und welche Studien für den deutschen Versorgungskontext zugrunde liegen ist schließlich entscheiden bei einer Bewertung über das Versorgungsmodell.

schaftliche Bestätigung der Funktion der hausärztlichen Versorgung moniert. Studien, die zur Verfügung standen, wurden oft von den einzelnen Akteuren in Auftrag gegeben. Dies unterstreicht einmal mehr die Notwendigkeit unabhängiger, ganzheitlicher Forschung um dem Anspruch evidenzbasierter Gesundheitspolitik (Kapitel 2.1.1) zumindest annähernd gerecht zu werden. Es lässt sich kritisch hinterfragen, ob evidenzbasierte Gesundheitspolitik im Kontext der HzV gegeben war. Will die Gesundheitssystemforschung einen ganzheitlichen Blick auf die Organisation und Struktur der Gesundheitsversorgung erhalten, müssen alle Ebenen in die Forschungsbestrebungen integriert werden.[827] Inwiefern es der Gesundheitssystemforschung möglich ist, diese neue Unübersichtlichkeit adäquat zu berücksichtigen, gilt es gesondert zu erfassen. Erschwerend wirkt, dass die Vertrags- und Versorgungslandschaft ebenso wie die Interessenlandschaft (aktuell stärker denn je zuvor) nicht nur im Bereich der HzV von einer Unübersichtlichkeit geprägt ist. Inwiefern es der Gesundheitssystemforschung als Teil einer interdisziplinären Gesundheitswissenschaft möglich ist, diese Unübersichtlichkeit innerhalb des Gesundheitswesens adäquat zu berücksichtigen, muss im Rahmen eines kritischen Diskurses zur methodischen Entwicklung gesondert hinterfragt werden. Dass es dieser Expertise bedarf, steht außer Frage.

Insgesamt erscheint mit Blick auf die vorliegende Analyse ein Dialog zwischen Forschung, Wissenschaft und Politik unter Einbezug sowohl der Makro- als auch der Mesoebene über eine evidenzbasierte Politik, aber auch über eine evidenzbasierte Forschung dringend notwendig. Darauf aufbauend können gemeinsame, erfolgversprechende Reformstrategien entwickelt werden. Dass die Gesundheitssystemforschung die Interessen und Ziele einzelner Akteure berücksichtigt, heißt schließlich nicht, dass sie ihre Unabhängigkeit aufgibt. Vielmehr wird die Perspektive erweitert.

Grundsätzlich stellt sich die Frage, ob die Bestrebungen, die heute mit der HzV verbunden werden, im Sinne der Public-Health-Forschung sind. Zum einen sollten die Wettbewerbsdimension und die sinnvolle (normative) Ausgestaltung des GKV-Systems, wie das bereits angesprochene Verhältnis „von Wettbewerb und staatlicher Steuerung" (Bandelow 2003: 18), hinterfragt werden. Zum anderen sollte geprüft werden, welche Konzeption der hausärztlichen Versorgung vielleicht doch den erhofften (wirtschaftlich nachweisbaren) Mehrwert leisten kann, abseits von Wettbewerbsmodellen wie der HzV. Keiner der betrachteten Akteure vermag es, die Qualität der hausärztlichen Versorgung in Frage zu stellen, und auch das letzte SVR-Gutachten hat erneut darauf hingewiesen, dass eine Stärkung der Primärversorgung notwendig ist. Welche Lösungswege bietet dem-

---

827 Die Analyse eines Gegenstandsbereichs, egal aus welcher Disziplinen-Perspektive, bedarf schließlich Kenntnissen über Voraussetzungen und Randbedingungen (u. a. Blum und Schubert 2009: 157).

nach die Versorgungsforschung an, um die Funktion des Generalisten in Zeiten einer gesellschaftlichen Partikularisierung und Privatisierung (Abholz 2004: 113) nachhaltig zu stärken und das Effizienz- und Qualitätspotential nachzuweisen? Diese wäre wohl auch im Sinne des Gesundheitssystems, das gewachsenen gesellschaftlichen und medizinischen Herausforderungen wie dem demographischen Wandel und den damit verbundenen Veränderungen im Krankheitsspektrum (mit einer erhöhten Chronizität und Multimorbidität) und Kostensteigerungen gerecht werden muss (z. B. SVR 2009: 313) – und somit im Sinne der Patienten und Versicherten.

13 Diskussion der Ergebnisse im Kontext des Forschungsansatzes

Die Motive für das gewählte Forschungsdesign u. a. mit Blick auf den Datenkorpus und die Analysesystematik sowie deren methodische Grenzen wurden bereits in Kapitel 5 dargelegt. Im Folgenden sollen daher die erlangten Erkenntnisse vor dem Hintergrund des Forschungsdesigns und dessen Umsetzung kritisch reflektiert werden.

Trotz der Orientierung an einem Höchstmaß an Standardisierung und Systematisierung in allen einzelnen Untersuchungsschritten sind Einschränkungen hinsichtlich der Aussagekraft, Reichweite sowie Übertragbarkeit der Erkenntnisse zu benennen. Da qualitative Forschung nicht auf Repräsentativität zielt, sondern vielmehr die Relevanz des Untersuchungsgegenstandes sowie dessen detaillierte Betrachtung fokussiert, lassen sich die erlangten Erkenntnisse, auch vor dem Hintergrund der im Folgenden dargestellten Limitationen in der Umsetzung, nicht per se auf andere Politikfelder, andere Themen innerhalb des Politikfeldes Gesundheit, andere Akteure oder andere Zeitfenster übertragen. Die getroffenen Aussagen über die einzelnen Kassenverbände lassen beispielsweise keine eindeutigen Rückschlüsse weder auf andere Kassenverbände noch auf die einzelnen Kassen (allgemein sowie die Einzelkassen der betrachteten Kassenarten) zu. Gleichwohl können die Erkenntnisse als Ausgangspunkt weiterer Untersuchungen mit Betrachtung anderer Akteure, anderer Zeitfenster oder anderer Themen dienen.

Mit Darlegung des Politics-Stroms fanden wiederkehrend innerverbandliche bzw. parteiinterne (inhaltliche, themenspezifische) Konfliktlinien bei der Analyse der Akteure Berücksichtigung. Dennoch sollte angemerkt werden, dass ihr Einfluss auf die spezifischen Positionierungen aufgrund des Analyseansatzes nur unzureichend erfasst werden konnte. Die Benennung des Politics-Stroms zielte vorrangig auf die Darstellung der Kräfteverhältnisse und Konflikt- bzw. Durchsetzungsfähigkeit der Protagonisten[828], nicht jedoch auf inhaltliche Aspekte. Weiterhin wurde mittels Darlegung des Politics-Stroms der Einbezug struktureller Kontextbedingungen für die einzelnen Zeitfenster angestrebt. Allerdings

---

828 Ein heterogener Akteur ist u. a. durch seine Fähigkeit zur Interessenaggregation und/oder zur Strategiefähigkeit, Verhandlungsstärke etc. eingeschränkt.

konnte dadurch der Einfluss anderer Politikfelder respektive weitreichender politisch-ökonomischer Geschehnisse nicht vollumfänglich berücksichtigt werden.[829] Allein die große Anzahl an untersuchten Akteuren und der breite Untersuchungszeitraum machten eine Eingrenzung von zu erfassenden Themen, rekurrierend auf das Erkenntnisinteresse, notwendig.

Ebenso lässt die weitgehende Konzentration auf öffentlich zugängliche Dokumente außer Acht, dass sowohl die Parteien als auch die Verbände keine homogenen Akteure mit einheitlichen Interessen sind. Diese Art von Dokumenten präsentiert die Positionen, die sich mehr oder weniger in einem akteursinternen Aushandlungsprozess durchsetzen konnten, der von kontroversen Diskussionen begleitet werden kann. Zwar führen Aspekte wie die Fraktionsdisziplin, dazu, dass z. B. einzelne Politiker sich in Plenardebatten, also in öffentlichen Arenen, recht homogen präsentieren. Dennoch können im Hintergrund weitreichende Flügelkämpfe zu einzelnen Policies vonstattengehen. Auch repräsentieren die einbezogenen Verbände als Bundesverbände lediglich ihre Landesverbände und ihre einzelnen Mitglieder (Individualakteure bzw. Einzelkassen). Ihre öffentlichen Positionierungen sind lediglich das Ergebnis eines Aggregations- und Selektionsprozesses unterschiedlicher Interessen. Öffentlich zugängliche Dokumente vereinen des Weiteren die Problematik, dass eine bestehende Diskrepanz zwischen allgemeiner Rhetorik und tatsächlicher Positionierung nicht auszuschließen ist. Die nach außen getragenen Standpunkte und Forderungen können auch lediglich aus taktischen Erwägungen erfolgen und nicht aus inhaltlicher Überzeugung (u. a. Egle 2009: 62). Dies beinhaltet auch, dass z. B. je nach bestehendem Kräfteverhältnis antizipierte Widerstände bereits in die Positionsformulierung einfließen und/oder eine vorweggenommene Kompromissbereitschaft widerspiegeln. Ebenso wenig ist es möglich, Einblicke in Koalitionsverhandlungen und andere informelle Aushandlungen zwischen den Parteien und/oder anderen Akteuren zu erhalten. Gerade auf Parteiebene führte dies dazu, dass die Ströme der Koalitionsparteien teilweise gemeinsam dargestellt wurden (ferner geschah dies, um Wiederholungen zu vermeiden). Zunächst beinhalten die Wahl- und Parteiprogramme ebenso wie die darauf folgenden Koalitionsverträge recht diffuse Aussagen. Die Eckpunkte oder weiterführend die Regierungs- respektive Referentenentwürfe im Gesetzgebungsprozess weisen dann zwar einen relativ hohen Detailgrad auf. Welche Partei aber maßgeblich für einzelne Policies bzw. Aspekte zuständig war, stellt sich als Interpretation unter Zuhilfenahme weiterer Dokumente und Informationen dar.

---

829 Wie die bereits konstatierte Annahme nach Pierson (2001: 418f) des nivellierenden Charakters der Dominanz fiskalischer Austerität auf die parteipolitischen Positionierungen im Bereich der sozialen Sicherungssysteme.

13 Diskussion der Ergebnisse im Kontext des Forschungsansatzes

Die Betrachtung von acht unterschiedlichen Akteuren (aus zwei verschiedenen gesellschaftlichen Betrachtungsebenen) stellt eine große Anzahl an Untersuchungseinheiten für eine solch detaillierte auf einen breiten Zeitraum bezogene Analyse dar. Dies geht zwangsläufig mit spezifischen Problemen, nicht nur bei der Ergebnisdarstellung, sondern zugleich bei der adäquaten Erfassung aller relevanten Einflussfaktoren u. a. mit Blick auf die akteursspezifischen Interessen, Problemwahrnehmungen sowie (strategischen) Positionierungen einher. Wenngleich durch die Anwendung der qualitativen Inhaltsanalyse und des damit verbundenen systematischen Analyserasters ein Höchstmaß an Systematik (siehe Kapitel 5.1) und zusammen mit dem breiten Quellenkorpus eine Gesamtschau der kursierenden Wahrnehmungen angestrebt wurde, ist nicht auszuschließen, dass einzelne Aspekte in ihrer Bedeutung zu stark oder zu schwach einbezogen wurden.

Ein so umfassender Untersuchungszeitraum wurde festgelegt, um der Langwierigkeit sozialpolitischer Entwicklungen Rechnung zu tragen. Dennoch kann dies zu Schwierigkeiten führen, z. B. bei der adäquaten Berücksichtigung von Positionswandlungen aufgrund unterschiedlicher Einflussfaktoren wie die bereits angesprochenen politisch-ökonomischen Geschehnisse, Einflüsse aus dem Politikfeld selbst oder durch den Gesetzgebungsprozess. Dann ist es fraglich, ob es die tatsächliche Position oder aber lediglich die Reaktion (ob als Strategie, Blockade o. ä.) des Akteurs darstellt. Dabei können einzelne Themen mit Blick auf die einzelnen Akteure über- oder unterschätzt werden. In diesem Aspekt spiegeln sich ferner die Rolle von Agenda-Settern und ihr Einfluss auf Entscheidungsprozesse und in der Folge auf politische Akteure wider. Entsprechend der Richtlinienkompetenz in Gesetzgebungsprozessen verfügen primär die Bundesregierung und das Bundeskanzleramt (zusammen mit ihrer Verantwortung für das BMG) über eine starke Kontrolle der Themenagenda in Form von Gesetzesinitiativen (Definitions- oder Agenda-Setter-Macht). Dadurch ist es den Mehrheitsfraktionen möglich, den öffentlichen Diskurs stark zu beeinflussen (u. a. Pannowitsch 2012: 122). Eine Über- oder Unterschätzung einzelner Policies oder Problemwahrnehmungen kann ebenso dadurch erfolgt sein, dass im Rahmen der qualitativen Inhaltsanalyse einzelne Themen eine falsche Bedeutungszuschreibung erfuhren. Dies stellt sich beispielsweise im Gegenstandsbereich Wettbewerb dar, der von den Akteuren sehr heterogen verstanden wurde. Daneben konnte die Untersuchung nicht ausreichend erfassen, welche Policies und Probleme tatsächlich dominierten. Schließlich stand die HzV exemplarisch stets in Konkurrenz zu den Policies IV oder DMPs. Welche jedoch tatsächlich die stärkste Aufmerksamkeit respektive Befürwortung durch einen Akteur erhielt, kann nur abgeschätzt werden. Gleiches gilt für konkurrierende Problembereiche wie Finanzierungs- versus Strukturprobleme und sowohl für die Frage, was die

Akteure unter welchem Problembereich verstehen als auch welchen Problembereich sie als schwerwiegender wahrnehmen. Ebenfalls nicht auszuschließen ist, dass einzelne Dokumente wie spezifische gesundheitspolitische Positionspapiere, Konzepte und ähnliches nicht in den Quellenkorpus aufgenommen wurden, weil Verzeichnisse über diese Art von (gesundheitspolitischen) Materialien fehlen sowie grundsätzlich Schwierigkeiten bei der Dokumentenakquise zu konstatieren sind. Grundsätzlich bestehen keine systematischen Verzeichnisse über gesundheitspolitische Materialien der acht Akteure, auf die hätte zurückgegriffen werden können.[830] Besonders für die erste Legislaturperiode stellte sich der Feldzugang, u. a. aufgrund der noch wenig vorangeschrittenen Digitalisierung, als schwierig dar.

Mit Blick auf die analytische Orientierung am MS-Ansatz gilt es zu hinterfragen, inwiefern die Strukturelemente tatsächlich die relevanten Merkmale der gesundheitspolitischen respektive gesetzgeberischen Entwicklungen im Feld HzV abbilden konnten. Der MS-Ansatz konzentriert sich eigentlich auf einzelne (gesundheits-)politische Entscheidungen z. B. innerhalb eines gesamten (großen) Gesetzgebungsprozesses und ist dabei eher als Mikroanalyse zu verstehen. Diese nimmt das individuelle Handeln von Einzelakteuren sowie deutlich kleinere Zeiträume in den Blick, was u. a. durch das Strukturelement des politischen Entrepreneurs deutlich wird. Schließlich besteht das letztlich verabschiedete Gesetz stets aus einer unüberschaubaren Anzahl an vorherigen einzelnen politischen Entscheidungen respektive Entscheidungsprozessen. Für die Analyse solcher Elemente wären jedoch detailliertere Einblicke in das Feld und somit auch den Bereich abseits des öffentlichen Raums sowie die Hinzuziehung u. a. von Expertenwissen einzelner ggf. beteiligter Akteure notwendig.

Es bestätigt sich, dass die Erfassung gesundheitspolitischer Positionen von Akteuren allgemein und weiterführend für konkrete einzelne Themenbereiche wie die HzV mit unterschiedlichen Schwierigkeiten verbunden ist (u. a. Egle 2009: 62). Um den genannten Problemen entgegenzuwirken, stellen sich anknüpfende Untersuchungen mit differenzierten Forschungsansätzen als sinnvoll dar. Vorstellbar sind ergänzende Experteninterviews. Durch diese können die bereits erlangten Erkenntnisse mit dem Erfahrungswissen von Experten[831] u. a. über organisationsbezogene Bedingungen analytisch reflektiert werden (u. a. Pfadenhauer 2005: 114). Um die Problematik von Bedeutungszuschreibungen

---

830 Im Zuge dessen ist auch die Art des analysierten Materials der einzelnen Akteure unterschiedlich, was aber aufgrund der eingeschränkten Verfügbarkeit nicht vermieden werden konnte.
831 Experten sind Personen, die u. a. über entscheidendes Kontextwissen verfügen und dadurch einen bestimmten Kontext oder Umstand einschätzen und bewerten können (u. a. Meuser und Nagel 1991: 444).

einzugrenzen, wären Diskursanalysen[832] möglich, um die individuellen Bedeutungszuweisungen einzelner (Individual-)Akteure aufzudecken. In der vorliegenden Untersuchung fanden hingegen bewusst keine Experteninterviews statt, denn diese hätten zu einer verzerrten Rekonstruktion führen können.[833]

Des Weiteren erscheint eine Ausbreitung des Quellenkorpus verstärkt auf die graue Literatur sowie Materialien, die nicht primär für den öffentlichen Raum konzipiert wurden, sinnvoll. Deren Akquise stellt sich aber nicht nur aufgrund des weit in die Vergangenheit hineinreichenden Untersuchungszeitraums als problematisch dar, sondern der Feldzugang ist hier grundsätzlich schwierig.

---

832 Wenngleich unterschiedliche Begriffsdefinitionen zu „Diskursen" vorliegen, können sich Diskurse bspw. „[...] als (durch thematische Bezüge oder institutionell) abgrenzbare, situierte bedeutungskonstituierende Ereignisse bzw. Praktiken des Sprach- und Zeichengebrauchs durch gesellschaftliche Akteure" (Keller 2007: 62) darstellen.

833 Schließlich stellt sich die Experten-Auswahl als komplizierter Ansatz dar, in dem unterschiedliche Aspekte zu berücksichtigen sind. Aufgrund des sehr breiten, recht weit in die Vergangenheit reichenden Untersuchungszeitraums stellt sich die Wahl adäquater Experten als schwierig dar.

14 Schlussbetrachtung

Ziel der vorliegenden Untersuchung war es, die akteursspezifischen Interessen, (Problem-) Wahrnehmungen sowie Bewertungen über die HzV nach § 73b SGB V seit ihrer Entstehung und Weiterentwicklung aus wissenschaftlicher Perspektive zu rekonstruieren und zu erklären. Eine Bewertung der HzV in ihrer Funktion als Versorgungskonzept oder eine Einschätzung bzw. Beurteilung über ihren Implementationsgrad sollte nicht erfolgen.

Unter Berücksichtigung des limitierenden Charakters des methodischen Ansatzes, u. a. mit Blick auf das herangezogene Material und die begrenzte Erklärungskraft durch die Anwendung des policy-theoretischen Analyserahmens, des MS-Ansatzes, konnten für die acht einbezogenen gesundheitspolitischen Protagonisten Aussagen über ihre Positionierungen zur HzV sowie deren Wandel im Zeitverlauf getroffen werden. Ohne an dieser Stelle erneut auf die akteursspezifischen Entwicklungslinien einzugehen, zeigt die Untersuchung, dass unterschiedliche gesundheitspolitische Zielvorstellungen ebenso wie verschiedene (politische) Kräfteverhältnisse die Positionierung zur HzV maßgeblich determinieren.

Gleichwohl sind akteursübergreifende, allgemeine Aussagen nur schwer zu formulieren. Jeder Akteur und jedes Zeitfenster weist Spezifika auf, die eine übergreifende Darstellung verhindern, was aber ohnehin nicht Ziel der Untersuchung war. Auf Seiten der Verbände sind es die Stellung im ordnungspolitischen Gefüge, davon abgeleitet ihre zur Verfügung stehenden Handlungsressourcen und die Aussicht auf eine Erweiterung bzw. den Schutz dieser Ressourcen, auf Seiten der Parteien die Rolle im gesetzgeberischen Entscheidungsprozess, die als maßgebende Einflussfaktoren zu benennen sind. Ferner konnte für jeden Akteur aufgezeigt werden, dass sich die Interessen und Problemwahrnehmungen, aber auch die Vorstellungen über die Konzeption des Versorgungsmodells im Zeitverlauf wandelten. Für die Akteure waren sowohl materielle und institutionelle als auch ideelle Interessen handlungsleitend bei ihrer Positionierung gegenüber der HzV. Besonders ideelle Motive verloren sukzessive an Bedeutung und der Fokus verlagerte sich, je nach Akteur, mit unterschiedlicher Gewichtung auf die materiellen und institutionellen Motive.

Als entscheidender Einflussfaktor lässt sich hierbei der ordnungspolitische Rahmen benennen. Die sukzessive Etablierung von Wettbewerbsnormen in die

GKV beeinflusst nachhaltig auch die Wahrnehmungen zur HzV. Demnach besteht eine Wechselbeziehung zwischen versorgungs- und/oder HzV-bezogenen sowie gesundheitspolitischen Entwicklungen. Die Positionierungen zur HzV werden in einem besonderen Maße von materiellen und institutionellen Interessen geprägt, die akteursspezifisch teilweise unterschiedlich gewichtet und ausgerichtet sind. Aufgrund der Divergenz zwischen den vorherrschenden Wettbewerbsvorstellungen verwundert es nicht, dass trotz einer Wandlung bzw. Anpassung an die neuen Gegebenheiten der Positionen im Zeitverlauf zu keinem Zeitpunkt eine tatsächlich von allen Akteuren getragene Konzeption der HzV vorlag.

Als bedeutender Streitpunkt stellt sich neben der Festlegung der einzubeziehenden Vertragsteilnehmer und somit der Gestaltung als Selektivvertragsoption und der Gegenüberstellung zu den Kollektivverträgen der verpflichtende Charakter des Versorgungsmodells dar.[834] Für den Großteil der Akteure soll sich die HzV mehr oder weniger vollständig der Wettbewerbslogik fügen. Besonders für die Verbände in ihrer verschärften Konkurrenzsituation wird die HzV zum Wettbewerbsparameter, der je nach der eigenen Stellung im Ordnungsgefüge gesetzgeberisch auszugestalten ist. Seitens der betrachteten Parteien ist es ferner das Finanzierungsziel, das aufgrund seiner wachsenden Bedeutung die Ausgestaltung der Versorgungsstrukturen letztlich fast dominiert und zusammen mit dem Wachstumsziel in Konkurrenz zum Qualitätsziel steht. In der Folge erscheint es fraglich, inwiefern die HzV primär als Instrument zur Steigerung der Effizienz und Versorgungsqualität bzw. der Stärkung der Rolle des Hausarztes im Versorgungsprozess oder kontrastierend schlicht als Instrument zur Etablierung eines Vertragswettbewerbs zu verstehen ist.[835]

Eine weitere Auffälligkeit stellt der Mangel an systematischem Wissen über die tatsächliche Qualität des Versorgungsmodells dar, der auch nach über zehn Jahren seit Einführung weiterhin besteht. Trotz vereinzelter Forderungen nach mehr Evidenz und Erfahrungswissen, vorrangig seitens der Gegner verpflichtender Hausarztmodelle, kann auf nur wenige unabhängige Forschungsergebnisse zurückgegriffen werden. Dennoch hält der Gesetzgeber am verpflichtenden Charakter fest. Welche Logik demnach bei der (Weiter-)Entwicklung von Versorgungsstrukturen dominiert, muss kritisch hinterfragt werden. Es wurden einzelne Vorgaben für die Ausgestaltung der Verträge zur Qualitätssicherung eingeführt. Deren Angemessenheit und Zielorientierung gilt es ebenfalls zu hinterfragen.

---

834 Dies ist vermutlich zum einen auf die Verbindung zwischen dem Versorgungsmodell und der akteursspezifischen Abwägung der eignen Interessen sowie zum anderen auf den gewachsenen Wettbewerbsgedanken zurückzuführen.
835 Wenngleich zumindest für den Beginn des Untersuchungszeitraums der Wettbewerbsordnung eine geringere Bedeutung entsprechend dem sich gewandelten Ordnungsrahmen zuzuschreiben ist.

Unabhängig von diesen Regulierungsbemühungen wird der Wettbewerb von jedem Akteur mit unterschiedlicher Intensität argumentativ als Instrument zur Effizienz- und Qualitätssteigerung dargestellt. Eine tatsächliche, übergeordnete Strategie kann für keinen Akteur identifiziert werden, u. a. aufgrund der gewandelten Positionierungen im Zeitverlauf.[836] Insbesondere der Gesetzgeber stellt sich als strategielos dar. Es verwundert nicht, dass zusammen mit den divergierenden Interessen die HzV von einem hohen Kompromisscharakter geprägt ist und sich damit in den gesundheitspolitischen Inkrementalismus einreiht.

Die HzV respektive deren verpflichtende Einführung wird nicht nur aufgrund der akteursspezifischen Bedrohung der eigenen Besitzstände sowie deren Widersprüchlichkeit zu der neuen Wettbewerbsordnung, sondern von einzelnen Akteuren auch aufgrund ihrer ideologischen Vorstellungen abgelehnt. Mit der Gatekeeping-Funktion werden schließlich traditionelle Wesensmerkmale der GKV wie die freie Arztwahl und somit der Zugang zur medizinischen Versorgung der Versicherten verändert. Die ablehnenden Haltungen gegenüber verpflichtenden HzV-Angeboten, ob aufgrund des Wettbewerbscharakters, der fehlenden Evidenz, der Bedrohung von Besitzständen oder der Verletzung von normativen bzw. ordnungspolitischen Vorstellungen über die Ausgestaltung der ambulanten Versorgung, lassen sich ergänzt um weitere Punkte auf die Positionierungen der Akteure zu einem allgemeinen Primärarztsystem übertragen. Denn vorangestellt zu Beginn des Untersuchungszeitraums wurde wiederkehrend von einzelnen Akteuren die Einführung eines solchen Systems gefordert. Angesichts der angeführten Aspekte erscheint die Einführung eines solchen Systems als ein von vornherein zum Scheitern verurteilter Ansatz. Gleichwohl ist es vermutlich die hohe grundsätzliche Akzeptanz gegenüber der hausärztlichen Versorgung, die dazu beiträgt, dass das Versorgungsmodell HzV eine gewisse Beharrungskraft aufweist und weiterhin verpflichtend sozialrechtlich statuiert ist, obwohl es weitreichend kritisiert und sein Nutzen kaum bestätigt wurde. Wenngleich die Bedeutungszuschreibungen mit Blick auf die von der hausärztliche Versorgung ausgehende Qualität je Akteur unterschiedlich sind, positioniert sich kein Akteur offen gegen eine bedeutende Rolle der hausärztlichen Versorgung bzw. des Hausarztes für die Versorgungssituation. Auch wenn an dieser Stelle weiterer Forschungsbedarf besteht, ist anzunehmen, dass die HzV a) als Kompromiss zu

---

836 Seitens der Kassenverbände ist es zumindest zuletzt ein starker Wettbewerbsfokus. Die KVen sind anscheinend vorrangig darum bemüht, weiterhin am Vertragsgeschehen beteiligt zu sein und Einfluss geltend machen zu können. Der DHÄV wandelt recht radikal seine Positionierung: Wurde anfangs noch ein Primärarztsystem gefordert und Einzelverträge vehement abgelehnt, nimmt er letztlich mit HzV-Verträgen seine Chance zur Stärkung der eigenen Position wahr und stellt ein Primärarztsystem nicht mehr in den Mittelpunkt der Forderungen.

einem übergreifenden Primärarztsystem, b) als Anerkennung der hausärztlichen Versorgung, c) mit ihrer Funktion als Instrument in der neuen Wettbewerbsordnung sowie d) vor dem Hintergrund der Pfadabhängigkeit innerhalb der Gesundheitspolitik auf der politischen Agenda verbleibt.

Zwar war die Einschätzung über die Implementierung von HzV-Modellen nicht Teil des Erkenntnisinteresses der Untersuchung. Gleichwohl lassen die Ergebnisse vermuten, dass Implementierungsbarrieren bereits auf der Mesoebene bzw. durch den gesundheitspolitischen Entscheidungsprozess initiiert wurden bzw. werden. Gerade die breite Kritik, die die HzV bereits in ihrem gesetzgeberischen Entstehungsprozess begleitete, das grundsätzlich hohe Konfliktpotential der hausärztlichen Versorgung sowie der starke Kompromiss-Charakter, die das Versorgungsmodell prägt, lassen mögliche Implementierungsbarrieren wahrscheinlich werden. Blockadehaltungen durch eine zu geringe Akzeptanz bzw. zu starke Ablehnung seitens der für die Implementierung verantwortlichen Akteure und ein zu breiter Gestaltungsspielraum bzw. eine vermeintlich problematische Konzeption mit Blick auf die Umsetzung der Verträge (u. a. aufgrund des Kompromisscharakters) lassen sich hier auf einer ersten Ebene benennen. Obwohl hierfür weiterer Forschungsbedarf besteht, ist davon auszugehen, dass derartige Hintergründe und strukturelle Gegebenheiten bei der gesetzlichen Entwicklung, Implementierung und dem Fortbestehen neuer Versorgungsformen bzw. neuer Steuerungsinstrumente von herausragender Bedeutung sind. Entsprechend erscheint es notwendig, akteursspezifische Wahrnehmungen ebenso wie wissenschaftliche Erkenntnisse über Nutzen und Funktion von Steuerungsinstrumenten adäquat in die (Weiter-)Entwicklung der Versorgungsstrukturen einzubeziehen, um den Gesetzgebungsprozess zu versachlichen, zu rationalisieren sowie insgesamt transparenter zu gestalten. Ferner können so mögliche Implementationsbarrieren vorweggenommen und die versorgungspolitische Problemlösungsfähigkeit des Gesundheitswesens erhöht werden. Daher plädiert die vorliegende Untersuchung für eine verpflichtende Evaluation von Vertragsformen und Versorgungsmodellen sowie die Ergebnisveröffentlichung.

Die vorliegende Untersuchung konnte vertiefende Einblicke in die Positionierungen unterschiedlicher gesundheitspolitischer Akteure und deren handlungsleitende Motive liefern. Gleichwohl bleibt die HzV weiterhin ein Versorgungsmodell, das mit unterschiedlichen Kontroversen in Verbindung zu setzen ist. Daran anknüpfend besteht weiterer Forschungsbedarf auf unterschiedlichen Ebenen. Die Diskussion der Ergebnisse unter Rückbezug auf politikwissenschaftliche Theoreme sowie die vorgestellten Limitationen der Untersuchung zeigen mögliche Ansätze für weiterführende Forschungsarbeiten auf.

Literaturverzeichnis

ABDA/BÄK/DKG/KBV/KZBV/AOK-BV/BKK-BV/IKK-BV/VdAK/AEV/PKV (2006): „Resolution gegen Verstaatlichung und Vereinheitlichung": Ärzte, Zahnärzte, Krankenhäuser, Apotheker sowie gesetzliche und private Krankenkassen warnen vor Folgen der Gesundheitsreform. Gemeinsame Presseerklärung. Mittwoch 25.10.2006. http://www.gesundheit-adhoc.de/resolution-gegen-verstaatlichung-und-vereinheitlichung-rzte-.html heruntergeladen am 04.01.2015.

Abholz, Heinz-Harald, 2004: Die politische Funktion des Hausarztes. Reflexionen auf die besondere Stellung des Generalisten im Versorgungssystem: 106–115. In: Gine Elsner/Gerlinger, Thomas/Stegmüller, Klaus (Hrsg.), Markt versus Solidarität: Gesundheitspolitik im deregulierten Kapitalismus. Hamburg: VSA-Verlag.

Abromeit, Heidrun/Stoiber, Michael, 2006: Demokratien im Vergleich – Einführung in die vergleichende Analyse politischer Systeme. Wiesbaden: VS, Verlag für Sozialwissenschaften.

Albrecht, Michael/Bleß, Hans-Holger/Höer, Ariane/Loos, Stefan/Schiffhorst, Guido/ Scholz, Carsten, 2010: Ausweitung selektivvertraglicher Versorgung. Auswirkungen auf die Gesundheitsversorgung und Anforderungen an den zukünftigen regulatorischen Rahmen. Bd. 252. Düsseldorf: Hans-Böckler-Stiftung.

Andresen, Hanfried H./Grabka, Markus, 2006a: Kassenwechsel in der GKV 1997-2004 Profile – Trends – Perspektiven: 145–189. In: Göpffarth, Dirk/Greß, Stefan/Jacobs, Klaus/Wasem, Jürgen (Hg.), Jahrbuch Risikostrukturausgleich 2006. Zehn Jahre Kassenwahlfreiheit. Sankt Augustin: Asgard-Verl.

Andersen, Hanfried H./Grabka, Markus, 2006b: 10 Jahre freie Kassenwahl Sozioökonomische Profile – Mehrfachwechsel – Präferenzen: 19–28. In: G&S Gesundheits- und Sozialpolitik Jahrgang 60 Heft 7-8.

AOK-BaWü/HÄVG/MEDI-Verbund, 2014: Faktenblatt: AOK - Hausarztvertrag in Baden-Württemberg. Stand: September 2014, http://www.diabetes-lahr.de/downloads/ owb_Faktenblatt_HZV.pdf heruntergeladen am 01.05.2015.

AOK-BV, 1994: Der Arzt Ihrer Wahl. Das hausärztliche Versorgungskonzept. Bonn: KomPart.

AOK-BV, 1995: Mein Arzt hat Zeit für mich. Das hausärztliche Versorgungskonzept der AOK. Bonn: KomPart.

AOK-BV, 2000: Stärkere Rolle für Hausärzte - WIdO-Studie; Gesundheitsmanagement wird bei der AOK groß geschrieben: 15; 43. In: AOK-BV 2000 Bilanz 1999/2000. Bonn: KomPart.

AOK-BV, 2002: AOK Bilanz 2001/2002. Bonn: KomPart.

AOK-BV, 2003: AOK Bilanz 2002/2003. Bonn: KomPart.

AOK-BV, 2006a: AOK Bilanz 2005/2006. Bonn: KomPart.
AOK-BV, 2006b: Hausärzte: Modellprojekt zur HzV. Eine erste Zwischenbilanz fällt positiv aus: 13-14. In G+G (Gesundheit und Gesellschaft) 11/2006.
AQUA-Institut, 2008: Evaluation von Hausarztverträgen der Ersatzkassen: Erste Zwischenbilanz in fünf Regionen. Presseerklärung 11.01.2008. Göttingen.
BÄK, 1998: Ärztestatistik der Bundesärztekammer 1998. Die ärztliche Versorgung in der Bundesrepublik Deutschland. Kurzfassung. http://www.bundesaerztekammer.de /fileadmin/user_upload/downloads/20Stat98pdf.pdf heruntergeladen am 05.01.2015.
BÄK, 1999: Ärztestatistik der Bundesärztekammer 1999. Ärztliche Versorgung in Deutschland. http://www.bundesaerztekammer.de/fileadmin/user_upload/downloads /10Stat99pdf.pdf heruntergeladen am 05.01.2015.
BÄK, 2003: Ärztestatistik der Bundesärztekammer 2005. Die ärztliche Versorgung in der Bundesrepublik Deutschland - Ergebnisse der Ärztestatistik zum 31.12.2003, http:// www.bundesaerztekammer.de/ueber-uns/aerztestatistik/aerztestatistik-dervorj ahre/aerztestatistik-2003/die-aerztliche-versorgung-in-derbundesrepublikdeutsch land-ergebnisse-der-aerztestatistik-zum-31122003/ heruntergeladen am 02.05.2015.
BÄK, 2005: Ärztestatistik der Bundesärztekammer 2005. Die ärztliche Versorgung in der Bundesrepublik Deutschland. Ambulant tätige Ärzte. http://www.bundes aerzte kammer.de/ueber-uns/aerztestatistik/aerztestatistik-dervorjahre/aerztestatistik-2005/ ambulant-taetige-aerzte/ heruntergeladen am 12.01.2015.
BÄK, 2006: Ärztestatistik der Bundesärztekammer 2006, http://www.bundesaerztek ammer.de/ueber-uns/aerztestatistik/aerztestatistik-dervorjahre/aerztestatistik-2006/ heruntergeladen am 12.01.2015.
BÄK, 2014: Ärztestatistik der Bundesärztekammer 2014. Die ärztliche Versorgung in der Bundesrepublik Deutschland. Kurzfassung. http://www.bundesaerztekammer.de/ ueber-uns/aerztestatistik/aerztestatistik-2014/die-aerztliche-versorgung-in-der-bundesrepublik-deutschland/ heruntergeladen am 13.01.2015.
Ballast, Thomas, 2003: Neues Vertragsrecht für die GKV: 116-120 In: Die Ersatzkasse 03/2003.
Bandelow, Nils C., 1998: Gesundheitspolitik: der Staat in der Hand einzelner Interessengruppen? Probleme, Erklärungen, Reformen. Opladen: Leske + Budrich.
Bandelow, Nils C., 1999: Lernende Politik. Advocacy-Koalitionen und politischer Wandel am Beispiel der Gentechnologiepolitik. Berlin: edition sigma.
Bandelow, Nils C., 2003: Chancen einer Gesundheitsreform in der Verhandlungsdemokratie: 14–20. In: Aus Politik und Zeitgeschichte 33/34 Bonn.
Bandelow, Nils C., 2004a: Governance im Gesundheitswesen: Systemintegration zwischen Verhandlung und hierarchischer Steuerung: 89–107. In: Lange, Stefan/ Schimank, Uwe (Hrsg.), Governance und gesellschaftliche Integration. Wiesbaden: VS Verlag für Sozialwissenschaften.
Bandelow, Nils C., 2004b: Akteure und Interessen in der Gesundheitspolitik: Vom Korporatismus zum Pluralismus? 49–63. In: Politische Bildung, Bd. 37/2.
Bandelow, Nils C., 2005: Divergente Staatlichung in der Gesundheitspolitik ehemals konservativer Wohlfahrtsstaaten: Deutschland und Frankreich im Vergleich. Vorläufige Fassung. Internetquelle: http://www.nilsbandelow.de/koeln.pdf heruntergeladen am 05.07.2014.

Bandelow, Nils C., 2006: Gesundheitspolitik: Zielkonflikte und Politikwechsel trotz Blockaden: 159–176. In: Schmidt, Manfred G./ Zohlnhöfer, Reimut (Hg.), Politik in der Bundesrepublik Deutschland. Wiesbaden: Westdeutscher Verlag.
Bandelow, Nils C., 2007: Ärzteverbände. Niedergang eines Erfolgsmodells? 271–293. In: von Winter, Thomas/Willems, Ulrich (Hg.), Interessenverbände in Deutschland. Wiesbaden: VS Verlag für Sozialwissenschaften.
Bandelow, Nils C., 2009: Divergente Stärkung staatlicher Steuerung von Krankenversicherungssystemen: Deutschland und Frankreich im Vergleich: 175–190. In: Rehder, Britta/von Winter, Thomas/Willems, Ulrich (Hg.), Interessenvermittlung in Politikfeldern. Wiesbaden: VS Verlag für Sozialwissenschaften.
Bandelow, Nils C./Eckert, Florian/Rüsenberg, Robin (Hg.), 2009: Gesundheit 2030: Qualitätsorientierung im Fokus von Politik, Wirtschaft, Selbstverwaltung und Wissenschaft. Wiesbaden: VS Verlag für Sozialwissenschaften.
Bandelow, Nils C./Hartmann, Anja, 2007: Weder rot noch grün. Machterosion und Interessendefragmentierung bei Staat und Verbänden in der Gesundheitspolitik: 334–354. In: Egle, Christoph, Zohlnhöfer, Reimut (Hg.), Ende des rot-grünen Projektes: eine Bilanz der Regierung Schröder 2002-2005. Wiesbaden: VS Verlag für Sozialwissenschaften.
Bandelow, Nils C./Schade, Mathieu, 2008: Die Gesundheitsreform der Großen Koalition: Strategische Erfolge im Schatten des Scheiterns: 85–144. In: Fischer, Thomas/Kiessling, Andreas/Novy, Leonard (Hg.), Politische Reformprozesse in der Analyse: Untersuchungssystematik und Fallbeispiele. Gütersloh: Verlag Bertelsmann Stiftung.
Bandelow, Nils, C./Schade, Mathieu, 2009a: Wettbewerbliche Transformation im ambulanten Sektor: Governanceformen und gesundheitspolitische Zielpräferenzen im Wandel: 91–116. In: Böckmann, Romann (Hg.), Gesundheitsversorgung zwischen Solidarität und Wettbewerb. Wiesbaden: VS Verlag für Sozialwissenschaften.
Bandelow, Nils, C./Schade, Mathieu, 2009b: Konsens im Dissens? Parteipolitische Konflikte in der Gesundheitsreform der Großen Koalition: 58–76. In: Paquet, Robert/Schroeder, Wolfgang (Hg.), Gesundheitsreform 2007: Nach der Reform ist vor der Reform. Wiesbaden: VS Verlag für Sozialwissenschaften.
Bandelow, Nils C./Eckert, Florian, 2010: Reform(un)möglichkeiten in der Gesundheitspolitik. Aus Politik und Zeitgeschichte, Bd. 45/2010, Bonn.
Barmer GEK, Hauptverwaltung, 2013: Im Fokus: Facharztbesuche Ergebnisse einer repräsentativen Bevölkerungsbefragung. http://presse.barmer-gek.de/barmer/web/ Portale/Presseportal/Subportal/Presseinformationen/Archiv/2013/130426-Umfrage-Facharzt/PDF-Umfrage-Facharztbesuche.pdf heruntergeladen am 01.05.2015.
Baur, Rita, 2002: Die erste Generation Arztnetze. Bestandsaufnahme und Bewertung im Auftrag des AOK-Bundesverbands.
Beck, Winfried, 2004: Entmachtung der Kassenärztlichen Vereinigung: 129–149. In: Elsner, Gine/Gerlinger, Thomas/Stegmüller, Klaus (Hg.), Markt versus Solidarität: Gesundheitspolitik im deregulierten Kapitalismus. Hamburg: VSA-Verlag.
Behnke, Joachim/Baur, Nina/Behnke, Nathalie, 2006: Empirische Methoden der Politikwissenschaft. Paderborn und München: Schöningh UTB.

Benz, Arthur/Lütz, Susanne/Schimank, Uwe/Simonis, Georg (Hg.), 2007: Handbuch Governance. Theoretische Grundlagen und empirische Anwendungsfelder. Wiesbaden: VS Verlag für Sozialwissenschaften.
Beske, Fritz/Hallauer, Johannes F., 1999: Das Gesundheitswesen in Deutschland: Struktur – Leistung – Weiterentwicklung. Köln: Deutscher Ärzte-Vl.
Beyer, Jürgen, 2005: Pfadabhängigkeit ist nicht gleich Pfadabhängigkeit! Wider den impliziten Konservatismus eines gängigen Konzepts/Not All Path Dependence Is Alike – A Critique of the" Implicit Conservatism" of a Common Concept: 5–21. In: Zeitschrift für Soziologie, Jg. 34, Heft 1.
Beyer, Jürgen, 2006: Pfadabhängigkeit Über institutionelle Kontinuität, anfällige Stabilität und fundamentalen Wandel. Bd. 56, Frankfurt am Main und New York: Campus Verlag.
Beyer, Jürgen, 2015: Pfadabhängigkeit: 149–171. In: Wenzelburger, Georg/ Zohlnhöfer, Reimut (Hg.), Handbuch Policy-Forschung. Wiesbaden: VS Verlag für Sozialwissenschaften.
von Beyme, Klaus, 2000: Parteien im Wandel: von den Volksparteien zu den professionalisierten Wählerparteien. Wiesbaden: Westdeutscher Verlag.
Birkelbach, Klaus, 2003: Ärzteverbände im Urteil ihrer Mitglieder. Eine empirische Untersuchung der Zufriedenheit von Ärztinnen und Ärzten mit ihren Verbänden in den Jahren 1992 und 1998/99. Stuttgart: Lucius & Lucius Verlag: 156–177.
Blatter, Joachim/Janning, Frank/Wagemann, Claudius, 2007: Qualitative Politikanalyse: eine Einführung in Forschungsansätze und Methoden. Wiesbaden: VS, Verlag für Sozialwissenschaften.
Blum, Sonja/Schubert, Klaus, 2009: Politikfeldanalyse. Wiesbaden: VS, Verlag für Sozialwissenschaften.
BMG, 1999: Daten des Gesundheitswesens, Ausgabe 1999. Baden-Baden: Bundesministerium für Gesundheit.
BMG, 2015a: Glossar. Satzungsleistungen; Regelleistungen. Stand 04.09.2015. Bundesministerium für Gesundheit.
BMG, 2015b: Daten des Gesundheitswesens 2015. (Stand Oktober 2015). Berlin.
Böcher, Michael/Töller, Annette Elisabeth, 2012: Reifung als taugliches Konzept zur Konzeptualisierung langfristigen Wandels von Politikfeldern? Überlegungen anhand des Politikfeldes Umweltpolitik. Paper für das Panel „Genese, Grenze(n) und Dynamik von Politikfeldern" der Sektion Policy-Analyse und Verwaltungswissenschaft, DVPW-Kongress, September 2012 in Tübingen.
Böcken, Jan, 2008: Hausarztmodelle im Spannungsfeld zwischen ordnungspolitischem Anspruch und Versorgungsqualität: 105–121. In: Böcken, Jan/Braun, Bernard/ Amhof, Robert (Hg.), Gesundheitsmonitor 2008. Gesundheitsversorgung und Gestaltungsoptionen aus der Perspektive der Bevölkerung. Gütersloh: Verlag Bertelsmann Stiftung.
Böckmann, Roman, 2007: Von der Selbstverwaltung zum regulierten Gesundheitsmarkt. Der gesundheitspolitische Steuerungswandel im ambulanten Sektor. Diskussionspapier 01/07 der Graduate School of Politics (GraSP) der Universität Münster. Reihe PoliThesis.

Böckmann, Roman (Hg.), 2009: Gesundheitsversorgung zwischen Solidarität und Wettbewerb. Wiesbaden: VS Verlag für Sozialwissenschaften.
Böckmann, Roman, 2011: Quo vadis PKV? eine Branche mit dem Latein am Ende? Wiesbaden: VS Verlag für Sozialwissenschaften.
Bode, Ingo, 2002: Vom Payer zum Player – oder: Krankenkassen im Wandel Der Fall der AOK und ein vergleichender Exkurs nach Frankreich. Duisburger Beiträge zur soziologischen Forschung (No. 4/2002).
Bode, Ingo, 2003: Multireferenzialität und Marktorientierung? Krankenkassen als hybride Organisationen im Wandel: 435–453. Stuttgart: Lucius & Lucius Verlag.
Bode, Ingo, 2005: Von Bürokraten zu Managern? Identitätsmanagement im Organisationswandel von Krankenkassen: 191. In: Arbeit 14.
Bogenstahl, Christoph, 2012: Management von Netzwerken: eine Analyse der Gestaltung interorganisationaler Leistungsaustauschbeziehungen. Wiesbaden: Springer Gabler.
BR 527/07, 2007: Gesetzesantrag des Freistaates Bayern. Entwurf eines Gesetzes zur Stärkung der hausärztlichen Versorgung in der gesetzlichen Krankenversicherung (Hausarztstärkungsgesetz - HStG). Bundesrat Drucksache 527/07 02.08.2007.
Brandhorst, Andreas, 2009: Bündnis 90/Die Grünen und die Gesundheitsreform 2007: Das harte Brot der Opposition: 103–111. In: Schroeder, Wolfgang/Paquet, Robert (Hg.), Gesundheitsreform 2007: Nach der Reform ist vor der Reform. Wiesbaden: VS Verlag für Sozialwissenschaften.
Braun, Bernard/Greß,Stefan/Rothgang, Heinz/Wasem, Jürgen, 2008: Einfluss nehmen oder aussteigen: Theorie und Praxis von Kassenwechsel und Selbstverwaltung in der Gesetzlichen Krankenversicherung. Berlin: Ed. Sigma.
Bräuninger, Thomas/Ganghof, Steffen, 2005: Parteipolitik im Zweikammersystem: 149–181. In: Ganghof, Steffen/Manow, Philip (Hg.), Mechanismen der Politik: strategische Interaktion im deutschen Regierungssystem. Frankfurt/Main und New York: Campus.
Brechtel, Thomas, 2001: Ärztliche Interessenpolitik und Gesundheitsreform: Die Zufriedenheit niedergelassener Ärzte mit den Berufsverbänden vor und nach dem Gesundheitsstrukturgesetz (GSG). Zeitschrift für Gesundheitswissenschaften. Jg. 9, Ausgabe 3: 273–288.
Brede, Falko, 2006: Gesundheitspolitik und Politikberatung. Eine vergleichende Analyse deutscher und kanadischer Erfahrungen. Wiesbaden: Dt. Univ.-Verl.
Brettschneider, Frank/Niedermayer, Oskar/Weßels Bernhard (Hg.), 2007: Die Bundestagswahl 2005: Analysen des Wahlkampfes und der Wahlergebnisse. Wiesbaden: VS Verlag für Sozialwissenschaften.
Brinkmann, Anne/Jung, Julia/Pfaff, Holger, 2007: Wie bewerten Patienten die Qualität in der ambulanten Versorgung? 35–53. In: Böcken, Jan/Braun, Bernard/Amhof, Robert (Hg.), Gesundheitsmonitor 2007: Gesundheitsversorgung und Gestaltungsoptionen aus der Perspektive von Bevölkerung und Ärzten, Gütersloh: Verlag Bertelsmann Stiftung.
Brüsemeister, Thomas, 2008: Qualitative Forschung: ein Überblick. 2., überarbeitete Auflage. Wiesbaden: VS Verlag für Sozialwissenschaften.

BT 11/6380, 1999: Endbericht der Enquete-Kommission „Strukturreform der gesetzlichen Krankenversicherung" gemäß Beschluß des Deutschen Bundestages vom 04.06.1987 und vom 27.10.1988 - Drucksachen 11/310 und 11/3181. 11. Wahlperiode 02.12.1999.

BT 13/3607, 1996: Gesetzentwurf der SPD-Bundestagsfraktion: Zweiten Gesundheitsstrukturgesetzes (GSG II), Deutscher Bundestag Drucksache 13/3607 13. Wahlperiode 30.01.1996.

BT 14/125, 1999: Gesetzentwurf der Fraktionen SPD und Bündnis 90/Die Grünen Entwurf eines Gesetzes zur Reform der gesetzlichen Krankenversicherung ab dem Jahr 2000 (GKV-Gesundheitsreform 2000) 23.06.1999, http://dipbt.bundestag.de/dip21/btd/14/012/1401245.pdf heruntergerufen am 10.04.2014.

BT 15/1170, 2003: Gesetzentwurf der Fraktionen SPD und Bündnis 90/Die Grünen Entwurf eines Gesetzes zur Modernisierung des Gesundheitssystems (Gesundheitssystemmodernisierungsgesetz – GMG) 16.06.2003.

BT 15/1174, 2003: Antrag Abgeordneter der Fraktion CDU/CSU. Für ein freiheitliches, humanes Gesundheitswesen – Gesundheitspolitik neu denken und gestalten. Deutscher Bundestag Drucksache 15/1174 15. Wahlperiode 17.06. 2003.

BT 15/1175, 2003: Antrag Abgeordneter der Fraktion der FDP. Deutscher Bundestag Drucksache 15/1175 15. Wahlperiode 18.06.2003.

BT 16/1928, 2006: Antrag Abgeordneter der Fraktion Bündnis 90/Die Grünen. „Stärkung der Solidarität und Ausbau des Wettbewerbs – Für eine leistungsfähige Krankenversicherung". Deutscher Bundestag Drucksache 16/1928 16. Wahlperiode 22.06.2006.

BT 16/1997, 2006: Für Nachhaltigkeit, Transparenz, Eigenverantwortung und Wettbewerb im Gesundheitswesen. Antrag der Fraktion der FDP. Deutscher Bundestag Drucksache 16/ 1997 16. Wahlperiode 28.06.2006.

BT 16/4247, 2007: Beschlussempfehlung und Bericht des Ausschusses für Gesundheit (14. Ausschuss). Deutscher Bundestag Drucksache 16/4247 16. Wahlperiode 01.02.2007.

BT 17/13513, 2013: Antwort der Bundesregierung auf die Kleine Anfrage der Abgeordneten Dr. Harald Terpe, Birgitt Bender, Maria Klein-Schmeink, weiterer Abgeordneter und der Fraktion Bündnis 90/Die Grünen. Deutscher Bundestag Drucksache 17/13324. 17. Wahlperiode 15.05.2013.

BT 18/5164, 2015: Antwort der Bundesregierung auf die Kleine Anfrage der Abgeordneten Birgit Wöllert, Sabine Zimmermann (Zwickau), Katja Kipping, weiterer Abgeordneter und der Fraktion DIE LINKE. – Drucksache 18/5021 – Folgen des Wettbewerbs durch die Pflicht zu Angeboten Hausarztzentrierter Versorgung nach § 73b des Fünften Buches Sozialgesetzbuch. Deutscher Bundestag Drucksache 18/5164 18. Wahlperiode 06.12.2015.

Bukow, Sebastian/Seemann, Wenke (Hg.), 2010: Die Große Koalition: Regierung, Politik, Parteien: 2005-2009. Wiesbaden: VS Verlag für Sozialwissenschaften.

Bundesanzeiger, 2003: Bekanntmachung der öffentlichen Liste über die Registrierung von Verbänden und deren Vertretern. Vom 21.03.2003. (Bundesministerium der Justiz, Hg.) Beilage, Nr. 119.

Bundesanzeiger, 2005: Bekanntmachung der öffentlichen Liste über die Registrierung von Verbänden und deren Vertretern. Vom 21.04.2005. (Bundesministerium der Justiz, Hg.) Beilage, Nr. 144.

Bundeswahlleiter, 2015: Ergebnisse früherer Bundestagswahlen. Stand: 3. August 2015. Informationen des Bundeswahlleiters. https://www.bundeswahlleiter.de/de/bundes tagswahlen/downloads/bundestagswahlergebnisse/btw_ab49_gesamt.pdf heruntergeladen am 05.12.2015.

BVA, 2009: Tätigkeitsbericht Bundesversicherungsamt 2009. Bonn, http://www.bun desversicherungsamt.de/fileadmin/redaktion/allgemeine_dokumente/pdf/ taetigkeitsberichte/TB_2009.pdf heruntergeladen am 02.04.2014.

BVA, 2014: Tätigkeitsbericht Bundesversicherungsamt 2014. Bonn, http://www. bundesversicherungsamt.de/fileadmin/redaktion/allgemeine_dokumente/pdf/ taetigkeitsberichte/TB-2014.pdf heruntergeladen am 03.02.2015.

Cassel, Dieter, 2007: Gesundheitswesen 2020 - Visionen eines zukunftsfähigen Gesundheitssystems: 689–712. In: Ulrich, Volker/Wille, Eberhard (Hg.), Effizienz, Qualität und Nachhaltigkeit im Gesundheitswesen: Theorie und Politik öffentlichen Handelns, insbesondere in der Krankenversicherung; Festschrift zum 65. Geburtstag von Eberhard Wille. Baden-Baden: Nomos.

Cassel, Dieter/Ebsen: Gress, Stefan/Jacobs, Klaus/Schulze, Sabine/Wasem, Jürgen, 2006: Weiterentwicklung des Vertragswettbewerbs in der gesetzlichen Krankenversicherung Vorschläge für kurzfristig umsetzbare Reformschritte. Gutachten im Auftrag des AOK-Bundesverbandes Vorgelegt im Juli 2006.

Cassel, Dieter/Jacobs, Klaus/Vauth, Christoph (Hg.), 2014: Solidarische Wettbewerbsordnung: Genese, Umsetzung und Perspektiven einer Konzeption zur wettbewerblichen Gestaltung der gesetzlichen Krankenversicherung. Heidelberg: Medhochzwei-Verl.

CDU, 2003: Deutschland fair ändern. Ein neuer Generationsvertrag für unser Land. Beschlüsse des 17. Parteitag, 01.-02.12.2003 in Leipzig. http://www.kas.de/upload/ ACDP/CDU/Programme_Beschluesse/2003_1_Leipzig_Deutschland_fair_aendern. pdf heruntergeladen am 03.03.2015.

CDU/CSU, 2002: Leistung und Sicherheit. Zeit für Taten Regierungsprogramm 2002/2006 von CDU und CSU. Unsere Projekte für Deutschland. Wahlprogramm der Union, Juni 2002.

Cohen, Michael D./March, Hames/Olsen, Johan P., 1972: A Garbage Can Model of Organizational Choice: 1–25. In: Administrative Science Quarterly, Vol. 17, No. 1.

Cosler, Detlev/Klaes, Lothar, 1999: Freie Arztwahl im Urteil der Bevölkerung. Wissenschaftliches Institut der Ärzte Deutschlands (WIAD). Bonn.

Czada, Roland, 2000: Konkordanz, Korporatismus und Politikverflechtung: Dimensionen der Verhandlungsdemokratie: 23–49. In: Holtmann, Eberhart/Voelzkow, Helmut (Hg.), Zwischen Wettbewerbs- und Verhandlungsdemokratie: Analysen zum Regierungssystem der Bundesrepublik Deutschland. Wiesbaden: Westdeutscher Verlag.

Czada, Roland, 2003: Konzertierung in verhandlungsdemokratischen Politikstrukturen: 35–69. In: Jochem, Sven/Siegel, Nico A. (Hg.), Konzertierung, Verhandlungsdemokratie und Reformpolitik im Wohlfahrtsstaat Das Modell Deutschland im Vergleich. Wiesbaden: VS Verlag für Sozialwissenschaften.

Czada, Roland, 2004: Konjunkturen des Korporatismus: Zur Geschichte eines Paradigmenwechsels in der Verbändeforschung: 37–63. In: Streeck, Wolfgang (Hg.), Politische Vierteljahresschrift, Sonderheft 25.

Daubenbüchel, Rainer, 2001: Vorgaben für die Organisation von Krankenkassen: 77–87. In: Alexander, Andrea/Rath, Thomas/Schulte-Sasse, Hermann (Hg.), Krankenkassen im Wandel: Organisationsentwicklung als Herausforderung. Wiesbaden: Dt. Univ.-Verl.

Davies, Philip, 2004: Is evidence – based government possible? Jerry Lee Lecture, presented at the 4th annual Campbell Collaboration Colloquium. Washington DC, USA.

Decker, Frank, 2013: Parteiendemokratie im Wandel: 19–61. In: Decker, Decker/Neu, Violas (Hg.), Handbuch der deutschen Parteien. Wiesbaden: Springer Fachmedien Wiesbaden.

Deppe, Hans-Ulrich, 2005: Zur sozialen Anatomie des Gesundheitssystems: Neoliberalismus und Gesundheitspolitik in Deutschland. 3., aktualisierte Auflage. Frankfurt am Main: VAS, Verl. für Akad. Schriften.

DHÄV, 1999: 22. Deutscher Hausärztetag. Vom 22.-24.09.1999 in Dresden: 2484. In: Deutsches Ärzteblatt 96, Heft 40, 08.10.1999.

DHÄV, 2002: Mit breiter Brust - 24. Hausärztetag in Hannover, 20.09.2002: 2474-2476. In: Deutsches Ärzteblatt Jg. 98 Heft 39 28.09.2002.

DHÄV, 2003a: Stellungnahme des Deutschen Hausärzteverbandes e.V. zu dem Entwurf eines Gesetzes zur Modernisierung des Gesundheitssystems (Gesundheitsmodernisierungsgesetz – GMG-E). Ausschuss für Gesundheit und Soziale Sicherung Ausschussdrucksache 0248(38). 20.06.2003.

DHÄV, 2003b: Pressekonferenz zum Eckpunktepapier der Regierungskoalition des BDA. März 2013 in Berlin. In: Hausärzteverband - Rückendeckung für Regierungspläne BDA sieht Gesundheitsministerin Schmidt auf dem richtigen Weg. Deutsches Ärzteblatt Jg. 100, Heft 11 14.03.2003: 670-671. https://www.aerzteblatt.de/pdf/100/11/a670.pdf heruntergeladen am 02.02.2015.

DHÄV, 2003c: Delegiertenkonferenz des DHÄV in Travemünde, September 2003. In: Hausärzteverband. Ernüchterung. Deutsches Ärzteblatt Jg. 100 Heft 39 26.09.2003: 2469.

DHÄV, 2006a: Reformkonzept des Deutschen Hausärzteverbandes Kontinuierliche Entwicklung zu einem freiheitlichen Gesundheitssystem und Sicherung der hausärztlichen Versorgung Langfassung (Stand 20.05.2006). https://www.haus aerzteverband. de/cms/fileadmin/user_upload/redaktion/bundesverband/news/stellungnahmen/2006 _06_26%20Positionspapier%20lang.pdf heruntergeladen am 02.05.2015.

DHÄV, 2006b: Rundschreiben vom 08.06.2006 des DHÄV an seine Mitglieder zum Reformkonzept, verabschiedet auf der Delegiertenversammlung 20.05.2006 in Potsdam. http://www.hausaerzteverband.de/cms/fileadmin/user_upload/redaktion/bun desverband/news/rundschreiben/2006_06_08_Reformkonzept.pdf heruntergeladen am 04.04.2015.

Diekmann, Andreas, 2006: Empirische Sozialforschung: Grundlagen, Methoden, Anwendungen. 15. Auflage. Reinbek: Rowohlt-Taschenbuch-Verl.

Dittberner, Jürgen, 2010: Die FDP: Geschichte, Personen, Organisation, Perspektiven: eine Einführung. 2., überarbeitete und aktualisierte Auflage. Wiesbaden: VS Verlag für Sozialwissenschaften.

Döhler, Marian, 2002: Gesundheitspolitik in der Verhandlungsdemokratie: 25–40. In: Paradigmenwechsel in der Gesundheitspolitik? Gellner, Winand/Schön, Markus (Hrsg.). Baden-Baden: Nomos.

Döhler, Marian/Manow, Philip 1995: Formierung und Wandel eines Politikfeldes – Gesundheitspolitik von Blank zu Seehofer. MPIfG discussion paper (No. 95/6). Köln: Max-Planck-Institut für Gesellschaftsforschung.

Domscheit, Antje, 2014: Mehr Spielraum für Kooperationsverträge, Antje Domscheit, Referatsleiterin im Bundesversicherungsamt. MSD-Forum Gesundheits-Partner 17.09.2014. http://www.msd.de/fileadmin/files/pdf/gesundheitspreis/Vortraege/Antje_Domscheit_BVA.pdf heruntergeladen am 05.07.2015.

Donges, Patrick, 2011: Politische Organisationen als Mikro-Meso-Makro-Link: 217–231. In: Quandt, Thorsten, Scheufele, Bertram (Hg.), Ebenen der Kommunikation. Wiesbaden: VS Verlag für Sozialwissenschaften.

Drösler, Saskia/Hasford, Joerg/Kurth, Bärbel-Maria/Schaefer, Maria/Wasem, Jürgen/ Wille, Eberhard, 2011: Evaluationsbericht zum Jahresausgleich 2009 im Risikostrukturausgleich. Endfassung 22.06.2011.

Ebbinghaus, Bernhard/Göbel, Claudia/Koos, Sebastian, 2009: Inklusions- und Exklusionsmechanismen gewerkschaftlicher Mitgliedschaft: 341–359. In: Stichweh, Rudolf/Windolf, Paul (Hg.), Inklusion und Exklusion: Analysen zur Sozialstruktur und sozialen Ungleichheit. Wiesbaden: VS Verlag für Sozialwissenschaften.

Ebsen, Ingwer/Greß, Stefan/Jacobs, Klaus/Szecsenyi, Joachim/Wasem, Jürgen, 2003: Vertragswettbewerb in der gesetzlichen Krankenversicherung zur Verbesserung von Qualität und Wirtschaftlichkeit der Gesundheitsversorgung. Gutachten im Auftrag des AOK-Bundesverbands.

Egle, Christoph, 2007: In der Regierung erstarrt? Die Entwicklung von Bündnis 90/Die Grünen 2002-2005: 98–123. In: Egle, Christoph/Zohlnhöfer, Reimut (Hg.), Ende des rot-grünen Projektes: eine Bilanz der Regierung Schröder 2002-2005. Wiesbaden: VS Verlag für Sozialwissenschaften.

Egle, Christoph, 2009: Reformpolitik in Deutschland und Frankreich: Wirtschafts- und Sozialpolitik bürgerlicher und sozialdemokratischer Regierungen seit Mitte der 90er Jahre. Wiesbaden: VS Verlag für Sozialwissenschaften.

Egle, Christoph/Ostheim, Tobias/Zohlnhöfer, Reimut (Hg.), 2003: Das rot-grüne Projekt: eine Bilanz der Regierung Schröder 1998-2002. Wiesbaden: Westdeutscher Verlag.

Egle, Christoph/Zohlnhöfer, Reimut (Hg.), 2007: Ende des rot-grünen Projektes: eine Bilanz der Regierung Schröder 2002-2005. Wiesbaden: VS Verlag für Sozialwissenschaften.

Erlinghagen, Marcel/Pihl, Christian 2004: Der Hausarzt als Lotse im System der ambulanten Gesundheitsversorgung? Fak. für Sozialwissenschaften, Ruhr-Univ.

FDP, 2001: Beschluss des 52. Ord. Bundesparteitages der FDP, Düsseldorf, 4.-6.05.2001. Für ein liberales Gesundheitssystem mit Eigenverantwortung, Wettbewerb, Wahlfreiheit und Transparenz – gegen Budgetierung, Dirigismus und Bevormundung.

FDP, 2003: Beschluss des Präsidiums der Freien Demokratischen Partei auf seiner Sitzung am 21. Juli 2003.

FDP, 2004: Privater Krankenversicherungsschutz mit sozialer Absicherung für alle – die auf Wettbewerb begründete liberale Alternative. Beschluss des 55. Ordentlichen

Bundesparteitages der FDP vom 5./6.07.2004. http://www.asg-nrw.de/sites/ default/files/FDPAbschaffungderGKV.pdf heruntergeladen am 22.06.2015.

FDP, 2006: Argumentationshilfe der FDP zur Kritik an der Gesundheitsreform der schwarz-roten Koalition. 08.11.206, http://www.fdp.de/files/363/Argumentations hilfe-141206.pdf am 02.03.2015.

Flick, Uwe, 2006: Qualitative Sozialforschung: Eine Einführung. Reinbek: Rowohlt Taschenbuch Verlag.

Fraenkel, Ernst, 1991: Strukturanalyse der modernen Demokratie. In: Fraenkel, Ernst: Deutschland und die westlichen Demokratien. Erweiterte Ausgabe, 2. Auflage. Frankfurt/Main: Suhrkamp.

Frerichs, Petra/Pohl, Wolfgang 2004: Zukunft der Gewerkschaften. Zwei Literaturstudien, Arbeitspapier 44 der Hans Böckler Stiftung. Düsseldorf.

Gellner, Winand/Schön, Markus (Hg.), 2002: Paradigmenwechsel in der Gesundheitspolitik? Baden-Baden: Nomos.

Gensch, Kristina, 2007: Veränderte Berufsentscheidungen junger Ärzte und mögliche Konsequenzen für das zukünftige ärztliche Versorgungsangebot: 359–370. In: Das Gesundheitswesen 69, Ausgabe 6.

Gericke, Germo/Haencke, Henrik, 2001: Nutzenversprechen von Krankenkassen – ein Schlüssel zum Erfolg im Wettbewerb: 95–110. In: Salfeld, Rainer/Wettke, Jürgen (Hg.), Die Zukunft des deutschen Gesundheitswesens Perspektiven und Konzepte. Berlin, Heidelberg: Springer.

Gerlach, Ferdinand/Szecsenyi, Joachim, 2014: Evaluation der Hausarztzentrierten Versorgung (HzV) nach §73b SGB V in Baden-Württemberg (2013-2016). Ergebnisbericht (Stand 09.09.2014), https://www.google.de/url?sa= t&rct=j&q=&esrc=s& source=web&cd=1&ved=0ahUKEwiC9eikt6zKAhXH3CwKHc35Cj0QFggiMAA& url=http%3A%2F%2Fwww.aok-bw-presse.de%2Fsrc%2Fphp%2Fdownload.php%3 FfileId%3D680%26fileName%3DHzV_AOK-BW_Ergebnisbericht_20 132014.pdf&usg=AFQjCNFbSWOblfLOJ3YT6vcjKXlLwjDjg&sig2=CekvIikawIv zFU8ZXU0K-Q&cad=rja heruntergeladen am 06.06.2015.

Gerlinger, Thomas, 1997: Wettbewerbsordnung und Honorarpolitik: die Neugestaltung der kassenärztlichen Vergütung zwischen Gesundheitsstrukturgesetz und „dritter Stufe" der Gesundheitsreform. Frankfurt/Main: Mabuse-Verl.

Gerlinger, Thomas, 2002a: Zwischen Korporatismus und Wettbewerb: Gesundheitspolitische Steuerung im Wandel. Veröffentlichungsreihe der Arbeitsgruppe Public Health Wissenschaftszentrum Berlin für Sozialforschung, P02-204. Berlin.

Gerlinger, Thomas, 2002b: Gesundheitspolitik unter SPD und Bündnis 90/Die Grünen – eine Zwischenbilanz zu Beginn der 2. Legislaturperiode: 19–147. In: Jahrbuch für Kritische Medizin. Qualifizierung und Professionalisierung. Bd. 37. Hamburg: Argument-Verl.

Gerlinger, Thomas, 2002c: Vom korporatistischen zum wettbewerblichen Ordnungsmodell? Über Kontinuität und Wandel politischer Steuerung im Gesundheitswesen: 123–152. In: Gellner, Winand/Schön, Markus (Hg.), Paradigmenwechsel in der Gesundheitspolitik? Baden-Baden: Nomos.

Gerlinger, Thomas, 2003: Ein Schritt vorwärts – zwei Schritte zurück? Rot-grüne Gesundheitspolitik 1998-2003: 365–388. In: Gesundheit im Neoliberalismus, Bd. Proklar 231. Münster: Westfälisches Dampfboot.
Gerlinger, Thomas, 2004: Privatisierung – Liberalisierung – Re-Regulierung. Konturen des Umbaus des Gesundheitssystems, 501-506. WSI Mitteilungen 2002-2008.
Gerlinger, Thomas, 2009a: Der Wandel der Interessenvermittlung in der Gesundheitspolitik: 33–51. In: Rehder, Britta/Winter, Thomas/Willems, Ulrich (Hg.), Interessenvermittlung in Politikfeldern. Wiesbaden: VS Verlag für Sozialwissenschaften.
Gerlinger, Thomas, 2009b: Wettbewerb und Patientenorientierung in der gesetzlichen Krankenversicherung: 19–41. In: Böckmann, Roman (Hg.), Gesundheitsversorgung zwischen Solidarität und Wettbewerb. Wiesbaden: VS Verlag für Sozialwissenschaften.
Gerlinger, Thomas, 2009c: Ökonomisierung und korporatistische Regulierung in der gesetzlichen Krankenversicherung: 12–17. In: Gesundheits- und Sozialpolitik, 63 (3/4).
Gerlinger, Thomas, 2013: Gesundheitspolitik in Zeiten der Krise: Auf inkrementellem Weg zur Systemtransformation? 337–364. In: Zeitschrift für Sozialreform, 59 (3).
Gerlinger, Thomas, 2014: Gesundheitsreform in Deutschland – Hintergrund und jüngere Entwicklungen: 35–70. In: Manzei, Alexandra/Schmiede, Rudi (Hg.), 20 Jahre Wettbewerb im Gesundheitswesen theoretische und empirische Analysen zur Ökonomisierung. Wiesbaden: VS Verlag für Sozialwissenschaften.
Gerlinger, Thomas/Schmucker, Rolf/Mosebach, Kai, 2007: Wettbewerbssteuerung im GKV-WSG. Eine Einschätzung möglicher Effekte auf das Akteurshandeln im Gesundheitssystem: 6–24. In: Jahrbuch für kritische Medizin. Geld als Steuerungsmedium im Gesundheitswesen, Bd. 44. Hamburg: Argument-Verl.
GKV-Spitzenverband, 2015: Kennzahlen der gesetzlichen Krankenversicherung zuletzt aktualisiert: Dezember 2015. Berlin. https://www.gkv-spitzenverband.de/media/ grafiken/gkv_kennzahlen/kennzahlen_gkv_2015_q3/GKV_Kennzahlen_Booklet_ Q3-2015_300dpi_2015-12-11.pdf heruntergeladen am 11.12.2015.
GMK, 1999: Gesundheitsministerkonferenz: Beschlüsse der 72. GMK am 9./10.06.1999 in Trier: TOP 8.1: Ziele für eine einheitliche Qualitätsstrategie Gesundheitswesen.
GMK, 2006: Gesundheitsministerkonferenz: Beschlüsse der 79. GMK am 29./30.06.2006 in Dessau. TOP: 9.2 Weiterentwicklung einer einheitlichen Qualitätsstrategie. https://www.gmkonline.de/Beschluesse.html?id=79_09.02&jahr=2006 heruntergeladen am 01.11.2015.
Götting, Ulrike, 1998: Verzahnung der ambulanten und stationären Versorgung: 554. In: Die Ersatzkasse 12/1998.
Graf, Christian, 2008: Verbesserung der Chronikerversorgung – welchen Einfluss haben DMP und Hausarztmodelle? 122-141. In: Böcken, Jan/Braun, Bernard/Amhof, Rober (Hg.), Gesundheitsmonitor 2008. Gesundheitsversorgung und Gestaltungsoptionen aus der Perspektive der Bevölkerung. Gütersloh: Verlag Bertelsmann Stiftung.
Greß, Stefan/Wasem, Jürgen, 2001: Vorgaben für die Organisation von Krankenkassen, 19–32. In: Alexander, Andrea/Rath, Thomas/Schulte-Sasse, Hermann (Hg.), Kran-

kenkassen im Wandel: Organisationsentwicklung als Herausforderung. Wiesbaden: Dt. Univ.-Verl.

Groenewegen, Peter/Greß, Stefan, 2003: Der Hausarzt in den Niederlanden – Auslaufmodell oder Reformperspektive für die GKV? 73–91. In: Gerlinger, Thomas (Hg.), Gesundheitsreformen - internationale Erfahrungen. Jahrbuch für Kritische Medizin, Bd. 38. Hamburg: Argument-Verl.

Gros, Jürgen, 1998: Politikgestaltung im Machtdreieck Partei, Fraktion, Regierung: zum Verhältnis von CDU-Parteiführungsgremien, Unionsfraktion und Bundesregierung 1982-1989 an den Beispielen der Finanz-, Deutschland- und Umweltpolitik. Berlin: Duncker & Humblot.

Haas, Melanie/Jun, Uwe/Niedermayer, Oskar, 2008: Die Parteien und Parteiensysteme der Bundesländer – Eine Einführung: 9–39. In: Jun, Uwe/Haas, Melanie/ Niedermayer, Oskar (Hg.), Parteien und Parteiensysteme in den deutschen Ländern. Wiesbaden: VS Verlag für Sozialwissenschaften.

Hahne, Karin, 2005: Neue Versorgungsstrukturen in der gesetzlichen Krankenversicherung nach dem GMG: 111–116. In: Gesundheitsökonomie und Qualitätsmanagement 10(2).

Haller, Sebastian/Velasco Garrido, Marcial/Busse, Reinhard, 2009: Hausarztorientierte Versorgung Charakteristika und Beitrag zur Gesundheit der Bevölkerung. Ein Evidenz-Report.

Hartmann, Anja, 2000: Zwischen Differenzierung und Integration: Die Entwicklung des Gesundheitssystems in den Niederlanden und der Bundesrepublik Deutschland. Bochum.

Hartmann, Anja, 2003: Patientennah, leistungsstark, finanzbewusst? Die Gesundheitspolitik der rot-grünen Bundesregierung: 259–281. In: Egle, Christoph/Ostheim, Tobias/Zohlnhöfer, Reimut (Hg.), Das rot-grüne Projekt: eine Bilanz der Regierung Schröder 1998-2002. Wiesbaden: Westdeutscher Verlag.

Hartmannbund, 2014: Satzung Hartmannbund. Beschluss der Hauptversammlung vom 26. Oktober 2013. http://www.hartmannbund.de/de/wir-ueber-uns/satzung/ heruntergeladen am 13.06.2014.

Herrmann, Markus/Braun, Viktoria/Schwantes, 2000: Stärkung der häuslichen Versorgung durch ein Primärarztsystem. In: Jahrbuch für Kritische Medizin. »...aber vieles besser«? Gesundheit »rot-grün«. Bd. 32. Hamburg: Argument-Verl.

Hirscher, Gerhard, 2006: Ende der bürgerlichen Mehrheit: 83–118. In: Jesse, Eckhard/ Sturm, Roland (Hg.), Bilanz der Bundestagswahl 2005: Voraussetzungen, Ergebnisse, Folgen. Wiesbaden: VS Verlag für Sozialwissenschaften.

Hirschman, Albert O., 1970: Exit, Voice, and Loyalty: Responses to Decline in Firms, Organizations, and States. Cambridge, Mass.: Harvard University Press.

Höppner, Karin/Greß, Stefan/Rothgang, Heinz/Wasem, Jürgen/Braun, Bernard, 2005: Grenzen und Dysfunktionalitäten des Kassenwettbewerbs in der GKV: Theorie und Empirie der Risikoselektion in Deutschland. Arbeitspapier Nr. 4/2005 (Universität Bremen, Zentrum für Sozialpolitik). Bremen.

Hradil, Stefan, 1980: Die Erforschung der Macht: eine Übersicht über die empirische Ermittlung von Machtverteilungen durch die Sozialwissenschaften. Stuttgart u. a.: Kohlhammer.

Hurrelmann, Klaus/Laaser, Ulrich/Razum, Oliver, 2006: Entwicklung und Perspektiven der Gesundheitswissenschaften in Deutschland: 11–21. In: Hurrelmann, Klaus/ Laaser, Ulrich/Razum, Oliver (Hg.), Handbuch Gesundheitswissenschaften, 4., vollständig überarbeitete Auflage. Weinheim und München: Juventa Verlag.

in der Schmitten, Jürgen/Helmich, Peter, 2000: Weiterbildung Allgemeinmedizin: Qualifizierung für die primärärztliche Versorgung: Entwicklung, Gegenwart und Perspektiven der allgemeinmedizinischen Weiterbildungsordnung in Deutschland. Stuttgart: Schattauer GmbH.

Institut für Demoskopie Allensbach, 2011: Die Allensbacher Berufsprestige-Skala 2011, April. http://www.ifd-allensbach.de/uploads/tx_reportsndocs/prd_1102.pdf heruntergeladen am 05.06.2014.

Ismayr, Wolfgang, 2003: Die politischen Systeme Westeuropas. Opladen: Leske + Budrich.

Jacobs, Klaus/Klauber, Jürgen/Leinert, Johannes (Hg.), 2006: Fairer Wettbewerb oder Risikoselektion? Analysen zur gesetzlichen und privaten Krankenversicherung. Bonn: WIdO (Wissenschaftliches Institut der AOK).

Janning, Frank, 2008: Regime in der regulativen Politik. Chancen und Probleme eines Theorietransfers: 112–137. In: Janning, Frank/Toens, Katrin (Hg.), Die Zukunft der Policy-Forschung. Wiesebaden: VS Verlag für Sozialwissenschaften.

Janning, Frank/Toens, Katrin 2008: Die Zukunft der Policy-Forschung: Theorien, Methoden, Anwendungen. Wiesbaden: VS Verlag für Sozialwissenschaften.

Jann, Werner, 1981: Kategorien der Policy-Forschung. Speyer: Hochschule für Verwaltungswissenschaft.

Jun, Uwe, 2001: § 14 Der Bundesrat: 339–361. In: Graf von Westphalen, Raban/Bellers, Jürgen (Hg.), Deutsches Regierungssystem. München: Oldenbourg Wissenschaftsverlag.

Jun, Uwe/Grabow, Karsten, 2008: Mehr Expertise in der deutschen Politik? Zur Übertragbarkeit des "Evidence-based policy approach". Zukunft Regieren Beiträge für eine gestaltungsfähige Politik 1/2008. Gütersloh: Verlag Bertelsmann Stiftung.

Kania, Helga/Blanke, Bernard, 2000: Von der „Korporatisierung" zum „Wettbewerb": 567. In: Czada, Roland/Gornig, Martin (Hg.), Von der Bonner zur Berliner Republik: 10 Jahre Deutsche Einheit. Wiesbaden: Westdeutscher Verlag.

KBV, 2000: Tätigkeitsbericht der Kassenärztlichen Bundesvereinigung 2000. Köln: KBV.

KBV, 2002: Tätigkeitsbericht der Kassenärztlichen Bundesvereinigung 2002. Köln: KBV.

KBV, 2003a: Stellungnahme der Kassenärztlichen Bundesvereinigung zum Entwurf eines Gesundheitssystemmodernisierungsgesetzes (GMG). Ausschuss für Gesundheit und Soziale Sicherung Ausschussdrucksache 0248(28). 20.06.2003.

KBV, 2003b: Tätigkeitsbericht der Kassenärztlichen Bundesvereinigung 2003. Köln: KBV.

KBV, 2005: KBV Geschäftsbericht 2005. Berlin: KBV.

KBV, 2006: KBV Geschäftsbericht 2006. Berlin: KBV.

KBV, 2008: Versichertenbefragung der Kassenärztlichen Bundesvereinigung 2008 Ergebnisse einer repräsentativen Bevölkerungsumfrage Mai/Juni 2008. Berlin: KBV.

KBV, 2014: Statistische Informationen aus dem Bundesarztregister. Bundesgebiet insgesamt Stand: 31.12.2014. Berlin: KBV, http://www.kbv.de/media/sp/2014_12_31 .pdf heruntergeladen am 13.11.2015.
Keller, Reiner, 2007: Diskursforschung. Eine Einführung für SozialwissenschaftlerInnen. 3. akt. Auflage. Wiesbaden: VS Verlag für Sozialwissenschaften.
Kingdon, John W., 2003: Agendas, alternatives, and public policies. Updated 2nd ed. Boston: Longman.
Kirch, Peter, 1998: AOK im Dialog – Thema 1998: Rezepte für die nächste Gesundheitsreform: 20. In: G+G (Gesundheit und Gesellschaft) 07/1998.
Kleinfeld, Ralf/Zimmer, Annette/Willems, Ulrich (Hg.), 2007: Lobbying: Strukturen Akteure Strategien. Wiesbaden: VS Verlag für Sozialwissenschaften.
Klemperer, Davis, 2006: Vom Paternalismus zur Partnerschaft: Der Arztberuf im Wandel: 61–75. In: Johanne Pundt (Hg.), Professionalisierung im Gesundheitswesen. Bern: Huber.
Klingenberg, Anja/Broge, Björn/Herholz, Harald/Szecsenyi, Joachim/Ose, Dominik, 2010: Hausarztzentrierte Versorgung aus Sicht der teilnehmenden Ärzte. Aktuelle Situation und Perspektiven. Medizinische Klinik: 89–95. Volume 105, Nr. 2. München: Urban & Vogel.
Klinke, Sebastian, 2008: Gesundheitsreformen und ordnungspolitischer Wandel im Gesundheitswesen: 64–106. In: Hensen, Gregor/Hensen, Peter (Hg.), Gesundheitswesen und Sozialstaat: Gesundheitsförderung zwischen Anspruch und Wirklichkeit. Wiesbaden: VS Verlag für Sozialwissenschaften.
Klitzsch, Wolfgang, 2003: Bedingungen für einen organisatorischen Wandel im deutschen Gesundheitswesen: 73–77. In: Pfaff, Holger/Schrappe, Matthias/Lauterbach, Karl W./Engelmann, Udo/Halber, Marco (Hg.), Gesundheitsversorgung und Disease Management: Grundlagen und Anwendungen der Versorgungsforschung. Bern: Huber.
Knieps, Franz, 1998: Nach der Bundestagswahl. Vom Rezept zur Therapie. Eine Analyse aus Sicht der AOK: 22-26. In: G+G (Gesundheit und Gesellschaft) 11/1998.
Koch-Baumgarten, Sigrid, 2010: Verbände zwischen Öffentlichkeit, Medien und Politik: 239–258. In: Hoffjann, Olaf/Stahl, Roland (Hg.), Handbuch Verbandskommunikation. Wiesbaden: VS Verlag für Sozialwissenschaften.
Kopetsch, Thomas, 2010: Dem deutschen Gesundheitswesen gehen die Ärzte aus! Studie zur Altersstruktur- und Arztzahlentwicklung. 5. aktualisierte und komplett überarbeitete Aufl. Köln: KBV.
Korenke, Thomas, 2001: Innovativer Wettbewerb infolge integrierter Versorgung in der gesetzlichen Krankenversicherung? 268–277. In: Sozialer Fortschritt 11.
Kossow, Klaus-Dieter, 1998: Bericht zur Lage, Klaus-Dieter Kossow auf dem 21. Deutscher Hausärztetag 1998. Am 25.09.1998 in Dortmund: 2512. In: Deutsches Ärzteblatt 95, Heft 41, 9.10.1998.
Kossow, Klaus-Dieter, 2002: Bericht zur Lage, Klaus-Dieter Kossow „Mit breiter Brust" auf dem 24. Hausärztetag in Hannover, 20.09.2002: 2474-2476. In: Deutsches Ärzteblatt Jg. 98 Heft 39 28.09.2002.
Kötzle, Rainer, 2005: Bericht zur Lage, Rainer Kötzle auf der Delegiertenversammlung des Deutschen Hausärzteverbandes am 29./30.09.2005 in Potsdam.

Kötzle, Rainer/Mehl, Eberhard, 2006: Interview Rainer Kötzle und Eberhard Mehl vom Deutschen Hausärzteverband über Vertragswettbewerb und Honorarreformen: 1042-1045. In: Deutsches Ärzteblatt, Jg. 103 Heft 16 21.04.2006.

Krauth, Christian/Schwartz, Friedrich Wilhelm/Perleth, Matthias/Buser, Kurt/Busse, Reihard/Graf von Schulenburg, Michael, 1997: Zur Weiterentwicklung des Vergütungssystems in der ambulanten ärztlichen Versorgung. Gutachten im Auftrag der Bundestagsfraktion Bündnis 90/Die Grünen.

Kumpmann, Ingmar, 2012: Mehr Effizienz durch mehr Wettbewerb in der sozialen Krankenversicherung? 262–271. WSI Mitteilungen 04/2012, Bd. 65 (4).

Kürschner, Niclas/Weidmann, Christian/Müters, Stefan 2011: Wer wählt den Hausarzt zum „Gatekeeper"? Eine Anwendung des Verhaltensmodells von Andersen zur Beschreibung der Teilnahme an Hausarztmodellen in Deutschland: 221–227. Bundesgesundheitsblatt 54 Ausgabe 2/2011.

Lamnek, Siegfried, 2010: Qualitative Sozialforschung Lehrbuch. 5., überarbeitete Auflage. Weinheim und Basel: Beltz.

Lampert, Thomas/Mielck, Andreas 2008: Gesundheit und soziale Ungleichheit. Eine Herausforderung für Forschung und Politik: 7–16. GGW, Jg. 8, Heft 2.

Lamping, Wolfram, 2002: Aktivierung des Institutionensystems – Qualitätssicherung als Versuch intelligenter Institutionenpolitik: 41–46. In: Gellner, Winand/Schön, Markus (Hg.), Paradigmenwechsel in der Gesundheitspolitik? Baden-Baden: Nomos.

Laschet, Helmut, 2008: Das Barmer-Hausarztmodell scheitert an Unverbindlichkeit. Ärztezeitung vom 02.06.2008.

Laver, Michael (Hg.), 2001: Estimating the policy position of political actors. ECPR studies in European political science. London und New York: Routledge.

Lehmbruch, Gerhard, 2000a: Institutionelle Schranken einer ausgehandelten Reform des Wohlfahrtsstaates: Das Bündnis für Arbeit und seine Erfolgsbedingungen: 89–112. In: Czada, Roland/Wollmann, Hellmut (Hg.), Von der Bonner zur Berliner Republik: 10 Jahre Deutsche Einheit. Opladen: Westdeutscher Verlag.

Lehmbruch, Gerhard, 2000b: Parteienwettbewerb im Bundesstaat: Regelsysteme und Spannungslagen im politischen System der Bundesrepublik Deutschland. Wiesbaden: Westdeutscher Verlag.

Lepperhoff, Julia, 2004: Wohlfahrtskulturen in Frankreich und Deutschland: gesundheitspolitische Reformdebatten im Ländervergleich. Wiesbaden: VS Verlag für Sozialwissenschaften.

Lösche, Peter, 2007: Verbände und Lobbyismus in Deutschland. Stuttgart: Kohlhammer.

Lösche, Peter, 2009: Ende der Volksparteien: 6–12. In: Aus Politik und Zeitgeschichte: Bundestagswahl 2009 51/2009 Bonn.

Lübbe, H., 1971: Theorie und Entscheidung. Freiburg: Rombach.

Lütz, Susanne, 1995: Politische Steuerung und die Selbstregulierung korporativer Akteure: 169–196. In: Mayntz, Renate/Scharpf, Fritz W. (Hg.), Gesellschaftliche Selbstregelung und politische Steuerung, Bd. 2. Frankfurt/Main und New York: Campus.

Maelzer, Dennis, 2014: Politik gut beraten? Lernprozesse in deutschen Gesundheitsreformen. Baden-Baden: Nomos.

Mahoney, James, 2000: Path Dependence in Historical Sociology: 507–548. Theory and Society, V. 29, n. 4.

Marstedt, Gerd, 1999: Akzeptanz - Beratung - Steuerung: Zum Wandel von Handlungskompetenzen und funktionalem Selbstverständnis in der Gesetzlichen Krankenversicherung in den 90er Jahren: 27–63. In: Marstedt, Gerd/Milles, Dietrich/Müller, Rainer (Hg.), Gesundheitskonzepte im Umbruch: Lebenslaufpolitik der Unfall- und Krankenkassen. Bremerhaven: Wirtschaftsverl. NW, Verl. für Neue Wiss.

Marstedt, Gerd, 2008: Hausärztliche Versorgung: Die Bedeutung einer festen Anlaufstelle im Versorgungssystem: 1–7. Newsletter Gesundheitsmonitor, Ausgabe 1.

Mayntz, Renate, 1988: Funktionelle Teilsysteme in der Theorie sozialer Differenzierung: 11–44. In: Differenzierung und Verselbständigung: zur Entwicklung gesellschaftlicher Teilsysteme, Frankfurt/Main und New York: Campus.

Mayntz, Renate, 1997: Soziale Dynamik und politische Steuerung, Theoretische und methodische Überlegungen. Bd. Schriften des Max-Planck-Instituts für Gesellschaftsforschung. Bd. 29. Frankfurt/Main und New York: Campus.

Mayntz, Renate, 2001: Zur Selektivität der steuerungstheoretischen Perspektive. Working Paper Max-Planck-Instituts für Gesellschaftsforschung. Ausgabe 01/2.

Mayntz, Renate, 2009: Über Governance: Institutionen und Prozesse politischer Regelung. Schriften aus dem Max-Planck-Institut für Gesellschaftsforschung Köln, Bd. 62. Frankfurt/Main: Campus.

Mayntz, Renate/Scharpf, Fritz W., 1995: Gesellschaftliche Selbstregelung und politische Steuerung. Frankfurt/Main und New York: Campus.

Mayring, Philipp, 2002: Einführung in die qualitative Sozialforschung: eine Anleitung zu qualitativem Denken. 5. Auflage. Weinheim: Beltz Studium.

Mayring, Philipp, 2003: Qualitative Inhaltsanalyse: Grundlagen und Techniken. Weinheim: Beltz UTB.

Menning, Sonja/Hoffmann, Elke 2009: Funktionale Gesundheit und Pflegebedürftigkeit: 62–78. In: Böhm, Karin/Tesch-Römer, Clemens/Ziese, Thomas (Hg.), Beiträge zur Gesundheitsberichterstattung des Bundes: Gesundheit und Krankheit im Alter. Eine gemeinsame Veröffentlichung des Statistischen Bundesamtes, des Deutschen Zentrums für Altersfragen und des Robert Koch-Instituts. Berlin: Robert-Koch-Institut.

Meuser, Michael/Hitzler, Ronald 2002: Gemeinwohlrhetorik ärztlicher Berufsverbände im Streit um die Gesundheitsreform: 177–205. In: Münkler, Herfried/Fischer, Karsten (Hg.), Gemeinwohl und Gemeinsinn. Rhetoriken und Perspektiven sozialmoralischer Orientierung. Berlin: Akademie Verlag.

Meuser, Michael/Nagel, Ulrike, 1991: ExpertInneninterviews – vielfach erprobt, wenig bedacht: ein Beitrag zur qualitativen Methodendiskussion: 441–471. In: Garz, Detlef/Kraimer, Klaus (Hg.), Qualitativ-empirische Sozialforschung: Konzepte, Methoden, Analysen. Opladen: Westdeutscher Verlag.

Mönig-Raane, Magret, 2002: Statt Systemwechsel die zukunftsweisenden Strukturprinzipien stärken. Forderungen der Ersatzkassen im Gesundheitswesen vorgelegt. In: Die Ersatzkasse 06/2002: 201-203.

Mönig-Raane, Magret, 2005: Äußerungen zur Integrierten Versorgung von Magret Mönig- Raane: 19. In: Die Ersatzkasse 01/2005.

Mucciaroni, Gary, 1992: The Garbage Can Model & the study of Policy Making: A Critique: 459–482. Polity: The journal of the Northeastern Political Science Association. 24, 3. Basingstoke.

Müller, Rainer, 1999: Lebenslaufpolitik der Krankenkassen zwischen Arbeit und Gesundheit: 10–26. In: Marstedt, Gerd/Milles, Dietrich/Müller, Rainer (Hg.), Gesundheitskonzepte im Umbruch: Lebenslaufpolitik der Unfall- und Krankenkassen. Bremerhaven: Wirtschaftsverl. NW, Verl. für Neue Wiss.

Münter, Michael, 2005: Verfassungsreform im Einheitsstaat: die Politik der Dezentralisierung in Großbritannien. Wiesbaden: VS Verlag für Sozialwissenschaften.

Murswieck, Axel, 2009: Angela Merkel als Regierungschefin und Kanzlerkandidatin: 26–32. Aus Politik und Zeitgeschichte: Bundestagswahl 2009 51/2009 Bonn.

Musil, A., 2003: Stärkere Eigenverantwortung in der Gesetzlichen Krankenversicherung: eine agency-theoretische Betrachtung. Wiesbaden: Dt. Univ.-Verl.

Nagel, Andreas, 2009: Politische Entrepreneure als Reformmotor im Gesundheitswesen? eine Fallstudie zur Einführung eines neuen Steuerungsinstrumentes im Politikfeld Psychotherapie. Wiesbaden: VS Verlag für Sozialwissenschaften / GWV Fachverlage.

Neumann, Arijana, 2009: Die Union zwischen Gesundheitsfonds und Rettung der PKV: 89–103. In: Schroeder, Wolfgang/Paquet, Robert (Hg.), Gesundheitsreform 2007: Nach der Reform ist vor der Reform. Wiesbaden: VS Verlag für Sozialwissenschaften.

Niedermayer, Oskar, 2003: Die Parteien nach der Bundestagswahl 2002. Wiesbaden: VS Verlag für Sozialwissenschaften.

Niedermayer, Oskar, 2005: Bürger und Politik: politische Orientierungen und Verhaltensweisen der Deutschen. Wiesbaden: VS Verlag für Sozialwissenschaften.

Niedermayer, Oskar, 2006: War die Agenda 2010 an allem Schuld? 119–155. In: Jesse, Eckhard/Sturm, Roland (Hg.), Bilanz der Bundestagswahl 2005: Voraussetzungen, Ergebnisse, Folgen. Wiesbaden: VS Verlag für Sozialwissenschaften.

Niedermayer, Oskar, 2007: Der Wahlkampf zur Bundestagswahl 2005: Parteistrategien und Kampagnenverlauf: 21–42. In: Brettschneider, Frank/Niedermayer, Oskar/Weßels, Bernhard (Hg.), Die Bundestagswahl 2005: Analysen des Wahlkampfes und der Wahlergebnisse. Wiesbaden: VS Verlag für Sozialwissenschaften.

Niedermayer, Oskar (Hg.), 2015: Die Parteien nach der Bundestagswahl 2013. Wiesbaden: VS Verlag für Sozialwissenschaften.

Niedermeier, Renate, 1999: Vom „Verwalten" zum „Gestalten"? Neue Steuerungskonzepte und gewandeltes Selbstverständnis in der Gesetzlichen und gewandeltes Selbstverständnis in der Gesetzlichen Krankenversicherung – Ergebnisse einer Expertenbefragung zur Krankenversicherung - Ergebnisse einer Expertenbefragung zur Lebenslaufpolitik von Krankenkassen Lebenslaufpolitik von Krankenkasse: 64–99. In: Marstedt, Gerd/Milles, Dietrich/Müller, Rainer (Hg.), Gesundheitskonzepte im Umbruch: Lebenslaufpolitik der Unfall- und Krankenkassen. Bremerhaven: Wirtschaftsverl. NW, Verl. für Neue Wiss.

Niedermeier, Renate/Müller, Rainer 2001: Neue Aufgaben der GKV: 65–76. In: A. Alexander, Andrea/Rath, Thomas (Hg.), Krankenkassen im Wandel: Organisationsentwicklung als Herausforderung. Wiesbaden: Dt. Univ.-Verl.

Noweski, Michael, 2004: Der unvollendete Korporatismus Staatliche Steuerungsfähigkeit im ambulanten Sektor des deutschen Gesundheitswesens.

Noweski, Michael, 2011: Ausreifende Politikfelder – Perspektiven einer Theorie: 481–494. dms – der moderne staat. 4. Jg., Heft, 2/2011.

Noweski, Michael, 2012: Der Gesundheitsmarkt: Liberalisierung und Reregulierung als Resultat politischer Koalitionen. Berlin: Köster.

Noweski, Michael/Engelmann, Fabian, 2006: Was ist Gesundheitspolitologie? Entwicklungsstand und Entwicklungspotenziale des politikwissenschaftlichen Beitrages zur Gesundheitssystemforschung, https://www.econstor.eu/dspace/bitstream/10419/47377/1/525413901.pdf heruntergeladen am 05.05.2013.

Nullmeier, Frank, 2004: Dauerreform ohne Reform. Paradoxien der Steuerungsstruktur des deutschen Gesundheitswesens. Bd. 24/03: Selbstverwaltung oder Selbstbedienung? 19–30. In: Lange, Joachim (Hg.), Die Zukunft des Gesundheitssystems zwischen Korporatismus, Wettbewerb und staatlicher Regulierung. Loccumer Protokolle Gesundheit & Soziales.

OECD (Organisation for Economic Co-Operation and Development), 2015: OECD Health Statistics 2015.

Offe, Claus, 1969: Politische Herrschaft und Klassenstrukturen: zur Analyse spätkapitalistischer Gesellschaftssysteme: 155–189. In: Kress, Gisela/Senghaas, Dieter (Hg.), Politikwissenschaft. Frankfurt (Main): Wissenschaftliche Buchgesellschaft.

Pannowitsch, Sylvia, 2012: Vetospieler in der deutschen Gesundheitspolitik: Ertrag und Erweiterung der Vetospielertheorie für qualitative Fallstudien. Baden-Baden: Nomos.

Paquet, Robert, 2009a: Krankenversicherung im Umbruch: 119–125. In: Schroeder, Wolfgang/Paquet, Robert (Hg.), Gesundheitsreform 2007: Nach der Reform ist vor der Reform. Wiesbaden: VS Verlag für Sozialwissenschaften.

Paquet, Robert, 2009b: Gesundheitsreform 2007: Die Kassen unter Druck: 126–135. In: Schroeder, Wolfgang/Paquet, Robert (Hg.), Gesundheitsreform 2007: Nach der Reform ist vor der Reform. Wiesbaden: VS Verlag für Sozialwissenschaften.

Paquet, Robert, 2009c: Motor der Reform und Schaltzentrale: Die Rolle des Bundesministeriums für Gesundheit in der Gesundheitsreform 2007: 32–49. In: Schroeder, Wolfgang/Paquet, Robert (Hg.), Gesundheitsreform 2007: Nach der Reform ist vor der Reform. Wiesbaden: VS Verlag für Sozialwissenschaften.

Paquet, Robert, 2011: Vertragswettbewerb in der GKV und die Rolle der Selektivverträge: Nutzen und Informationsbedarf aus der Patientenperspektive ; Expertise. Bonn: Abt. Wirtschafts- und Sozialpolitik der Friedrich-Ebert-Stiftung.

Paquet, Robert und W. Schroeder, 2009: Gesundheitsreform 2007 – Akteure, Interessen und Prozesse: 11–29. In: Schroeder, Wolfgang/Paquet, Robert (Hg.), Gesundheitsreform 2007: Nach der Reform ist vor der Reform. Wiesbaden: VS Verlag für Sozialwissenschaften.

Partsch, Manfred, 1998: AOK im Dialog - Thema 1998: Rezepte für die nächste Gesundheitsreform. Ärzte unter Druck? 20-21 In: G+G (Gesundheit und Gesellschaft) 07/1998.

Perschke-Hartmann, Christiane, 1994: Die doppelte Reform: Gesundheitspolitik von Blüm zu Seehofer. Opladen: Leske + Budrich.

Petersberg, Iris, 2005: Das Scheitern der gesundheitspolitischen Steuerungsversuche der ersten rot-grünen Bundesregierung im Arzneimittelwesen. Göttingen.

Pfadenhauer, Michaela, 2005: Das Experteninterview – ein Gespräch zwischen Experte und Quasi-Experte: 113–130. In: Bogner, Alexander/Littig, Beate/Menz, Wolfgang (Hg.), Das Experteninterview: Theorie, Methode, Anwendung. Wiesbaden: VS Verlag für Sozialwissenschaften.

Pichutta, Patrick, 2007: Der Risikostrukturausgleich in der Gesetzlichen Krankenversicherung: Mehr als ein finanzielles Umverteilungsverfahren? 25–40. In: Gerlinger, Thomas/Lehnhardt, Uwe/Simon, Michael (Hg.), Jahrbuch für kritische Medizin. Geld als Steuerungsmedium im Gesundheitswesen, Bd. 44. Hamburg: Argument-Verl.

Piepenburg, Marcus, 2003: Die Verteilungskonflikte zwischen Haus- und Fachärzten vor dem Hintergrund der Kostendämpfungspolitik. Regensburg: Transfer Verlag.

Pierson, Christopher, 2007: Beyond the welfare state? the new political economy of welfare. University Park, PA: Pennsylvania State University Press.

Pierson, Paul (Hg.), 2001: The new politics of the welfare state. Oxford [England] und New York: Oxford University Press.

Poguntke, Thomas, 1999: Die Bündnisgrünen in der babylonischen Gefangenschaft der SPD? 103–119. In: Niedermayer, Oskar (Hg.), Die Parteien nach der Bundestagswahl 1998. Opladen: Leske + Budrich.

Poguntke, Thomas, 2003: Die Bündnisgrünen nach der Bundestagswahl 2002: Auf dem Weg zur linken Funktionspartei? 89–108. In: Niedermayer, Oskar (Hg.), Die Parteien nach der Bundestagswahl 2002. Wiesbaden: VS Verlag für Sozialwissenschaften.

Raschke, Joachim/Tils, Ralf 2013: Politische Strategie. Wiesbaden: VS Verlag für Sozialwissenschaften.

Rebscher, Herbert, 1998: Wie ich es sehe. Die Fischer(in) im Haifischbecken: 490. In: Die Ersatzkasse 11/1998.

Rebscher, Herbert, 2002: Eckpunkte für eine Strukturreform: 6. In: Die Ersatzkasse 01/2002.

Rebscher, Herbert, 2003: Wie ich es sehe. Große Koalition = Große Reform? 329. In: Die Ersatzkasse 09/2003.

Redaktionsbüro Gesundheit, 2007: Regionale Hausarztmodelle in Deutschland. Recherche des Redaktionsbüros Gesundheit bei den gesetzlichen Krankenkassen und Kassenärztlichen Vereinigungen. Stand: Dezember 2007. http://www.bmg.bund.de/presse/pressemitteilungen.html?tx_rsmsemanticsearch_pi3[searchQuery][queryString]=&tx_rsmsemanticsearch_pi3[searchQuery][year]=2007&tx_rsmsemanticsearch_pi3[searchQuery][sourceType]=BMG&tx_rsmsemanticsearch_pi3[searchQuery][legislation]=18&tx_rsmsemanticsearch_pi3[searchQuery][sortBy]=date&tx_rsmsemanticsearch_pi3[controller]=Search&cHash=70acc42286c2a742de099bcaf8f14be1 heruntergeladen am 06.05.2014.

Reh, Werner, 1995: Quellen- und Dokumentenanalyse in der Politikfeldforschung: Wer steuert die Verkehrspolitik? 201–259. In: von Alemann, Ulrich (Hg.), Politikwissenschaftliche Methoden: Grundriß für Studium und Forschung. Opladen: Westdeutscher Verlag.

Reiners, Hartmut, 2009a: Gesundheitspolitik als Implantierung von „Reformviren". Anmerkungen zum Postulat einer nachhaltigen GKV-Reform: 17-12. In: G+G (Gesundheit und Gesellschaft) 03/2009.

Reiners, Hartmut, 2009b: Die Bundesländer bei der Reform der GKV: 50–57. In: Schroeder, Wolfgang/Paquet, Robert (Hg.), Gesundheitsreform 2007: Nach der Reform ist vor der Reform. Wiesbaden: VS Verlag für Sozialwissenschaften.
Reiners, Hartmut, 2011: Mythen der Gesundheitspolitik. 2., vollständig überarbeitete Aufl. Bern: Huber.
Roeder, Norbert/Hensen, Peter (Hg.), 2009: Gesundheitsökonomie, Gesundheitssystem und öffentliche Gesundheitspflege: ein praxisorientiertes Kurzlehrbuch. Köln: Dt. Ärzte-Verl.
Rosa, Hartmut, 2006: Wettbewerb als Interaktionsmodus: 82–104. In: Leviathan Bnd. 34, Ausgabe 1.
Rosenbrock, Rolf/Gerlinger, Thomas, 2014: Gesundheitspolitik eine systematische Einführung. Bern: Huber.
Rosewitz, Bernd/Webber, Douglas 1990: Reformversuche und Reformblockaden im deutschen Gesundheitswesen. Frankfurt/Main und New York: Campus.
Roth, Dieter, 2003: Das rot-grüne Projekt an der Wahlurne: Eine Analyse der Bundestagswahl vom 22. September 2002: 29–52. In: Egle, Christoph/Ostheim, Tobias/ Zohlnhöfer, Reimut (Hg.), Das rot-grüne Projekt: eine Bilanz der Regierung Schröder 1998-2002. Wiesbaden: Westdeutscher Verlag.
Roth, Dieter/Wüst, Andreas, 2006: Abwahl ohne Machtwechsel: 43–70. In: Jesse, Eckhard/Sturm, Roland (Hg.), Bilanz der Bundestagswahl 2005: Voraussetzungen, Ergebnisse, Folgen. Wiesbaden: VS Verlag für Sozialwissenschaften.
Rüb, Friedbert W., 2006: Die Zeit der Entscheidung. Kontingenz, Ambiguität und die Politisierung der Politik – Ein Versuch: 1–34. hrss hamburg review of social sciences, Volume 1, Issue 1 January 2006.
Rüb, Friedbert W., 2008: Policy-Analyse unter den Bedingungen von Kontingenz. Konzeptionelle Überlegungen zu einer möglichen Neuorientierung: 88–111. In: Janning, Frank/Toens, Katrin (Hg.), Die Zukunft der Policy-Forschung. Wiesbaden: VS Verlag für Sozialwissenschaften.
Rüb, Friedbert W., 2009: Multiple-Streams-Ansatz: Grundlagen, Probleme und Kritik: 353–380. In: Schubert, Klaus/Bandelow, Nils C. (Hg.), Lehrbuch der Politikfeldanalyse 2.0. München: Oldenbourg Wissenschaftsverlag.
Rudzio, Wolfgang, 2008: Informelles Regieren. Koalitionsmanagement der Regierung Merkel: 11–17. In: Aus Politik und Zeitgeschichte: Parlamentarismus.
Rudzio, Wolfgang, 2015: Das politische System der Bundesrepublik Deutschland. Wiesbaden: VS Verlag für Sozialwissenschaften.
Rühmkorf, Daniel 2010: Die hausärztliche Versorgung als Spielball der Politik: 165–175. In: Gerlinger, Thomas/Kümpers, Susanne/Lenhardt, Uwe/Wright, Michael T. (Hg.), Politik für Gesundheit: Fest- und Streitschriften zum 65. Geburtstag von Rolf Rosenbrock. Bern: Huber.
Scharpf, Fritz W., 2000: Interaktionsformen. Akteurzentrierter Institutionalismus in der Politikforschung. Opladen.
Schlette, Sophia/Blum, Kerstin/Busse, Reinhard, 2009: Gesundheitspolitik in Industrieländern 11. Im Blickpunkt: Primärversorgung, Angemessenheit und Transparenz, nationale Politikstrategien (Busse, Reinhard Hg.). Gütersloh: Verlag Bertelsmann Stiftung.

Schmid, Günther, 2006: Der kurze Traum der Vollbeschäftigung: Was lehren 55 Jahre deutsche Arbeitsmarkt- und Beschäftigungspolitik? 177–202. In: Schmidt, Manfred G./Zohlnhöfer, Reimut (Hg.), Regieren in der Bundesrepublik Deutschland: Innen- und Außenpolitik seit 1949. Wiesbaden: VS Verlag für Sozialwissenschaften.
Schmid, Josef, 1999: Die CDU/CSU nach dem September 1998: Von der Wende zum Ende? 63–102. In: Niedermayer, Oskar (Hg.), Die Parteien nach der Bundestagswahl 1998. Opladen: Leske + Budrich.
Schmid, Josef, 2008: Die CDU nach 2005: Von Wahl zu Wahl – und doch kein Wandel? 67–82. In: Niedermayer, Oskar (Hg.), Die Parteien nach der Bundestagswahl 2005. Wiesbaden: VS Verlag für Sozialwissenschaften.
Schmidt, Manfred G., 2001: Parteien und Staatstätigkeit. Zentrum für Sozialpolitik. Universität Bremen. ZeS-Arbeitspapier Nr. 2/2001.
Schmidt, Manfred G., 2007: Das politische System Deutschlands: Institutionen, Willensbildung und Politikfelder. München: Beck.
Schmidt, Manfred G./Ostheim, Tobias, 2007: Die Lehre von der Parteiendifferenz: 51–61. In: Schmidt, Manfred G./Siegel, Nico A./Zohlnhöfer, Reimut (Hg.), Der Wohlfahrtsstaat eine Einführung in den historischen und internationalen Vergleich. Wiesbaden: VS Verlag für Sozialwissenschaften.
Schmucker, Rolf, 2003: Klassenmedizin): 407–410. In: Blätter für deutsche und internationale Politik. 4 (48).
Schneider, Volker/Janning, Frank, 2006: Politikfeldanalyse. Akteure, Diskurse und Netzwerke in der öffentlichen Politik. Wiesbaden: VS Verlag für Sozialwissenschaften / GWV Fachverlage GmbH.
Schroeder, Wolfgang, 2009a: Die SPD und die Gesundheitsreform 2007: Vom Gesundheitsfonds zur Bürgerversicherung? 77–87. In: Schroeder, Wolfgang /Paquet, Robert (Hg.), Gesundheitsreform 2007: Nach der Reform ist vor der Reform. Wiesbaden: VS Verlag für Sozialwissenschaften.
Schroeder, Wolfgang, 2009b: Soziale Selbstverwaltung: Von der klassischen Beteiligungs- zur professionalisierten Effizienzinstitution? 188–197. In: Schroeder, Wolfgang/Paquet, Robert (Hg.), Gesundheitsreform 2007: Nach der Reform ist vor der Reform. Wiesbaden: VS Verlag für Sozialwissenschaften.
Schubert, Klaus/Bandelow, Nils C. (Hg.), 2009: Lehrbuch der Politikfeldanalyse 2.0. 2., vollständig überarbeitete und erweiterte Aufl. München: Oldenbourg Wissenschaftsverlag.
Schwartz, Friedrich W., 2009: Public Health vs. Versorgungsforschung: 27–30. In: Blettner, Maria/Fuchs, Christoph/Michaleis, Jörg/Nagel, Eckhard (Hg.), Versorgungsforschung als Instrument zur Gesundheitssystementwicklung: Beiträge des Symposiums in der Akademie der Wissenschaften und der Literatur, Mainz; vom 10.-11.03.2006. Basel: Schwabe.
Schwartz, Friedrich W., 2012: Public Health - Zugang zu Gesundheit und Krankheit der Bevölkerung. Analysen für effektive und effiziente Lösungsansätze: 3–6. In: Schwartz, Friedrich W./Badura, Bernhard/Siegrist, Johannes/Leidl, Reiner/Raspe, Heiner/Walter, Ulla/Busse, Reinhard (Hg.), Public Health: Gesundheit und Gesundheitswesen. 3., völlig neu bearbeitete und erweiterte Auflage. München: Urban & Fischer.

Schwarze, Johannes/Andersen, Hanfried H., 2001: Kassenwechsel in der Gesetzlichen Krankenversicherung: Welche Rolle spielt der Beitragssatz? Schmollers Jahrbuch: 581–602.
Sebaldt, Martin, 2007: Strukturen des Lobbying: Deutschland und die USA im Vergleich: 92–123. In: Kleinfeld, Ralf/Zimmer, Anette/Willems, Ulrich (Hg.), Lobbying: Strukturen. Akteure. Strategien. Wiesbaden: VS Verlag für Sozialwissenschaften.
Sebaldt, Martin, 2009: Die Macht der Parlamente: Funktionen und Leistungsprofile nationaler Volksvertretungen in den alten Demokratien der Welt. Wiesbaden: VS Verlag für Sozialwissenschaften.
Sebaldt, Martin/Straßner, Alexander, 2004: Verbände in der Bundesrepublik Deutschland: eine Einführung. Wiesbaden: VS Verlag für Sozialwissenschaften.
Simon, Michael, 2013: Das Gesundheitssystem in Deutschland: eine Einführung in Struktur und Funktionsweise. 4. überarbeitete und erweiterte Auflage. Bern: Huber.
Sontheimer, Kurt/Bleek, Wilhelm/Gawrich, Andrea, 2007: Grundzüge des politischen Systems Deutschlands. München: Piper.
Speth, Rudolph, 2006: Navigieren ohne Kompass Strategiebildung in Parteien und NGOs. Düsseldorf: Arbeitspapier der Hans-Böckler-Stiftung.
Speth, Rudolph, 2009: Kommunikation von Reformen am Beispiel der Gesundheitsreform 2007: 229–237. In: Schroeder, Wolfgang/Paquet, Robert (Hg.), Gesundheitsreform 2007: Nach der Reform ist vor der Reform. Wiesbaden: VS Verlag für Sozialwissenschaften.
Spier, Tim/von Alemann, Ulrich, 2015: In ruhigerem Fahrwasser, aber ohne Land in Sicht? Die SPD nach der Bundestagswahl 2013: 49–69. In: Niedermayer, Oskar (Hg.), Die Parteien nach der Bundestagswahl 2013. Wiesbaden: VS Verlag für Sozialwissenschaften.
Statistisches Bundesamt, 2015a: Bevölkerung Deutschlands bis 2060. 13. koordinierte Bevölkerungsvorausberechnung. Wiesbaden: Statistisches Bundesamt.
Statistisches Bundesamt, 2012: Sozialleistungen Angaben zur Krankenversicherung (Ergebnisse des Mikrozensus) 2011. Wiesbaden: Statistisches Bundesamt.
Statistisches Bundesamt, 2015: Fachserie 12, Reihe 7.1.1, 2013. Gesundheit. Wiesbaden: Statistisches Bundesamt.
Stock, Johannes/Steiner, Michael/Daul, Gisela 2006: Deutschland: Hausarztmodelle der zweiten Generation. Manged Care: Integrierte Versorgung, Ausgabe 8.
Straßner, Andreas, 2006: Funktionen von Verbänden in der modernen Gesellschaft: 10–17. Aus Politik und Zeitgeschichte: Verbände und Lobbyismus B15/16 Bonn.
SVR (Sachverständigenrat für die Konzertierte Aktion im Gesundheitswesen) (Hg.), 1990: Gutachten 1990: Herausforderungen und Perspektiven der Gesundheitsversorgung: Vorschläge für die Konzertierte Aktion im Gesundheitswesen. Baden-Baden: Nomos.
SVR (Sachverständigenrat für die Konzertierte Aktion im Gesundheitswesen) (Hg.), 1997: Sondergutachten 1997: Gesundheitswesen in Deutschland. Kostenfaktor und Zukunftsbranche. Baden-Baden: Nomos.
SVR (Sachverständigenrat für die Konzertierte Aktion im Gesundheitswesen), 2002: Gutachten 2000/2001: Grundlagen, Übersichten, Versorgung chronisch Kranker. Baden-Baden: Nomos.

SVR (Sachverständigenrat für die Konzertierte Aktion im Gesundheitswesen), 2003: Gutachten 2003: Finanzierung, Nutzerorientierung und Qualität. 2. Bde. Bd. I: Finanzierung, Nutzerorientierung. Bd. II: Qualität und Versorgungsstrukturen, o.O.
SVR (Sachverständigenrat zur Begutachtung der Entwicklung im Gesundheitswesen), 2005: Gutachten 2005: Koordination und Qualität im Gesundheitswesen. Bundestagsdrucksache 15/5670: 94–103, http://dip.bundestag.de/btd/15/ 056/1505670.pdf. heruntergeladen am 14.11.2015.
SVR (Sachverständigenrat zur Begutachtung der Entwicklung im Gesundheitswesen), 2007: Gutachten 2007: Kooperation und Verantwortung. Voraussetzungen einer zielorientierten Gesundheitsversorgung.
SVR (Sachverständigenrat zur Begutachtung der Entwicklung im Gesundheitswesen), 2009: Sondergutachten 2009: Koordination und Integration – Gesundheitsversorgung in einer Gesellschaft des längeren Lebens.
SVR (Sachverständigenrat zur Begutachtung der Entwicklung im Gesundheitswesen) (Hg.), 2012: Sondergutachten 2012: Wettbewerb an der Schnittstelle zwischen ambulanter und stationärer Gesundheitsversorgung. Bern: Huber.
SVR (Sachverständigenrat zur Begutachtung der Entwicklung im Gesundheitswesen) (Hg.), 2014: Gutachten 2014: Bedarfsgerechte Versorgung-Perspektiven für ländliche Regionen und ausgewählte Leistungsbereiche. Bern: Huber.
Thomae, Dieter, 1999: Plenarprotokoll 14/66 Deutscher Bundestag Stenografischer Bericht 66. Sitzung Berlin, Donnerstag, den 04.11.1999, Tagesordnungspunkt 3.
Töller, Annette Elisabeth, 2012: Regieren als Problemlösung oder als eigendynamischer Prozess? Überlegungen zu einer Überwindung des Problemlösungsbias in der Politikfeldanalyse: 171–190. In: Egner, Björn/Haus, Michael/Terizakis, Georgios (Hg.), Regieren. Wiesbaden: VS Verlag für Sozialwissenschaften.
Tophoven, Christina, 2002: Der lange Weg zur integrierten Versorgung: 12–17. In: Arbeit und Sozialpolitik, 56 (9-10).
Trampusch, Christina, 2004: Von Verbänden zu Parteien Der Elitenwechsel in der Sozialpolitik. MPIfG Discussion Paper, 04/3.
Trampusch, Christina, 2009: Der erschöpfte Sozialstaat: Transformation eines Politikfeldes. Schriften aus dem Max-Planck-Institut für Gesellschaftsforschung, Köln, Bd. 66. Frankfurt/Main und New York: Campus.
Tsebelis, George, 1995: Decision Making in Political Systems: Veto Players in Presidentialism, Parliamentarism, Multicameralism and Multipartyism. British Journal of Political Science, Vol. 25(3): 289–325.
Tsebelis, George, 2002: Veto players: how political institutions work. Princeton, N.J: Princeton University Press.
Uhlemann, Thomas/Lehmann, Kathleen, 2011: Steuerungsprobleme der ambulanten vertragsärztlichen Versorgung. In: Jacobs, Klaus/Wissenschaftliches Institut der AOK (Hg.), Sicherstellung der Gesundheitsversorgung: neue Konzepte für Stadt und Land. Berlin: KomPart.
Urban, Hans-Jürgen, 2001: Wettbewerbskorporatistische Regulierung im Politikfeld Gesundheit. Der Bundesausschuss der Ärzte und Krankenkassen und die gesundheitspolitische Wende. WZB Discussion Paper, No. P 01-206.

vdek, 1998: Nicht die Masse macht's - Wege zu einer qualitätsgesicherten Medizin. Presseseminar der Ersatzkassenverbände: 541-546. In: Die Ersatzkasse 12/1998.
vdek, 1999: Stellungnahme des VdAK/AEV zum Gesetzentwurf „GKV-Gesundheitsreform 2000". Ausschuss für Gesundheit, Ausschussdrucksache 14-181(14). 02.09.1999.
von Alemann, Ulrich, 1999: Der Wahlsieg der SPD von 1998: Politische Achsenverschiebung oder glücklicher Ausreißer? 37–62. In: Niedermayer, Oskar (Hg.), Die Parteien nach der Bundestagswahl 1998, Opladen: Leske + Budrich.
von Alemann, Ulrich, 2003: Der Zittersieg der SPD Mit einem blauen und grünen Auge davon gekommen: 43–69. In: Niedermayer, Oskar (Hg.), Die Parteien nach der Bundestagswahl 2002. Wiesbaden: VS Verlag für Sozialwissenschaften.
von Alemann, Ulrich/Eckert, Florian, 2006: Lobbyismus als Schattenpolitik: 3–10. In: Aus Politik und Zeitgeschichte: Verbände und Lobbyismus B15/16.
von Alemann, Ulrich /Erbentraut, Philipp/Walther, Jens, 2010: Das Parteiensystem der Bundesrepublik Deutschland. 4., vollständig überarbeitete und aktualisierte Aufl. Wiesbaden: VS Verlag für Sozialwissenschaften.
von Alemann, Ulrich/Fonteyn, Reiner/Lange, Hans-Jürgen, 1987: Organisierte Interessen in der Bundesrepublik. Opladen: Leske + Budrich.
von der Leyen, Ursula, 2003: Plenarprotokoll 15/58 Deutscher Bundestag Stenografischer Bericht 58. Sitzung Berlin, Dienstag, den 09.09.2003. Zusatztagesordnungspunkt 6.
von Ferber, Christian, 2006: Das Gesundheitswesen – ein neuer Hoffnungsträger für soziale Gerechtigkeit? 2–17. In: Hey, Monika/Maschewsky-Schneider, Ulrike (Hg.), Kursbuch Versorgungsforschung. Berlin: Med. Wiss. Verl.-Ges.
von Stillfried, Dominik/Gräf, Stefan, 2009: Die Kassenärztliche Bundesvereinigung und die Gesundheitsreform 2007: 159–174. In: Schroeder, Wolfgang/Paquet, Robert (Hg.), Gesundheitsreform 2007: Nach der Reform ist vor der Reform. Wiesbaden: VS Verlag für Sozialwissenschaften.
von Stillfried, Dominik/Jelastopulu, Eleni 1997: Zu den Hintergründen des Themas „Verzahnung zwischen ambulanter und stationärer Versorgung" – Bestimmungsursachen der Schnittstellenproblematik: 21–34. In: Krankenhaus-Report '97. Aktuelle Beiträge, Trends und Statistiken. Stuttgart: Gustav Fischer.
von Winter, Thomas, 2007: Asymmetrien der verbandlichen Interessenvermittlung: 217–239. In: Kleinfeld, Ralf/Zimmer, Annette/Willems, Ulrich (Hg.), Lobbying: Strukturen. Akteure. Strategien. Wiesbaden: VS Verlag für Sozialwissenschaften.
von Winter, Thomas/Willems, Ulrich (Hg.), 2007: Interessenverbände in Deutschland. Wiesbaden: VS Verlag für Sozialwissenschaften.
von Winter, Thomas/Willems, Ulrich 2009: Zum Wandel der Interessenvermittlung in Politikfeldern. Zentrale Befunde aus der Verbände- und der Policy-Forschung: 9-29. In: Rehder, Britta/von Winter, Thomas/Willems, Ulrich (Hg.), Interessenvermittlung in Politikfeldern: Vergleichende Befunde Der Policy- und Verbändeforschung. Wiesbaden: VS Verlag für Sozialwissenschaften.
Vorländer, Hans, 1999: Die FDP nach der Bundestagswahl 1998: Koalitionspartei im Wartestand? 119–140. In: Niedermayer, Oskar (Hg.), Die Parteien nach der Bundestagswahl 1998. Opladen: Leske + Budrich.

Vorländer, Hans, 2004: Die Schattenpartei. Mit Erfolg aus dem Scheinwerferlicht verschwunden: Die FDP: 159–171. In: Zehetmair, Hans (Hg.), Das deutsche Parteiensystem: Perspektiven für das 21. Jahrhundert. Wiesbaden: VS Verlag für Sozialwissenschaften.
Walter, Ute, 2009: Neue gesetzgeberische Akzente in der hausarztzentrierten Versorgung: 307–313. In: Neue Zeitschrift für Sozialrecht 18(6).
Walwei, Ulrich, 2015: Von der Deregulierung zur Re-Regulierung: Trendwende im Arbeitsrecht und ihre Konsequenzen für den Arbeitsmarkt: 13–32. In: Industrielle Beziehungen: Zeitschrift für Arbeit, Organisation und Management, Bd. 22.2015, Ausgabe 1.
Wasem, Jürgen/Greß, Stefan/Hessel, Franz, 2003: Hausarztmodelle in der GKV – Effekte und Perspektiven vor dem Hintergrund nationaler und internationaler Erfahrungen. Diskussionsbeiträge aus dem Fachbereich Wirtschaftswissenschaften Universität Duisburg-Essen (No. 130).
Weber, Michael, 2001: Wettbewerb im Gesundheitswesen – oder Warum können und dürfen Einkaufsmodelle der Kassen nicht Realität werden? 254–260. In: Sozialer Fortschritt 50.
Wehrmann, Iris, 2007: Lobbying in Deutschland – Begriff und Trends: 36–64. In: Kleinfeld, Ralf/Zimmer, Annette/Willems, Ulrich (Hg.), Lobbying: Strukturen. Akteure. Strategien. Wiesbaden: VS Verlag für Sozialwissenschaften.
Weller, Michael, 2000: Besser als ihr Ruf - Bewertung der Gesundheitsreform 2000 von Michael Weller: 13. In: G+G (Gesundheit und Gesellschaft) 10/2000.
Wendt, Claus, 2013: Krankenversicherung oder Gesundheitsversorgung? Gesundheitssysteme im Vergleich. 3., überarbeitete Aufl. Wiesbaden: VS Verlag für Sozialwissenschaften.
WHO, 2008: The World Health Report 2008 - primary Health Care (Now More Than Ever). Weltgesundheitsorganisation. http://www.who.int/whr/2008/en/ heruntergeladen am 06.07.2014.
Widmann-Mauz, Annette, 2003: Plenarprotokoll 15/51 Deutscher Bundestag Stenografischer Bericht 51. Sitzung Berlin, Mittwoch, den 18.06.2003 Tagesordnungspunkt 2.
Wille, Eberhard/Knaber, Klaus (Hg.), 2008: Wettbewerb im Gesundheitswesen - Chancen und Grenzen: 11. Bad Orber Gespräche 16.-18.11.2006. Frankfurt/Main, Bern [etc.]: P. Lang.
WONCA Europe, 2002: Die Europäische Definition der Allgemeinmedizin/Hausarztmedizin. Deutsche Übersetzung der ÖGAM und SGAM 2003. World Organization of National Colleges, Academies and Academic Associations of General Practitioners. http://woncaeurope.org/sites/default/files/documents/EUROPAISCHE_ DEFINITION%20DER_ALLGEMEINMEDIZIN_HAUSARZTMEDIZIN.pdf heruntergeladen am 27.11.2013.
Zahariadis, Nikolaos, 2003: Ambiguity and choice in public policy: political decision making in modern democracies. Washington, D.C: Georgetown University Press.
Zahariadis, Nikolaos, 2007: The Multiple Streams Framework: 65–93. In: Sabatier, Paul A. (Hg.), Theories of the policy process. Boulder, Colo: Westview Press.
Zentner, Annette/Garrido, Marcial Velasco/Busse, Reinhard 2008: Effekte des Gatekeeping durch Hausärzte. Systematischer Review für das Sondergutachten „Koordination

und Integration – Gesundheitsversorgung in einer Gesellschaft des längeren Lebens" des Sachverständigenrates zur Begutachtung der Entwicklung im Gesundheitswesen 2009: 780–810, http://www.svrgesundheit.de/fileadmin/user_up load/Gutachten/ 2009/Anhang/Anhang_7.7.2.3_Systematischer_Review_Gatekeeping.pdf heruntergeladen am 01.11.2014.

Zentner, Annette/Garrido, Marcial Velasco/Busse, Reinhard 2010: Macht der Hausarzt als Lotse die Gesundheitsversorgung wirklich besser und billiger? Ein systematischer Review zum Konzept Gatekeeping: e38–e44. Das Gesundheitswesen, Bd. 72, Ausgabe 08/09.

Zimmer, Annette/Speth, Rudolph 2009: Verbändeforschung: 267–309. In: Kaina, Viktoria/Römmele, Andrea (Hg.), Politische Soziologie Ein Studienbuch. Wiesbaden: VS Verlag für Sozialwissenschaften / GWV Fachverlage GmbH.

ZI und WIdO, 1999: Presse-Info zur Fallzahlenentwicklung. Zentralinstitut für die Kassenärztliche Versorgung und Wissenschaftliches Institut der AOK. http://www.wido.de/fileadmin/wido/downloads/pdf_ambulaten_versorg/wido_amb_pi_fallz_ 1099.pdf heruntergeladen am 05.08.2014.

Zohlnhöfer, Reimut, 2003: Der Einfluss von Parteien und Institutionen auf die Staatstätigkeit: 47–80. In: Obinger, Herbert/Wagschal, Uwe/Kittel, Bernhard (Hg.), Politische Ökonomie: Demokratie und wirtschaftliche Leistungsfähigkeit. Opladen: Leske + Budrich.

Zohlnhöfer, Reimut, 2007: Zwischen Kooperation und Verweigerung: Die Entwicklung des Parteiwettbewerbs 2002-2005: 124–150. In: Egle, Christoph/Zohlnhöfer, Reimut (Hg.). Ende des rot-grünen Projektes: eine Bilanz der Regierung Schröder 2002-2005. Wiesbaden: VS Verlag für Sozialwissenschaften.

Zohlnhöfer, Reimut, 2008: Stand und Perspektiven der vergleichenden Staatstätigkeitsforschung: 157–174. In: Janning, Frank/Toens, Katrin (Hg.), Die Zukunft der Policy-Forschung. Wiesbaden: VS Verlag für Sozialwissenschaften.

Zok, Klaus, 2002: Erwartungen der Versicherten an die Gesetzliche Krankenversicherung. Bevölkerungsumfrage zum Versicherungsverständnis bei GKV-Mitgliedern: 29–35. In: Arbeit und Sozialpolitik, Ausgabe 3-4.

Zok, Klaus, 2003: Gestaltungsoptionen in der Gesundheitspolitik. Die Reformbereitschaft von Bürgern und Versicherten im Spiegel von Umfragen. Bonn: Wissenschaftliches Institut der AOK.

Zok, Klaus, 2008: Versorgungsgeschehen aus der Versichertenperspektive. Ergebnisse einer Repräsentativ-Umfrage unter 3.000 GKV-Versicherten: 1–7. WIdO-monitor.

Zolleis, Udo/Schmid, Josef 2015: Die CDU unter Angela Merkel – der neue Kanzlerwahlverein? 25–48. In: Niedermayer, Oskar (Hg.), Die Parteien nach der Bundestagswahl 2013. Wiesbaden: VS Verlag für Sozialwissenschaften.

Quellenverzeichnis

Quellenverzeichnis zu den Policy- und Problemströmen Analysefenster 1

Ahrens, Hans Jürgen, 1999a: Presseseminar des AOK-BV, eine Dokumentation. 7./8.06.1999: 12. In: G+G (Gesundheit und Gesellschaft) Spezial Gesundheitsreform 2000. 07/1999.
Ahrens, Hans Jürgen, 1999b: Eine Reform, die niemandem weh tut, hat auch keine Wirkung: 8-9. In: AOK Bilanz 1998/1999. Bonn: KomPart.
Ahrens, Hans Jürgen, 1999c: Gesundheitsreform. Schicksal ungewiß: 26-34. In: G+G (Gesundheit und Gesellschaft) 11/1999.
Ahrens, Hans Jürgen, 1998: Vor der Wahl: Forderungen der AOK an die Politik. In: AOK Bilanz 1997/1998: 12. Bonn: KomPart.
AOK-BV, 1999a: Stellungnahme des AOK-Bundesverbands zum Gesetzentwurf (GKV-Gesundheitsreform 2000). Ausschuss für Gesundheit, Ausschussdrucksache 14-194(27). 2.09.1999.
AOK-BV, 1999b: AOK Bilanz 1998/1999. Bonn: KomPart.
AOK-BV, 1999c: Anforderungen der AOK an die Gesundheitsreform 2000. Die zehn wichtigsten Handlungsfelder. Bonn: KomPart.
AOK-BV, 1999d: Trend zum Spezialisten: 22. In: G+G (Gesundheit und Gesellschaft) 03/19989.
AOK-BV, 2000: Die Reform zwischen Wunsch und Wirklichkeit. In: AOK-BV 2000 Bilanz 1999/2000: 6-10. Bonn: KomPart.
Becker-Berke, Stephanie/Mehl, Eberhard 1998: Verzahnt statt verzettelt: 28. AOK-Modellprojekt, Diabetes. In: G+G (Gesundheit und Gesellschaft) 08/19988.
Bergmann-Pohl, Stephanie, 1999: Plenarprotokoll 14/49 Deutscher Bundestag Stenografischer Bericht 49. Sitzung Berlin, Mittwoch, den 30.06.1999, Tagesordnungspunkt 1.
BT 13/3607, 1996: Gesetzentwurf der SPD-Bundestagsfraktion: Zweiten Gesundheitsstrukturgesetzes (GSG II), Deutscher Bundestag Drucksache 13/3607 13. Wahlperiode 30.01.1996.
BT 13/9825, 1998: Große Anfrage Abgeordneter der Fraktion der SPD. Qualität im Gesundheitswesen. Deutscher Bundestag Drucksache 13/9825 13. Wahlperiode 04.02.1998.
BT 13/10982, 1998: Antwort der Bundesregierung auf die Große Anfrage der Abgeordneten Klaus Kirschner, Horst Schmidbauer (Nürnberg), Ingrid Becker-Inglau, weiterer Abgeordneter und der Fraktion der SPD. Deutscher Bundestag Drucksache 13/9825 13. Wahlperiode 07.06.1998.

BT 14/1245, 1999: Gesetzentwurf der Fraktionen SPD und Bündnis 90/Die Grünen: Entwurf eines Gesetzes zur Reform der gesetzlichen Krankenversicherung ab dem Jahr 2000 (GKV-Gesundheitsreform 2000). Deutscher Bundestag Drucksache 14/1245 14. Wahlperiode 23.06.1999.

BT 14/1977, 1999: Beschlussempfehlung und Bericht des Ausschusses für Gesundheit und Soziale Sicherung 14. Ausschuss. Deutscher Bundestag Drucksache 14/1977 14. Wahlperiode 03.11.1999.

BT 14/1978, 1999: Entschließungsantrag der Fraktion der FDP zu dem Gesetzentwurf der Fraktionen SPD und Bündnis 90/Die Grünen. Deutscher Bundestag Drucksache 14/1978 14. Wahlperiode 03.11.1999.

Bündnis 90/Die Grünen, 1998a: Grün ist der Wechsel. Programm zur Bundestagswahl 1998. Bonn.

Bündnis 90/Die Grünen, 1998b: Neue Mehrheiten nur mit uns. 1998–2002, Vier Jahre für einen politischen Neuanfang. Beschluss des Länderrates vom 7.6.1998 in Bad Godesberg.

CDU, 1998: Zukunftsprogramm der Christlich Demokratischen Union Deutschlands – Wahlprogramm 1998. 10. Parteitag 18.-19.05.1998 in Bremen.

CDU/CSU, 1998: Die Bundestagswahl ist auch eine Richtungswahl in der Gesundheitspolitik Forderungen und Versprechungen der SPD: 1-12. In: UiD (Union in Deutschland) Extra 28/1998, Bonn.

CDU/CSU, 1999: Diskussionspapier der CDU/CSU zum Gesundheitsstrukturgesetz-Politik für Patienten und Versicherte: 1-10. In: UiD (Union in Deutschland) 35/1999, Bonn.

DHÄV, 1997: 20. Deutscher Hausärztetag 1997. Am 17./18.09.1997 in Dortmund: 2611-2619. In: Deutsches Ärzteblatt 94, Heft 41, 10.10.1997.

DHÄV, 1998a: 21. Deutscher Hausärztetag 1998. Am 25.09.1998 in Dortmund. In: Deutsches Ärzteblatt 95, Heft 41, 9.10.1998.

DHÄV, 1998b: Pressekonferenz des Verbandes zur Zukunft der hausärztlichen Versorgung: 790. In: Deutsches Ärzteblatt 95, Heft 14, 03.04.1998.

DHÄV, 1999a: 22. Deutscher Hausärztetag 1999. Vom 22.-24.09.1998 in Dresden: 2484. In: Deutsches Ärzteblatt 96, Heft 40, 08.10.1998.

DHÄV, 1999b: Stellungnahem des BDA-Hausärzteverbandes zum Gesetzentwurf der Fraktionen SPD und Bündnis 90/Die Grünen zur Reform der gesetzlichen Krankenversicherung ab dem Jahr 2000 (GKV-Gesundheitsreform 2000). Ausschuss für Gesundheit, Ausschussdrucksache. 14-184(17). 23.08.1999.

Dreßler, Rudolf, 1998: Rudolf Dreßler, Experte für Sozialpolitik auf der AOK-im Dialog Veranstaltung „Zur künftigen Ausrichtung der Gesundheitspolitik." In: AOK-Bilanz 97/98: 8. Bonn: KomPart.

Dreßler, Rudolf, 1999a: Plenarprotokoll 14/66 Deutscher Bundestag Stenografischer Bericht 66. Sitzung Berlin, Donnerstag, den 04.11.1999, Tagesordnungspunkt 3.

Dreßler, Rudolf, 1999b: Plenarprotokoll 14/49 Deutscher Bundestag Stenografischer Bericht 49. Sitzung Berlin, Mittwoch, den 30.06.1999, Tagesordnungspunkt 1.

FDP, 1998: Es ist Ihre Wahl. Wahlprogramm zur Bundestagswahl 1998 der Freien Demokratischen Partei. Beschlossen auf dem Bundesparteitag in Leipzig vom 26.-28.06.1998.

FDP, 2000: Liberale Forderungen für eine Reform des Gesundheitssystems. In: Schnellinformationen der FDP Bundestagsfraktion Liberale Argumente Nr. 24/2000, http://www.fdp.de/files/363/FDP-101.0121.pdf heruntergeladen am 01.12.2014.
FDP, 2002: Unsere Erfolgsbilanz 1998 bis 2002. FDP im Deutschen Bundestag. Berlin 2002 Inhaltliche Positionen der FDP-Bundestagsfraktion.
Fischer, Andrea, 1999a: Rede von Andrea Fischer anlässlich des Deutschen Ärztetages in Cottbus. 01.06.1999.
Fischer, Andrea, 1999b: Rede von Andrea Fischer Gesundheitsreform 2000: Chancen und Reichweite auf der Veranstaltung Gesundheitsreform 2000. Die Patientinnen im Mittelpunkt, am 25.09.1999 in Berlin. In: lang und schlüssig der Bundestagsfraktion Bündnis 90/Die Grünen 14/06.
Fischer, Andrea, 1999c: Plenarprotokoll 14/66 Deutscher Bundestag Stenografischer Bericht 66. Sitzung Berlin, Donnerstag, den 04. 11.1999, Tagesordnungspunkt 3.
Fischer, Andrea, 1999d: Plenarprotokoll 14/49 Deutscher Bundestag Stenografischer Bericht 49. Sitzung Berlin, Mittwoch, den 30.06.1999, Tagesordnungspunkt 1.
Freitag, Lutz, 2000: Pressekonferenz in der VdAK/AEV-Außenstelle Berlin. Freitag 27.01.2000.
Göring-Eckardt, Katrin, 1999: Plenarprotokoll 14/66 Deutscher Bundestag Stenografischer Bericht 66. Sitzung Berlin, Donnerstag, den 04.11.1999, Tagesordnungspunkt 3.
Götting, Ulrike, 1998: Verzahnung der ambulanten und stationären Versorgung: 554. In: Die Ersatzkasse 12/1998.
Hess, Rainer, 1999: Ausschuss für Gesundheit Wortprotokoll 28. Sitzung 21.09.1999. Protokoll Nr. 14/46.
Hustadt, Andrea, 1998: Daten und Analysen zur Honorarsituation in der vertragsärztlichen Versorgung: 129. In: Die Ersatzkasse 03/1998.
Jeschke, M., 1998: Aus für das Hamsterrad, aber in Etappen: 28. In: Bilanz 1997/1998. Bonn: KomPart.
Kaula, Karl, 1998: Bericht zur Lage. Kaula auf der Mitgliederversammlung des VdAK 1.01.1998 in Siegburg: 576. In: Die Ersatzkasse 01/1999.
Kaula, Karl, 1999a: Bericht zur Lage. Karl Kaula auf der Mitgliederversammlung des VdAK 18.12.1999 in Siegburg: 576. In: Die Ersatzkasse 01/2000.
Kaula, Karl, 1999b: Rechengröße bzw. Grenzwerte 1999 im Versicherungs-, Beitrags- und Leistungsrecht. Wie viele Ärzte braucht das Land? 599-602. In: Die Ersatzkasse Sonderbeilage 01/1999.
Kaula, Karl, 1999c: Bericht zur Lage. Karl Kaula auf der Mitgliederversammlung des VdAK 09.06.1999 in Siegburg: 828. In: Die Ersatzkasse 07/1999.
KBV, 1997: Tätigkeitsbericht der Kassenärztlichen Bundesvereinigung 1997. Köln: KBV.
KBV, 1998a: Tätigkeitsbericht der Kassenärztlichen Bundesvereinigung 1998. Köln: KBV.
KBV, 1998b: Leitantrag des Vorstands der KBV. 25 Leitsätze der des Eckpunktepapiers der KBV. Die Leitsätze wurden auf der Vertreterversammlung am 18./19.05.1998 angenommen: 66-70. In: Tätigkeitsbericht der KBV 1998.
KBV, 1998c: Konzept der KBV zur Strukturreform 2000. Auf der Grundlage der Eckpunkte der KBV zur Weiterentwicklung des Gesundheitswesens. Stand 26.2.1999:

123-127. In: Tätigkeitsbericht der Kassenärztlichen Bundesvereinigung 1998. Köln: KBV.

KBV, 1999a: Tätigkeitsbericht der Kassenärztlichen Bundesvereinigung 1999. Köln: KBV.

KBV, 1999b: Resolution der Vertreterversammlung der Kassenärztlichen Bundesvereinigung zur Gesundheitsreform 2000. Angenommene und am den Vorstand überwiesene Anträge anlässlich 4.12.1999: 69-72. In: Tätigkeitsbericht der Kassenärztlichen Bundesvereinigung 1999. Köln: KBV.

KBV, 1999c: Broschüre der KBV zum Vorschaltgesetz, Beilage des Ärzteblatts. Köln: Deutscher Ärzteverlag.

KBV, 1999d: Stellungnahme der Kassenärztlichen Bundesvereinigung zum Gesetzentwurf GKV-Gesundheitsreform 2000. Ausschuss für Gesundheit, Ausschussdrucksache 14-215(36). 18.09.1999.

KBV, 1999e: Stellungnahme des Vorstandes der KBV zum Diskussionsentwurf des BMG zur Gesundheitsstrukturreform 2000. Köln: KBV.

KBV, 1999f: Resolution zum Kassenärztetag am 20.03.1999: 82-83. In: Tätigkeitsbericht der Kassenärztlichen Bundesvereinigung 1999. Köln: KBV.

KBV, 1999g: Resolution der Vertreterversammlung der Kassenärztlichen Bundesvereinigung zur Gesundheitsreform 2000. Angenommene und am den Vorstand überwiesene Anträge anlässlich 31.05.1999: 48-62. In: Tätigkeitsbericht der Kassenärztlichen Bundesvereinigung 1999. Köln: KBV.

KBV, 2000: Reform 2000 – Informationen für den Kassenarzt zum GKV-Gesundheitsreformgesetz 2000. Köln: KBV.

Kirch, Peter, 1998: AOK im Dialog - Thema 1998: Rezepte für die nächste Gesundheitsreform: 20. In: G+G (Gesundheit und Gesellschaft) 07/1998.

Kirschner, Klaus, 1998a: Wie ich es sehe. Die Parteien zur Wahl. Fragen an die Gesundheitspolitiker: 336. In: Die Ersatzkasse 08/1998.

Kirschner, Klaus, 1998b: Wahl `98. 12 Fragen zur Gesundheitspolitik: 60 Antworten: 4-10. In: G+G (Gesundheit und Gesellschaft) Spezial, 07/1998.

Kirschner, Klaus, 1999: Wie ich es sehe. Stärkung des Hausarztes ist notwendig: 577. In: Die Ersatzkasse 01/1999.

Knieps, Franz, 1998a: Die GKV-Neuordnungsgesetze sind nicht für die Ewigkeit. Kritische Anmerkungen von Franz Knieps. In: AOK Bilanz 1997/1998: 6. Bonn: KomPart.

Knieps, Franz, 1998b: Nach der Bundestagswahl. Vom Rezept zur Therapie. Eine Analyse aus Sicht der AOK: 22-26. In: G+G (Gesundheit und Gesellschaft) 11/1998.

Knieps, Franz, 1999a: Kurs halten im Lobbysturm. Referentenentwurf zur Gesundheitsreform: 32-37. In: G+G (Gesundheit und Gesellschaft), 07/1999.

Knieps, Franz, 1999b: Vom Reißbrett in die Reformwerkstat. Rot-Grüne Eckpunkte. In: G+G (Gesundheit und Gesellschaft), 04/1999: 36-41.

Knieps, Franz, 2000: Dümpeln im Meer der Reformen. Analyse von Franz Knieps zur Gesundheitsreform 2000. In: G+G (Gesundheit und Gesellschaft), 01/2000: 38/39.

Knoche, Monika, 1998a: Wahl `98. 12 Fragen zur Gesundheitspolitik. 60 Antworten: 4-10. In: G+G (Gesundheit und Gesellschaft) Spezial, 07/1998.

Knoche, Monika, 1998b: AOK im Dialog - Thema 1998: Rezepte für die nächste Gesundheitsreform. Ärzte unter Druck? 20-21. In: G+G (Gesundheit und Gesellschaft) 07/1998.
Knoche, Monika, 1998c: Wie ich es sehe. Die Parteien zur Wahl. Fragen an die Gesundheitspolitiker: 334. In: Die Ersatzkasse 08/1998.
Kossow, Klaus-Dieter, 1998: 21. Hausärztetag des BDA. Rot-Grüner Rückenwind für Hausärzte? 15. Zitiert nach AOK-BV 1998 G+G 10/1998.
Kossow, Klaus-Dieter, 1999: Die andere Meinung. BDA zur Gesundheitsstrukturreform, Stellungnahme von Klaus-Dieter Kossow: 705. In: Die Ersatzkasse, 04/1999.
Kues, Hermann, 1999: Plenarprotokoll 14/49 Deutscher Bundestag Stenografischer Bericht 49. Sitzung Berlin, Mittwoch, den 30.06.1999, Tagesordnungspunkt 1.
Lauterberg, Johannes/Becker-Berke, Stephanie, 1999: Gesundheitsziele. Wege aus dem Labyrinth: 22. In: G+G (Gesundheit und Gesellschaft), 03/1999.
Lohmann, Wolfgang, 1998a: Wie ich es sehe. Die Parteien zur Wahl. Fragen an die Gesundheitspolitiker: 335. In: Die Ersatzkasse 08/1998.
Lohmann, Wolfgang, 1998b: Wahl '98. 12 Fragen zur Gesundheitspolitik. 60 Antworten: 4-10. In: G+G (Gesundheit und Gesellschaft) Spezial, 07/1998.
Lohmann, Wolfgang, 1999: Plenarprotokoll 14/66 Deutscher Bundestag Stenografischer Bericht 66. Sitzung Berlin, Donnerstag, den 04.11.1999, Tagesordnungspunkt 3.
Minn, Norbert, 1998: Vorläufiges GKV-Finanzergebnis 1997. Kein Grund zur Euphorie: 173. In: Die Ersatzkasse 4/1998.
Möllemann, Jürgen, 1998a: Wie ich es sehe. Die Parteien zur Wahl. Fragen an die Gesundheitspolitiker. In: Die Ersatzkasse 08/1998: 337.
Möllemann, Jürgen, 1998b: Wahl '98. 12 Fragen zur Gesundheitspolitik. 60 Antworten: 4-10. In: G+G (Gesundheit und Gesellschaft) Spezial, 07/1998.
Nachtigal, Gert, 1999: Presseseminar des AOK-BV, eine Dokumentation. 7./8.06.1999: 12. In: G+G (Gesundheit und Gesellschaft) Spezial Gesundheitsreform 2000. 07/1999.
Partsch, Manfred, 1998: AOK im Dialog - Thema 1998: Rezepte für die nächste Gesundheitsreform. Ärzte unter Druck? In: G+G (Gesundheit und Gesellschaft) 07/1998: 20-21.
Partsch, Manfred, 1999: Reform der ambulanten Versorgung. Therapie für Onkel Doc: 32. In: G+G (Gesundheit und Gesellschaft) 05/1999.
Pfarr, Detlef, 1999: Plenarprotokoll 14/66 Deutscher Bundestag Stenografischer Bericht 66. Sitzung Berlin, Donnerstag, den 04.11.1999, Tagesordnungspunkt 3.
Rebscher, Herbert, 1998: Verträge zu Lasten Dritter. In: Die Ersatzkasse 12/1998: 535.
Rebscher, Herbert, 1999a: Die Mär vom Kassenstaat. In: Die Ersatzkasse 07/1999: 826.
Rebscher, Herbert, 1999b: Solidarität und ihre Grenzen: 1042. In: Die Ersatzkasse 12/1999.
Rebscher, Herbert, 1999c: Schluss mit dem Märchen: 950. In: Die Ersatzkasse 10/1999.
Rebscher, Herbert, 2000: Wie ich es sehe - Das Gesundheitswesen im Jahr 2000: 5. In: Die Ersatzkasse 01/2000.
Repnik, Friedhelm, 1999: Plenarprotokoll 14/49 Deutscher Bundestag Stenografischer Bericht 49. Sitzung Berlin, Mittwoch, den 30.06.1999, Tagesordnungspunkt 1.

Schaich-Walch, Gudrun, 1999a: Plenarprotokoll 14/49 Deutscher Bundestag Stenografischer Bericht 49. Sitzung Berlin, Mittwoch, den 30.06.1999, Tagesordnungspunkt 1.

Schaich-Walch, Gudrun, 1999b: Plenarprotokoll 14/66 Deutscher Bundestag Stenografischer Bericht 66. Sitzung Berlin, Donnerstag, den 04.11.1999, Tagesordnungspunkt 3.

Schmidbauer, Horst, 1999: Plenarprotokoll 14/49 Deutscher Bundestag Stenografischer Bericht 49. Sitzung Berlin, Mittwoch, den 30.06.1999, Tagesordnungspunkt 1.

Schorre, Winfried, 1998: Bericht zur Lage anlässlich der Vertreterversammlung der KBV am 18./19.05.1998 durch Vorsitzenden Dr. Schorre: 57-64. In: Tätigkeitsbericht der Kassenärztlichen Bundesvereinigung 1998. Köln: KBV.

Schorre, Winfried, 1999a: Bericht zur Lage anlässlich der Vertreterversammlung der KBV am 5./6.12.1999 durch Vorsitzenden Dr. Schorre: 36-37. In: Tätigkeitsbericht der Kassenärztlichen Bundesvereinigung 1999. Köln.

Schorre, Winfried, 1999b: Rede von Dr. Schorre auf der Vertreterversammlung der KBV am 31.05.1999: 20-24. In: Tätigkeitsbericht der Kassenärztlichen Bundesvereinigung 1999. Köln: KBV.

Schuster, Werner, 1999: Plenarprotokoll 14/49 Deutscher Bundestag Stenografischer Bericht 49. Sitzung Berlin, Mittwoch, den 30.06.1999, Tagesordnungspunkt 1.

SPD, 1998: Regierungsprogramm: Arbeit, Innovation und Gerechtigkeit - SPD-Programm für die Bundestagswahl 1998, Beschluß des außerordentlichen Parteitages der SPD am 17.04.1998 in Leipzig.

SPD, 1999: Gesundheit unser wertvollstes Gut – und bezahlbar. Gesundheitsstrukturreform 2000. Berlin: SPD Bundestagsfraktion, September 1999.

SPD und Bündnis 90/Die Grünen, 1998: Aufbruch und Erneuerung – Deutschlands Weg ins 21. Jahrhundert. Koalitionsvereinbarung zwischen der SPD und Bündnis 90/Die Grünen. Bonn, 20.10.1998.

SPD und Bündnis 90/Die Grünen, 1999: Eckpunktepapier zur Gesundheitsreform 2000 zwischen SPD und Bündnis 90/Die Grünen.

Thomae, Dieter, 1998: Weitere Reformen notwendig Dr. Dieter Thomae, FDP-MdB, gesundheitspolitischer Experte der FDP-Bundestagsfraktion: 2070-2072. In: Deutsches Ärzteblatt 95, Heft 36, 4.09.1998.

Thomae, Dieter, 1999: Plenarprotokoll 14/66 Deutscher Bundestag Stenografischer Bericht 66. Sitzung Berlin, Donnerstag, den 04.11.1999, Tagesordnungspunkt 3.

vdek, 1998: Nicht die Masse macht's - Wege zu einer qualitätsgesicherten Medizin. Presseseminar der Ersatzkassenverbände: 541-546. In: Die Ersatzkasse 12/1998.

vdek, 1999a: Forderungen der Ersatzkassen zur Strukturreform im Gesundheitswesen: 676-679. In: Die Ersatzkasse 03/1999.

vdek, 1999b: Stellungnahme des VdAK/AEV zum Gesetzentwurf „GKV-Gesundheitsreform 2000". Ausschuss für Gesundheit, Ausschussdrucksache 14-181(14). 02.09.1999.

vdek, 1999c: Zum Regierungsentwurf: 824. In: Die Ersatzkasse 07/1999.

vdek, 1999d: Strukturreform 2000 in parlamentarischer Beratung: 908. In: Die Ersatzkasse 09/1999.

vdek, 1999e: Zum Referentenentwurf: 780. In: Die Ersatzkasse 06/1999.

von Stackelberg, Johann-Magnus, 1999: Gesundheitspolitik - Reform 2000: Knackpunkt Krankenhaus: 22-26. In: G+G (Gesundheit und Gesellschaft) 02/1999.

Weller, Michael, 1999: Die Stärkung der hausärztlichen – vom Papiertiger zum echten Lotsen im medizinischen Versorgungssystem: 46-50. In Arbeit und Sozialpolitik, 53 (9/10).
Weller, Michael, 2000: Besser als ihr Ruf - Bewertung der Gesundheitsreform 2000 von Michael Weller: 13. In: G+G (Gesundheit und Gesellschaft) 10/2000.
Zöller, Wolfgang, 1999: Plenarprotokoll 14/49 Deutscher Bundestag Stenografischer Bericht 49. Sitzung Berlin, Mittwoch, den 30.06.1999, Tagesordnungspunkt 1.

Quellenverzeichnis zu den Policy- und Problemströmen Analysefenster 2

Ahrens, Hans Jürgen, 2003a: Patient Gesundheitswesen. Eine Diagnose – viele Therapien? 46-52. In: G+G (Gesundheit und Gesellschaft) 03/2003.
Ahrens, Hans Jürgen, 2003b: Ausschuss für Gesundheit und Soziale Sicherung Wortprotokoll 27. Sitzung 23.06.2003 Protokoll Nr. 15/27.
AOK-BV, 2002a: Gesundheitsreform. Eine unendliche Geschichte: 6-8. In: AOK Bilanz 2001/2002. Bonn: KomPart.
AOK-BV, 2002b: AOK-Bundesverband (2002): Wettbewerb als Chance für das Solidarsystem. Positionen der AOK zur nächsten Stufe der Gesundheitsreform.
AOK-BV, 2002c: AOK für mutige Reform: 24. In: G+G (Gesundheit und Gesellschaft) 11/2002.
AOK-BV, 2003a: AOK Bilanz 2002/2003. Bonn: KomPart.
AOK-BV, 2003b: Stellungnahme des AOK-Bundesverbandes zum Entwurf eines Gesetzes zur Modernisierung des Gesundheitssystems – GMG. Ausschuss für Gesundheit und Soziale Sicherung, Ausschussdrucksache 0248(13). 20.06.2003.
AOK-BV, 2003c: Interview mit Dr. Hans Jürgen Ahrens: Wir werden der Politik zeigen, dass mehr Wettbewerb machbar ist. In: psg Politik - Presseservice Gesundheit, Mediendienst des AOK-Bundesverbandes, Ausgabe 09/16.09.2003. http://www.aok-bv. de/imperia/md/aokbv/presse/psg/politik/psg_politik_0903.pdf heruntergeladen am 20.02.2015.
AOK-BV, 2003d: Stellungnahme des AOK-Bundesverbandes zum Antrag der CDU/CSU-Bundestagsfraktion. Ausschuss für Gesundheit und Soziale Sicherung 0248 (13A). 21.06.2003.
AOK-BV, 2003e: Vertragswettbewerb: Zehn Thesen der AOK: 39. In: G+G (Gesundheit und Gesellschaft) 04/2003.
AOK-BV, 2003f: Wir brauchen den großen Wurf! Interview mit Dr. Hans Jürgen Ahrens über die Finanzkrise der GKV und die nächste Gesundheitsreform. In: psg Politik – Presseservice Gesundheit, Mediendienst des AOK-Bundesverbandes, Ausgabe 10/16.03.2003. http://www.aokbv.de/imperia/md/aokbv/presse/psg/politik/psg_poli tik_0303.pdf heruntergeladen am 08.01.2015.
AOK-BV, 2003g: Reform: die Kernforderungen der AOK: 24. In: G+G (Gesundheit und Gesellschaft) Sonderausgabe August 2003.
AOK-BV, 2004: AOK Bilanz 2003/2004. Bonn: KomPart.

Ballast, Thomas, 2003: Neues Vertragsrecht für die GKV: 116-120. In: Die Ersatzkasse 03/2003.
Ballast, Thomas/Raffauf, Paul 2002: Arztzahlenentwicklung – Kein Kollaps der Versorgung: 223-226. In: Die Ersatzkasse 06/2002.
Becker, Jürgen, 2003a: Mediziner keine Mangelware, zur WIdO-Studie: 14-15. In: G+G (Gesundheit und Gesellschaft) 06/2003.
Becker, Jürgen, 2003b: AOK im Dialog - Schluss mit dem Vertragszwang: 14-15. In: G+G (Gesundheit und Gesellschaft) 04/2003.
Bender, Birgitt, 2003a: Plenarprotokoll 15/51 Deutscher Bundestag Stenografischer Bericht 51. Sitzung Berlin, Mittwoch, den 18.06.2003 Tagesordnungspunkt 2.
Bender, Birgitt, 2003b: Plenarprotokoll 15/58 Deutscher Bundestag Stenografischer Bericht 58. Sitzung Berlin, Dienstag, den 09.09.2003. Zusatztagesordnungspunkt 6.
BT 14/9732, 2002: Kleine Anfrage Abgeordneter der Fraktion der FDP. Auswirkungen der Disease-Management-Programme. Deutscher Bundestag Drucksache 14/9732 14. Wahlperiode 03.07.2002.
BT 15/652, 2003: Antrag Abgeordneter der Fraktion der CDU/CSU. Aufhebung der gesundheitspolitischen Maßnahmen im Beitragssatzsicherungsgesetz. Deutscher Bundestag Drucksache 15/652 (neu) 15. Wahlperiode.
BT 15/940, 2003: Antrag Abgeordneter der Fraktion der FDP. Altersgrenze für Vertragsärzte beseitigen. Deutscher Bundestag Drucksache 15/940 15. Wahlperiode 07.05.2003.
BT 15/1160, 2003: Kleine Anfrage Abgeordneter der Fraktion CDU/CSU. Situation der ambulanten Versorgung in den neuen Bundesländern. Deutscher Bundestag Drucksache 15/1160 15. Wahlperiode 03.06.2003.
BT 15/1170, 2003: Gesetzentwurf der Fraktionen SPD und Bündnis 90/Die Grünen. Entwurf eines Gesetzes zur Modernisierung des Gesundheitssystems (Gesundheitssystemmodernisierungsgesetz – GMG). Deutscher Bundestag Drucksache 15/1170 15. Wahlperiode 16.06.2003.
BT 15/1174, 2003: Antrag Abgeordneter der Fraktion CDU/CSU. Für ein freiheitliches, humanes Gesundheitswesen – Gesundheitspolitik neu denken und gestalten. Deutscher Bundestag Drucksache 15/1174 15. Wahlperiode 17.06. 2003.
BT 15/1175, 2003: Antrag Abgeordneter der Fraktion der FDP. Deutscher Bundestag Drucksache 15/1175 15. Wahlperiode 18.06.2003.
BT 15/1525, 2003: Gesetzentwurf der Fraktionen SPD, CDU/CSU und Bündnis 90/Die Grünen. Entwurf eines Gesetzes zur Modernisierung der gesetzlichen Krankenversicherung (GKV-Modernisierungsgesetz – GMG). Deutscher Bundestag Drucksache 15/1525 15. Wahlperiode 08.09.2003.
BT 15/1526, 2003: Antrag Abgeordneter der Fraktion der FDP. Zukunft gestalten statt Krankheit verwalten. Deutscher Bundestag Drucksache 15/1526 15. Wahlperiode 08.09.2003.
BT 15/1600, 2003: Beschlussempfehlung und Bericht des Ausschusses für Gesundheit und Soziale Sicherung 13. Ausschuss. Deutscher Bundestag Drucksache 15/1600 15. Wahlperiode 25.09.2003.

BT 15/2215, 2003: Kleine Anfrage Abgeordneter der Fraktion der FDP. Ambulante Versorgung in den neuen Bundesländern. Deutscher Bundestag Drucksache 15/2215 15. Wahlperiode 11.12.2003.
Bündnis 90/Die Grünen, 2000: Grüne Gesundheitspolitik: Für Prävention, Solidarität, Qualität und Wirtschaftlichkeit. Beschluss des Parteirats von Bündnis 90/Die Grünen 6.11.2000 in Berlin. http://www.aerzteblatt.de/down.asp?id=842 heruntergeladen am 03.03.2015.
Bündnis 90/Die Grünen, 2002a: Die Zukunft ist grün. Grundsatzprogramm von Bündnis 90/Die Grünen. Beschlossen auf der Bundesdelegiertenkonferenz, 15.-17.03.2002 in Berlin.
Bündnis 90/Die Grünen, 2002b: Wahlprogramm, Vierjahresprogramm 2002 – 2006. Beschlossen am 4./5.05.2002 auf der 19. Ordentlichen Bundesdelegiertenkonferenz in Wiesbaden.
Bündnis 90/Die Grünen, 2002c: Resolution: Grün wirkt weiter: Wir modernisieren nachhaltig und gerecht! Koch muss weg und Gabriel braucht grüne Flügel! 21. Ordentliche Bundesdelegiertenkonferenz 7./8.12.2002, Hannover. https://www.gruene.de/ fileadmin/user_upload/Beschluesse/Gruene-Gruen-wirkt-weiter-Beschluss-BDK-Hannover-12-2002.pdf heruntergeladen am 05.02.2015.
Bündnis 90/Die Grünen, 2003: Beschluss: Sozialstaat reformieren – Gerechtigkeit erneuern – Zukunft gestalten. 5. Reform-Agenda. Arbeitslosen-, Renten- und Krankenversicherung gerecht reformieren. Außerordentliche Bundesdelegiertenkonferenz, 14./15.06.2003, Messe, Cottbus. https://www.gruene .de/fileadmin/user_upload/ Beschluesse/Sozialpolitik-Reform-Gerechtigkeit-Zukunft-Beschluss-BDK-Cottbus-06-2003.pdf heruntergeladen am 04.02.2015.
CDU, 2003: Deutschland fair ändern. Ein neuer Generationsvertrag für unser Land. Beschlüsse des 17. Parteitag, 01.-02.12.2003 in Leipzig. http://www.kas.de/ upload/ACDP/CDU/Programme_Beschluesse/2003_1_Leipzig_Deutschland_fair_ aendern.pdf heruntergeladen am 03.03.2015.
CDU/CSU, 2002a: Leistung und Sicherheit. Zeit für Taten Regierungsprogramm 2002/2006 von CDU und CSU „Unsere Projekte für Deutschland". Wahlprogramm der Union, Juni 2002.
CDU/CSU, 2002b: Rot-grüne Gesundheitspolitik. Bilanz des Versagens. Berlin, 7.03.2002. Konsens aus den zwei parteispezifischen Programmen, von Horst Seehofer und Wolfgang Lohmann. Gesundheitspolitisches Programm der Union. https:// www.aerzteblatt.de/download/files/2004/07/x0000924.pdf heruntergeladen am 06.02.2015.
CDU/CSU, 2003a: Beschluss der CDU/CSU- Bundestagsfraktion zur Zukunft der gesetzlichen Krankenversicherung. Berlin, 11.02.2003. https://www.aerzteblatt.de /download/files/2004/07/x0001070.pdf heruntergeladen am 05.03.2015.
CDU/CSU, 2003b: Drei-Stufen-Plan für eine nationale Kraftanstrengung, um das Wachstumspotential Deutschlands dauerhaft zu erhöhen. Vom 11.02.2003. http://www.kas. de/wf/doc/kas_28287-544-1-30.pdf?110826092950 heruntergeladen am 04.03.2015.
DHÄV, 2002a: Mit breiter Brust - 24. Hausärztetag in Hannover, 20. September 2002: 2474-2476. In: Deutsches Ärzteblatt Jg. 98 Heft 39 28.09.2002. https://www. aerzteblatt.de/pdf/98/39/a2474.pdf heruntergeladen am 01.02.2015.

DHÄV, 2002b: Hausärzte fordern Wahltarif - BDA- Delegiertenkonferenz Juni 2002: 1634. In: Deutsches Ärzteblatt Jg. 99 Heft 24, 14.06.2002. http://www.aerzteblatt.de/ pdf/99/24/a1634.pdf?ts=28.07.2004+14%3A28%3A50 heruntergeladen am 04.02.2015.

DHÄV, 2003a: Kurzstellungnahme zum Gesetzentwurf der Fraktionen SPD, CDU/CSU und Bündnis 90/Die Grünen „Entwurf eines Gesetzes zur Modernisierung der Gesetzlichen Krankenversicherung (GKV- Modernisierungsgesetz – GMG)" Ausschuss für Gesundheit und Soziale Sicherung, Ausschussdrucksache 0273(1). 15.09.2003.

DHÄV, 2003b: Stellungnahme des Deutschen Hausärzteverbandes e.V. zu dem Entwurf eines Gesetzes zur Modernisierung des Gesundheitssystems (Gesundheitsmodernisierungsgesetz – GMG-E). Ausschuss für Gesundheit und Soziale Sicherung, Ausschussdrucksache 0248(38). 20.06.2003.

DHÄV, 2003c: Licht und Schatten - Delegiertenkonferenz 17.05.2003 in Köln: 1578. In: Deutsches Ärzteblatt Jg. 100 Heft 23 06.06.2003. https://www.aerzteblatt.de/pdf/100/23/a1578.pdf heruntergeladen am 03.02.2015.

DHÄV, 2003d: Rundschreiben Deutscher Hausärzteverband bereitet Hausärzte auf erhöhte Anforderungen vor. Juli 2003.

DHÄV, 2003e: Hausärzteverband Rückendeckung für Regierungspläne BDA sieht Gesundheitsministerin Schmidt auf dem richtigen Weg. In: Deutsches Ärzteblatt Jg. 100, Heft 11, 14.03.2003. https://www.aerzteblatt.de/pdf/100/11/a670.pdf heruntergeladen am 03.02.2015.

Dückert, Thea, 2003: Plenarprotokoll 15/32 Deutscher Bundestag Stenografischer Bericht 32. Sitzung Berlin, Freitag, den 14.03.2003 Tagesordnungspunkt 13.

Faust, Hans Georg, 2003: Plenarprotokoll 15/64 Deutscher Bundestag Stenografischer Bericht 64. Sitzung Berlin, Freitag, den 26.09.2003 Tagesordnungspunkt 17.

FDP, 2001a: Beschluss des 52. Ord. Bundesparteitages der FDP, Düsseldorf, 4./6.05.2001. Für ein liberales Gesundheitssystem mit Eigenverantwortung, Wettbewerb, Wahlfreiheit und Transparenz – gegen Budgetierung, Dirigismus und Bevormundung.

FDP, 2001b: Gesundheitspolitisches Positionspapier der FDP-Bundestagsfraktion 4-Punkte-Plan des gesundheitspolitischen Sprechers der FDP-Bundestagsfraktion, Dr. Dieter Thomae und des Obmanns im Gesundheitsausschuss des Deutschen Bundestages, Detlef Parr, vorgestellt am 21.08.2001. https://www.aerzteblatt.de/download/files/2004/07/x0000843.pdf heruntergeladen am 0.2.03.2015.

FDP, 2002: Bürgerprogramm 2002. Wahlprogramm zur Bundestagswahl 2002 der Freien Demokratischen Partei. Beschlossen auf dem Bundesparteitag in Mannheim vom 10.-12.05.2002. http://www.fdp.de/files/653/Buergerprogramm2002i.pdf heruntergeladen am 03.02.2015.

Gerhardt, Wolfgang, 2003a: Plenarprotokoll 15/64 Deutscher Bundestag Stenografischer Bericht 64. Sitzung Berlin, Freitag, den 26.09.2003 Tagesordnungspunkt 17.

Gerhardt, Wolfgang, 2003b: Plenarprotokoll 15/51 Deutscher Bundestag Stenografischer Bericht 51. Sitzung Berlin, Mittwoch, den 18.06.2003 Tagesordnungspunkt 2.

Göring-Eckardt, Katrin, 2003: Plenarprotokoll 15/32 Deutscher Bundestag Stenografischer Bericht 32. Sitzung Berlin, Freitag, den 14.03.2003 Tagesordnungspunkt 13.

Haas, Anne-Kathrin, 2003: Vertragswettbewerb - Nach Maß statt von der Stange: 34-37. In: G+G (Gesundheit und Gesellschaft) 04/2003.
Hess, Rainer, 2003a: Ausschuss für Gesundheit und Soziale Sicherung Wortprotokoll 27. Sitzung 23.06.2003 Protokoll Nr. 15/27.
Hess, Rolf, 2003b: Ausschuss für Gesundheit und Soziale Sicherung Wortprotokoll 30. Sitzung 26.06.2003 Protokoll Nr. 15/30.
Hoberg, Rainer, 2003: Ausschuss für Gesundheit und Soziale Sicherung Wortprotokoll 27. Sitzung 23.06.2003 Protokoll Nr. 15/27.
Jann, Anouchka, 2002: Neue Wege in der Gesundheitsversorgung - Ziele und Wünsche von versicherten der Ersatzkassen: 232-236. In: Die Ersatzkasse 6/2002.
KBV, 2002: Tätigkeitsbericht der Kassenärztlichen Bundesvereinigung 2002. Köln: KBV.
KBV, 2003a: Tätigkeitsbericht der Kassenärztlichen Bundesvereinigung 2003. Köln: KBV.
KBV, 2003b: Stellungnahme der Kassenärztlichen Bundesvereinigung zum Entwurf eines Gesundheitssystemmodernisierungsgesetzes (GMG). Ausschuss für Gesundheit und Soziale Sicherung 0248(28). 20.06.03.
KBV, 2003c: KBV-Konzept vom 24.06.2003 zur Strukturreform der gesetzlichen Krankenversicherung: mehr Wettbewerb um Qualität in der medizinischen Versorgung: 82 ff.. In: Tätigkeitsbericht der KBV 2003. Köln: KBV.
Knieps, Franz, 2002: Titelgeschichte - Super-Ressort – Super-Reform? 22-27 In: G+G (Gesundheit und Gesellschaft) 11/2002.
Kossow, Klaus-Dieter, 2003a: Ausschuss für Gesundheit und Soziale Sicherung Wortprotokoll 27. Sitzung 23.06.2003 Protokoll Nr. 15/27.
Kossow, Klaus-Dieter, 2003b: Ausschuss für Gesundheit und Soziale Sicherung Wortprotokoll 29. Sitzung 25.06.2003 Protokoll Nr. 15/29.
Kühn-Mengel, Helga, 2003: Plenarprotokoll 15/58 Deutscher Bundestag Stenografischer Bericht 58. Sitzung Berlin, Dienstag, den 09.09.2003. Zusatztagesordnungspunkt 6.
Mehl, Eberhard, 2003: Ausschuss für Gesundheit und Soziale Sicherung Wortprotokoll 30. Sitzung 26.06.2003 Protokoll Nr. 15/30.
Merkel, Angela, 2003a: Plenarprotokoll 15/32 Deutscher Bundestag Stenografischer Bericht 32. Sitzung Berlin, Freitag, den 14.03.2003 Tagesordnungspunkt 13.
Merkel, Angela, 2003b: Plenarprotokoll 15/51 Deutscher Bundestag Stenografischer Bericht 51. Sitzung Berlin, Mittwoch, den 18.06.2003 Tagesordnungspunkt 2.
Minn, Norbert, 2003: GKV-Finanzergebnisse – Ungebremster Ausgabenanstieg: 143. In: Die Ersatzkasse 04/2003.
Mönig-Raane, Margret, 2002a: Bericht zur Lage – Den Spargesetzen muss endlich die Reform folgen, Magret Mönig-Raane auf der Mitgliederversammlung des VdAK 6.12.2002 in Siegburg: 5-6. In: Die Ersatzkasse 01/2003.
Mönig-Raane, Margret, 2002b: Die gesundheitspolitische Rolle der Selbstverwaltung: 448-489. In: Die Ersatzkasse 12/2002.
Mönig-Raane, Margret, 2003: Bericht zur Lage. Magret Mönig-Raane auf der Mitgliederversammlung des VdAK Anfang Juli 2003 in Siegburg: 289. In: Die Ersatzkasse 08/2003.
Müntefering, Franz, 2003a: Plenarprotokoll 15/32 Deutscher Bundestag Stenografischer Bericht 32. Sitzung Berlin, Freitag, den 14.03.2003 Tagesordnungspunkt 13.

Müntefering, Franz, 2003b: Plenarprotokoll 15/51 Deutscher Bundestag Stenografischer Bericht 51. Sitzung Berlin, Mittwoch, den 18.06.2003 Tagesordnungspunkt 2.

Pfarr, Detlef, 2003: Plenarprotokoll 15/58 Deutscher Bundestag Stenografischer Bericht 58. Sitzung Berlin, Dienstag, den 09.09.2003. Zusatztagesordnungspunkt 6.

Pfeiffer, Doris, 2003a: Ausschuss für Gesundheit und Soziale Sicherung Wortprotokoll 29. Sitzung 25.06.2003 Protokoll Nr. 15/29.

Pfeiffer, Doris, 2003b: Ausschuss für Gesundheit und Soziale Sicherung Wortprotokoll 27. Sitzung 23.06.2003 Protokoll Nr. 15/27.

Pfeiffer, Doris, 2003c: GKV-Reform: Der Kanzler kündigt Einschnitte an: 136-137. In: Die Ersatzkasse 04/2003.

Rebscher, Herbert, 2002a: Strukturreform weiter notwendig: 425. In: Die Ersatzkasse 12/2002.

Rebscher, Herbert, 2002b: Eckpunkte für eine Strukturreform: 6. In: Die Ersatzkasse 01/2002.

Rebscher, Herbert, 2002c: Wie ich es sehe. Disease-Management-Programme >>Management<< ohne Daten? 248. In: Die Ersatzkasse 07/2002.

Rebscher, Herbert, 2003: Wie ich es sehe. Revolution? Oder alles schon mal da gewesen? 290 In: Die Ersatzkasse 08/2003.

Richter-Reichhelm, Manfred, 2002: Neuausrichtung in der Gesundheitspolitik? Was erwartet die Kassenärzte nach der Bundestagswahl? Die Dokumentation zum Symposium der KBV am 24./25.10.2002 in Berlin. Reaktion auf den Koalitionsvertrag: 45. In: KBV Kontext, März 2003 Ausgabe Nr. 22.

Richter-Reichhelm, Manfred, 2003a: Rede von Manfred Richter-Reichhelm auf dem außerordentlichen Deutschen Ärztetag am 18.02.2003: 37. In: Tätigkeitsbericht der KBV 2003. Köln: KBV.

Richter-Reichhelm, Manfred, 2003b: Pressemitteilung von Manfred Richter-Reichhelm zur Gesundheitsreform: 20. In: Tätigkeitsbericht der KBV 2003. Köln: KBV.

Richter-Reichhelm, Manfred, 2003c: Dokumentation zum Symposium der KBV am 27./28.03.2003 in Berlin: 35. In: KBV Kontext, September 2003 Ausgabe Nr. 24.

Sager, Krista, 2003: Plenarprotokoll 15/51 Deutscher Bundestag Stenografischer Bericht 51. Sitzung Berlin, Mittwoch, den 18.06.2003 Tagesordnungspunkt 2.

Schaich-Walch, Gudrun, 2003a: Plenarprotokoll 15/64 Deutscher Bundestag Stenografischer Bericht 64. Sitzung Berlin, Freitag, den 26.09.2003 Tagesordnungspunkt 17.

Schaich-Walch, Gudrun, 2003b: Plenarprotokoll 15/51 Deutscher Bundestag Stenografischer Bericht 51. Sitzung Berlin, Mittwoch, den 18.06.2003 Tagesordnungspunkt 2.

Schmidt, Ulla, 2001: Rede von Bundesgesundheitsministerin Ulla Schmidt anlässlich der Veranstaltung der Friedrich-Ebert-Stiftung. Mittel- und langfristige Gestaltung des deutschen Gesundheitswesens, am 05.12.01 in Berlin.

Schmidt, Ulla, 2003a: Plenarprotokoll 15/51 Deutscher Bundestag Stenografischer Bericht 51. Sitzung Berlin, Mittwoch, den 18.06.2003 Tagesordnungspunkt 2.

Schmidt, Ulla, 2003b: Plenarprotokoll 15/58 Deutscher Bundestag Stenografischer Bericht 58. Sitzung Berlin, Dienstag, den 09.09.2003. Zusatztagesordnungspunkt 6.

Schneider, Werner, 2003: Ausschuss für Gesundheit und Soziale Sicherung Wortprotokoll 29. Sitzung 25.06.2003 Protokoll Nr. 15/29.

Schröder, Gerhard, 2003: Plenarprotokoll 15/32 Deutscher Bundestag Stenografischer Bericht 32. Sitzung Berlin, Freitag, den 14.03.2003 Tagesordnungspunkt 13.
Seehofer, Horst, 2003: Plenarprotokoll 15/58 Deutscher Bundestag Stenografischer Bericht 58. Sitzung Berlin, Dienstag, den 09.09.2003. Zusatztagesordnungspunkt 6.
SPD, 2002: Erneuerung und Zusammenhalt - Wir in Deutschland. Regierungsprogramm 2002 – 2006. Antrag 1, Beschluss des Parteitags. https://www.spd.de /fileadmin/ Dokumente/Beschluesse/Bundesparteitag/regierungsprogramm_bundesparteitag_ berlin_2002.pdf heruntergeladen am 05.03.2015.
SPD, 2003: Reform der Sozialhilfe – gerechter, effizienter, mehr Eigenverantwortung Senkung der Sozialversicherungsbeiträge. Außerordentlicher Parteitag der SPD in Berlin 01.06.2003. https://www3.spd.de/linkableblob/1832/data/beschlussbuch_ bundesparteitag_berlin_2003.pdf heruntergeladen am 04.02.2015.
SPD/Bündnis 90/Die Grünen, 2002: Koalitionsvertrag 2002 – 2006: Erneuerung – Gerechtigkeit – Nachhaltigkeit Für ein wirtschaftlich starkes, soziales und ökologisches Deutschland. Für eine lebendige Demokratie. Die Koalition von SPD und Bündnis 90/Die Grünen.
Storm, Andreas, 2003: Plenarprotokoll 15/58 Deutscher Bundestag Stenografischer Bericht 58. Sitzung Berlin, Dienstag, den 09.09.2003. Zusatztagesordnungspunkt 6.
Thomae, Dieter, 2003: Plenarprotokoll 15/51 Deutscher Bundestag Stenografischer Bericht 51. Sitzung Berlin, Mittwoch, den 18.06.2003 Tagesordnungspunkt 2.
vdek, 2002a: Forderungen der Ersatzkassenverbände zur Strukturreform – Zukunftsperspektiven der gesetzlichen Krankenversicherung. Kurzfassung und Langfassung. Berlin Mai 2002.
vdek, 2002b: Zu viel oder zu wenig Ärzte: 121. In: Die Ersatzkasse 04/2002.
vdek, 2003a: Stellungnahme des VdAK/AEV zur Formulierungshilfe für einen Gesetzentwurf der Fraktionen SPD und Bündnis 90/Die Grünen zur Modernisierung des Gesundheitssystems - GMG. 02.06.2003.
vdek, 2003b: GMG/Anhörung - Hausarztsystem: 260-261. In: Die Ersatzkasse 07/2003.
von der Leyen, Ursula, 2003: Plenarprotokoll 15/58 Deutscher Bundestag Stenografischer Bericht 58. Sitzung Berlin, Dienstag, den 09.09.2003. Zusatztagesordnungspunkt 6.
von Stillfried, Dominik, 2003: Ausschuss für Gesundheit und Soziale Sicherung Wortprotokoll 29. Sitzung 25.06.2003 Protokoll Nr. 15/29.
Weigeldt, Ulrich, 2003: Ausschuss für Gesundheit und Soziale Sicherung Wortprotokoll 36. Sitzung 22.09.2003 Protokoll Nr. 15/36.
Weller, Michael, 2003: Gesundheitspolitik – Ruhe nach der Reform? 36-41 In: G+G (Gesundheit und Gesellschaft) 10/2003.
Weller, Michael/Haas, Anne-Kathrin 2003: Gesetzliche Krankenversicherung - Ringen um die Reform: 22-28. In: G+G (Gesundheit und Gesellschaft) 06/2003.
Widmann-Mauz, Annette, 2003a: Plenarprotokoll 15/51 Deutscher Bundestag Stenografischer Bericht 51. Sitzung Berlin, Mittwoch, den 18.06.2003 Tagesordnungspunkt 2.
Widmann-Mauz, Annette, 2003b: Plenarprotokoll 15/58 Deutscher Bundestag Stenografischer Bericht 58. Sitzung Berlin, Dienstag, den 09.09.2003. Zusatztagesordnungspunkt 6.
Zöller, Wolfgang, 2003: Plenarprotokoll 15/51 Deutscher Bundestag Stenografischer Bericht 51. Sitzung Berlin, Mittwoch, den 18.06.2003 Tagesordnungspunkt 2.

Quellenverzeichnis zu den Policy- und Problemströmen Analysefenster 3

Ahrens, Hans Jürgen, 2005: Neuwahl als Chance für die Krankenversicherung nutzen: 34. In: G+G (Gesundheit und Gesellschaft) 09/2005.

Ahrens, Hans Jürgen, 2006: Ausschuss für Gesundheit Wortprotokoll 30. Sitzung 06.11.2006 Protokoll Nr. 16/30.

AOK-BV, 2007: Wie sich die Hausärzte in Deutschland verteilen: 33. In: AOK Bilanz 2006/2007.

AOK-BV und KBS, 2006: Stellungnahme des AOK-Bundesverbandes, der Knappschaft und der See-Krankenkasse zu den im GKV-Wettbewerbsstärkungsgesetz (GKV-WSG). Ausschuss für Gesundheit, Ausschussdrucksache 0129(23). 02.11.2006.

Bahr, Daniel, 2006: Plenarprotokoll 16/61 Deutscher Bundestag Stenografischer Bericht 61. Sitzung Berlin, Freitag, den 27.10.2006 Tagesordnungspunkt 22.

Ballast, Thomas, 2006: Gesundheitsreform: Ausbau des Vertragswettbewerbs zweifelhaft: 323-335. In: Die Ersatzkassen 09/2006.

Becker, Jürgen, 2006: AOK-Presseseminar Reform-Konzepte munden noch nicht: 14-15. In: G+G (Gesundheit und Gesellschaft) 05/2006.

Bender, Birgitt, 2006a: Viel gesehen, nichts gelernt: Leitidee für Gesundheitspolitik fehlt: 199-200. In: Die Krankenversicherung, 7/8 2006.

Bender, Birgitt, 2006b: Plenarprotokoll 16/39 Deutscher Bundestag Stenografischer Bericht 39. Sitzung Berlin, Mittwoch, den 21.06.2006 Zusatztagesordnungspunkt 2.

BT 16/1928, 2006: Stärkung der Solidarität und Ausbau des Wettbewerbs – Für eine leistungsfähige Krankenversicherung. Antrag der Fraktion Bündnis 90/Die Grünen. Deutscher Bundestag Drucksache 16/1928 16. Wahlperiode 22.06.2006.

BT 16/1997, 2006: Für Nachhaltigkeit, Transparenz, Eigenverantwortung und Wettbewerb im Gesundheitswesen. Antrag der Fraktion der FDP. Deutscher Bundestag Drucksache 16/1997 16. Wahlperiode 28.06.2006.

BT 16/3100, 2006: Gesetzentwurf der Fraktion der CDU/CSU und der SPD. Entwurf eines Gesetzes zur Stärkung des Wettbewerbs in der gesetzlichen Krankenversicherung (GKV-Wettbewerbsstärkungsgesetz – GKV-WSG). Deutscher Bundestag Drucksache 16/3100 16. Wahlperiode 14.10.2006.

BT 16/3950, 2006: Gesetzentwurf der Bundesregierung Entwurf eines Gesetzes zur Stärkung des Wettbewerbs in der gesetzlichen Krankenversicherung (GKV-Wettbewerbsstärkungsgesetz – GKV-WSG). Deutscher Bundestag Drucksache 16/3950 16. Wahlperiode 20.12.2006.

BT 16/4217, 2006: Entschließungsantrag der Fraktion der FDP zu der zweiten und dritten Beratung des Gesetzentwurfs der Fraktionen der CDU/CSU und SPD. Deutscher Bundestag Drucksache 16/421 16. Wahlperiode 01.02.2007.

BT 16/4218, 2006: Entschließungsantrag der Fraktion Bündnis 90/Die Grünen zu der zweiten und dritten Beratung des Gesetzentwurfs der Fraktionen der CDU/CSU und SPD – Drucksachen 16/3100, 16/4200. Deutscher Bundestag Drucksache 16/4218 16. Wahlperiode 31.01.2007.

BT 16/4247, 2007: Beschlussempfehlung und Bericht des Ausschusses für Gesundheit (14. Ausschuss). Deutscher Bundestag Drucksache 16/4247 16. Wahlperiode 01.02.2007.
Bündnis 90/Die Grünen, 2004: 23. Ordentliche Bundesdelegiertenkonferenz 2./3.10.2004, Kiel, Ostseehalle Beschluss: Leistungsfähig – solidarisch – modern Die grüne Bürgerversicherung. https://www.gruene.de/fileadmin/user_upload/Beschluesse/ Sozialpolitik-guene-Buergerversicherung-Beschluss-BDK-Kiel-10-2004.pdf heruntergeladen am 03.06.2015.
Bündnis 90/Die Grünen, 2005: Eines für Alle. Das grüne Wahlprogramm 2005. https://www.gruene.de/fileadmin/user_upload/Beschluesse/Wahlprogramm-Beschluss-BDK-Berlin-07-2005.pdf heruntergeladen am 05.06.2015.
Bündnis 90/Die Grünen, 2006: Grüne Argumentationshilfe zur Gesundheitsreform 2006. Stand 07.07.2006. http://www.gruenebw.de/fileadmin/gruenebw/datcien/Themen/ Fragen_Antworten_Gesundheitsreform_6_7_06.pdf heruntergeladen am 05.06.2015.
CDU/CSU, 2004: Solidarisches Gesundheitsprämienmodell der gesamten Union. Beschluss C 33 des 18. Parteitages der CDU Deutschlands. Reform der gesetzlichen Krankenversicherung, http://www.kas.de/upload/ACDP/CDU/Programme_Beschluesse/2004_2_ Krankenversicherung.pdf heruntergeladen am 21.05.2015.
CDU/CSU, 2005: Deutschlands Chancen nutzen. Wachstum. Arbeit. Sicherheit. Regierungsprogramm 2005 – 2009. Verabschiedet in einer gemeinsamen Sitzung des Bundesvorstands der CDU und des Parteivorstands der CSU.
CDU/CSU/SPD, 2005: Koalitionsvertrag von CDU, CSU und SPD vom 11.11.2005. Gemeinsam für Deutschland – mit Mut und Menschlichkeit.
CDU/CSU und SPD, 2006a: Eckpunkte zu einer Gesundheitsreform 2006. Stand: 29.06.2006, http://www.akzept.org/pdf/volltexte_pdf/nr18/eckpu_papier_gesund heitsref.pdf heruntergeladen am 21.05.2016.
CDU/CSU/SPD, 2006b: Gemeinsame Pressemitteilung der Vorsitzenden der CDU, Dr. Angela Merkel, des Vorsitzenden der SPD, Kurt Beck, des Vorsitzenden der CSU, Dr. Edmund Stoiber. 05.10.2006, http://www.akzept.org/pdf/volltexte_pdf/nr18 /eckpu_papier_gesundheitsref.pdf heruntergeladen am 20.04.2015.
Daul, Gisela/Stenzel, Thilo, 2006: Integrierte Versorgung – Ärzte bieten Rund-um-Paket: 18. In: G+G (Gesundheit und Gesellschaft) 03/2006.
Deutscher Ärztetag, 2006: Beschlussprotokoll des Außerordentlichen Deutschen Ärztetages am 24.10.2006 in Berlin. http://www.bundesaerztekammer.de/fileadmin/user_upload/ downloads/BeschlussAO_DAeT_24102006.pdf heruntergeladen am 04.05.2015.
DHÄV, 2006a: Reformkonzept des Deutschen Hausärzteverbandes. Kontinuierliche Entwicklung zu einem freiheitlichen Gesundheitssystem und Sicherung der hausärztlichen Versorgung Langfassung (Stand 20.05.2006). https://www.hausaerztever band.de/cms/fileadmin/user_upload/redaktion/bundesverband/news/stellungnahmen/2 006_06_26%20Positionspapier%20lang.pdf heruntergeladen am 02.05.2015.
DHÄV, 2006b: Reformvorschläge zur kontinuierlichen Entwicklung eines freiheitlichen Gesundheitssystems und zur Sicherung der hausärztlichen Versorgung, Kurzfassung (Stand: 20.05.2006). http://www.hausaerzteverband.de/cms/fileadmin/user_upload/

redaktion/bundesverband/news/stellungnahmen/2006_06_26%20Positionspapier %20kurz.pdf heruntergeladen am 02.05.2015.

DHÄV, 2006c: Brief an die Gesundheitsministerinnen/-minister der Länder. An die Mitglieder des Bundestagsausschusses für Gesundheit Gesetz zur Stärkung des Wettbewerbs in der gesetzlichen Krankenversicherung (GKV-Wettbewerbsstärkungsgesetz – GKV-WSG) - Bundesrats-Drucksache 755/06 – Änderungsanträge des Deutschen Hausärzteverbandes e.V.

DHÄV, 2006d: Stellungnahme des Deutschen Hausärzteverbandes zur öffentlichen Anhörung des Ausschusses für Gesundheit des Deutschen Bundestages 03.11.2006 Ausschuss für Gesundheit, Ausschussdrucksache 0129 (46). 03.11.2006.

DHÄV, 2006e: Stellungnahme des Deutschen Hausärzteverbandes zu den Eckpunkten zu einer Gesundheitsreform.

DHÄV, 2006f: Presse-Information / Pressemitteilung Hausärztetag beschließt nationalen Aktionstag am 17.10.2006 in Nürnberg. Köln, 25.09.2006.

DHÄV, 2006g: Rundbrief / Pressemitteilung des DHÄV an die Mitglieder 31.08.2006.

Faust, Hans Georg, 2006: Plenarprotokoll 16/61 Deutscher Bundestag Stenografischer Bericht 61. Sitzung Berlin, Freitag, den 27.10.2006 Tagesordnungspunkt 22.

Faust, Hans Georg, 2007: Plenarprotokoll 16/80 Deutscher Bundestag Stenografischer Bericht 80. Sitzung, Berlin, Freitag, den 02.02.2007 Tagesordnungspunkt 27.

FDP, 2004: Privater Krankenversicherungsschutz mit sozialer Absicherung für alle – die auf Wettbewerb begründete liberale Alternative. Beschluss des 55. Ordentlichen Bundesparteitages der FDP vom 5./6.07.2004. http://www.asgnrw.de/sites /default/ files/FDPAbschaffungderGKV.pdf heruntergeladen am 22.06.2015.

FDP, 2005a: Arbeit hat Vorfahrt. Deutschlandprogramm 2005. https://www.fdp-bw.de/docs/fdpwahlprogramm2005.pdf heruntergeladen am 15.05.2015.

FDP, 2005b: Wechsellexikon Deutschland erneuern von A-Z. http://www.fdpward enburg.de/daten/fdp/files/wechsel_lexikon.pdf heruntergeladen am 22.06.2015.

FDP, 2006a: Beschluss des FDP-Präsidiums: Chancen für ein zukunftsfähiges Gesundheitssystem nutzen. vom 03.07.2006.

FDP, 2006b: FDP-Bundestagsfraktion Positionspapier. Liberale Erwartungen an die Gesundheitsreform 2006.

Ferner, Elke, 2006: Plenarprotokoll 16/61 Deutscher Bundestag Stenografischer Bericht 61. Sitzung Berlin, Freitag, den 27.10.2006 Tagesordnungspunkt 22.

Ferner, Elke, 2007: Plenarprotokoll 16/75 Deutscher Bundestag Stenografischer Bericht 75. Sitzung Berlin, Mittwoch, den 17.01.2007 Tagesordnungspunkt 1.

Friedrich, Peter, 2007: Plenarprotokoll 16/80 Deutscher Bundestag Stenografischer Bericht 80. Sitzung, Berlin, Freitag, den 02.02.2007 Tagesordnungspunkt 27.

Jacobs, Klaus, 2005: Vertragswettbewerb. Reden um den heißen Brei: 14-15. In: G+G (Gesundheit und Gesellschaft) 01/2005.

Jacobs, Klaus/Schulze, Sabine, 2006: Vertragswettbewerb. Mehr Freiheit bei der Partnerwahl: 36-41. In: G+G (Gesundheit und Gesellschaft) 7-8/2006.

KBV, 2005a: KBV Geschäftsbericht 2005. Berlin: KBV.

KBV, 2005b: Kassenärztliche Bundesvereinigung: Vertragsoffensive gegen quick and dirty: 349. In Deutsches Ärzteblatt, Heft 8, 08.2005. https://www.aerzteblatt .de/pdf/PP/4/8/s349.pdf heruntergeladen am 05.05.2015.

KBV, 2006a: KBV Geschäftsbericht 2006. Berlin: KBV.

KBV, 2006b: Stellungnahme der Kassenärztlichen Bundesvereinigung Zur Anhörung des Ausschusses für Gesundheit des Deutschen Bundestages u.a. zum Gesetzentwurf der Fraktionen der CDU/CSU und SPD „Entwurf eines Gesetzes zur Stärkung des Wettbewerbs in der gesetzlichen Krankenversicherung (GKV Wettbewerbsstärkungsgesetz – GKV-WSG)". Ausschuss für Gesundheit, Ausschussdrucksache 0129 (42). 03.11.2006.

KBV, 2006c: Sachleistungs- und/oder Kostenerstattungsprinzip in der Gesetzlichen Krankenversicherung – ein Argumentationspapier. Berlin: KBV.

KBV, 2006d: Stellungnahme der KBV zum 4. Arbeitsentwurf eines GKV-WSG Stand: 09.10.2006. http://www.essener-resolution.de/Gesundheitspolitik/pdf/Stellungnahme% 20zum%204%20Arbeitsentwurf.pdf heruntergeladen am 05.05.2015.

KBV, 2006e: Das Honorarkonzept der KBV Pressekonferenz am 10.07.2006 in Berlin.

KBV, 2006f: Ärztliches Handeln in Freiheit und Verantwortung – Forderungen der KBV an die anstehenden Reformen im Gesundheitswesen. Positionspapier der Vertreterversammlung der KBV.

KBV, 2006g: Vorstellung des Entwurfs einer Vergütungsreform ärztlicher Leistungen. Pressekonferenz der KBV Berlin, 10.07.2006.

KBV, 2007: KBV Geschäftsbericht 2007. Berlin: KBV.

Köhler, Andreas, 2005a: Bericht zur Lage, Dr. Andreas Köhler Erster Vorsitzender Vertreterversammlung der KBV 02.05.2005 in Berlin. https://www.aerzteblatt.de /download/files/2005/05/x0000114987.pdf heruntergeladen am 02.05.2015.

Köhler, Andreas, 2005b: Pressegespräch Politisches Sofortprogramm der KBV Berlin, 11.10.2005. www.kbv.de/presse/7022.html heruntergeladen am 05.05.2015.

Köhler, Andreas, 2006a: KBV-Vertreterversammlung. Eine KV – für alle: 1418-1421. In: Deutsches Ärzteblatt, Mai 2006 Jg. 103 Heft 21. https://www.aerzteblatt. de/pdf/ 103/21/a1418.pdf heruntergeladen am 05.05.2015.

Köhler, Andreas, 2006b: KBV-Vertreterversammlung 1.12.2006 Wir bleiben bei unserer Fundamentalopposition: 3299-3300. In: Deutsches Ärzteblatt, Jg. 103, Heft 49, 8.12.2006 https://www.aerzteblatt.de/pdf.asp?id=53710 heruntergeladen am 05.05.2015.

Köhler, Andreas, 2006c: Köhler bei „kontrovers", Diskussionsforum der KBV: A973-A974. In: Deutsches Ärzteblatt: KBV kontrovers, wir leben heute schon auf Pump, Jg. 103, Heft 15. 14. 04.2006.

Köhler, Andreas, 2006d: KBV-Vertreterversammlung 28.07.2006. Keine Honorarreform ohne Aufhebung der Budgets: 394-395. In: Deutsches Ärzteblatt, Jg. 103Heft 31–32, 07.08.2006.

Köhler, Andreas, 2006e: Ausschuss für Gesundheit Wortprotokoll 33. Sitzung 13.11.2006 Protokoll Nr. 16/32.

Köhler, Andreas, 2006f: Ausschuss für Gesundheit Wortprotokoll 33. Sitzung 13.11.2006 Protokoll Nr. 16/33/A.

Kötzle, Rainer, 2005: Bericht zur Lage, Rainer Kötzle auf der Delegiertenversammlung des Deutschen Hausärzteverbandes am 29./30.09.2005 in Potsdam. https://www. hausaerzteverband.de/cms/fileadmin/user_upload/redaktion/bundesverband/news/be richte_zur_lage/2005-09-29_Bericht_zur_Lage.pdf heruntergeladen am 01.05.2015.

Kötzle, Rainer, 2006a: Ausschuss für Gesundheit Wortprotokoll 33. Sitzung 13.11.2006 Protokoll Nr. 16/33/A.

Kötzle, Rainer, 2006b: Bericht zur Lage, Rainer Kötzle Bundesvorsitzender des Deutschen Hausärzteverbandes auf der Delegiertenversammlung des DHÄV am 20.05.2006 in Potsdam.

Kötzle, Rainer, 2006c: Bericht zur Lage, Rainer Kötzle Bundesvorsitzender des Deutschen Hausärzteverbandes auf der Delegiertenversammlung des DHÄV am 21./ 22.09.2006 in Potsdam.

Kötzle, Rainer, 2007: Rede anlässlich des Neujahrsempfangs am 17.012.007 in Berlin.

Kötzle, Rainer /Mehl, Eberhard, 2006: Interview Rainer Kötzle und Eberhard Mehl vom Deutschen Hausärzteverband über Vertragswettbewerb und Honorarreformen: 1042-1045. In: Deutsches Ärzteblatt, Jg. 103 Heft 16 21. 04.2006. http://www.aerzteblatt.de/ pdf/103/16/a1042.pdf heruntergeladen am 12.05.2015.

Künast, Renate, 2006a: Plenarprotokoll 16/61 Deutscher Bundestag Stenografischer Bericht 61. Sitzung Berlin, Freitag, den 27.10.2006 Tagesordnungspunkt 22.

Künast, Renate, 2006b: Plenarprotokoll 16/39 Deutscher Bundestag Stenografischer Bericht 39. Sitzung Berlin, Mittwoch, den 21.06.2006 Zusatztagesordnungspunkt 2.

Künast, Renate, 2007: Plenarprotokoll 16/80 Deutscher Bundestag Stenografischer Bericht 80. Sitzung, Berlin, Freitag, den 02.02.2007 Tagesordnungspunkt 27.

Mehl, Eberhard, 2006: Ausschuss für Gesundheit Wortprotokoll 33. Sitzung 13.11.2006 Protokoll Nr. 16/33/A.

Mickley, Birgit, 2006: Alle Macht den Krankenkassen! Oder dem Staat? 218-220. In: Die Ersatzkassen 06/2006.

Mickley, Birgit/Meesters, Klaus, 2006: Fairer Wettbewerb zwischen GKV und PKV? 227. In: Die Ersatzkassen 06/2006.

Minn, Norbert, 2006: Gesundheitsreform 2006: 6. In: Die Ersatzkassen Sonderveröffentlichung. Dezember 2006.

Mönig-Raane, Magret, 2005: Bericht zur Lage, Gesundheitsreform ante portas, Magret Mönig-Raane auf der Mitgliederversammlung des VdAK Anfang Juli in Siegburg: 302. In: Die Ersatzkasse 07/2005.

Niebel, Dirk, 2006: Interview mit Dirk Niebel für den Deutschlandfunk am 07.07.2006. Große Koalition; Konstruktives Misstrauensvotum; Gesundheitsreform. In: fdk (freie demokratische Korrespondenz) Ausgabe 95 01.04.2006.

Partsch, Manfred, 2005: Magazin - Renaissance der Überweisung: 16. In: G+G (Gesundheit und Gesellschaft) 05/2005.

Partsch, Manfred, 2006: Ausschuss für Gesundheit Wortprotokoll 33. Sitzung 13.11.2006 Protokoll Nr. 16/33/A.

Pfeiffer, Doris, 2005: Leistungsfähigkeit der GKV für die Zukunft absichern. Erwartungen der Ersatzkassen an die Gesundheitspolitik der nächsten Legislaturperiode: 326. In: Die Ersatzkassen 08/2005.

Pfeiffer, Doris, 2006a: Gesundheitsreform 2006: 2. In: Die Ersatzkassen, Sonderveröffentlichung Dezember 2006.

Pfeiffer, Doris, 2006b: Ausschuss für Gesundheit Wortprotokoll 30. Sitzung 06.11.2006 Protokoll Nr. 16/30.

Pfeiffer, Doris, 2006c: Spitzenverband Bund, soziale Selbstverwaltung und die Sprache des WSG: 45. In: Die Ersatzkassen 12/2006.
Pfeiffer, Doris, 2006d: Bundeshaushalt 2006: Großes Ungemach für die GKV: 135. In: Die Ersatzkassen 04/2006.
Pfeiffer, Doris, 2006e: Gesundheitsreform ante portas 51. In: Die Ersatzkassen 02/2006.
Pfeiffer, Doris, 2006f: Fehlsteuerung im Gesundheitswesen: die Reform bleibt aus: 51. In: Die Ersatzkassen 02/2006.
Raffauf, Paul, 2005: Koalitionsvertrag: Flickenteppich für die Gesundheitspolitik: 326. In: Die Ersatzkassen 11/2005.
Reimann, Carola, 2006a: Eckpunkte gehen in die richtige Richtung: 197. In: Die Krankenversicherung, 7/8 2006.
Reimann, Carola, 2006b: Gesundheitspolitische Ziele der Großen Koalition: 4-6. In: Die Krankenversicherung, 1/2006.
Reimann, Carola, 2006c: Plenarprotokoll 16/61 Deutscher Bundestag Stenografischer Bericht 61. Sitzung Berlin, Freitag, den 27.10.2006 Tagesordnungspunkt 22.
Reimann, Carola, 2007a: Plenarprotokoll 16/80 Deutscher Bundestag Stenografischer Bericht 80. Sitzung, Berlin, Freitag, den 02.02.2007 Tagesordnungspunkt 27.
Reimann, Carola, 2007b: Plenarprotokoll 16/75 Deutscher Bundestag Stenografischer Bericht 75. Sitzung Berlin, Mittwoch, den 17.01.2007 Tagesordnungspunkt 1.
Schmidt, Ulla, 2006a: Plenarprotokoll 16/61 Deutscher Bundestag Stenografischer Bericht 61. Sitzung Berlin, Freitag, den 27.10.2006 Tagesordnungspunkt 22.
Schmidt, Ulla, 2006b: Schmidt bei „kontrovers", Diskussionsforum der KBV: A973-A974. In: Deutsches Ärzteblatt: KBV kontrovers, wir leben heute schon auf Pump, Jg. 103, Heft 15, 14.04.2006.
Schmidt, Ulla, 2007a: Plenarprotokoll 16/80 Deutscher Bundestag Stenografischer Bericht 80. Sitzung, Berlin, Freitag, den 02.02.2007 Tagesordnungspunkt 27.
Schmidt, Ulla, 2007b: Plenarprotokoll 16/75 Deutscher Bundestag Stenografischer Bericht 75. Sitzung Berlin, Mittwoch, den 17.01.2007 Tagesordnungspunkt 1.
Seehofer, Horst, 2005: Reede von Horst Seehofer auf dem CSU-Parteitag in München, November 2005.
Spahn, Jens, 2007a: Plenarprotokoll 16/75 Deutscher Bundestag Stenografischer Bericht 75. Sitzung Berlin, Mittwoch, den 17.01.2007 Tagesordnungspunkt 1.
Spahn, Jens, 2007b: Plenarprotokoll 16/80 Deutscher Bundestag Stenografischer Bericht 80. Sitzung, Berlin, Freitag, den 02.02.2007 Tagesordnungspunkt 27.
SPD, 2004: Bericht der Projektgruppe Bürgerversicherung des SPD-Parteivorstandes. Modell einer solidarischen Bürgerversicherung - Langfassung. Außerordentlicher Bundesparteitag der SPD in Berlin 31.08.2005 Beschlüsse. https://www.aerzteblatt. de/download/files/2004/09/x0000112139.pdf heruntergeladen am 22.04.2015.
SPD, 2005: Vertrauen in Deutschland. Das Wahlmanifest der SPD. Wahlprogramm 2005. Herausgeber: SPD-Parteivorstand.
SpiBu, 2005a: Für eine leistungsstarke gesetzliche Krankenversicherung (GKV) – Eckpunkte für die Gesundheitspolitik aus Sicht der GKV. Langfassung, September 2005. Arbeitsgemeinschaft der Spitzenverbände der Krankenkassen AOK-Bundesverband, Bonn Bundesverband der Betriebskrankenkassen, Essen IKK-Bundesverband, Bergisch Gladbach Bundesknappschaft, Bochum See-Krankenkasse, Ham-

burg Bundesverband der landwirtschaftlichen Krankenkassen, Kassel Verband der Angestellten-Krankenkassen e. V. Siegburg AEV-Arbeiter-Ersatzkassen-Verband e. V. Siegburg.

SpiBu, 2005b: Für eine leistungsstarke gesetzliche Krankenversicherung (GKV) – Eckpunkte für die Gesundheitspolitik aus Sicht der GKV. Kurzfassung, September 2005. Arbeitsgemeinschaft der Spitzenverbände der Krankenkassen AOK-Bundesverband, Bonn Bundesverband der Betriebskrankenkassen, Essen IKK-Bundesverband, Bergisch Gladbach Bundesknappschaft, Bochum See-Krankenkasse, Hamburg Bundesverband der landwirtschaftlichen Krankenkassen, Kassel Verband der Angestellten-Krankenkassen e. V. Siegburg AEV-Arbeiter-Ersatzkassen-Verband e. V. Siegburg.

SpiBu, 2006a: Gemeinsame Stellungnahme AOK-Bundesverband, Bonn BKK Bundesverband, Essen IKK-Bundesverband, Bergisch-Gladbach See-Krankenkasse, Hamburg Bundesverband der landwirtschaftlichen Krankenkassen, Kassel Verband der Angestellten-Krankenkassen e. V. Siegburg AEV - Arbeiter-Ersatzkassen-Verband e. V. Siegburg zum Entwurf eines Gesetzes zur Stärkung des Wettbewerbs in der Gesetzlichen Krankenversicherung (GKV-Wettbewerbsstärkungsgesetz – GKV-WSG). Ausschuss für Gesundheit, Ausschussdrucksache 0129 (48). 03.11.2006.

SpiBu, 2006b: Erste politische Bewertung zum Referentenentwurf eines GKV-Wettbewerbsstärkungsgesetzes (Politische Bewertung des Referentenentwurfs eines GKV-WSG vom 12.10.2006) der Spitzenverbände der Krankenkassen.

SpiBu, 2007: Abschließende Beratungen des GKV-Wettbewerbsstärkungsgesetzes. Spitzenverbände der Krankenkassen. Deutscher Bundestag Ausschuss für Gesundheit. Ausschussdrucksache 16(14)0129(48 D). 30.01.2007.

Stock, Johannes, 2005a: Hausarztzentrierte Versorgung. Den Steuermann stärken: 18. In: AOK Bilanz 2004/2005.

Stock, Johannes, 2005b: Rollenwandel. Wer lotsen will, muss lernen: 3. In: G+G (Gesundheit und Gesellschaft) 05/2005.

Straubinger, Max, 2007: Plenarprotokoll 16/80 Deutscher Bundestag Stenografischer Bericht 80. Sitzung, Berlin, Freitag, den 02.02.2007 Tagesordnungspunkt 27.

Thomae, Dieter, 2004: Für ein freies und faires Gesundheitssystem. Vierteljahresheft liberal. Heft 2/2004.

VdAK, 2006: Resolution „Staat darf sich nicht aus der finanziellen Verantwortung stehlen" der Versichertenvertreter der Ersatzkassen auf der Mitgliederversammlung des VdAK. 05.07.2006: 270. In: Die Ersatzkasse 07/2006.

vdek, 2006a: Ärzteproteste sind wirklichkeitsfremd. In: Die Ersatzkasse 02/2006: 58-59.

vdek, 2006b: Stellungnahme zum Entwurf eines Gesetzes zur Stärkung des Wettbewerbs in der GKV (GKV-Wettbewerbsstärkungsgesetz – GKV-WSG). Ausschuss für Gesundheit, Ausschussdrucksache 0129(122). 16.11.2006.

von Stackelberg, Johann-Magnus, 2006: Ausschuss für Gesundheit Wortprotokoll 33. Sitzung 13.11.2006 Protokoll Nr. 16/33/A.

Weller, Michael, 2005a: Koalition in Schwarz-Rot Passt's? 24-27. In: G+G (Gesundheit und Gesellschaft) 12/2005.

Weller, Michael, 2005b: Reformwirkung Schwung für Veränderungen: 6-10. In: AOK Bilanz 2004/2005. Berlin: KomPart.

Weller, Michael, 2006a: Die Reform-Maschine kommt auf Touren: 32-37. In: G+G (Gesundheit und Gesellschaft) 05/2006.
Weller, Michael, 2006b: Gesundheitsreform – Passt nicht! 27 In: G+G (Gesundheit und Gesellschaft) 7-8/2006.
Weller, Michael, 2006c: Warten auf die große Reform. In: AOK Bilanz 2005/2006: 6.
Weller, Michael/Velter, Boris ,2005: Risikostrukturausgleich. Wandel zum Wohl der Patienten: 17-17. In: G+G (Gesundheit und Gesellschaft) 06/2005.
Westerwelle, Guido, 2006: Wer den Ärzten die Luft abdrückt, trifft vor allem die Kranken. In: fdk (freie demokratische Korrespondenz) Ausgabe 13, 18.01.2006.
Widmann-Mauz, Annette, 2006a: Bewertung der Eckpunkte aus Sicht der CDU/CSU-Bundestagsfraktion: 302-303. In: Die Ersatzkasse 08/2006.
Widmann-Mauz, Annette, 2006b: Äußerungen von Annette Widmann-Mauz bei der Veranstaltung des AOK-Bundesverbandes in der Landesvertretung von Sachsen-Anhalt in Berlin: 14-15. In: G+G (Gesundheit und Gesellschaft) AOK im Dialog 01/2006 „Große Koalition sucht den Erfolg".
Widmann-Mauz, Annette, 2006c: Plenarprotokoll 16/61 Deutscher Bundestag Stenografischer Bericht 61. Sitzung Berlin, Freitag, den 27.10.2006 Tagesordnungspunkt 22.
Widmann-Mauz, Annette, 2007: Plenarprotokoll 16/80 Deutscher Bundestag Stenografischer Bericht 80. Sitzung, Berlin, Freitag, den 02.02.2007 Tagesordnungspunkt 27.
Willenborg, Peter, 2006: Die Nr. 1 für chronisch Kranke: 34-38. In: G+G (Gesundheit und Gesellschaft) 06/2006.
Zöller, Wolfgang, 2006: Gesundheitsreform/Vertragsärzte - Korrekturen möglich Das Gesetzgebungsverfahren für die Gesundheitsreform hat begonnen. Die Union erklärt, sie wolle dabei Forderungen der KVen berücksichtigen: 2914. In: Deutsches Ärzteblatt Jg. 103 Heft 44 3.11.2006, http://www.aerzteblatt.de/pdf/103/44/a2912.pdf heruntergeladen am 05.06.2015.
Zöller, Wolfgang, 2007: Plenarprotokoll 16/80 Deutscher Bundestag Stenografischer Bericht 80. Sitzung, Berlin, Freitag, den 02.02.2007 Tagesordnungspunkt 27.

The manufacturer's authorised representative in the EU is Springer Nature Customer Service Centre GmbH, Europaplatz 3, 69115 Heidelberg, Germany. If you have any concerns regarding our products, please contact ProductSafety@springernature.com

Printed and bound by CPI Group (UK) Ltd, Croydon, CR0 4YY

23/03/2026

02076674-0012